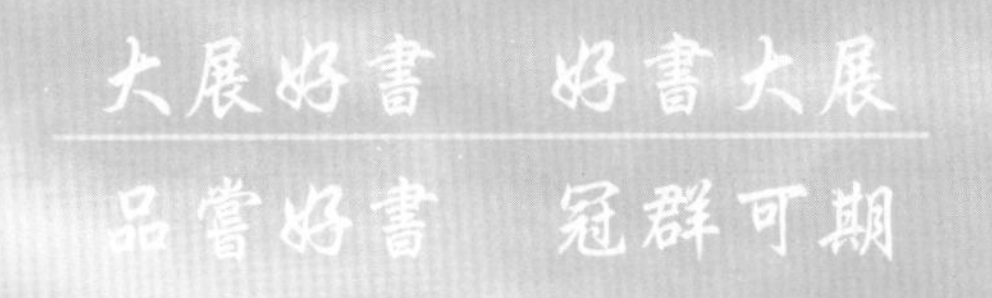
大展好書　好書大展
品嘗好書　冠群可期

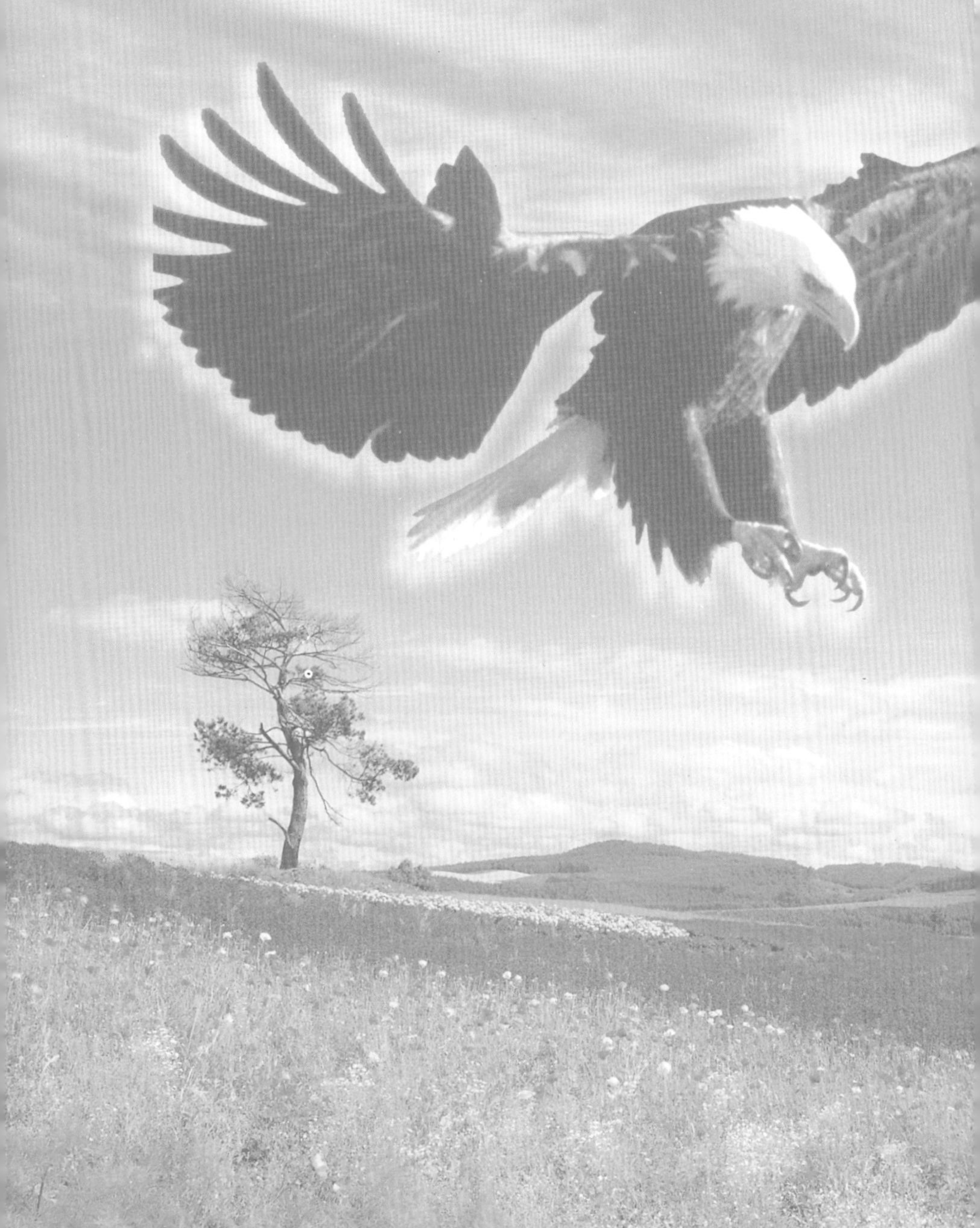

大展好書　好書大展

品嘗好書　冠群可期

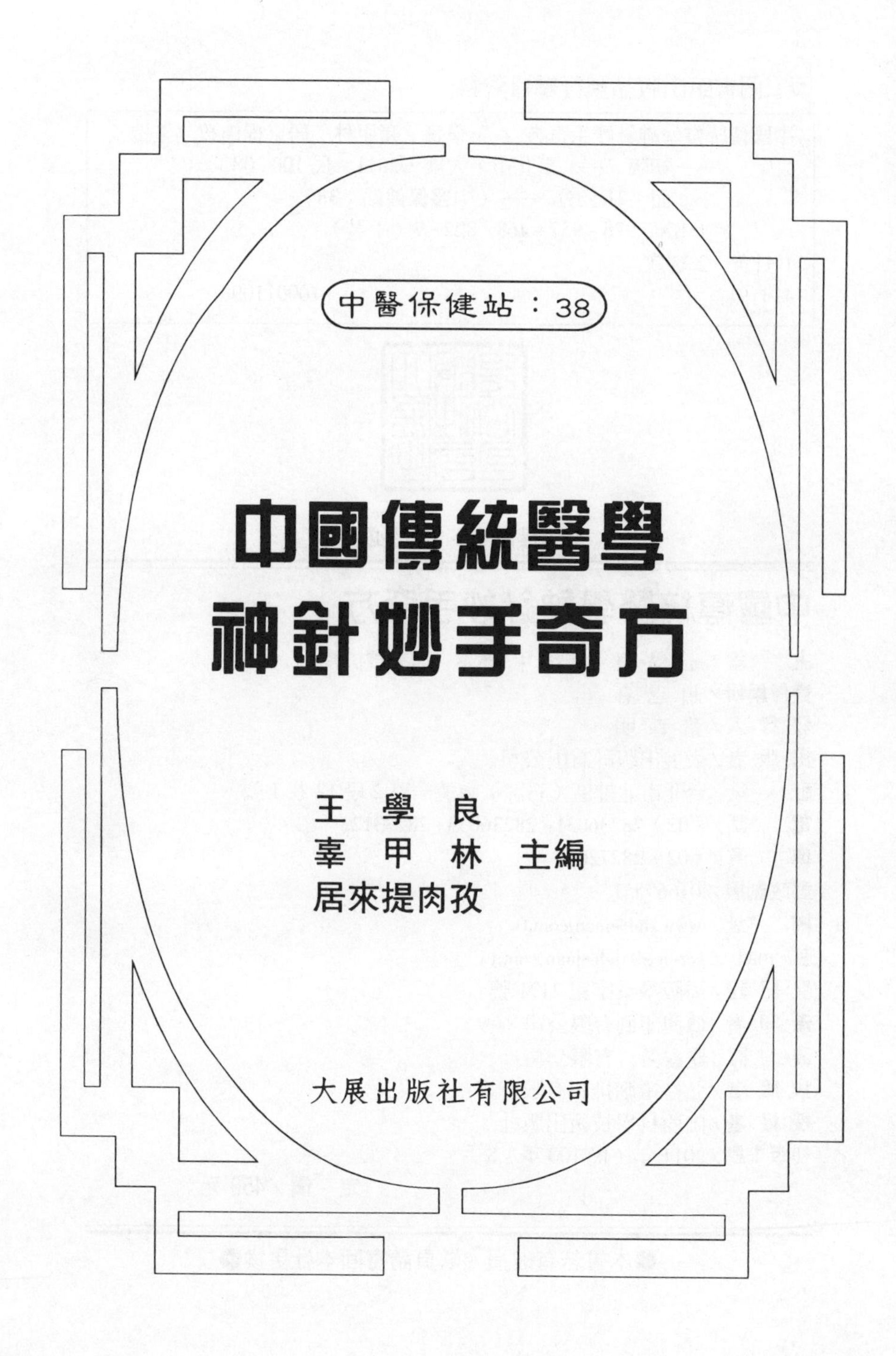

中醫保健站：38

中國傳統醫學
神針妙手奇方

王學良
辜甲林 主編
居來提肉孜

大展出版社有限公司

國家圖書館出版品預行編目資料

中國傳統醫學神針妙手奇方 / 王學良　辜甲林　居來提肉孜　主編
——初版，——臺北市，大展，2011〔民 100.08〕
面；21 公分 ——（中醫保健站；38）
ISBN 978－957－468－822－7（平裝）
1.針灸　2.經穴
413.91　　100011098

【版權所有・翻印必究】

中國傳統醫學神針妙手奇方

主　　編／王 學 良　　辜 甲 林　　居來提肉孜
責任編輯／趙 志 春
發 行 人／蔡 森 明
出 版 者／大展出版社有限公司
社　　址／台北市北投區（石牌）致遠一路 2 段 12 巷 1 號
電　　話／（02）28236031・28236033・28233123
傳　　眞／（02）28272069
郵政劃撥／01669551
網　　址／www.dah-jaan.com.tw
E－mail ／service@dah-jaan.com.tw
登 記 證／局版臺業字第 2171 號
承 印 者／傳興印刷有限公司
裝　　訂／建鑫裝訂有限公司
排 版 者／弘益電腦排版有限公司
授 權 者／山西科學技術出版社
初版 1 刷／2011 年（民 100 年）8 月

定　價／450 元

●本書若有破損、缺頁請寄回本社更換●

為神針妙手奇方一書題

总结民间经验
继承中華医学
提高治疗水平
方便人民群衆

崔月犁
一九九〇年十一月

中華全國中醫學會會長、原中華人民共和國衛生部部長
崔月犁先生為本書題詞

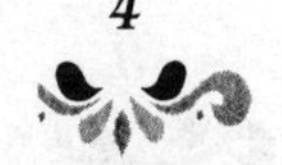

蘊藏在各族人民民间的單方驗方
是祖國医药學宝库中的重要組
成部份應当努力发掘加以提高

胡熙明

一九九一年五月

原中華人民共和國衛生部副部長胡熙明先生為本書題詞

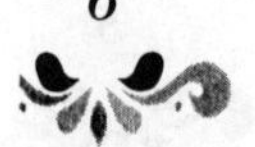

再版前言

《神針妙手奇方》自從出版發行以來，深受廣大讀者的歡迎和熱愛，目前已無存書，求購者頗多。爲了滿足市場需求和廣大讀者的願望，我們決定刪繁就簡，重修再版，爭取爲人類的健康事業做出更大的貢獻。

我們再版委員會本著求眞務實，刪繁創新的原則，對原書中處方做了多處刪改，以求新穎獨特，安全有效。再版後，書中共收錄處方 1401 首。著重保留了學術水準高，臨床經驗豐富、在海內外影響較大的專家學者獨特的醫療方法。特別注意推薦身懷絕技，師傳秘授的民間醫生的一拾一方，講究臨床效果，重視學術價值，重講社會效益。

本書仍採用以病統方，按西醫學分爲常見症、傳染科、內科、外科、兒科、婦產科、皮膚科、眼科、耳鼻喉口腔科、男性科、腫瘤科、其他等 12 科（章）、各病症的處方則按中藥、針灸、推拿、氣功等依次排列，每首處方分爲處方、方法、按語、來源等四項內容。本方所載處方大部分原作者（推薦人）親筆所撰寫，讀者如有疑問可直接與推薦人聯繫。

處方中有毒藥物（如巴豆、二丑、馬錢子、細辛、烏頭、生半夏等）用量要參照藥典謹愼應用。處方及方法中的有關穴位（如啞門、風府、扶突、大椎等）必須嚴格消毒，嚴格掌握進針深度和方向，必須由有資質，有經驗的醫師親自操作，或在有經驗的醫師指導下使用，以免造成不良後果。

本書再版過中，得到了許多專家教授的關懷和賜教，得到各方面領導和朋友的關懷和支持。我們謹向各位領導，各位專家和所有關懷，支持讀書編纂，再版發行的同志們，朋友們一併致以衷心的感謝！

由於我們的醫療經驗和文化水準有限；書中難免有謬誤之處，懇請讀者不吝賜教。

再版編輯委員會

顧　　問　馬瑞林　韋有根　李志如　呂景山

主任委員　黃澤陽

副主任委員　張力群　金懷興

總 策 劃　趙志春

主　　編　王學良　韋甲林　居來提肉孜

執行副主編　馬居里　周智春　趙　飛　米　鐸　郭廣喜
賈成文　蕭家凰

副 主 編　馬金風　王永明　王中男　王　軍　王繼元
向秀梅　劉環章　劉文琴　李茂清　汪　軍
何國興　何周智　陳文新　趙金玉　袁　軒
景　瑛　戴景春

編　　委　馬　斌　馬瑞林　馬居里　王立早　王永明
王　寅　王中男　王　軍　王學良　王俊惠
王繼元　王榮輝　王科權　韋有根　包克沈
葉　芳　申忠傑　劉高英　劉環章　呂景山
向賢德　朱庭國　汪　軍　汪秀華　沈偉粱
楊立成　楊定泰　楊倉良　李慶友　李志如
李東豪　李厲成　李　梅　李茂清　李　委
張天戈　張天明　張玉棟　張玉萍　張玉霞
張戰軍　張德祥　蕭家凰　何進階　何國興
何周智　陳文新　陳祥鳳　陳滿志　陳恕仁
鄭學良　武繼華　金太浩　周智春　周建華
孟發業　趙淑華　趙　柯　趙金玉　趙銀龍
趙繼承　趙　飛　胡建華　胡霞雲　郭廣喜

郭京麗　康世英　徐　斌　袁　軒　賈成文
曹元成　辜甲林　彭潤蘭　彭立華　韓國才
景　瑛　雷　倫　戴景春

參加編寫人員　馬　斌　馬瑞林　馬金風　馬獻軍　馬衡如
王學良　王淑英　王永明　王　寅　王　玲
王中男　王　軍　王天賜　王俊惠　王繼元
韋有根　申忠傑　葉　芳　包克沈　米　鐸
劉高英　劉環章　劉　珀　劉金鎰　呂景山
朱庭國　朱桂芝　朱金根　林長軍　向秀梅
向賢德　汪　軍　汪秀華　沈漢玉　沈偉梁
楊立成　楊定泰　楊倉良　李慶友　李志如
李　梅　李　鳴　李東豪　李厲成　李茂清
李　倩　李茂清　李　委　李秀芳　張文進
張天戈　張天明　張玉楝　張玉萍　張　傑
張玉霞　張戰軍　張光輝　張斯特　張德祥
蕭家凰　何進價　何國興　何周智　陳文新
陳祥鳳　陳滿志　陳東毅　陳曉利　陳恕仁
陳彩見　鄭學良　鄒回春　武繼華　金太浩
周建華　周　潔　周紅霞　周智春　孟發業
郝聖英　趙　柯　趙淑華　趙金玉　趙榮金
趙　光　趙銀龍　趙繼承　趙　飛　胡霞雲
胡建華　郭廣喜　郭京麗　閻金周　康世英
唐　玲　高俊奇　淩　陽　秦文宇　袁　軒
徐　英　曹元成　辜　勤　辜甲林　彭潤蘭
韓國才　傅西寧　傅興國　景　瑛　雷　倫
戴景春

責任編輯　趙志春

編寫說明

爲了弘揚中國傳統醫學，適應全球性針灸熱、推拿熱、氣功熱、中醫藥熱的大好形勢，挖掘傳統醫療絕技、絕方，給廣大讀者提供簡便易行的有效治療方法，推動中外傳統學術交流，我們在社會各界的關懷和支援下，受山西科學技術出版社的委託，設立了由全國24個省、市、自治區傳統醫學方面的專家和學者組成的《神針妙手奇方》編委會，特奮編纂之志，編纂此書，渴望對人類健康事業有所貢獻。

編委會成員中，具有高級職稱者占30%，中級職稱者占52%，初級職稱者占12%，其他民間醫師或祖傳秘授者占6%。大部分成員是中醫藥、針灸、推拿、氣功方面成就卓著、學術水準高，在醫學界享有盛名的專家、學者。

本書共收到各類處方4300首，編委會根據科學有效，安全實用的原則，對4300首來稿進行了專家評議，對缺乏科學性、實用性和不符合編寫規則、處方中使用地方藥物或自定穴位說明又不清楚、來稿內容重複（類似）的稿件予以撤除。對部分方法新穎獨特、療效顯著，但文字水準差或不符合格式的稿件經過修改補充予以保留。透過反覆認眞的篩選，共收錄中醫藥、針灸、推拿、氣功等傳統醫學妙方1437首，絕大部分爲首次公開發表。

本書著重收錄了學術水準高，臨床經驗豐富，在海內外影響較大的專家學者獨特的醫療方法。特別注意收

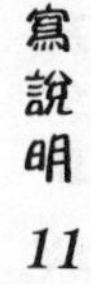

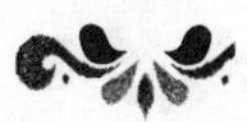

錄身懷絕技、師傳秘授的民間醫生的一招一方，講究臨床實效，重視學術價值。

本書採用以病統方，按西醫學分爲常見症、傳染科、內科、外科、兒科、婦產科、皮膚科、眼科、耳鼻喉口腔科、男性科、腫瘤科、其他等12科（章），各病症的處方按中藥、針灸、推拿、氣功等依次排列，每首處方分爲處方、方法、按語、來源等四項內容。本書所載處方大部分係作者（推薦人）親筆所撰寫，讀者如有疑問可直接與推薦人聯繫。處方中有毒藥物（如巴豆、二丑、馬錢子等）用量要參照藥典謹慎應用。處方及方法中有關穴位（如啞門、風府、大椎等）更應嚴格消毒，嚴格掌握進針深度或在有經驗的醫生指導下使用，以免造成不良後果。

在本書的徵文和編纂過程中，得到了許多專家教授的關懷和賜教，得到了解放軍第十一醫院黃伯龍等領導及全院同志的關懷和支持，得到了四川省遂寧縣中醫院李恒明院長的大力支持；中華全國中醫學會會長、原中華人民共和國衛生部部長崔月犁同志和原中華人民共和國衛生部副部長胡熙明同志爲本書題詞，我們謹向各位領導、各位專家和所有關懷，支持該書編纂工作的同志們、朋友們一併致以衷心的感謝。

由於我們的醫療經驗和文化水準有限，書中難免有謬誤之處，懇請讀者不吝賜教。由於各種原因，一些絕招奇方這次未被全部收錄，待再版時予以增補，特此致歉！

《神針妙手奇方》委員會

目　錄

第一章　常見症 ……………………………… 27

感冒（9 方）……………………………… 27
中暑（1 方）……………………………… 31
發熱（3 方）……………………………… 31
咳嗽（4 方）……………………………… 32
胃痛（5 方）……………………………… 34
嘔吐（2 方）……………………………… 36
呃逆（14 方）……………………………… 36
腹痛（2 方）……………………………… 41
腹瀉（5 方）……………………………… 42
便秘（10 方）……………………………… 44
脇痛（3 方）……………………………… 48
失眠（7 方）……………………………… 49
眩暈（5 方）……………………………… 53
臌脹（2 方）……………………………… 55
中風（6 方）……………………………… 56
痹症（14 方）……………………………… 58
血證（7 方）……………………………… 65
積聚（2 方）……………………………… 67
蟲症（9 方）……………………………… 67
汗證（4 方）……………………………… 71
昏迷（1 方）……………………………… 73

第二章　傳染科疾病 …………………………… 74

流行性腮腺炎（17 方）…………………… 74
黃疸性肝炎（9 方）……………………… 79
B 型肝炎（7 方）………………………… 83
非 A 非 B 型肝炎（1 方）……………… 86
細菌性痢疾（ 11 方）…………………… 87
瘧疾（1 方）……………………………… 90
流行性 B 型腦炎（1 方）……………… 91
肺結核（12 方）…………………………… 91
結核性腦膜炎（1 方）…………………… 95
流行性腦脊髓膜炎（1 方）……………… 96

第三章　內科疾病 …………………………… 97

第一節　循環系統疾病 ……………………… 97
心功能不全（1 方）……………………… 97
心律失常（6 方）………………………… 97
高血壓（ 11 方）………………………… 100
冠狀動脈粥樣硬化性心臟病（8 方）…… 104
低血壓症（2 方）………………………… 108
第二節　呼吸系統疾病 ……………………… 108
支氣管炎（13 方）………………………… 108
支氣管哮喘（19 方）……………………… 113
肺炎（4 方）……………………………… 121
肺氣腫（4 方）…………………………… 122
胸膜炎（1 方）…………………………… 124
第三節　消化系統疾病 ……………………… 124
慢性胃炎（5 方）………………………… 124

胃下垂（8 方）…… 126
胃、十二指腸潰瘍（8 方）…… 130
上消化道出血（4 方）…… 133
急性胃腸炎（2 方）…… 134
結腸炎（8 方）…… 135
腸道易激綜合症（1 方）…… 138
腸結核（1 方）…… 139
短腸綜合症（1 方）…… 139
肝硬化（10 方）…… 140
膽囊炎（4 方）…… 143
急性胰腺炎（2 方）…… 145
腸系膜上動脈壓迫綜合症（1 方）…… 146
第四節　造血系統疾病 …… 147
白細胞減少症（1 方）…… 147
白血病（1 方）…… 147
血小板減少性紫癜（3 方）…… 148
過敏性紫癜（1 方）…… 149
貧血（3 方）…… 149
第五節　內分泌系統疾病 …… 151
單純性甲狀腺腫（3 方）…… 151
甲狀腺機能亢進（3 方）…… 152
糖尿病（9 方）…… 154
高脂蛋白血症（3 方）…… 157
第六節　泌尿系統疾病 …… 158
慢性腎炎（8 方）…… 158
急性腎功能衰竭（1 方）…… 161
腎盂腎炎（1 方）…… 162

第七節　神經精神病系統疾病 …………………… 162
面神經炎（18 方）…………………………………… 162
眶上神經痛（1 方）………………………………… 169
三叉神經痛（10 方）……………………………… 170
面肌痙攣（4 方）…………………………………… 173
臂叢神經痛（1 方）………………………………… 175
肋間神經痛（6 方）………………………………… 175
尺神經麻痹（1 方）………………………………… 178
股外側皮神經炎（3 方）…………………………… 178
癲癇（9 方）………………………………………… 180
腦出血（7 方）……………………………………… 184
腦血栓形成（6 方）………………………………… 187
偏癱（3 方）………………………………………… 189
腦膜炎後遺症（6 方）……………………………… 191
震顫麻痹（2 方）…………………………………… 193
舞蹈病（2 方）……………………………………… 194
紅斑性肢痛症（2 方）……………………………… 195
肢端蒼白症（1 方）………………………………… 196
頭痛（24 方）………………………………………… 196
顱內高壓性頭痛（2 方）…………………………… 204
神經衰弱（12 方）………………………………… 205
精神分裂症（8 方）………………………………… 210
老年性癡呆（1 方）………………………………… 213
癔病（6 方）………………………………………… 214
腦萎縮（1 方）……………………………………… 216
腦血管病伴精神障礙（1 方）……………………… 217
脊髓空洞症（1 方）………………………………… 217

第四章　外科疾病 …………………………… 218
第一節　普通外科疾病 …………………… 218
毛囊炎（3方）…………………………… 218
創傷及皮膚感染（5方）………………… 219
癤癰（4方）……………………………… 221
丹毒（3方）……………………………… 222
甲溝炎（3方）…………………………… 223
破傷風（3方）…………………………… 224
凍傷（6方）……………………………… 225
蜈蚣咬傷（1方）………………………… 227
頸結核性淋巴結炎（瘰癧）（6方）…… 227
乳腺炎（18方）…………………………… 229
乳腺增生症（9方）……………………… 236
腹外疝（5方）…………………………… 239
腸梗阻（5方）…………………………… 241
闌尾炎（5方）…………………………… 243
腋臭（2方）……………………………… 244
肛裂（2方）……………………………… 245
直腸脫垂（4方）………………………… 246
痔（7方）………………………………… 247
膽石症（9方）…………………………… 249
急性梗阻性黃疸（1方）………………… 253
血栓閉塞性脈管炎（2方）……………… 253
肝膿腫（1方）…………………………… 254
瘻管（2方）……………………………… 254
第二節　矯形外科疾病 …………………… 255
骨折（3方）……………………………… 255

側副韌帶損傷（1 方）…………………………… 256
踝關節扭傷（8 方）……………………………… 257
指、腕關節扭傷（3 方）………………………… 260
髕骨軟骨軟化症（1 方）………………………… 262
橈骨小頭半脫位（1 方）………………………… 262
髖關節半脫位（2 方）…………………………… 263
關節腔積液（1 方）……………………………… 264
軟組織損傷（10 方）…………………………… 264
腓腸肌痙攣（4 方）……………………………… 269
梨狀肌損傷綜合症（2 方）……………………… 270
脛腓骨疲勞性骨膜炎（1 方）…………………… 271
跟痛症（跟骨骨刺）（8 方）…………………… 272
急性腰扭傷（20 方）…………………………… 275
腰肌勞損（15 方）……………………………… 283
腰椎間盤突出症（3 方）………………………… 288
第三腰椎橫突綜合症（2 方）…………………… 290
腰椎骨質增生症（3 方）………………………… 291
骨結核（5 方）…………………………………… 293
化膿性骨髓炎（6 方）…………………………… 295
類風濕性關節炎（10 方）……………………… 298
狹窄性腱鞘炎（4 方）…………………………… 302
腱鞘囊腫（4 方）………………………………… 304
肱骨外上髁炎（網球肘）（8 方）……………… 306
股骨頭骨骺炎（扁平髖）（1 方）……………… 310
雞眼（4 方）……………………………………… 310
頸椎病（9 方）…………………………………… 311
落枕（12 方）…………………………………… 315
肩關節周圍炎（20 方）………………………… 320

腦性癱後遺症（2 方）…………………………… 329
第三節　胸部外科疾病 ………………………… 330
肋軟骨炎（3 方）……………………………… 330
胸脇挫傷（1 方）……………………………… 332
第四節　泌尿外科疾病 ………………………… 332
多囊腎（1 方）………………………………… 332
泌尿系結石（3 方）…………………………… 333
腎盂積水（1 方）……………………………… 334
乳糜尿（2 方）………………………………… 334
尿失禁（3 方）………………………………… 335
尿瀦留（12 方）……………………………… 336
第五節　神經外科疾病 ………………………… 341
顱腦損傷後遺症（5 方）……………………… 341
坐骨神經痛（14 方）………………………… 343
截癱（3 方）…………………………………… 349
腰椎椎管狹窄症（1 方）……………………… 350
腦積水（1 方）………………………………… 351
第六節　燒傷整形外科疾病 …………………… 351
手術後併發症（4 方）………………………… 351
小腿潰瘍（9 方）……………………………… 353
燒（燙）傷（13 方）………………………… 356
第五章　兒科疾病 ……………………………… 362
新生兒黃疸（2 方）…………………………… 362
新生兒臍炎（2 方）…………………………… 362
新生兒破傷風（1 方）………………………… 363
小兒發熱（7 方）……………………………… 364
小兒肺炎（2 方）……………………………… 366

小兒流涎（2 方）…………………………………… 367
小兒腹瀉（16 方）………………………………… 368
鵝口瘡（1 方）……………………………………… 373
先天性斜頸（3 方）………………………………… 374
支氣管炎（3 方）…………………………………… 376
支氣管哮喘（2 方）………………………………… 377
百日咳（2 方）……………………………………… 379
白喉（1 方）………………………………………… 379
急性腎炎（1 方）…………………………………… 380
腎病綜合症（1 方）………………………………… 380
遺尿症（11 方）……………………………………… 381
過敏性紫癜（2 方）………………………………… 385
驚厥（5 方）………………………………………… 386
夜啼（4 方）………………………………………… 387
喉炎（2 方）………………………………………… 389
嬰兒手足抽搐症（1 方）…………………………… 389
小兒多動症（1 方）………………………………… 390
小兒麻痹後遺症（4 方）…………………………… 390
小兒厭食症（3 方）………………………………… 393
營養不良症（疳積）（2 方）……………………… 394
五遲症（2 方）……………………………………… 395
弱智兒（1 方）……………………………………… 396

第六章　婦產科疾病 ……………………………… 397

陰道炎（7 方）……………………………………… 397
宮頸炎（2 方）……………………………………… 400
慢性盆腔炎（4 方）………………………………… 400
外陰血腫（1 方）…………………………………… 402

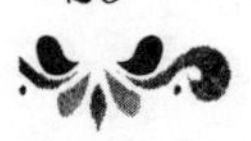

子宮脫垂（6 方）…………………………… 403
盆腔包塊（2 方）…………………………… 405
卵巢囊腫（2 方）…………………………… 405
外陰瘙癢症（3 方）………………………… 406
外陰白斑症（1 方）………………………… 407
月經不調（5 方）…………………………… 408
閉經（4 方）………………………………… 409
痛經（8 方）………………………………… 411
功能性子宮出血（20 方）………………… 414
絕經期綜合症（2 方）……………………… 421
經前期緊張症（1 方 ……………………… ）422
習慣性流產（2 方）………………………… 423
胎位異常（4 方）…………………………… 424
妊娠雜症（4 方）…………………………… 425
不孕症（2 方）……………………………… 427
胎盤滯留（1 方）…………………………… 428
催乳（12 方）……………………………… 428
退乳（4 方）………………………………… 432
乳頭皸裂（2 方）…………………………… 434
帶下（3 方）………………………………… 434
擴宮（1 方）………………………………… 435
難產（1 方）………………………………… 436
分娩併發症（10 方）……………………… 436
避孕（1 方）………………………………… 440
引產（3 方）………………………………… 441
外陰潰瘍（1 方）…………………………… 442

第七章　皮膚科疾病 ⋯⋯ 443

帶狀疱疹（12 方）⋯⋯ 443
尋常疣（5 方）⋯⋯ 447
扁平疣（2 方）⋯⋯ 448
傳染性軟疣（2 方）⋯⋯ 449
膿疱瘡（7 方）⋯⋯ 450
足癬（9 方）⋯⋯ 452
疥瘡（3 方）⋯⋯ 455
接觸性皮炎（2 方）⋯⋯ 456
濕疹（9 方）⋯⋯ 457
蕁麻疹（7 方）⋯⋯ 460
神經性皮炎（5 方）⋯⋯ 462
皮膚瘙癢病（5 方）⋯⋯ 464
銀屑病（牛皮癬）（3 方）⋯⋯ 466
多形紅斑（1 方）⋯⋯ 467
痤瘡（6 方）⋯⋯ 467
斑禿（5 方）⋯⋯ 469
白癜風（5 方）⋯⋯ 471
黃褐斑（1 方）⋯⋯ 473
酒渣鼻（2 方）⋯⋯ 473
手掌蛻皮症（2 方）⋯⋯ 474
手足皸裂（2 方）⋯⋯ 475
狼瘡性脂膜炎（1 方）⋯⋯ 476
汗腳症（1 方）⋯⋯ 476

第八章　眼科疾病 ⋯⋯ 477

麥粒腫（5 方）⋯⋯ 477

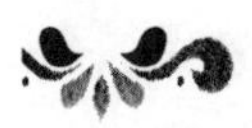

結膜炎（5方）…………………………………………… 478
角膜潰瘍（1方）………………………………………… 480
維生素A缺乏性眼病（夜盲症）（2方）……………… 481
青光眼（1方）…………………………………………… 482
中心性視網膜炎（1方）………………………………… 482
視網膜剝離（1方）……………………………………… 482
視神經萎縮（4方）……………………………………… 483
眼底出血（2方）………………………………………… 485
外傷性眼肌麻痹（1方）………………………………… 486
電光性眼炎（1方）……………………………………… 486
近視眼（6方）…………………………………………… 487
眼眶假瘤（1方）………………………………………… 491
失明（2方）……………………………………………… 491

第九章　耳鼻咽喉口腔科疾病 ……………………… 493

鼻前庭炎（1方）………………………………………… 493
鼻出血（8方）…………………………………………… 493
鼻息肉（1方）…………………………………………… 495
鼻炎（7方）……………………………………………… 496
鼻竇炎（7方）…………………………………………… 499
咽炎（10方）……………………………………………… 502
急性扁桃體炎（8方）…………………………………… 505
聲音嘶啞（1方）………………………………………… 508
聲帶肥厚（1方）………………………………………… 509
軟腭癱瘓（1方）………………………………………… 509
外耳道炎（1方）………………………………………… 510
化膿性中耳炎（6方）…………………………………… 510
內耳眩暈症（美氏爾氏綜合症）（4方）……………… 513

耳鳴（3 方）………………………………… 514
耳聾（4 方）………………………………… 516
齲齒（1 方）………………………………… 517
牙髓炎（1 方）……………………………… 518
牙周炎（3 方）……………………………… 518
牙痛（10 方）……………………………… 519
舌縮症（3 方）……………………………… 522
重舌症（1 方）……………………………… 523
口腔潰瘍（7 方）…………………………… 524
顳下頜關節功能紊亂綜合症（1 方）……… 526

第十章　男性科疾病 ……………………… 527

早洩（5 方）………………………………… 527
遺精（5 方）………………………………… 528
陽痿（12 方）……………………………… 530
不射精症（3 方）…………………………… 534
男性不良症（9 方）………………………… 535
縮陰症（4 方）……………………………… 540
精索靜脈曲張（1 方）……………………… 541
陽強（1 方）………………………………… 542
睾丸冷痛（1 方）…………………………… 542
睾丸炎（2 方）……………………………… 542
前列腺炎（3 方）…………………………… 543
前列腺肥大症（2 方）……………………… 544
陰囊濕疹（2 方）…………………………… 545
男性乳腺增生症（1 方）…………………… 546

第十一章　腫瘤科疾病 …… 548

鱗狀上皮癌（1 方）…… 548
肱骨尤文氏瘤（1 方）…… 548
神經纖維肉瘤（1 方）…… 549
腦瘤（2 方）…… 549
腦垂體腫瘤（2 方）…… 550
血管瘤（5 方）…… 551
唾液腺腫瘤（1 方）…… 553
唇癌（1 方）…… 554
喉癌（1 方）…… 554
鼻咽癌（3 方）…… 555
甲狀腺瘤（4 方）…… 556
甲狀腺癌（1 方）…… 557
中耳癌（2 方）…… 558
肺癌（5 方）…… 558
縱膈腫瘤（1 方）…… 560
乳腺癌（4 方）…… 561
食道癌（5 方）…… 562
胃癌（6 方）…… 564
肝癌（4 方）…… 567
腹部腫瘤（6 方）…… 568
膀胱癌（2 方）…… 570
腎癌（3 方）…… 571
宮頸癌（3 方）…… 572
卵巢癌（2 方）…… 573

第十二章　其　他 …………………………………… 575

砒霜中毒（1 方）…………………………………… 575
起死回生（1 方）…………………………………… 575
戒菸（2 方）………………………………………… 576
解酒（3 方）………………………………………… 576
過瘦（2 方）………………………………………… 578
明目（1 方）………………………………………… 578
螞蟻入耳（1 方）…………………………………… 579
蜈蚣入耳（1 方）…………………………………… 579
怪病（4 方）………………………………………… 579
烏髮護髮（4 方）…………………………………… 581
美容（6 方）………………………………………… 583
養生延年（7 方）…………………………………… 585
梅毒（4 方）………………………………………… 588
痲風病（2 方）……………………………………… 590
人面瘡（1 方）……………………………………… 591
髮際瘡（2 方）……………………………………… 592

第一章 常見症

感冒

方 1 榕樹鬚 40 克、大葉桉葉 30 克。

方法 將上藥加水 200 毫升，文火煎 10 分鐘，取汁 60 毫升，每日 2 次服。

按語 用本方治療 21 例流感病人，一般 2 日治癒。流感流行期間，服 3～5 日有預防作用。

來源 獻方人：四川省遂寧市中醫院郭廣喜；推薦人：四川省遂寧市醫藥總公司唐玲。

方 2 麻黃 5 克、綠豆 25 克。

方法 將以上 2 味加水，1000 毫升水煎服。

按語 此方連服 2 次，取微汗後風寒感冒可癒。

來源 獻方人：吉林省長春中醫學院附院景瑛；推薦人：吉林省長春中醫學院附院王中男。

方 3 荊芥 12 克、防風 10 克、羌活 10 克、獨活 12 克、柴胡 10 克、前胡 12 克、川芎 10 克、枳殼 10 克、茯苓 15 克、桔梗 10 克、甘草 3 克。

方法 將以上諸藥加水 1000 毫升，武火煎 10 分鐘，文火煎 20 分鐘，取汁 300～500 毫升口服，1 日 2 次。煎 3 次後，換另一劑藥再煎。

按語 該方主治風寒感冒。證見惡寒重，發熱輕，無汗，

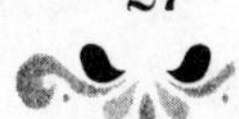

頭痛，肢節疼痛，鼻塞聲重，時流清涕，喉癢，咳嗽，咳痰稀薄色白，口不渴或渴喜熱飲，舌苔薄白而潤，脈浮或浮緊。如表寒重者可加麻黃 3 克，桂枝 6 克，以加強辛溫散寒之力。如咳重胸悶者可加杏仁 10 克，瓜蔞 9 克。

來源 獻方人：《中醫內科學》張伯臾等；推薦人：新疆伊寧市維吾爾醫院居來提。

方 4 金銀花 12 克、連翹 10 克、豆豉 6 克、牛蒡子 9 克、薄荷 6 克（後下）、荆芥穗 12 克、桔梗 6 克、甘草 3 克、竹葉 9 克、鮮蘆根 45 克。

方法 將上藥加水 1000 毫升，煎 30 分鐘溫服，1 日 2 次，一劑可煎 3 次，痊癒為止。

按語 該方主治風熱感冒。證見身熱較著，微惡風，汗泄不暢，頭脹痛，咳嗽，痰黏或黃，咽乾痛，或咽喉腫脹疼痛，重者可見咽喉乳蛾紅腫充血，甚則可見膿點，鼻塞，流黃濁涕，口渴欲飲，舌苔薄白微黃，邊尖紅，脈重浮數。重證可加蒲公英 30 克，敗醬草 30 克，板藍根 30 克，黃芩 15 克。體溫在攝氏 38 度以上者，必須給予輸液治療。

來源 獻方人：《中醫內科學院》張伯臾等；推薦人：新疆伊寧市維吾爾醫院居來提。

方 5 銀花 10 克、連翹 10 克、香薷 9 克、厚朴 9 克、扁豆 9 克、鮮蘆根 30 克、藿香 9 克、佩蘭 9 克、陳皮 6 克。

方法 水煎服，1 日 1 劑，1 日煎 3 次分 3～4 次服之。

按語 本方主治暑濕感冒。證見身熱，微惡風，汗少，肢體痠重或痠痛，頭昏重脹痛，咳嗽痰黏，鼻流濁涕，心煩口渴或中口黏膩，渴不多飲，胸悶，治惡，小使短赤，舌苔溥董而膩，脈濡數。夏季感冒，感受當令之暑氣，暑多類濕

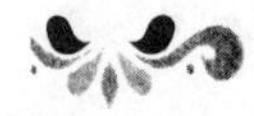

邪，每多暑濕並重。暑濕傷表，表裏不和，故身熱，惡風輕，汗少，肢體痠痛；如外感風寒，濕固脾胃，則嘔吐噁心，腹瀉不舒，用藿香正氣水（或口服液）服之，可服1～2支；暑濕偏盛可加服黃連3～6克，青蒿15克，酌配鮮荷葉20克；濕固已表可加豆卷10克，黑濕偏重，加苓朮、白蔻仁、半夏（炙）適量，小便短赤，加六一散，赤茯苓清熱利濕。

來源 獻方人：新疆伊寧市解放軍第十一醫院武繼華；推薦人：新疆伊寧市維吾爾醫院居來提。

方6 人參15克、蘇葉9克、葛根6克、前胡9克、法半夏9克、茯苓9克、橘紅9克、甘草3克、桔梗6克、枳殼9克、木香6克、陳皮6克、薑3克、大棗4枚。

方法 水煎服，1日1劑，煎3次分服。

按語 本方主治氣虛感冒，衛氣不固，外感風寒，氣虛托送無力，邪不易解，惡寒較甚，發熱無汗，身楚倦怠，咳嗽，咳痰無力，白苔淡白，脈浮無力等證。表虛證見陽浮陰弱，發熱而汗自出，微微惡寒，漸漸惡風，輕度發熱，鼻鳴乾嘔，汗出而諸證不減者，桂枝湯主之，方如桂枝9克，芍藥9克，生薑6克，炙甘草6克，大棗4枚。

來源 獻方人：新疆伊寧市解放軍第十一醫院武繼華；推薦人：新疆伊寧市維吾爾醫院居來提。

方7 玉竹10克、蔥白20克、桔梗6克、白薇10克、豆豉9克、薄荷6克、炙甘草6克、大棗4枚、沙參9克、麥冬9克。

方法 水煎服，1日1劑，煎3次分服。

按語 本方主治陰虛感冒，由於陰津素虧，外感風熱，津液不能作汗達邪，身熱，微惡風寒，少汗，頭昏，心煩，

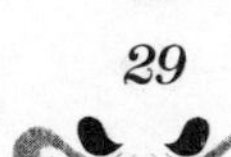

口乾，乾咳痰少，舌紅少苔，脈細數，故要滋陰固表，方用加減葳莛湯化裁。此外，本病流行期間，要注意重預防為主，冬春風寒當令季節，可用貫眾、紫蘇、荊芥各 10 克，甘草 3 克，水煎當茶飲，連服 3 天。

夏月暑濕季節，可用藿香、佩蘭各 5 克，薄荷 2 克，煮湯以代飲料（鮮者用量加倍）。

來源 獻方人：新疆伊寧市解放軍第十一醫院武繼華；推薦人：新疆伊寧市維吾爾醫院居來提。

方 8 柴胡 15 克、半夏 9 克、黨參 9 克、黃芩 9 克、知母 9 克、生石膏 18 克、葛根 6 克、雲苓 9 克、白芍 6 克、桔梗 6 克、甘草 3 克、生薑 3 克、大棗 4 枚。

方法 水煎服，1 日 1 劑，水煎 3 次分服。

按語 該方主治少陽證合併感冒日久不癒。症見咽疼、口乾，脇痛太息，乏力納差諸證。如見胸悶咳嗽，可加杏仁 10 克，瓜蔞 10 克；如合併下肢腫脹無力，可加豬苓 10 克，澤瀉 10 克。

來源 獻方人：新疆伊寧市解放軍第 11 醫院王學良；推薦人：新疆伊寧市維吾爾醫院居來提。

方 9 風濕止痛膏、湧泉。

方法 取膏藥 1 帖，一裁為 2，貼於雙足底前掌湧泉穴。每日更換 1 次。

按語 此法對感冒初起鼻塞、頭痛、惡寒等有速效，方法簡便無任何副作用。孕婦慎用。

來源 獻方人：河南省洛陽市藥品檢驗所周浩；推薦人：河南省洛陽市白馬寺骨科醫院袁軒。

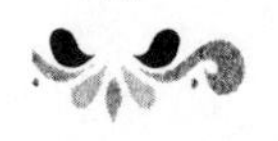

中暑

處方　少商、商陽、中衝、太陽、攢竹、合谷、委中、曲澤。

方法　以上穴位除合谷毫針重刺留針外，餘皆以三棱針刺血，每穴擠出紫黑色血液 0.5～1 毫升，並以溫開水頻服。針後靜臥休息。

按語　中暑之證，治當開竅醒神，清暑泄熱。楊氏總以刺血為先，暑之重症，出現神昏，汗出肢厥，呼吸淺促，脈微等症時，楊氏常取「五心」穴，即百會（頂心）、心勞宮（手心）、雙湧泉（足心），急刺血，或配以人中、十宣等。

來源　獻方人：四川省成都中醫學院針灸臨床教研室楊介賓；推薦人：新疆伊寧市解放軍第 11 醫院王學良。

發熱

方 1　薄荷 10 克、荊芥穗 10 克、銀花 10 克、連翹 15 克、杏仁 10 克、生石膏 10 克、前胡 10 克、黃芩 10 克、竹葉 10 克、柴胡 10 克、生甘草 10 克、板藍根 10 克。

方法　將藥物先用溫水浸泡 15 分鐘，武火煮沸 20 分鐘，加入薄荷微火再煎 3 分鐘，共煎 2 次，每次取 200 毫升，1 日服 4～6 次。

按語　採用本方共治療 73 例外感高熱患者，服藥 1～4 劑後，體溫呈階梯式下降。24 小時後體溫恢復正常者 58 例，占 79.45 %；48 小時體溫恢復正常者 13 例，占 17.80 %；無效 2 例，占 2.47 %。總效率 97.26 %。

來源　獻方人：北京市中醫醫院急診科梁秀鳳等；推薦

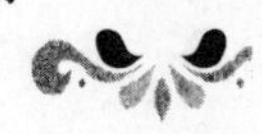

人：新疆伊寧市解放軍第 11 醫院王學良。

方 2 中脘、足三里、脾俞、氣海、大椎、陽池。

方法 麥粒灸中脘、足三里、氣海、大椎、陽池各 5 壯，灸脾俞 7 壯。每日灸 1 次，7 日為 1 療程。

按語 該方法對平素體弱，抵抗力不足或屢服寒涼之藥，畏寒自汗，納少便溏引起的低熱療效頗佳。灸之能補益脾胃而除虛熱，故低熱得癒。

來源 獻方人：吉林省長春中醫學院附屬醫院劉冠軍；推薦人：新疆伊寧市解放軍第 11 醫院王學良。

方 3 手足十宣、攢竹、大椎。

方法 十宣、攢竹速刺放血，大椎挑刺放血，並拔以火罐。隔日 1 次，3～5 次為 1 療程。

按語 該法退高熱神速，療效顯著。放血屬「強通法」，對實證熱證有特殊療效，但陰虛血少，脈象虛弱、水腫及平素易出血，產科、傷科大出血的病人，大勞、大饑、大渴、大飽、大醉、大怒者禁用或慎用。

來源 獻方人：中國針灸學會賀普仁；推薦人：新疆伊寧市解放軍第 11 醫院王學良。

咳 嗽

方 1 紫菀 20 克、款冬花 20 克、百部 50 克。

方法 先將諸藥曬乾或烘乾，研末過篩。1 日 3 次分 3 天服完，服用時用烏梅 1～2 枚，生薑 2 片煎水送服。

按語 此方治療久咳效果較好。對痰中帶血者，可加阿膠（烊化）沖服效果更佳。

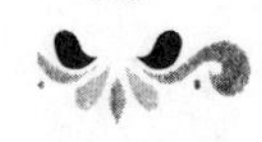

來源　獻方人：湖南省新田縣十字中醫骨傷科門診部朱庭國；推薦人：新疆伊犁地區人民醫院趙淑華。

方 2　蜂蜜 200 克、瓜蔞仁 50 克、核桃仁 100 克、川貝母 25 克、白果仁 50 克。

方法　將以上諸味共研細如泥狀，加入蜂蜜攪匀，在鍋內蒸熟，每次 1 茶匙。開水沖服，1 日 3 次。

按語　本方具有滋陰潤肺止咳喘之功效，主治老人及虛弱者咳嗽兼便秘等症。

來源　獻方人：吉林省長春中醫學院附屬醫院景瑛；推薦人：吉林省長春中醫學院附屬醫院王中男。

方 3　杏仁 30 克、炙半夏 20 克、萊菔子 30 克、款冬花 20 克、全瓜蔞 20 克、、冰糖 30 克。

方法　除冰糖外，將其他中藥小火炕乾，同冰糖一起研成細末，1 次 10 克，溫開水沖服，1 日 3 次。

按語　該方用於各種原因引起的咳嗽，療效肯定，對感冒、支氣管關等引起的咳嗽療效尤佳。小兒服用時，劑量酌減。

來源　獻方人：新疆伊寧市解放軍第十一醫院王學良；推薦人：新疆伊寧市維吾爾醫院居來提。

方 4　肺俞、脾俞、腎俞、天樞、氣海、中脘、足三里。

方法　燒山火手法，留針 20 分鐘，每隔 5 分鐘行針 1 次。重灸肺俞、脾俞、氣海。每日 1 次。

按語　該方用燒山火手法，治療咳喘數10例，有顯著療效。

來源　獻方人：江蘇省徐州市第四人民醫院針灸科張育勤。推薦人：新疆伊寧市人民解放軍第 11 醫院趙金玉。

胃痛

方1 杜仲炭50克、地楓50克。

方法 將以上2味藥水煎後內服，每日2次，成人每次服50毫升。

按語 本方治療慢性胃痛屢效。禁忌油膩辛辣食物。

來源 獻方人；吉林省長春中醫學院附屬醫院景瑛；推薦人：吉林省長春中醫學院附屬醫院王中男。

方2 百合30克、烏藥15克。

方法 將上藥常規煎服，1日1劑，早飯前，晚飯後各服1次。

按語 步玉如老師運用百合湯治療胃脘痛經驗極其豐富，步老師認為，該方治胃脘痛，不分寒熱虛實，皆可用，但以氣痛為主。筆者在臨床運用中，共治療21例，皆取良效。服藥時忌食生冷、辛辣之品。偏血痛者加丹參、檀香、砂仁；寒痛者加良附丸；偏虛寒者，加桂枝湯；熱痛者加用川楝子、元胡。劑量可隨病情加減。

來源 獻方人：吉林省人民醫院郭京麗；推薦人：吉林省長春中醫學院王中男。

方3 ①製香附10克、炒枳殼6～10克、佛手片6～10克、老蘇梗6～10克、杭白芍10～15克、廣橘皮6克、炙雞內金5～8克、生甘草3～4克；②炙黃芪10～15克、太子參（或黨參）10～12克、炒白朮6～10克、懷山藥10～20克、雲茯苓15～20克、廣木香6克、炙甘草4克、紅棗5～7枚；③北沙參10～15克、麥門冬10～12克、杭白芍10～15克、全當歸10

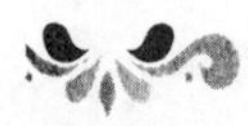

克、綠萼梅6克、木蝴蝶6克、白及片6～10克、生甘草3～5克。

方法 有肝胃不和證者服用1號藥方；脾胃氣虛者服用2號藥方；胃陰不足者服用3號藥方。均水煎服，1日1劑。

按語 採用以上諸方共治療胃痛642例，痊癒73例，占、11.4％，顯效220例，占34.3％，好轉318例，占49.5％，無效31例，占4.8％。總有效率為95.2、％。

來源 獻方人：江蘇省南京中醫學院王興華；推薦人：新疆伊寧市解放軍第11醫院王學良。

方4 內關、足三里。

方法 針芒補瀉，結合努法。內關2穴同時撚轉施瀉法，得氣後針芒向上用力斜插1寸許，按針不動，靜以待氣，患者即覺酸脹直竄胸脘，脘痛立止，脹悶亦解，按其脈息稍起。復刺足三里，施補法。

按語 陸氏重視補瀉手法，認為「百病之生，皆有虛實」，針刺必用補瀉，方能扶正袪邪，調和氣血。該法為針芒迎隨補瀉法，結合努法，瀉內關使經氣直達病所，疼痛立止。用補足三里以扶胃氣，胃氣得舒，中陽得暢，諸證皆除。

來源 獻方人：上海中醫學院針灸系陸瘦燕；推薦人：新疆伊寧市解放軍第11醫院王學良。

方5 內關、中脘、足三里。

方法 內關、足三里用28號1.5寸毫針針刺，中脘部放置經脈疏導儀。內關穴用快刺法，足三里用龍虎交戰手法。具體步驟是先針刺雙內關，若單穴痛止即留針半小時，若疼不止加刺雙足三里，以經脈疏導儀放置於中脘部，留置關小時。

按語 一般急性胃脘痛針內關即痛止。囑患者注意飲食、情緒、冷熱的調適。

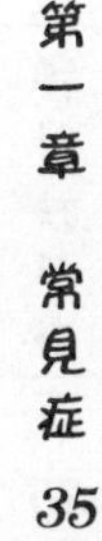

來源　獻方人：新疆石河子市中醫院趙光；推薦人：新疆石河子市中醫院劉珀、王俊惠。

嘔　吐

方1　中魁（手背、中指近端關節的中點）、足三里。

方法　每穴11壯米粒灸，兩穴交替施灸。每日1次，10次為1療程。

按語　本法對反胃日久，脾陽虛衰，病情危急，非灸法不能急挽其危之嘔吐有奇效。「中魁」為經外奇穴，是治療噎膈反胃的經驗穴，陸氏在臨床上多次施灸，屢治屢驗。

來源　獻方人：上海中醫學院針灸系陸瘦燕；推薦人：新疆伊寧市解放軍第11醫院王學良。

方2　中脘、足三里、太衝、大敦、內關、曲泉。

方法　按時選穴，先針胃募中脘降逆止嘔；足三里和胃；太衝行氣疏肝，連續針治8次，不見好轉，改用流注納子法，定時於乙日乙酉時針刺大敦平肝氣，加內關止嘔，足三里降逆；丙日乙未時取太衝平肝氣，配穴同上；戊日乙卯時取曲泉行肝鬱，配太衝平肝，加內關止嘔。每日1次，4次為1療程。

按語　此症乃肝鬱犯胃所致，故均在肝經旺盛之日時，取大敦、太衝、曲泉，意在疏肝解鬱，平肝之橫逆。

來源　獻方人：吉林省長春中醫學院附屬醫院劉冠軍；推薦人：新疆伊寧解放軍第11醫院王學良。

呃　逆

方1　生薑3片、綠茶3克、刀豆籽10克、紅糖10克。

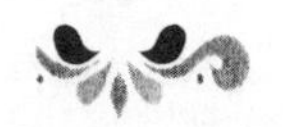

方法　將諸藥放入保溫杯內，用沸水浸泡片刻，趁熱飲服即可。若無刀豆籽，也可去之。

按語　此方治療呃逆，即刻見效。

來源　獻方人：吉林省長春中醫學院附屬醫院景瑛；推薦人：吉林省長春中醫學院附屬醫院王中男。

方2　鮮白蘿蔔適量。

方法　新鮮白蘿蔔去皮慢慢嚼服，或泛酸時服用。或每晚飯後服用 50～100 克。

按語　民間曾流傳一語曰：「冬吃蘿蔔夏吃薑。」此法簡單易用，對呃逆泛酸，每用皆效。

來源　獻方人：河南省洛陽白馬寺骨科醫院劉金鑒；推薦人：新疆伊寧市解放軍第 11 醫院趙飛。

方3　內關、公孫。

方法　針內關、公孫為主，配以膻中、中脘、氣海、天樞、足三里、太衝等穴，交替使用，每日 1 次，10 次為 1 療程。

按語　本病有寒熱虛實之不同。而病機則可以「氣逆」二字加以概括。公孫、內關二穴從效用看，前者係沖脈之會，可降沖脈之逆，又屬脾經之絡而連於胃，可解胃脘疼痛，後者係陰維脈之交，治「苦心痛」，又為心包經之絡而連三焦，可調一身氣機。針膻中以調宗氣，中脘以和胃氣，氣海以益丹田真氣，上中下交互運攝，以貫全身。故「氣逆」得疏。

來源　獻方人：北京中醫學院附屬醫院趙揖君；推薦人：新疆伊寧市解放軍第 11 醫院王學良、趙淑華。

方4　經渠透太淵、大陵透內關、公孫透太白、足三里

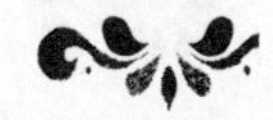

透上、巨虛。

方法 諸穴均行沿皮透刺，施補法，留針 20 分鐘，每日治療 1 次。5～7 次為 1 療程。

按語 本方法治療有較好的效果。

來源 獻方人：北京中醫學院教授楊甲三；推薦人：新疆伊寧市解放軍第 11 院王學良。

方 5 湧泉穴。

方法 取雙側湧泉穴，常規消毒，用 0.5～1.0 寸毫針垂直進針，深約 0.4～0.8 寸，捻轉得氣後，將電針儀的兩根電極分別接通兩側針柄上。電針頻率每分鐘達 150 次左右，強度以病人耐受為度，直至症狀緩解或消失。

按語 共治療各種呃逆 362 例，1 次治癒 338 例（93 %），2 次治癒 24 例（7 %）；治癒率 100 %。針後一般在 5～20 分鐘停止呃逆，病情緩解後囑病人安靜入睡 2～3 小時，醒後不再復發，本組全部治癒。

來源 獻方人：山東省沂水中心醫院劉樹鸞；推薦人：新疆伊寧市解放軍第 11 醫院王學良。

方 6 內關、氣海、關元、膻中。

方法 採用毫針刺法，得氣後留針 30 分鐘，每日 1 次，12 次為 1 療程。

按語 採用該方法為一馮氏患者治療 12 次，呃逆停止發作，追訪 1 月，未見復發。

來源 獻方人：四川省成都中醫學院針灸教研室關吉多；推薦人：新疆伊寧市解放軍第 11 醫院王學良。

方 7 內關、天突、膻中、中脘。

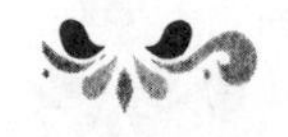

方法 用瀉法針刺內關、天突穴。天突在頸靜脈切跡上方1寸，進針後向後下方刺入1寸使之得氣。膻中、中脘單用拔罐不針。

按語 該方治療中風後頑固性呃逆有顯著療效。

來源 獻方人：上海中醫學院附屬曙光醫院針灸科馬瑞寅；推薦人：新疆伊寧市解放軍第11醫院王學良。

方8 雙胃俞、雙膈俞、膻中。

方法 胃俞、雙膈俞各拔火罐1枚，胸部膻中穴拔1枚，患者取坐立位。3～5分鐘起罐。

按語 「矩陣針灸」是應用三維空間的方形框架形式，以點角定位，把病理損害部位固定擱置在矩陣包圍圈中，即運用方形佈陣的方法進行合理的針灸調治法則治病。合理的施行針灸補瀉法則。本人根據「矩陣針灸」的治療原理，採用「矩陣拔罐」治療膈肌痙攣、上呼吸道感染、慢性支氣管炎等疾病，收到立竿見影的療效。

來源 獻方人：新疆哈密中醫院郝聖英；推薦人：新疆伊寧市解放軍第11醫院王學良。

方9 攢竹穴（雙側）。

方法 針攢竹沿皮刺，向眉中方向刺入1.0寸，得氣後用捻轉手法，每5分鐘行針1次，留針30分鐘。

按語 用本法治療13例患者，均在1～3次而癒。醫生或患者用拇指揉按攢竹穴，療效亦佳。

來源 獻方人：遼寧中醫學院馬瑞林、曾振秀；推薦人：湖北省中醫學院附屬醫院康世英。

方10 天突穴。

方法　局部常規消毒，用 1 寸針，進針後強刺激，1 分鐘後取針。

按語　此穴不能針刺過深，治療呃逆有奇效。

來源　獻方人：寧夏軍區後勤部門診楊倉良；推薦人：新疆伊寧市解放軍第 11 醫院何周智。

方 11　足三里、內關、中院、膈俞。

方法　針用瀉法，5 分鐘行針 1 次，留針 30 分鐘。

按語　用此法治療 26 例患者，少則 1 次，多則 5 次，均治癒。

董××，男，65 歲，1992 年 6 月 11 日無明顯誘因突然呃逆不止，不能入眠，曾用膈肌痙攣起搏器，霧化吸入，中藥治療半月餘，病情加重，遂來針灸科就診，用此法治療 1 次痊癒。

來源　獻方人：吉林省白城市中醫院針灸科高揚；推薦人：吉林省白城市中醫院戴景春。

方 12　耳穴、膈穴（耳輪腳上）、交感穴（對耳輪下腳端）。

方法　用耳針或用牙籤尖或直接用指甲以中等度力按壓雙側膈穴或多感穴至呃逆止（常可於按壓 1 / 2～1 分鐘內止）。如放手後呃逆再發，則按壓至呃止後 1 分鐘可止。

按語　呃逆發作日常多見，頻繁呃逆不止確也令人難受，尤其是腹部手術後的更為不利。筆者用此法治療呃逆、屢試屢驗，立竿見影，可由病人自行操作。杜氏用該法加心、神門治療呃逆 32 例，均 1～2 次治癒。

來源　獻方人：廣東省肇慶市中醫院黃勇；推薦人：湖南新田縣十字鄉骨傷科診所朱庭國。

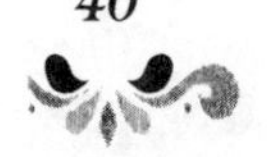

方 13 眶鼻穴（在上眼眶鼻側下緣凹陷中）。

方法 令患者仰臥位。醫者站在患者的頭側。施術前醫者先做一下深呼吸以調整心神，然後用雙手拇指按壓病人的雙側眶鼻穴，同時令病人先吸一口氣，使胸廓充分擴張，然後屏住氣，屏氣時間的長短，視病人的最大耐受限度而定，再令病人慢慢吐氣，此為 1 次。

按語 按揉時應注意用力均勻，由輕至重並避免壓迫眼球；對急症病人不能做屏氣配合時，醫者可由增加按揉的次數以達到治療目的。

來源 獻方人：山東醫科大學附院針灸科葉芳；推薦人：新疆伊寧市解放軍第 11 醫院王學良。

方 14 鳩尾穴。

方法 應用按摩。步驟：穴位點揉，腹部輕揉，用重手法背部、滾、推、揉等方法，加用手抓肚皮，再用重手法揉腹部再點鳩尾穴。

按語 嘔逆亦稱膈肌痙攣，輕重不一，重者可持續數小時乃至晝夜不停。按摩治療嘔逆，簡便易行，療效顯著，可謂：簡、便、廉、驗、捷。

來源 獻方人：北京軍區總醫院相會道；推薦人：寧夏回族自治區銀川市鐵路醫院張光輝。

腹　痛

方 1 生薑 200 克、紅糖 200 克。

方法 將生薑砸碎拌紅糖蒸之，每次服 25 克，乾吃或沖水飲下。

按語 本方治療外寒而致上腹痛效佳。

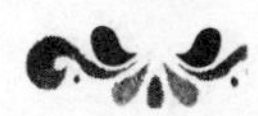

來源　獻方人：吉林省長春中醫學院附屬醫院景瑛；推薦人：吉林省長春中醫學院附屬醫院王中男。

方2　足三里、手三里、內關、靈台、至陽壓痛點、推、揉、拔、滾、搓。

方法　患者取俯臥位，術者在患者的脊、腰部兩側膀胱經施用推法，揉法各3～5遍，重點按壓痛點，至腹痛減輕為止；再反覆於兩側膀胱經及壓痛點滾法及搓法，接著用肘壓法，反覆肘壓肝俞、脾俞、胃俞或大腸俞、小腸俞、靈台、至陽、壓痛點；最後用拇指點壓足三里、手三里、內關而結束治療。全過程為15分鐘左右。

按語　本方簡便易行，又能避免因用止痛藥而誤診。且有循經診斷的意義。作者經臨床治療89例患者，主要表現為腹部疼痛，或兼腹脹、腹瀉、噁心、嘔吐、吞酸、噯氣，經以上治療均獲滿意效果。關鍵問題是尋準背部壓痛點，並給予適時施用手法，才能取得滿意療效。

來源　獻方人：江西省萬安縣武警水電第二總隊司令部衛生所張壯雄；推薦人：湖南省新田縣衛校蕭家凰。

腹　瀉

方1　外用方：白椒2份、肉桂1份、丁香1份。

方法　研成細末，混合均勻，裝瓶備用。每次用1～2克調敷臍部或命門穴，外用膠布封固。每日1次，治癒為止。

內服方：車前子15克（布包）、灶心土如雞蛋大1塊。

方法　將上藥加水500毫升，煎至250毫升，分2～3次服，1日服完。應用時停食或限制飲食；伴發熱者，給予抗生素，伴脫水者，給予補液。

按語　經上述方法治療93例，95％左右痊癒。

來源　獻方人：新疆伊犁地區人民醫院趙淑華；推薦人：新疆伊寧市解放軍第11醫院趙飛。

方2　熟地黃30克、生白朮15克、生山藥15克、生扁豆15克、炙甘草15克、炮薑3克、吳茱萸3克。

方法　先將上藥用適量清水浸泡30分鐘，再放上煎煮30分鐘，每劑煎2次，早晚各服1次。

按語　該方對脾腎氣陰不足之泄瀉有較好的療效。

來源　獻方人：天津中醫學院柴彭年；推薦人：新疆伊寧市解放軍第11醫院王學良。

方3　蓮肉（去心）50克、陳棕粑150克（研粉）、石榴皮25克（炒研粉）、臘肉骨頭25克（煅研粉）。

方法　將上藥共研末，用山藥湯加砂糖調服。每次10克，1日3次。

按語　一般3料即可痊癒，見效神速。

來源　獻方人：湖南省新田縣衛校蕭家凰；推薦人：新疆伊寧市解放軍第11醫院王學良。

方4　脾俞、天樞、足三里。

方法　採用毫針刺法，施提插補法，每日1次，10次為1療程。

按語　脊俞穴是臟腑經氣輸注於背部的俞穴，募穴是臟腑經氣彙集於胸腹部的俞穴。本例取脾的背俞穴脾俞，大腸的募穴天樞，再加胃之合穴足三里，三穴配伍使用，以調整胃腸之氣，從而促使胃腸功能恢復正常。

來源　獻方人：山西省襄汾縣人民醫院針灸科謝錫亮、

樓百層；推薦人：新疆伊寧市解放軍第11醫院王學良。

方5 中脘、水分、氣海、上巨虛、天樞、關元、足三里、八髎、湧泉。

方法 ①病人仰臥位，雙下肢屈曲，術者立於右側，先用掌摩法、掌揉法，沿逆時針方向反覆施術於腹部；然後用拇指或中指推揉中脘、水分、天樞、氣海、關元、足三里、上巨虛等穴2～3分鐘。②病人俯臥位，術者立於一側，先用掌根推法、揉法、滾法、拇指滾壓法，施術於脊柱兩側3～5分鐘；繼之用捏脊手法在腰背部自下而上施術5～10遍；最後橫擦骶部八髎，直擦足底湧泉，均以透熱為度。1日1次。

按語 推拿時應以腹部和腰骶部為重點。

來源 獻方人：江蘇省常州市太湖氣功診療研究所李梅；推薦人：江西省興國縣傑村鄉賢哲子診療研究所胡建華。

便　秘

方1 白朮60克、升麻10克、生地30克。

方法 水煎服，1日1劑。

按語 該方對脾虛型便秘尤為有效。

來源 獻方人：四川省成都市第二人民醫院中醫科徐楓；推薦人：四川省遂甯市中醫院周智春。

方2 馬鈴薯500克。

方法 將馬鈴薯搗汁，飯前服下，每日1次。

按語 此方在民間流傳，少則1次，多則3次治癒，對小兒、老人便秘均有效。

來源 獻方人：吉林省延邊煤礦服務公司職工醫院金太

浩；推薦人：新疆伊寧市解放軍第 11 醫院王學良。

方 3 黃芪 25 克、肉蓯蓉 50 克、玄參 50 克、生地 50 克、麥冬 50 克、代赭石 50 克、杏仁 15 克、麻仁 15 克、桃仁 150 克、大黃 15 克、枳殼 20 克、二丑各 10 克。

方法 水煎服，每日 1 劑，分 2 次服，早晨起床時泡 1 杯當茶頻飲。

按語 隨著人們生活的富裕，老年習慣性便秘近年有所增多，現代醫學認為：該病為膈肌、腹肌、提肛肌及腸壁平滑肌等收縮能力普遍下降，排便功能減弱所致。中醫認為氣虛血少和腎陰不足，大腸津枯所致。本方由益氣滋陰，潤腸通便，宣肺利便，達到治本之目的。

來源 獻方人：吉林省白城市中醫院尚晶詣；推薦人：吉林省白城市中醫院戴景春。

方 4 天樞、大腸俞、上巨虛、內庭、支溝、厲兌。

方法 以上穴位均用瀉法，持續行針 5 分鐘出針。1 日 1 次，7 次為 1 療程。

按語 支溝可清三焦、理氣機，為通便驗穴；其餘諸穴均可清瀉陽明，推蕩通便。腸中燥屎得下，實熱得瀉。該方對治療胃腸積熱、陽明腑實，有顯著療效。

來源 獻方人：河南省雲陽中醫中藥學校張文進；推薦人：新疆伊寧市解放軍第 11 醫院王學良。

方 5 列缺、肺俞、豐隆、大腸俞。

方法 以上穴位，均用瀉法，持續行針 5 分鐘出針，每日 1 次，4 次為 1 療程。

按語 該方治療痰熱阻肺，腑氣不通所致便秘有顯著療

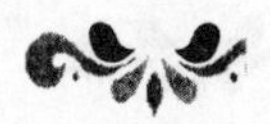

效。

來源 獻方人：河南省雲陽中醫中藥學校張文進；推薦人：新疆伊寧市解放軍第 11 醫院王學良。

方 6 下合谷、上巨虛、左側水道、歸來。

方法 均按捻轉瀉法的四大要素標準，先刺雙側上巨虛，進針 1～1.5 寸，再針腹部水道，歸來，外水道（水道穴外開 2 寸），外歸來（歸來穴外 2 寸）四穴，針尖向下內側斜刺，深度 2～3 寸，施捻轉瀉法 1 分鐘，留針 20 分鐘。1 日 1 次。

按語 採用上法先後收治 250 例便秘患者，其中原發病為腦血管疾病者 214 例，習慣性便秘 15 例，胃下垂 8 例，外傷性截癱 7 例，其他 6 例。針刺後絕大多數在 1 小時內開始排便，15 例排便恢復正常，總有效率達 94.6 %。

來源 獻方人：天津中醫學院第一附屬醫院針灸科石學敏；推薦人：新疆伊寧市解放軍第 11 醫院王學良。

方 7 大腸俞、大橫、支溝。

方法 採用毫針刺法，施提插瀉法，每日 1 次，10 次為 1 療程。

按語 該方法治療習慣性便秘有較好的療效。大腸俞能疏通大腸腑氣，大橫運脾通便，支溝宣通三焦氣機。

來源 獻方人：浙江省針灸學會樓百層；推薦人；新疆伊寧市解放軍第 11 醫院王學良。

方 8 耳穴：大腸、直腸、腹、艇中。

方法 久病體弱、年老或產後者加脾胃、內分泌、皮質下。按壓手法要輕；實證加肺、三焦，按壓手法要重用探棒按壓所選穴位，找出最敏感點後，按壓王不留行。5～7 天換

1 次，按壓耳穴前的兩天囑患者自行取掉，以免造成耳廓骨膜炎症，每次取雙耳。

按語 耳壓法治習慣性便秘 53 例，基本痊癒 12 例，顯效 24 例，有效 12 例，無效 5 例，總有效率為 90 %。

來源 獻方人：北京醫科大學人民醫院針灸科宋君惠；推薦人：新疆伊寧市解放軍第 11 醫院王學良。

方 9 摩腹法、對擦少腹法、推拿雙側大腿內收肌法、按揉八髎穴法、擦八髎法。

方法 ①雙手重疊（右手貼腹）由下向上，由右向左，作順時針方向旋摩 5 分鐘左右。②用雙手小魚際肌腹貼住髂前上棘內側，向恥骨聯合方向擦 5 分鐘左右。③分別推拿大腿上 2 / 3 內收肌群 5～7 次。④雙手小魚際肌腹貼於八髎穴，上下來回擦至發熱為度。⑤按揉八髎穴，雙拇指屈曲用拇指指關節由上髎穴開始按揉至下髎穴反覆 5～7 次。燥熱便秘加揉陽陵泉 200 次，血虛便秘加揉腎俞，大腸俞各 200 次；八髎部位加熱敷。每晚治療 1 次，10 次為 1 療程。

按語 共治療 5 例，均獲痊癒。本法具有健脾和胃，潤腸通便之功。應長期堅持，並多食含纖維素的食物，養成每天排便習慣。

來源 獻方人：上海中醫學院附屬岳陽醫院梅犁；推薦人：天津市中醫學院一附院沈偉梁。

方 10 關元、大橫、照海、足三里。

方法 ①病人仰臥位，術者立於右側，用掌撫法、掌摩法、掌揉法，沿順時針、逆時針方向施術於腹部 5～10 分鐘，先輕後重，多沿順時針方向施術；然後推揉膻中、氣海、關元、大橫、照海、支溝、足三里等穴 3～5 分鐘。②病

人俯臥位，術者立於一側，先用掌根推法、揉法、滾法、拇指滾壓法，施術於腰骶部3～5分鐘；然後用拇指推揉脾俞、胃俞、腎俞、命門、大腸俞2～3分鐘；最後橫擦八髎穴，以透熱為度。

按語 推拿治療便秘有很好的療效，能有效地調節植物神經功能，恢復大腸的傳導功能。

來源 獻方人：江蘇省常州市太湖氣功診療研究所李梅；推薦人：江西省興國縣傑村鄉賢哲子診療研究所胡建華。

脇 痛

方1 訶子15克、木鱉子10克、甘松10克、草果10克、使君子10克、公丁香10克、華茇10克。

方法 將以上諸味共研細末，白開水送服，成人每服5克，1日2次。

按語 本方具有醒脾利氣，解鬱鎮痛之功能，主治脾陽不振，運化不力，肝區刺痛等症。服用半月後可獲效。

來源 獻方人：吉林省長春中醫學院附屬醫院景瑛；推薦人：吉林省長春中醫學院附屬醫院王中男。

方2 健側無名指末端關節屈曲、撓側紋頭赤白肉際處。

方法 以0.5寸毫針靠骨緣透刺對側至皮下，施捻轉瀉法，脹痛針感以耐受為度。留針20～30分鐘，5分鐘運針1次。

按語 本法對局部無紅腫熱象、無器質性病變的脇肋疼痛，可使其症狀消失或明顯減輕。病程越短，療效越好。運針時病者配以功能活動以促氣行，增強療效。該法乃關刺法，始見於《靈樞・官針篇》：「關刺者，直刺左右筋上，

以取筋痹，慎無出血，此肝之應也。」關刺與肝相通，暢達氣機，散瘀行滯，故甚驗也。

來源 獻方人：河南省鶴壁礦務局鏈環廠衛生所齊自義、宋文洲；推薦人：新疆伊寧市解放軍第 11 醫院王學良。

方 3 ①天突、關元；②章門、期門、腹中；③上脘、中脘、氣海；④大椎至尾椎等配膈俞、肝俞、膽俞。

方法 ①患者仰臥位，醫者立於一側，指抹任脈，一指或三指，自天突下沿任脈推抹至關元穴下；按揉章門、期門、膻中；指摩上脘、中脘，並振氣海；斜擦肋部（沿肋間隙方向擦，以透熱為度）；拿足三里、陽陵泉；掐太衝、行間；②患者俯臥，醫者立於一側，輕推督脈（從大椎至尾椎）；按揉膈俞、肝俞、膽俞，並擦脊椎兩側膀胱經；③患者坐位，醫者站於患者後側，搓脇肋部；推抹肋間隙（從脊部沿肋間隙抹向胸骨）；拿內關，輕拿肩井。

按語 本法多用於肝鬱症及脇痛諸證的治療，運用輕快、柔和、緩慢、平穩之摩擦類，擺動類和振動類手法操作，達到疏調氣機之目的。推拿治療本證期間，醫者應耐心開導患者。禁食辛辣及熾煿滋膩食物。

來源 獻方人：安徽省蕪湖市第三人民醫院陶復平；推薦人：湖南新田縣衛校蕭家凰。

失眠

方 1 丹參、三棱各 20～45 克，香附、木香各 10～25 克，當歸 10～25 克，梔子 10～20 克。

方法 因神經官能症失眠多配合歡皮、夜交藤各 10～20 克、珍珠母 25～40 克；精神分裂症失眠多配礞石、生龍骨、

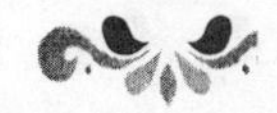

生牡蠣各 30～50 克、琥珀 6～15 克；頭痛重加川芎 10～20 克、柴胡 10～15 克；癲證配鬱金、菖蒲各 15～30 克；狂證配石膏 20～50 克、知母 20～30 克；氣虛者加黨參、黃芪等水煎服，每日 1 劑，20 天為 1 療程。治療期間停服其他藥物。

按語 中國醫學很早就發現氣血失調與精神疾病有密切的關係。《內經》有「血有餘則怒，不足則恐」；《醫林改錯》亦有「癲狂一症乃氣血凝滯」等記載。故採用以活血化瘀為主治療對 240 例患者，其中 120 例是因神經官能症而失眠者，經治療顯效 48 例（占 40 %）；好轉 42 例（占 35 %）；無效 30 例（占 25 %），總有效率為 75 %。另有 120 例是因精神分裂症而失眠者，經治療顯效 33 例（占 27.5 %）；好轉 45 例（占 37.5 %）；無效 42 例（占 35 %）；總有效率為 65 %。

來源 獻方人：吉林省人民醫院中醫科郭京麗；推薦人：吉林省長春中醫學院王中男。

方 2 肉豆蔻 25 克、肉桂 10 克、青木香 10 克、廣木香 10 克、華茇 10 克。

方法 以上 5 味共為細麵，溫開水送服。1 日 2 次，成人每次服 5 克。

按語 本方具有調和諸氣，定驚寧心之功能。主治心煩失眠等症，服用半月可獲效。

來源 獻方人：吉林省長春中醫學院附屬醫院景瑛；推薦人：吉林省長春中醫學院附屬醫院王中男。

方 3 ①少衝、少府、陰谷、復溜；②陰谷、陰陵泉、曲澤、少府、大都；③行間、大敦、曲泉、陰谷；④足三里、歷兌、曲泉、陰陵泉。

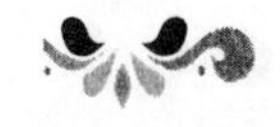

方法　①補陰谷、陰陵泉、少府；②補陰谷瀉少府、大都；③瀉少衝、少府，補陰谷，多復溜；瀉行間，大敦、補曲泉、陰谷；④瀉足三里，歷兌，補曲泉、陰陵泉。辨證施治，4 組穴位交替選用，1 日 1 次，10 次為 1 療程。

按語　第 1 組穴位適應於水火不濟型失眠症；第 2 組適應於心脾兩虛型失眠症；第 3 組穴位適用於血虛肝鬱型失眠症；第 4 組穴位適用於胃氣不和型失眠症。

來源　獻方人：新疆哈密市中醫院郝聖英；推薦人：新疆伊寧市解放軍第 11 醫院何周智。

方 4　百會、印堂、風池、內關。

方法　患者取坐位，令其閉目，全身放鬆入靜。①先用抓法：醫者站於患者背後，雙後指腹放於病人前額，由前向後作抓法移動，要求全頭都要抓到，反覆 5～8 遍。②按揉穴位：百會、印堂、風池、內關，每穴按揉 100 下左右，速度要慢，約每分鐘 60 次，用力適當，以患者有舒適感為佳。③分推法：雙拇指放於前額，向太陽穴分推 10 下左右。④單掌震法：以百會穴為中心向四周作震法移動。以患者覺輕快舒服為度。以上全套手法做完約 30 分鐘。

按語　筆者按摩頭部治療 25 例失眠患者，收到滿意效果，痊癒率為 98.1 %。按上述方法每天治療 1 次，經 2 次治療後，睡眠有所好轉，治療 21 次而痊癒。有高血壓性心臟病者，效果欠佳，需配藥物治療。

來源　獻方人：解放軍第 83 醫院黃吉仁；推薦人：湖南省新田縣衛校蕭家凰。

方 5　安眠（位於耳後翳風與風池穴連線之中點）。

方法　選用 1 寸 28 號毫針，雙手同時進針，施提插捻轉

平補手瀉手法，留針 20 分鐘，留針期間行針 2 次，每次 2 分鐘。每日 1 次，5～10 次為 1 療程。

按語 共治療 50 餘例，均獲得滿意效果。

來源 獻方人：湖北省中醫學院針灸系魏鳳坡；推薦人：新疆伊寧市解放軍第 11 醫院王學良。

方 6 主穴：足三里（雙）、配穴：心俞、脾俞、腎俞、膽俞、胃俞、中脘、內關、藥物：丹參注射液 1 毫升。

方法 辨證配穴：屬心脾兩虛者，配心俞、脾俞；心腎不交者，配心俞、腎俞；心膽氣虛者，配心俞、膽俞；痰熱擾心者，配中脘、內關；脾胃虛弱、胃氣不和者。配脾俞、胃俞。取 6 號注射用針頭 2 毫升注射器 1 具。分別於雙側足三里及配穴嚴格消毒後注入丹參注射液 1 毫升，每日 1 次。操作時，先將針頭刺入穴下，小幅度提插，有針感後，回吸針管無回血，即可注藥。針後一般都有局部痲脹感並向下放射至足趾和腰背部。7 天為 1 療程，效不顯者，5 天後、再行第 2 療程。

按語 用本法治療失眠症 100 例，其中顯效 65 例，有效 26 例，無效 9 例，總有效率 91 %。

來源 獻方人：湖南省澧縣人民醫院戴建林；推薦人：吉林省長春中醫學院附院周建華。

方 7 主穴：腦、神門、皮質下、交感、神經衰弱點、失眠。點配穴：心、脾、胰、膽、肝、肺、腎。

方法 上述耳穴分 2～3 組，交替使用，每次選主穴 2 個，配穴 1～ 2 個。用米粒大小的冰片貼於 0.5×0.5 毫米的橡皮膏中心，貼於雙耳所取的穴位上，壓緊並揉按 1 分鐘。3 日更換 1 次，4 日為 1 療程。

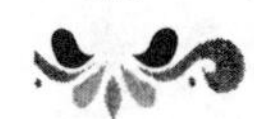

按語　耳壓冰片治療失眠92例，顯效40例，占43.5%；有效48例，占52.29%；無效4例，占4.3%；總有效率為95.7%。

來源　獻方人：陝西省西安冶金建築學院醫院中醫科吳錫強；推薦人：新疆伊寧解放軍第11醫院王學良。

眩暈

方1　澤瀉10克、白朮6克、茯苓6克、陳皮4克、法半夏6克、女貞子7克、旱蓮草7克、菊花7克、牛膝4克、益智仁6克、甘草3克。

方法　每日1劑，水煎2次，去渣，兌後，分2次早晚服，3天為1療程。

按語　此藥由臨桂製藥廠已製成沖劑和片劑，本方是由二陳湯、二至丸、金匱澤瀉湯加菊花、牛膝、益智仁組成。二陳湯燥濕化痰、理氣和中；二至丸益肝腎、補陰血；澤瀉湯健脾行水除痰；菊花明目而清頭風，牛膝可引氣血及浮越之火下行，益智仁功能溫腎健脾、寧心安神；諸藥合用，可滋補肝腎，健脾固本，充髓補血，故可用於各種原因引起的眩暈。共觀察60例病人，均在眩暈症狀，西醫診斷為高血壓病9例、冠心病5例、頸椎病3例，美尼爾氏綜合症8例、腦動脈硬化4例、貧血3例、其他28例。結果顯效35例，占58.3%；有效20例，占33.3%：無效5例，占8.3%；總有效率達91.6%。

來源　獻方人：吉林省人民醫院中醫科郭京麗；推薦人：吉林省長春中醫學院王中男。

方2　紅花40克、石膏25克、牛黃10克、菊花25

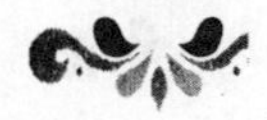

克、鬧陽花 20 克、梔子花 15 克、五靈脂 25 克。

方法 以上 7 味共為細麵，溫開水送服，成人每次服 5 克，每日 2 次。

按語 本方具有清肝火、止脇痛之功能，主治肝鬱氣滯、肝區刺痛、眩暈頭痛、食慾不振、小便赤黃、大便乾燥等症。服 10 日可獲效。

來源 獻方人：吉林省長春中醫學院附屬醫院景瑛；推薦人：吉林省長春中醫學院附屬醫院王中男。

方 3 頭穴：暈聽區（耳尖直上 1.5 公分，向前後各移 2 公分的水平線）。

方法 快速進針至刺激區，持續捻轉 2 分鐘（200 次／分），休息 10 分鐘再捻轉，共捻轉 3 次取針，每天或隔天治療 1 次。

按語 共治療 15 例眩暈患者，7 例頭暈消失，8 例好轉。本法適用於各種原因引起的眩暈。

來源 獻方人：上海中醫學院附屬岳陽醫院戴毅君；推薦人：安徽省歙縣中醫院汪軍。

方 4 三陰交、太谿、百會、天柱、風池、陽陵泉、內關。

方法 針刺三陰交，太谿用補法，百會、天柱、風池、陽陵泉用瀉法，內關用平補平瀉法。留針 15 分鐘，每日 1 次，6～15 次為 1 療程。

按語 該方治療眩暈有較好療效。

來源 獻方人：山東省中醫學院附屬醫院針灸科張登部；推薦人：新疆伊寧市解放軍第 11 醫院何周智。

方 5 俠谿俞。

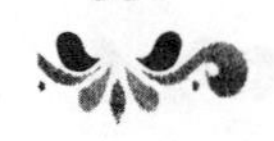

方法　患者取仰臥位，醫者在第四、五足趾縫間，趾蹼緣上方，塗少許甘油類，用右手食指扣拳法，上、下來回滑按，致使患者頭痛、眩暈明顯改善為止，大約5分鐘，每天早晚1次。

按語　用此法按摩治療眩暈100餘例，療效顯著，能起到立竿見影的效果。

來源　獻方人：武警安徽省總隊醫院理療科王永明；推薦人：新疆伊寧市解放軍第11醫院王學良。

臌　脹

方1　黨參20克、紅花20克、當歸30克、坤草30克、桃仁15克、川牛膝15克、乾漆15克、三棱15克、莪朮15克、茜草20克、丹皮15克。

方法　將以上諸藥用清水3～4杯，煎至1杯，早晚溫服。

按語　本方具有益氣、活血、化瘀之功能，治療血臌，氣臌、腹大如盆者特效。

來源　獻方人：吉林省長春中醫學院附屬醫院景瑛；推薦人：吉林省長春中醫學院附屬醫院王中男。

方2　癩蛤蟆1隻、砂仁15克。

方法　把砂仁從癩蛤蟆口內放到腹內，在陰處晾乾，煅黃研末，每次5克，日服2次。

按語　此方在民間流傳，治療30名食臌患者，服下即效，有腸鳴便泄出現，可繼續服用。

來源　獻方人：吉林省延邊煤礦服務公司職工醫院金太浩；推薦人：新疆伊寧市解放軍第11醫院王學良。

中 風

方1 人參6克、白朮10克、茯苓10克、法半夏10克、陳皮6克、天麻10克、全蠍4克、僵蠶10克、膽南星6克、木香、雞血藤15克、陳倉米10克。

方法 水煎服，連服10劑，症狀好轉，患肢肌力漸復。原方黨參15克易人參，經用30劑左右，肢體運動功能恢復正常。

按語 中風肢體活動不靈，其治療多責氣虛血瘀，以益氣健脾化痰通絡諸藥合用，與形盛氣衰之中風病機合拍，臨床運用每獲良效。

來源 獻方人：湖南省中醫學院附屬第一醫院漕聖娥；推薦人：湖南省新田縣衛校蕭家凰。

方2 語門穴。

方法 令患者張口，醫者左手將患者舌尖牽出唇外，右手持28號3寸毫針，在距舌尖約1公分處，沿癱側舌體肌層，順舌靜脈走行方向，由舌尖向舌根平刺2.5寸，行平補平瀉手法，當患者出現得氣感，並用力拽舌或喊出「啊」字時起針。

按語 語門穴位於舌體腹側，針刺此穴操作安全。治療中風失語，痛苦小，見效快。

來源 獻方人：河北省承德市解放軍第266醫院理療科張戰軍；推薦人：新疆伊寧市解放軍第11醫院何周智。

方3 廉泉、啞門、金津、玉液。

方法 針刺廉泉，然後接通連續脈衝電針刺激啞門，同時有吞嚥困難者須加用天突。用28號針向內下方斜刺8分，反

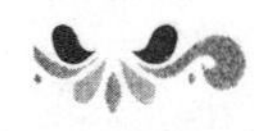

覆輕輕捻轉，不用提插。金津、玉液2穴用三棱針點刺放血。

按語　使用該方治療言語不利有明顯療效。無副作用，取效較快。啞門穴針刺要嚴格掌握深度。

來源　獻方人：上海市中醫學院附屬曙光醫院針灸科馬瑞寅；推薦人：新疆伊寧市解放軍第11醫院趙飛。

方4　崑崙、申脈、丘墟、解谿、中封、商丘、照海、太谿。

方法　選2寸左右毫針，局部皮膚消毒（針具高壓蒸氣消毒）。初病選健側，久病選雙側，針入皮膚後可向任意方向進針1寸左右，留針3～5分鐘。然後，可上下左右輕輕刺入，一邊進針，一邊囑患者活動患肢。如發現患肢有動作出現即停止進針，留針30分鐘，每10分鐘行針1次。每日1次，每次選2個穴，一般為相鄰兩穴，上肢、下肢各選一穴。4天針8穴為1療程。

按語　針刺不必追求得氣感，一切均要以患肢產生動作為目的。操針時一定要輕柔緩慢，必須全神貫注，一面動針具，一面觀察患肢運動，要在恰到好處時停針。每次行針時，又要盡可能在上次留針的基礎上使患肢動作弧度更大一點。筆者用本法治療中風偏癱10多年，療效可靠。

來源　獻方人：四川省梓潼縣中醫院砭術康復專科張斯特；推薦人：新疆伊寧市解放軍第11醫院王學良。

方5　主穴：大椎透至陽、神道透筋縮、命門透腰俞；配穴：肩髃透臂臑、曲池透少海、髀關透伏兔、三陰交透絕骨。

方法　芒針治療，採用29～30號不銹鋼針灸針，長5～7寸，主穴每日針1次，配穴隔日兩組交替使用。針刺後捻轉1～2分鐘，每隔5分鐘重複捻轉1次，共施手法3次，

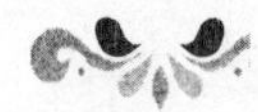

刺激量以病人能疼夠忍受為宜。

按語 採用芒針治療中風後遺症27例，病程1～2個月的7例，2～6個月9例，6個月至3年的11例。基本治癒9例，顯效8例，好轉9例。

來源 獻方人：吉林省長春中醫學院周菀菀、穆迪嘉；推薦人：湖南省新田縣衛校蕭家凰。

方6 ①上廉泉透舌根；②右側舌尖透左側舌根；③通里透神門。

方法 採用透穴針法，由前1穴刺入得氣後，再透刺另1穴，使雙穴得氣而行針，如上廉泉透舌根，針由上廉泉刺入得氣後再斜向舌根方向斜刺至再得氣為準；舌體透舌體，在接近舌根部的舌體左側邊緣進針得氣後，再向右側舌尖直刺再得氣而用瀉法行針，快刺快出，每日1次，7日為1療程，休2日，酌情進行下1療程。

按語 在200例中風患者中，不語症共49例，除2例語言遲鈍，構詞不清晰外，其餘47例全部恢復。

來源 獻方人：吉林省白城市中醫院內科戴景春；推薦人：新疆伊寧市解放軍第11醫院王學良。

痹　症

方1 白花蛇1條、紅參15克。

方法 把白花蛇和紅參裝入鐵條缸加水300毫升，用火煮開。每次100毫升，每日服2次。3天後把藥焙乾，研末分2次口服。

按語 此方治療風濕性關節炎。可連服1～2個月，95％以上病人可以痊癒。可同時服用其他抗風濕中藥，療效更佳。

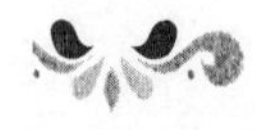

來源 獻方人：吉林省白城市中醫院內科李明山；推薦人：吉林省白城市中醫院戴景春。

方2 大黃20克、梔子20克、鮮敗醬草（黃花地丁）60克、雞蛋清1枚。

方法 將大黃、梔子研末，鮮敗醬草搗爛取汁，取雞蛋清合勻拌藥，敷於患處，每日1次。

按語 經臨床多次應用，療效可靠。患者廖××，男，45歲，工人。1991年春季發病，左腳趾紅腫熱痛，用本方藥外敷8次好轉。次年復發，又用本方外敷獲癒。禁食辛辣、動物內臟及豆類食物。

來源 獻方人：四川省鹽源縣中醫院針灸科曾月桂；推薦人：四川省鹽源縣衛生局辜甲林。

方3 桂枝12～20克。

方法 內寒加附子4.5克，外寒加麻黃4.5克，內濕加茯苓9克，外濕加南星4.5克，風盛加細辛3克，神麴15克，生甘草9克，每日1劑，水煎服，15天為1療程。

按語 用該方治療肢體麻痹疼痛200例，治癒57例，顯效77例。有效58例，總有效率為96.0％。

來源 獻方人：上海市中醫藥研究院傷科中心實驗室王緒輝；推薦人：新疆伊寧市解放軍第11醫院王學良。

方4 生黃芪240克、川牛膝90克、遠志肉90克、石斛120克、銀花30克。

方法 先煎前4味，用水2500毫升，煎至500毫升時，再加入銀花，煎至250毫升，臨睡前空腹1次服下。

按語 該方對風濕性關節炎療效顯著，服後雖然有大汗

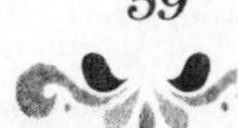

出，乃發邪汗而非損正汗也，汗出而身輕。

來源 獻方人：山西省太原市中醫研究所任光榮；推薦人：新疆伊寧市解放軍第 11 醫院王學良。

方 5 樟腦 100 克、雄黃 10 克、朱砂 5 克、穿楊箭 2 克、一枝蒿 2 克、牙皂 2 克、細辛 2 克、冰片 5 克、麝香 0.3 克。

方法 將上藥分別研末過篩，混合捏成團用筷子向團中心插 1 孔，放入麝香，然後再捏成球。凡屬皮膚表淺疾患者，把藥球放在患部。點燒藥球，稱明火閃灸。同一部位重複 2 次，為 1 次治療，每星期灸壓 2～3 次即癒。

按語 本法為閃火灸法。是在傳統艾灸基礎上加藥物以明火閃灸。具有溫經散寒，祛風化濕，殺蟲止痛，軟堅散結之功，曾治療 100 餘例，效果良好。慎防灼傷皮膚；體溫 38℃以上的患者禁用。

來源 獻方人：湖南省醴陵市中醫院殷孝哈；推薦人：湖南省新田縣衛校蕭家凰。

方 6 曲池、犢鼻、膝陽關、陽陵泉、梁丘。

方法 曲池、犢鼻穴用燒山火手法，膝陽關、陽陵泉用捻轉瀉法，每日 1 次，10 次為 1 療程。

按語 採用局部取穴，疏通閉滯之經絡氣血，而使營衛調和，是以風寒濕三氣無所依附而痹痛得解。梁丘穴係足陽明經的郄穴，風寒濕三氣入侵較深，非郄穴難勝重任，臨床果驗。

來源 獻方人：浙江省針灸學會樓百層；推薦人：新疆伊寧市解放軍第 11 醫院王學良。

方 7 鶴頂、膝眼、人迎、殷門、四瀆。

方法 鶴頂、膝眼施溫法，人迎、殷門、四瀆用手刺。

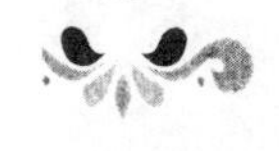

每日 1 次，10～20 次為 1 療程。

按語 運用有效點治療 30 例膝關節積液的患者，其中包括骨性（創傷性）關節炎、風濕性關節炎、類風濕性關節炎及其他原因引起的膝關節腔積液，未使用任何藥物及其他療法，痊癒率 36.7 %，顯效 43.3 %。進步 20 %，有效率為 100 %。在隨訪的 18 例中，療效鞏固者 66.7 %，穩定者 33.3 %，無、1 例復發。

來源 獻方人：中國中醫研究院針灸研究所針法室郭效宗；推薦人：新疆伊寧市解放軍第 11 醫院王學良。

方 8 ①膝陽關、陽輔、陽陵泉；②足三里、膝陽關、脾俞、命門。

方法 用毫針針刺第①組穴位，捻轉瀉法；第②組穴位加溫針治療，每日 1 次，7 次為 1 療程。

按語 著痹多由素體虛弱又受濕邪，故症見膝痛困重，或兼有腹瀉。濕邪困脾，脾主四肢，故四肢膝腫沉重，取上穴健脾扶陽，驅散寒濕。脾健濕除腫消，疼痛自除。

來源 獻方人：吉林省長春中醫學院附屬醫院劉冠軍；推薦人：新疆伊寧市解放軍第 11 醫院王學良。

方 9 湧泉。

方法 左手搓揉右腳心湧泉穴，有手則搓揉左腳心湧泉穴，各做 36 次。接著，雙手按摩膝部 36 次。

按語 此法治療膝痛，一般能夠很快見效。曾有 18 例病人，經自我搓揉後，均取得好的效果。另外運用此法治療大腿、臂部疼痛和睡眠不定，均有一定的效果，最好在睡前做。

來源 獻方人：吉林省人民醫院中醫科劉麗華；推薦人：吉林省長春中醫學院附屬醫院王中男。

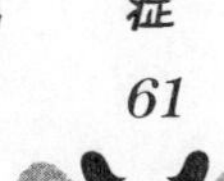

方 10　①盲俞、合谷、太衝；陽陵泉、足三里；②盲俞、曲池、外庭、公孫。

方法　按穴先後施針，補腎經，瀉脾經。間日輪換取穴，每次先點刺內外膝眼，留針 15 分鐘。兩組穴位交替使用，1 日 1 次，15 次為 1 療程。

按語　用本法治療風濕性關節炎 12 例，有效 11 例。

來源　獻方人：遼寧中醫學院附院王品山；推薦人：新疆伊寧市解放軍第 11 醫院王學良。

方 11　八髎、陽谿、陽池、陽谷、內外關、後谿、小海、天井、曲澤、肩髎、肩髃、肩貞、天宗、肩內棱、承扶。

方法　①患者取坐勢，術者按常規用滾法在患肢手臂內、外側施治。從肩部至腕部，上下往返 3～4 遍。功能有障礙的關節在滾的同時配合關節屈伸、旋轉等被動活動 5 分鐘。②按上勢，術者循患臂上下循經用拿法，同時重點在肩肘腕部配合按揉肩髃，肩貞，肩髎，曲池，曲澤，手三里，合谷等穴；指間關節用捻法。然後在病變關節施以按揉局部穴位，以痛為俞。最後再用搓法施於患肢，並配合被動活動有關關節而結束上肢治療，時間約 10 分鐘。③患者仰臥，術者一手握住患者踝關節上方，另一手以滾法從大腿前部及內外側至小腿外側施術，同時被動伸屈活動下肢。隨即在踝關節處用滾法治療。同時伸屈、內外翻活動該關節。再循髖、膝、踝關節上下，按揉伏兔、梁丘、血海、膝眼、鶴頂，再拿撥陽陵泉、陰陵泉、足三里、照海，再按揉解谿、商丘、丘墟、八髎等穴，時間約 10 分鐘。④患者俯臥，術者以法施於臀部至小腿後側，並重點施術於髖、膝關節。然後再按揉環跳、秩邊、居髎、承扶、承山、委中、飛揚、懸鐘、太谿、申脈、崑崙等穴，時間約 5 分鐘。

病變在脊柱者：穴位以脊柱兩旁肌肉為治療重點。常取夾脊、大椎、大杼、風門、肺俞、心俞、膈俞、肝俞、脾俞、腎俞、命門、志室、腰陽關、八髎等穴。①患者取俯臥位，在患者腰背部治脊柱及其兩側用滾法施術，並配合後抬腿活動，時間約 5 分鐘。②患者取坐位，術者於後方用滾法、拿法交替施於頸項兩側及肩部，同時配合頸部左右旋轉法及俯仰活動，再拿按肩井，時間約 2 分鐘。③按上勢，用按揉法從頸至腰臀部循經施於上述穴位，先取夾脊，再取餘穴位。最後平推脊柱以熱為度。再按肩井結束治療，時間約 10 分鐘。每天治療 1 次，10 次為 1 療程。

按語 類風濕性關節炎屬中醫的「骨痹」，臨床上常因受寒或外傷後而誘發。推拿按摩具有溫通經絡，祛風，散寒，除濕等作用。故推拿治療類風濕性關節炎療效滿意。

來源 獻方人：四川省峨眉市雙福職業中學任建洪；推薦人：湖南省新田縣衛校蕭家凰。

方 12 按患者術治時辰（時間治療學）用活蜜蜂螫針，針刺穴位或循經散刺。

方法 用子午流注計算表求出病人來診時（年月日時）所選穴位或經絡（納、法、納子法，飛騰八法均可），常規黃酒或酒精消毒所螫部位，從蜂箱門口捉拿活蜜蜂，讓其尾部螫針對準穴位，待螫針刺入皮膚後，3～5 分鐘再除去蜂體及毒腺，為了防止出現過敏反應，第 1 次最好在肩胛間區用 1 隻、蜜蜂作敏感試驗，觀察 20 分鐘再讓病人回去，第二天局部無明顯紅腫和不適，方可開始治療。每日 1 次，每次遞增 1 隻蜜蜂，10 天為 1 療程。

按語 用活蜂螫刺患者身體穴位且按時辰取穴，可充分發揮穴位的治病作用。蜂針的機械刺激。蜂毒的藥理作用，刺後

局部紅腫的溫灸效應，生物鐘效應等綜合效能，達到疏通經絡，調和氣血，平衡陰陽而達到治療疾病的目的。臨床應用該法，具有資源豐富，所需費用少。安全有效等優點，所以深受風濕性關節炎患者的歡迎。共治療 225 例，有效率 94.7 %。

來源 獻方人：廣東省廣州同和第一軍醫大學中醫系陳恕仁；推薦人：新疆伊寧市解放軍第 11 醫院王學良。

方 13 內庭、陷谷。

方法 在患足下墊 5～7 層草紙。穴位常規消毒後，將細火針在酒精燈上燒至紅轉白亮後對準穴位速刺疾出，深度為 1 寸左右，每穴刺 1～3 針，出針後即有暗紅色血液從針孔噴出，待出血量達 10～20 毫升後方可止血，每週 1 次。

按語 針尖必須燒至由通紅轉為白亮時才能刺入患部腧穴，否則針不易刺入，也不易拔出，並有劇痛。針刺前對針刺穴位要嚴格消毒，並囑患者在針後 48 小時內保持針孔乾燥清潔。本人治療足痛風 52 例全部治癒，1～2 次癒者 37 例。

來源 獻方人：青海省醫學院中醫系文紹敦；推薦人：新疆伊寧市解放軍第 11 醫院王學良。

方 14 少商、商陽、曲池、合谷。

方法 少商、商陽速刺放血，配曲池、合谷毫針針刺，留針 30 分鐘，1 日 1 次，3～8 次為 1 療程。

按語 徐某，男，30 歲，左手拇食兩指麻木，時發時止，近日來因夜臥受風而麻木復作。平素畏寒喜暖體質虛弱，餘無不適。舌苔薄白，脈象細緩。陽虛氣弱，不能遠達肌膚回來，復為外風客於經絡，擬用針陽達絡法。1 次顯效，2 次痊癒。

來源 獻方人：中國針灸學會賀普仁；推薦人：新疆伊

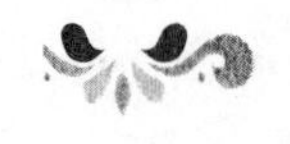

寧市解放軍第1I醫院王學良。

血證

方1 全當歸30克。

方法 用酒煎服，每日2次，成人每次服20毫升。

按語 本方治吐血服用3天可獲良效。

來源 獻方人：吉林省長春中醫學院附屬醫院景瑛；推薦人：吉林省長春中醫學院附屬醫院王中男。

方2 三七15克、花蕊石（煅）20克、大黃5克。

方法 以上3味共為細末，每服5克，如咯血加川貝20克，煅石膏15克。連服2～3次。

按語 本方具有清熱涼血之功效，主治咯血、吐血等症。

來源 獻方人：吉林省長春中醫學院附屬醫院景瑛；推薦人：吉林省長春中醫學院附屬醫院王中男。

方3 貫仲炭50克、生地50克、牡蠣15克、丹皮15克。

方法 共為細末，韭菜汁送下，成人每服25克，1日2次。

按語 本方具有涼血、止血之功能。主治吐血之症。

來源 獻方人：吉林省長春中醫學院附屬醫院景瑛；推薦人：吉林省長春中醫學院附屬醫院王中男。

方4 黑芝麻1000克、紅糖1000克。

方法 黑芝麻炒焦，入紅糖拌。4次服完。

按語 用此方治療上消化道出血109例，有效率為100％。

來源 獻方人：武警甘肅省蘭州市支隊衛生隊陳滿志；

推薦人：新疆伊寧市解放軍第 11 醫院王學良。

方 5　牛膝 30 克、生甘草 4.5 克。

方法　上藥水煎取汁，1 天 2 次，早晚分服。

按語　此方用於小便出血。

來源　獻方人：山西省雁北中醫進修班王由川；推薦人：寧夏銀川市第二人民醫院針灸科張玉霞。

方 6　白人參 6 克、麥門冬 10 克、五味子 5 克、桑葉 10 克、黑芝麻 15 克、阿膠 10 克（烊化）、生地 15 克、甘草 5 克、生石膏 15 克、杏仁 6 克、枇杷葉 6 克、梨汁 30 克、藕汁 30 克（沖服）。

方法　水煎服，1 日 1 劑。

按語　唐容川《血症論》云：「尿血治心、肝而不癒者，當兼治其肺。肺為水之上源，金清則水清，水寧則血寧。故運用清涼滋陰，清燥救肺之法，以治其水之上，水清而尿血自癒。」

來源　獻方人：湖南省安化縣雲合醫院蔣昌福；推薦人：新疆伊寧市解放軍第 11 醫院王學良。

方 7　晴明、尺澤、列缺。

方法　晴明用直徑 0.28 毫米毫針，迅速刺入皮下，然後緩緩刺入 1.4 寸，得氣感應稍弱，留針 20 分鐘。尺澤、列缺用平補平瀉法，得氣感應中等，間歇行留針 20 分鐘，每日 1 次，3～7 次為 1 療程。

按語　該方為高氏覓師訪賢時，在民間搜集的驗穴，治療咯血 3～4 次而癒。

來源　獻方人：浙江中醫學院針推系高鎮五；推薦人：

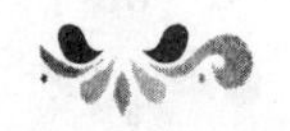

新疆伊寧市解放軍第11醫院王學良。

積聚

方1 薑黄15克、雄黄15克、大黄15克、甘草15克、巴豆霜7克。

方法 以上幾味藥為細末，飛籮面為丸，黃豆大，每次服10丸。

按語 本方治療各種積聚屢效，體弱者用量酌減，服用20天可見效。

來源 獻方人：吉林省長春中醫學院附屬醫院景瑛；推薦人：吉林省長春中醫學院附屬醫院王中男。

方2 石榴25克、肉桂10克、白豆蔻15克、華茇15克、光明鹽10克、紅花10克、透骨草10克、蔓荊子10克、乾薑10克、老雕糞炭10克。

方法 以上諸藥共為細麵，飯前溫開水送服，成人每服5克。

按語 本方具有溫中、消食、化積之功能，主治胃腑寒濕消化不良，積聚痞塊等症。服用半月可獲效。

來源 獻方人：吉林省長春中醫學院附屬醫院景瑛；推薦人：吉林省長春中醫學院附屬醫院王中男。

蟲症

方1 川椒25克、芒硝10克（成人量，兒童減半量）。

方法 ①將川椒煎煮20分鐘後過濾，藥渣備用，取其濾液將芒硝溶化。1日1劑，每早空腹服用。②將煎煮過的川椒再次煎煮10分鐘，取濾液外用，待睡前清洗肛門處，每晚1次。

按語 用此方治療蟯蟲病10餘例，全部治癒。一般2劑即可治癒，症狀全部消失。

來源 獻方人：武警安徽省總隊醫院何國興；推薦人：安徽醫科大學汪秀華。

方2 百部10克、使君子（不去殼）15粒、雄黃3克。

方法 先將百部、使君子焙乾，和雄黃共研細末。紗布包成小團，浸沾菜油或陳醋，在晚間患兒熟睡時放入肛門口處，每晚1次。

按語 張××，男，6歲。面色萎黃，食少，夜間睡眠不安，熟睡時發現肛門周圍有針尖大小白色小蟲在爬行，查大便有蟯蟲卵。按此法治療3次，上述症狀即消失。

來源 獻方人：中國名醫疑難病研究所特約研究員，武警安徽省總隊醫院何國興；推薦人：安徽省醫科大學汪秀華。

方3 煙袋油少許。

方法 將煙袋油少許溶在10～20毫升開水裏，用注射器注入肛門內，每晚睡前1次。

按語 此方在民間廣泛使用於治療蟯蟲，把藥注入肛門內，1次止癢，3次除根。

來源 獻方人：吉林省延邊煤礦服務公司職工醫院金太浩；推薦人：新疆伊寧市解放軍第11醫院王學良。

方4 生紫蘇子。

方法 生紫蘇子搗爛或咬碎嚼吃。用量：4～10歲，1次吃20～50克；成人1次為50～70克，1日2～3次，空腹服下，連服3日（多吃幾天亦可）。若蛔蟲引起胃痛、膽絞痛及嘔吐者，用花椒3克，米醋250毫升，熬水，稍溫後1次頓服，待蛔安痛止。再吃蘇子。

按語 曾用本法治療腸蛔蟲病100例，服藥後排出蛔蟲者92例，排蟲少者2條，最多147條。服藥後無1例出現副作用。病例：王××，男，6歲，消瘦，面黃有蟲斑，易饑，嗜食黃土，不定時腹痛，痛時腹中有塊，時聚時散，翻滾哭啼。糞檢有蛔蟲卵。給予生紫蘇子30克嚼吃，半天後大便排出蛔蟲35條。次日服1次，又便蛔蟲24條。第3日便蛔蟲6條。從此腹痛止，能食漸胖。

來源 獻方人：河北省唐山市糧食局南富莊糧站門診劉天峰；推薦人：吉林省長春中醫學院附屬醫院周建華。

方5 胡黃連、雷丸、檳榔、柴胡、黃芩、芒硝（分沖）川厚朴、枳實各9克，烏梅15克，楝樹根皮、大黃（後入）各12克。

方法 水煎服，輕者1日1服，重者1日2服，兒童取小量頻服。另用使君子，小孩每歲3粒，按歲加服，成人60粒，為1日量。入鍋炒熟分2次嚼服，或研末開水送下。加減：伴嘔吐加半夏；體弱便溏去硝、黃，加川椒、黨參；疼痛劇烈加元胡、川楝子、鬱金；併發膽道感染加黃柏、蒲公英、龍膽草、黃連；併發膽囊炎、膽石症加黃柏、茵陳、梔子、金錢草；併發急性胰腺炎重用柴胡、黃芩、大黃，加川楝子、元胡、木香、龍膽草。

按語 用本方治療膽道蛔蟲症185例，痊癒172例，好轉11例，無效2例。大多數病例服藥4～5小時後排便數次，有的同時排蟲，疼痛逐漸消失。

來源 獻方人：浙江省中醫藥研究所陳永明；推薦人：

吉林省長春中醫學院附屬醫院周建華。

方6 川椒20克、香油50克、雞蛋1個。

方法 將川椒研細麵，香油倒入鐵鍋中，用武火煮沸，然後把打碎的雞蛋加入炒黃，並與川椒麵混勻，炒至似焦非焦為度（絕不能炒至焦黑）。趁溫頓服。

按語 經上法治療膽道蛔蟲症15例，一般服藥3～5分鐘，即可止痛，亦有排蟲效果。

來源 獻方人：武警安徽省總隊醫院何國興；推薦人：安徽省醫科大學汪秀華。

方7 鮮南瓜籽15～30克、檳榔10～30克、鮮石榴皮10～15克、黑丑6～10克。

方法 用藥前夜應多吃酸性食物，如葡萄、山楂等。次日晨，空腹服藥，隨之進食，約1小時後排便，冬季須坐溫水便盆，以誘蟲出，使蟲體及頭全部排完。

按語 此方酸性食物可以使條蟲安靜。鮮南瓜子麻痹蟲中段和後段，檳榔可以弛緩性麻痹蟲頭節及前段，鮮石榴皮含石榴皮鹼，可以麻痹條蟲；黑丑苦寒，有瀉下殺蟲之效，進食可以促使腸蠕動驅蟲下行。此藥應在停服其他驅蟲藥半個月後使用。

來源 獻方人：河南省洛陽市第二人民醫院馬獻軍；推薦人：新疆伊寧市解放軍第11醫院王學良。

方8 迎香、四白。

方法 用1.5寸毫針，從迎春向上透刺四白，深度為1.0寸左右，上脘穴向下斜刺1.0寸左右。若有肝腫大者，可改用中脘。持續捻轉15～20分鐘，待疼痛緩解後，繼續留針

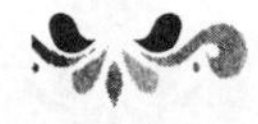

30～60分鐘。

按語 此法治療膽道蛔蟲症，可緩解歐狄氏括約肌痙攣，使蛔蟲回還腸道。接著使用殺蟲藥配台瀉下劑，使蛔蟲排出體外，臨床上屢用屢效。

來源 獻方人：湖北中醫學院針灸系向賢德；推薦人：新疆伊寧市解放軍第11醫院王學良。

方9 膏肓、膈關（右）。

方法 用32號毫針從膏肓穴進針，沿皮下平刺至膈關穴，進針後稍加撚轉，留針60分鐘，1日1次。5～7次為1療程。

按語 膏肓、膈關均為膀胱經穴。因肝膽位於右上腹。取右側背後的穴位是「病在前，取之後」之義。許氏治療膽道蟲病時，多採用上述方法，每每收效。

來源 獻方人：廣西南寧市針灸研究所許式謙；推薦人：新疆伊寧市解放軍第11醫院王學良。

汗　證

方1 五倍子10克。

方法 將五倍子研細成粉，加適量冷開水調成麵粉團狀敷於臍眼，外敷消毒紗布，用膠布固定。

按語 用本方治療各種盜汗18例，用藥24小時後盜汗均被控制，一般不超過48小時，無任何不良反應。

來源 獻方人：湖南省道縣中醫院何進階；推薦人：新疆伊寧市解放軍第11醫院王學良。

方2 柴胡24克，炒黃芩、西黨參各12克，法半夏、

炙甘草各10克，生薑3片，紅棗12枚，煅牡蠣30克（先煎），瓜蔞仁15克。

方法 水煎服，每日1劑。連服5劑後，原方柴胡減為15克，加黃芪30克。繼服10劑。

按語 汗證的臨床表現甚多，但黎明前後定時汗出則鮮見．故稱「五更汗」。五更為少陽本氣旺盛之際，少陽病得肝木旺氣相助，正邪相爭，有欲解之機，故此五更汗出，發有定時。上方藥中肯綮，故使內外宣通，上下調達，三焦疏利，氣機和暢，五更汗止。

來源 獻方人：江西省波陽縣醫院王春生；推薦人；湖南省新田縣衛校蕭家凰。

方3 陰郄、復溜。

方法 陰郄直刺3～5分，瀉法。復溜直刺5～7分，以提插結合捻轉之補法，留針10分鐘，5分鐘運針1次。1日1次，10次為1療程。

按語 該法對日夜出汗不止，胸悶乏力，睡眠易醒，脈細數等症有較好地療效。

來源 獻方人：河北省中醫學院針灸系高玉春；推薦人：新疆伊寧市解放軍第11醫院王學良。

方4 曲池、支溝、陰陵泉、陽陵泉、足三里、復溜。

方法 毫針刺法，曲池徐疾瀉法，支溝徐疾補法，陰陵泉徐疾瀉法，陽陵泉透足三里徐疾先瀉後補，復溜徐疾補法。每日1次，10次為1療程。

按語 睡中汗出，醒後即止，謂之盜汗。盜汗有外感、內傷之殊，其治亦截然不同。內傷盜汗多以養陰清熱，補血斂汗為法；外感盜汗，則以疏導少陽經氣，透邪清熱為主。

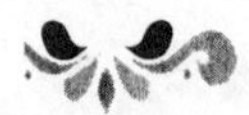

來源 獻方人：上海第二醫科大學附屬瑞金醫院針灸科陳大中；推薦人：新疆伊寧市解放軍第11醫院王學良。

昏迷

處方 菖蒲I0克、鬱金10克、遠志10克、膽星6克、竹茹10克、枳殼10克、川朴10克、砂仁（後下）10克、草蔻10克、檀香10克、藿香10克、佩蘭10克、蒼朮10克、橘絡6克、生苡米30克、琥珀粉（沖）2克、沉香粉（沖）2克、牛黃粉（沖）1克、紅參（另煎）10克。

方法 上藥2劑，每日1劑，每劑煎2次，共約300毫升，分4次，用大注射器沿胃管徐徐灌入。另用十香迎生丹每日2丸，分2次溫開水化開灌入。並囑家屬用乾淨紗布沾淡茶水擦舌面，每日多次。

按語 曾用本法救治昏迷3週的患者1劑，處於深度昏迷狀態，面如枯骨之色，對各種刺激毫無反應，瞳孔對光反射，吞咽反射均已消失，皮膚折皺，毫無彈性，腹部舟狀，二便失禁，呼吸如鼾，張口抬肩，喉中痰鳴，血壓11/7 kpa，心率62次／分，律整，心音低弱。舌苔白膩有片狀剝脫，舌質淡無血色，脈細弱如絲，似有似無，此乃元陽欲竭，痰邪上泛，蒙蔽清竅，元神失用，而致神志昏迷，用上方功逐痰濕，醒神開竅為主，佐以扶正固元。服2劑後蘇醒，1劑後語言、吞咽功能已基本恢復，15劑後神志完全蘇醒，並能在攙扶下行走。

來源 獻方人：北京市崇文區療外醫院張先泰；推薦人：新疆伊寧市解放軍第11醫院王學良。

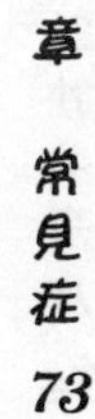

第二章　傳染科疾病

流行性腮腺炎

方 1　①內服方：板藍根、玄參各 10～30 克、黃芩、薄荷、馬勃各 6～10 克、牛蒡子、柴胡、浙貝、夏枯草各 6～15 克、銀花、連翹各 10～20 克。②外用方：青黛粉、煅石膏、枯礬各 30 克、冰片 10 克、黃柏 25 克。

方法　①內服藥：水煎服，1日1劑，2次煎服。連服3～5劑。②外用藥：將上藥共研細末，用開水或凡士林調敷患處，用繃帶或紗布固定。24小時換藥1次，3～5日為1療程。

按語　本病屬中醫「痄腮」，「發頤」範疇，一般俗稱「寸耳寒」。用上方治療 43 例，獲得滿意療效。痊癒 36 例，好轉 6 例。

來源　獻方人：四川省石棉縣人民醫院李顯仲、黃桂珍、安強；推薦人：湖南省新田縣衛校蕭家凰。

方 2　蟾蜍 1 隻。

方法　取蟾蜍用清水洗淨，去頭及耳後腺，將皮剝下剪成膏藥樣。表皮向外直接貼敷於患處。8 小時左右可自然乾燥而脫落，脫落後可浸水重貼或更換新鮮蟾蜍皮貼敷，待消腫為止。

按語　經治療 70 例，一般 3～4 天可癒。

來源　獻方人：武警安徽省總隊醫院何國興；推薦人：安徽省醫科大學汪秀華。

方3　天南星（炙）10克、仙人掌（去葉刺）100克。

方法　天南星（陳醋浸泡7日，晾乾）研細末，仙人掌搗如泥，兩藥調勻攤於布上敷患處，1日1換。

按語　經治23例，其中8例配合針刺，3例加燈芯草灸，全部治癒。

來源　獻方人：四川省鹽源縣衛生局辜勤；推薦人：四川省遂甯市中醫院郭廣喜。

方4　雞蛋1枚、白礬適量。

方法　將雞蛋去黃取清，將蛋清與白礬調勻，敷於患處。

按語　本方治療急性腮腺炎效果良好。

來源　獻方人：陝西省寶雞市金台區趙靜如；推薦人；寧夏銀川市第二人民醫院針灸科張玉霞。

方5　五倍子2個、蜈蚣2條。

方法　將五倍子鑿一孔，裝入蜈蚣，用紙包數層，炒至紙焦，研為細麵用醋調敷患處。

按語　本方為腮腺炎外用方，療效甚佳。

來源　獻方人：吉林省長春中醫學院附院景瑛；推薦人：吉林省長春中醫學院附院王中男。

方6　吳茱萸10克、黃連6克、大黃10克、黃柏10克、膽南星3克。

方法　將上藥共研細末，醋調成糊狀，使用時，先以酒精棉球擦兩足心湧泉穴，然後將藥攤於敷料上，貼於湧泉穴，再用繃帶包紮。隔24小時換藥1次，病情嚴重者可連用。敷藥期間，如敷藥乾燥者，可用醋在繃帶上調濕再敷。8歲以上用全量，8歲以下用半量。

按語　本方療效較好，40 例病人分別經過 2～3 次換藥，腫脹逐漸消退，體溫正常。屢用屢效，對小兒服藥困難者更為適宜。

來源　獻方人：武警安徽省總隊醫院何國興；推薦人：安徽省醫科大學汪秀華。

方 7　生大黃 20 克、黃連 20 克、生石膏 30 克、冰片 5 克。

方法　上藥共搗研細末，用雞蛋清調成糊狀外敷患處。外用消毒紗布固定，每日換藥 1 次。

按語　用此方治 80 多例，一般連敷 2～3 天即可痊癒。

來源　獻方人：武警安徽省總隊醫院何國興；推薦人：安徽省醫科大學汪秀華。

方 8　蚯蚓 30 克、白糖 30 克。

方法　將蚯蚓和白糖拌成糊狀，用紗布敷在腫脹的腮腺處，每日 1 次。

按語　此方治療 3～6 天，痊癒率為 100 %。

來源　獻方人：吉林省白城市中醫院內科李明山；推薦人：吉林省白城市醫院戴景春。

方 9　板藍根 30 克、金銀花、白芷各 15 克、生甘草 6克。

方法　水煎服，每日 2 劑，分 4 次服；同時外用如意金黃散（用涼茶水調），敷腫脹處。每日 3～5 次。連用 3 天後、諸症消失而癒。

按語　流行性腮腺炎俗稱「痄腮」、「蛤蟆瘟」，中醫溫病學中稱之為「瘟毒發頤」，是由病毒所引起的一種以腮腺腫痛為主要症狀的急性傳染病，為風溫邪毒所致，故治療上著

重於疏風解毒，清熱解表。內服外敷同時並進，收效顯著。

來源 獻方人：江蘇省海門縣人民醫院孫飛翔；推薦人：湖南新田縣衛生學校蕭家凰。

方 10 角孫（患側）、翳風、曲池。

方法 將火柴點燃後，旋即吹滅，快速對準角孫穴，一觸即起。繼針翳風（針尖斜向患處）、曲池，用徐疾瀉法，留針20分鐘，隔10分鐘運針1次。每日1次，3～5次為1療程。

按語 火柴梗直接灸法，係從民間「燈火灸」演變而來。方法 簡便，取效神速，對急性炎症能起到清熱消腫作用。用該法治療急性腮腺炎數10例，屢治屢效。

來源 獻方人：上海市中醫學院奚永江；推薦人：新疆伊寧市解放軍第11醫院王學良。

方 11 燈芯灸、耳尖穴。

方法 將耳廓向前折疊，在耳輪最高處之尖端點以龍膽紫作標誌，取患側耳尖穴。右手取燈芯一根，蘸以菜油（油漬長度約0.5cm）點燒後對準穴位迅速點灸，稍加按壓，一觸即離。燈芯火隨即熄滅，同時發出清脆「喳」的一聲爆響，無爆響側應重新灸1次，1日1次。

按語 100例病人治療後，2天內痊癒者19例，3天者21例，4天者32例，5天6例。點灸後局部起1小泡，一般無需處理，數日可結痂自癒。如加灸角孫、頰車等穴，療效更佳。

來源 獻方人：浙江省中醫院楊樟輝；推薦人：安徽省歙縣中醫院汪軍、蕭家凰。

方 12 四縫穴（雙）、大印（雙）、配合谷、曲池、少商。

方法 四縫穴點刺，擠出少許黃水或血液，其他穴位快

速點刺，少商放血。

按語　此法治療本病，尚需配合中藥內服，療效頗佳，常在5日左右痊癒。

來源　獻方人：寧夏銀川市二醫院針灸科張玉霞；推薦人：寧夏回族自治區人民醫院趙柯、陳文新。

方13　屏尖穴。

方法　穴位常規消毒，術者以左手拇、食指挾持耳屏尖，拇指指切耳屏尖上緣，右手持30號一寸長不銹鋼毫針垂直刺入穴位，捻轉得氣後，急速出針，並以75%酒精棉球消毒針孔，1日1次，5次為1療程。

按語　用耳針治療腮腺炎，一般1～5次均可治癒，筆者治療100餘例，均獲痊癒。

來源　獻方人：黑龍江省雞西市紅十字醫院宋國英；推薦人：安徽省歙縣中醫院汪軍。

方14　阿是穴、身柱。

方法　常規消毒腫脹的頰部及身柱穴，用28號1.5寸毫針以45度角針尖斜向口角，快速刺入8分至1寸，捻轉瀉法半分鐘，不留針，出針後用消毒棉球輕壓針孔止血，隨即囑患者取俯臥位，用小號三棱針點刺身柱穴，一點即出，隨之雙手擠壓針孔兩側，使出血數滴。

按語　該方治療腮腺炎有特效。

來源　獻方人：河北省沙河市中醫院針灸科張新；推薦人：新疆伊寧市解放軍第11醫院趙飛。

方15　阿是穴（腮腺腫大之正中）。

方法　局部常規消毒，用消毒後的三棱針點刺漫腫腮腺

的正中。然後用中號罐在點刺處拔罐。3～5分鐘起罐，消毒患處。

按語 用該法治療45例，治療1～6次，均癒。

來源 獻方人：新疆哈密地區中醫醫院針灸科郝聖英；推薦人：新疆伊寧市解放軍第11醫院王學良。。

方16 角孫穴。

方法 取病側角孫穴。先以拇指輕輕揉按令其充血，常規消毒後，用三棱針點刺角孫穴，並在其周圍呈梅花狀點刺5下。如出血較多，可用棉球按壓片刻，未出血者，用手輕輕推擠使其出血，以0.2～0.5毫升為宜。

按語 用本法治療數10例流行性腮腺炎，均獲滿意療效。只需點刺1次，諸症漸消，2～3天即可告癒。

來源 獻方人：浙江省中醫學院連維真；推薦人：吉林省長春中醫學院附院周建華。

方17 板藍根注射液2毫升。

方法 常規消毒阿是穴相當於頰車穴，用5毫升注射器抽取藥液，用6～6.5針頭，直刺一半，待有酸脹感後緩慢推藥，每日1次。

按語 用該方法治療流行性腮腺炎80例全部治癒。一般3天顯效，5～7天痊癒。用魚腥草、腮腺炎注射液亦可。

來源 獻方人：新疆伊寧市解放軍第11醫院王俊惠；推薦人：新疆伊寧市解放軍第11醫院王學良。

黃疸性肝炎

方1 田基黃50克、虎杖25克、黃枝子15克、金銀花

10克、一枝黃花10克、車前草10克。

方法 上藥用1000毫升水煎至500毫升服用，每日服2次。

按語 此方治療黃疸性肝炎，退黃作用強，服4劑即可全部退黃，肝功能恢復很快。無任何副作用。

來源 獻方人：湖南省新田縣金陵醫院王學範；推薦人；湖南省新田縣衛校蕭家凰。

方2 黑礬15克、黑豆500克。

方法 將黑礬化水浸泡黑豆後，炒熟後每次吃50克黑豆。

按語 本方治療黃疸，服用5天可獲奇效。

來源 獻方人：吉林省長春中醫學院附屬醫院景瑛；推薦人：吉林省長春中醫學院附屬醫院王中男。

方3 野豬糞炭50克、青木香15克、訶子15克、川楝子15克、地丁15克、胡黃連16克、梔子15克片、薑黃2.5克、熊膽10克、石青15克、紅花15克、麝香1克。

方法 將以上諸味藥研為細麵，溫開水送服，1日2次，成人每次服5克。

按語 本方具有清瘟除黃，消積化瘀之功能，主治消化不良，黃疸、肝鬱刺痛，瘟疫等症。服用10天可獲效。

來源 獻方人：吉林省長春中醫學院附屬醫院景瑛；推薦人：吉林省長春中醫學院附屬醫院王中男。

方4 茵陳40克、酒黃芩15克、酒梔子15克、僵蟲15克、厚朴15克、雙花15克、朴硝15克（另包）、連翹20克、枳實10克、蟬蛻7克、酒黃連5克。

方法 以上諸味藥研為細麵，蜂蜜1兩，黃酒3盅為

引，水煎沖朴硝服，每次服5克，1日2次。

按語 本方具有清熱除濕之功能，主治溫病發黃，陽痿等症，服用5天可獲效。

來源 獻方人：吉林省長春中醫學院附屬醫院景瑛；推薦人：吉林省長春中醫學院附屬醫院王中男。

方5 茵陳10～20克、梔子6～10克、生大黃5～10克、丹皮6～10克、枳實6～10克、鬱金6～10克、銀花8～15克、甘草5～8克。

方法 水煎服，每日1劑2煎服，重者日2劑4煎服，連服1月。

按語 筆者收治200例黃疸性肝炎，完全使用本院名老中醫、副主任醫師方鏡自擬經驗方清肝飲進行治療，200例患者全部治癒。服藥最少者7劑，最多者32劑，平均為16.6劑；納食較佳時間平均為3.2天；精神較佳者平均為5.4天；黃疸消失時間平均為8.2天；肝功能各項指標轉正常者平均為22.5天；B肝表面抗原1月內轉陰者25例。該方具有清熱解毒，利濕退黃化瘀之功，方藥來源充足，價錢便宜，療效可靠，值得推廣使用。

來源 獻方人：湖南省祁陽縣中醫院兒科方曉陽、吳四喜；推薦人：湖南省新田縣衛校蕭家凰。

方6 牛黃10克、紅花30克、木別子20克、鬧陽花20克、地丁20克、菊花15克、木通20克、五靈脂15克、廣木香20克。

方法 以上諸味共為細麵溫開水送服，成人每服5克。

按語 本方具有清熱、利濕、化毒之功能，主治肝膽實熱、脇肋脹痛、噁心嘔吐、厭食油膩、面目發黃、尿少色赤

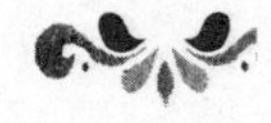

等證。

來源　獻方人：吉林省長春中醫學院附屬醫院景瑛；推薦人：吉林省長春中醫學院附屬醫院王中男。

方7　水牛角30克、羚羊角尖3克、鮮生地15克、丹皮15克、大青葉15克、生大黃15克、丹參15克、元明粉12克、生山梔12克、茵陳50克、石膏30克、連翹15克、黃芩12克、茜草15克。

方法　上方用水煎2次溫服，1日1劑，連服2劑。排出大量黑褐色糞塊，夾少量血性黏液，穢臭難聞，越兩日譫止神清，衄血得止。繼進祛黃，平肝，涼血養陰之劑。

按語　筆者在臨床治療重症肝炎及肝昏迷多年，確實有釜底抽薪之妙。

來源　獻方人：浙江省溫州市康復醫院俞伯陽；推薦人：湖南省新田縣衛生局蕭家凰。

方8　大椎至陽肝俞脾俞膽俞。

方法　用毫針刺法，施迎隨、疾徐瀉法，每日1次，10～15次為1療程。

按語　曾用針刺治療100例急性傳染性肝炎，其中痊癒48例，基本痊癒45例，無效7倒，療效滿意。如加服茵陳30克，每日2次分服，療效更佳。

來源　獻方人：上海市中醫學院奚永江；推薦人：新疆伊寧市解放軍第11醫院王學良。

方9　肝、胰膽、脾、胃、角窩中、三焦、耳中。

方法　耳廓常規消毒後，先用DJS-1型脈衝直流電治療機在耳穴肝（接陰極），三焦（捌陽極）上電療10～15分

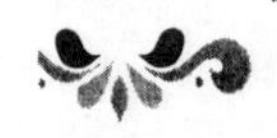

鐘，頻率為2～3次／秒，電流以病人耳廓有明顯脹麻感為佳。熱重加用耳尖三棱針放血；濕重加膀胱穴；脇痛甚加胸、肝膽；腹脹加腹、肝膽。然後選用中藥王不留行籽以6×6mm膠布固定於穴位上，每餐飯後30分鐘及臨睡前用食、拇指作間斷性對壓，使耳廓酸脹痛感為佳。

按語 耳穴治療甲型肝炎55例，近期治癒18例，好轉1例，無效1例。總有效率為94.6%。

來源 獻方人：江蘇省杭州市針灸醫院朱月偉、周惠均、陳雪芬；推薦人：新疆伊寧市解放軍第11醫院王學良。

B型肝炎

方1 甜瓜蒂。

方法 將甜瓜蒂置於烘箱內烘乾，研成細末。取甜瓜蒂粉末0.1克（體質較好可用0.2克）分成6份，先以2份從兩個鼻孔深深吸入（吸前要清潔鼻孔）約10分鐘左右，鼻孔流下黃水。約40分鐘黃水不流了，清潔鼻孔，休息10分鐘左右，再吸2份；再隔40分鐘左右又吸2份。前後共吸3次。將0.1克吸完。間隔7日重複治療1遍。吸完0.4克為1療程。

按語 一般慢性肝炎2個療程即可。肝硬化則需3～5個療程。吸藥以後鼻腔流出大量黃水，每次可達100毫升左右。吸藥時，患者頭必須向前俯或頭俯在桌邊上，下邊放一隻碗，使黃水流入碗內，切勿吞咽，以免引起腹瀉。治療過程中有的會出現頭痛、畏寒發熱、類似感冒樣症狀，或肝脾疼痛增加，約1天左右可以自然消失。對重症肝硬化身體虛弱者，亦可給予相應的藥物治療。以免復發。甜瓜蒂中藥名苦丁香，用青皮綠肉瓜蒂治療黃膽或B型傳染性肝炎、肝硬化效果佳。

來源 獻方人：新疆伊寧市解放軍第11醫院何周智；推

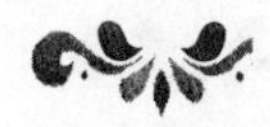

薦人：新疆烏魯木齊市溫泉療養院王軍。

方2 薏米50克、白芍40克、鴨腳1～2對。

方法 薏米、白芍、鴨腳一起水煎湯服，服時可加糖適量，每天1次。

按語 此方可連服5～7天為1療程，一般病人服3～5個療程治癒，特殊的患者可複加幾個療程，體弱患者處方中可加紅棗15克。

來源 獻方人：廣東省海康縣烏石鎮中學陳祥鳳；推薦人：四川省遂寧市中醫院郭廣喜。

方3 良種山蟻150克、茵陳30克、生黃芪30克、三七30克、五味子15克、仙靈脾15克、鱉甲15克、虎杖15克。

方法 以上藥物晾乾研末，每次5克，每日3次，飯後拌蜂蜜調服。兒童減半，3個月為1療程，一般服用2個療程。

按語 共治療B肝表面抗原陽性者48例，有效率90%以上。

來源 獻方人：江蘇省南京政治學院衛生處吳志成、李雙喜；推薦人：新疆伊寧市解放軍第11醫院王學良。

方4 炙鱉甲（先蘸）15克，青蒿、蟬蛻、焦山楂各12克，僵蠶、雞內金各10克，板藍根、白花舌蛇草各20克，五味子6克，生甘草3克。

方法 濕濁內盛，腹脹納呆加檳榔12克、厚朴10克、草果3克；濕熱內盛，黃疸口渴加茵陳30克、山梔12克、生大黃10克；肝氣鬱滯，脘脇脹痛加香附、廣木香、枳殼、青皮各10克。可隨症加減。每日1荊，水煎2次，早晚分服，連服2～3個月。

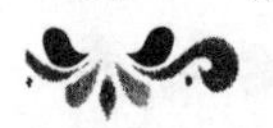

按語 筆者用上藥治療B型肝炎患者，每獲佳效。

來源 獻方人：江蘇省泗洪縣中醫院張廣修；推薦人：湖南省新田縣衛校蕭家凰。

方5 黨參15克、白朮12克、當歸15克、丹參10克、秦艽15克、黃柏15克、乾地龍10克、防風15克、桑寄生15克、白僵蠶10克、柴胡12克、甘草5克。

方法 1日1劑，水煎服。

按語 共治療70例，顯效54例，有效13例，無效3例，總有效率為95.7%例。

來源 獻方人：江蘇省南京市馬路街32號解放軍空軍南京醫院張長法、張勝林；推薦人：新疆伊寧市解放軍第11醫院王學良。

方6 ①金蕎麥30克、白花蛇舌草30克、土茯苓15克、晚蠶沙15克（包）、藿香10克、白蔻5克（後下）苡仁15克、法半夏10克、車前子12克（包煎）。②生黃芪30克、巴戟天10克、淡蓯蓉10克、槲寄生15克、炒白朮10克、炒苡仁15克、升麻5克、金蕎麥30克。③生地15克、北沙參15克、丹參15克、元參15克、枸杞子10克、赤白芍各10克、川楝子10克、大青葉30克、丹參10克、紫草15克。

方法 （一）肝經溫毒、中焦不和型：藥用①號方，熱毒偏重，煩躁口乾，加青黛、龍膽草；濕邪偏重，噁心，苔白厚膩，加炒蒼朮、厚朴；黃疸加茵陳、金錢草、赤芍；衄血加煅花蕊石、白茅根、參三七；脇痛加柴胡、鬱金；便秘加大黃、元明粉、蘆薈，或常服青寧丸。（二）脾腎兩虛型：藥用②號方，脇痛加炒柴胡、製香附、川芎；痰盛苔膩加薑半夏、陳皮、茯苓；腰酸加菟絲子、杜仲；脇下積癖，

血絡瘀阻加山楂、莪朮、九香蟲；兼夾濕熱，舌苔黃膩加蠶沙、車前子。（三）陰虛瘀熱型：藥用③號方，鼻衄、齒衄選加白茅根、墨旱蓮、藕節；低熱夜作加青蒿、地骨皮、白薇；脇下積癖加鱉甲、牡蠣；失眠加熟棗仁、夜交藤；陰虛氣滯，脘脹納呆加烏梅、玫瑰花、生麥芽。

按語 採用①、②、③號治療慢性 B 型肝炎 73 例，基本治癒 28 例（38.4 %），顯效 20 例（27.4 %），有效 16 例（21.9 %），無效 9 例（12.3 %）。總有效率為 87.7 %。

來源 獻方人：江蘇省南通市中醫院邵榮世；推薦人：新疆伊寧市解放軍第 11 醫院王學良

方 7 太子參、雲苓、淮山藥、生地、桑椹、木瓜、雞骨草各 15 克，砂仁 5 克，僵蟲 6 克，射干、鱉甲各 10 克，白芍 12 克。

方法 ①濕熱型伴黃疸者加田基黃 15 克，板藍根 30 克；肝鬱氣滯型加柴胡、枳實各 10 克，水煎服，每日 1 劑，分 2 次服。②滯血瘀型肝腎陰虛型，肝鬱脾虛型以上方煉蜜為丸，每日服 2 次，每次 30 克。③療程：3 個月為 1 療程，一般為 1～2 療程痊癒。

按語 筆者幾年來，運用健脾Ⅱ號方治療慢性遷延性肝炎 73 例，療效較好。臨床治癒 60 例，好轉 12 例，無效 1 例，總效率為 98.6 %

來源 獻方人：湖南省中醫學院第二附屬醫院易立；推薦人：湖南省新田縣衛校蕭家凰。

非 A 非 B 型肝炎

處方 ①熱重瘀濕型：茵陳 30 克、梔子 9 克、大黃 9

克、茯苓12克、枳實10克、板藍根30克、車前草12克、澤瀉10克。②濕重瘀熱型：茵陳30克、蒼朮10克、陳皮9克、川朴9克、茯苓12克、澤瀉10克、車前草12克。

方法 水煎服，1日1荊，煎成250毫升，分2次服。連服10天為1療程。

按語 此方治療非A非B型肝炎100倒，治癒率為97%。

來源 獻方人：新疆中醫學院附屬醫院張福秀、單麗娟、汪豔娟；推薦人：新疆伊寧市解放軍第11醫院王學良。

細菌性痢疾

方1 豬苦膽1個、黃豆數粒。

方法 將黃豆裝入豬苦膽內，以滿為度紮好口，陰乾後研為細末，每次2分，並用紅糖沖雞蛋同服。

按語 本方適用於小兒噤口痢，療效甚佳。

來源 獻方人；吉林省長春中醫學院附院景瑛；推薦人；吉林省長春中醫學院附院王中男。

方2 坡香根、山木念葉、石榴葉。

方法 取坡香根適量、山木念葉七片、石榴葉七片3味，水煎服，1日1劑。

按語 此方治癒數10例痢疾患者。注意兩種植物葉摘時必須按方摘取才有效（即每枝上只取心下兩片第4枝只取1片），各種痢疾都有療效。

來源 獻方人：廣東省海康縣烏石鎮中學陳祥鳳；推薦人：四川省遂寧市中醫院郭廣喜。

方3 鴨膽子（去淨油）50克、烏梅肉50克。

方法 將上 2 味藥研末為丸，綠豆大小，每次服 30 丸，白開水送下。

按語 本方治痢疾，服用 5 天可癒。

來源 獻方人；吉林省長春中醫學院附屬醫院景瑛；推薦人：吉林省長春中醫學院附屬醫院王中男。

方 4 石榴皮 100 克。

方法 將石榴皮炒後研細麵，每次服 10 克，1 日 2 次。

按語 本方治療赤自痢疾屢效，若紅痢用紅糖水送下，若白痢用白糖水送下，服用 3 天可獲效。

來源 獻方人：吉林省長春中醫學院附屬醫院景瑛；推薦人：吉林省長春中醫學院附屬醫院王中男。

方 5 二花 20 克、黑山楂 20 克、紅白糖各 3 克。

方法 用水 1000 毫升將藥煎成 500 毫升、用紅白糖作引。

按語 用此方治療急性菌痢 320 例，初期服上藥有效率 100 %。一般服藥 1 次瀉止，服 1 週後痊癒，化驗大便無膿細胞。

來源 獻方人：武警甘肅省支隊衛生隊陳滿志；推薦人：新疆伊寧市解放軍第 11 醫院王學良。

方 6 大蒜 1 頭、熱油條 2 根。

方法 用木炭火將蒜煨熟，與熱油條空腹同食，1 天 1 次。

按語 此方療效甚佳，常服 2 次即癒。用藥期間，勿食生冷不潔食物。

來源 獻方人：河北省唐山市唐家莊中興街張繼先；推薦人：寧夏銀川市二醫院針灸科張玉霞。

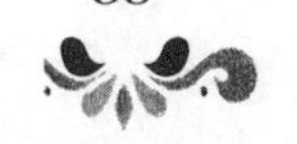

方7　鮮生薑50克、紅糖40克。

方法　將鮮生薑洗淨與紅糖共搗爛為糊狀，分3次日服，7天為1療程。

按語　用上方治療急性細菌性痢疾150例，治癒率為70％，好轉為率為30％。用藥後腹痛、裏急後重等症狀，平均消失時間分別為5.1 6和5.14天。大便鏡檢及培養平均轉陰日數分別為4.58天和3.6天。

來源　獻方人：武警安徽省總隊醫院何國興；推薦人：安徽省醫科大學汪秀華。

方8　苦參50克。

方法　上藥加水1000毫升，煎40～60分鐘，濃縮至500毫升。每日服2次，每次250毫升，連服3～5天。

按語　用此法治療50例，有效率為97％。

來源　獻方人：武警安徽省總隊醫院何國興；推薦人：安徽省醫科大學汪秀華。

方9　奶豆腐130克。（塔吉克族方）

方法　將牛奶放在溫度較高的地方1天，然後燒開，牛奶中的有機成分與水分離，用紗布過濾出豆腐樣物即為奶豆腐，加100克食鹽拌勻即可食用。

按語　奶豆腐有開胃止瀉的功能，對瀉泄痢疾等症均有較好的療效。

來源　獻方人：新疆伊寧縣吉里圩孜鎮散常克；推薦人：新疆伊寧市解放軍第11醫院武繼華。

方10　五靈脂25克、麝香10克、紅花15克、白豆蔻25克、熊膽25克、麥門冬15克、梔子花15克、訶子15

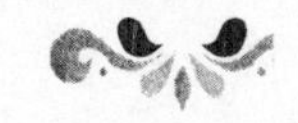

克、草河車15克、草烏芽15克、廣木香15克、石菖蒲15克、野豬糞炭15克

方法 以上13味共為細麵，用糙糊製成大豆大粒，溫開水送服，成人每服9～15丸，1日2次。

按語 本方具有清熱瀉火，理脾養胃等功效，主治食火宿胃，反胃吐瀉，血熱入腑，赤白痢疾等症。服3日可見效，孕婦忌服。

來源 獻方人：吉林省長春中醫學院附院景瑛；推薦人：吉林省長春中醫學院附院王中男。

方11 鳳尾草、馬齒莧、地錦草、一見喜、野麻草各30克均為乾品。

方法 上藥加水至1000毫升，濃煎至60毫升（加防腐劑），分3次保留灌腸，每日1劑，5天為1療程。有脫水狀者按常規給予補液。

按語 28例痢疾患者10餘天經上述方法治療一個療程，治癒25例，其餘3例均明顯好轉。

來源 獻方人：新疆伊寧市人民醫院趙淑華；推薦人：新疆伊寧市解放軍第11醫院趙飛。

瘧　疾

處方 大椎、瘧門（雙側）。

方法 於症發前2小時進行針刺，進針後留針15～30分鐘，中間行針1次。

按語 用本法治療10例，除1例無效外，其餘9例均在治療1次後痊癒。瘧門穴為經外穴，位於手背第3、4掌指關節之間，前0.5寸赤白肉際處。

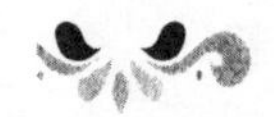

來源　獻方人：安徽省醫科大學校醫院尹有學；推薦人：武警安徽省總隊醫院何國興。

流行性B型腦炎

處方　板藍根、大青葉各250克。

方法　上2味藥濃煎取汁，以鼻飼管1次注入100～200毫升，3小時後，患兒開始出汗。改為4小時服1次，神清，體溫恢復正常後每日3次。連服7劑痊癒。

按語　B腦屬中醫「暑溫」範疇，以熱熾氣分為主要病機，早期投予大劑清熱解毒劑尤為重要。而板藍根、大青葉有抗病毒作用，大劑量藥物濃煎頻服，使體內血藥濃度很快達到高峰，保證抗毒作用的持久，所以收效快。

來源　獻方人：四川省簡陽縣中醫院蔣兆瑜、彭利；推薦人：湖南省新田縣衛生學校蕭家凰。

肺結核

方1　鮮百合500克、白及15克。

方法　將白及研末煎湯，把百合搗爛用白及湯沖服，連服10天，停5天再服。如無鮮百合可用於百合50克煎湯，用白及15克為末，百合湯沖服。

按語　本方治療肺結核，咳嗽吐痰等症神效。

來源　獻方人：吉林省長春中醫學院附屬醫院景瑛；推薦人：吉林省長春中醫學院附屬醫院王中男。

方2　蛤蚧粉9克。

方法　早晚分2次，每次服4.5克，飯前用米湯沖服。

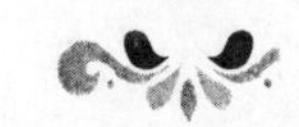

按語　本方治療肺結核，療效很好。

來源　獻方人：寧夏回族自治區獲鹿縣南寨村馮春昌；推薦人：寧夏回族自治區銀川市第二人民醫院針灸科張玉霞。

方 3　飛蝗散。

方法　將捕獲的蝗蟲，去翅曬乾或放鍋裏烘乾，磨成碎粉，貯在有色瓶內備用。患病時每天服 3 次，每次 2～5 克，蜂蜜調水送服。3 個月為 1 療程。

按語　此病屬難治之病，堅持服藥一般 3 年可痊癒。

來源　獻方人：江蘇省常州市廣化橋衛生院李鳴；推薦人：江蘇省常州市鐘樓醫院鄒回春。

方 4　側柏葉 25 克、艾葉 15 克、龍芽草 10 克、乾薑 6 克、童尿 100 毫升。

方法　先將以上四味藥用 500～1000 毫升水文火煎到 250 毫升，再取新鮮童尿 50 毫升（男性），2 歲以下未吃米飯前的童尿最好，兌服。

按語　①治療肺結核咯血，此方經本人臨床運用 15 年，觀察 187 例，有效率達 100 %。②此方原係「金匱」柏葉湯加龍芽草，鎮肝涼血以輔，童尿有祛瘀生血的功效。

來源　獻方人：潮南省新田縣金陵醫院醫師王學範；推薦人：湖南省新田縣衛校蕭家凰。

方 5　狼毒 100～150 克、紅皮雞蛋 21～22 個。

方法　將狼毒放於瓷盆內，加清水 3000～4000 毫升，加熱煮沸至 1 小時，待藥液冷卻後放入雞蛋煮熟，然後將蛋、藥液、藥渣一起浸泡 7 天，以後每天吃蛋 1 個（去殼），連續吃完 21 個為 1 劑，一般病輕者服 I 劑，重者 2～4 劑而癒。

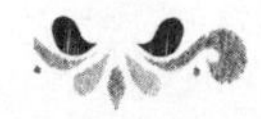

按語　本法治療浸潤型肺結核71例，治癒65例，好轉4例，無效2例；治療肺門、腸系膜、頸部淋巴結結核13例，治癒10例，好轉3例。注意事項：①煮蛋時要用文火，不要用武火，不要將雞蛋煮破，破了的不能食用，以防中毒。②浸泡雞蛋時，一定要將藥渣，藥液醃著所有雞蛋，並放在陰涼處，以防腐爛。

來源　中國人民解放軍3010部隊醫院陳孝偉；推薦人：吉林省長春中醫學院附院周建華。

方6　斷血流鮮草150克、仙鶴草鮮草150克、鮮麻根150克。

方法　取上藥加水400毫升，煎成250毫升，分2～3次內服，每日1劑。

按語　用本方治療1例肺結核大咯血病人，經用各種止血藥無效，服本方1劑，出血即止。

來源　獻方人：安徽省醫科大學醫院尹有學；推薦人：武警安徽省總隊醫院何國興。

方7　松花15克、百部10克、蜂蜜10克。

方法　水煎去渣，入蜂蜜調勻分3次服，3個月為1療程。

按語　筆者於20年前始用本品治療慢性氣管炎，經2年217例臨床療效觀察（曾在四川省1973年《資料彙編》報導），屢獲殊效。之後用於治療肺結核，系統治療觀察21例。其中慢性纖維空洞型3例，浸潤型18例，21例痰檢陽性，經治療2～5個療程，咳痰、咯血、潮熱等症狀好轉或消失。胸片檢查，病灶吸收，空洞關閉或縮小共19例，有效率為90％。例如患者劉××，男，49歲，幹部，感染肺結核10餘年，纖維空洞型2期，經長期使用抗癆藥物，產生耐藥性，併發滲出性胸膜炎，肺氣腫，基本喪失工作能力。住院診治時囑用本方並導以《內經》「春夏養陽，秋冬養陰」衛生保健之法，服藥2個療程，畏寒、咳痰、咯血、潮熱等症好轉，已能堅持上班工作，第二年再服3個療程餘，經胸片檢查，空洞縮小1/2，之後每年仍連續服藥。隨訪8年，諸症悉平。

來源 獻方人：四川省鹽源縣衛生局辜勤；推薦人：四川省遂甯市中醫院郭廣喜。

方8 黃精25克、苡仁15克、沙參10克。

方法 將以上3味藥水煎服，每日3次。

按語 本方具有滋陰潤肺之功能，主治肺結核，服用3～6劑可獲效。

來源 獻方人：吉林省長春中醫學院附屬醫院景瑛；推薦人：吉林省長春中醫學院附屬醫院王中男。

方9 生石膏10份、粉甘草3份、朱砂1份。

方法 共研細末（均不能以火焙），裝瓶備用。3～6歲每次服2克，7～9歲服3克，10～13歲服4克，13歲以上10童服4.5克，每日3次，白開水送服。

按語 治療20例，平均治癒天數為45天。

來源 獻方人：新疆伊寧市解放軍第11醫院武繼華、趙飛；推薦人：新疆伊寧市解放軍第11醫院何周智、王學良。

方10 ①肺俞、膏肓；②膈俞、膽俞；③大椎、身柱。

方法 以上3組穴位輪流使用，均用麥粒灸（3～5壯），每週治療2次，30次為1療程。

按語 該方法能使結核病灶鈣化，自覺症狀消失，空洞癒合，痰培養數次（一）。

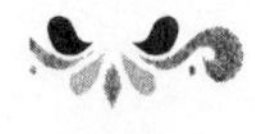

來源　獻方人：上海市中醫學院奚永江；推薦人：新疆伊寧市解放軍第 11 醫院王學良。

方 11　肝俞、膈俞。

方法　將穴位定準，常規消毒後，用 1 %～2 %奴夫卡因行局部麻醉。在肝俞上切開皮膚，長約 1 cm～1.5 cm 深達肌肉表層，用挑截器挑斷肌纖維 10～20 根，創面用碘酒擦塗後，再敷蓋無菌紗布加壓包紮。左側患病割左側肝俞，右側取右側肝俞，兩側同時患病者同時割治。

按語　211 例患者，治癒率為 93 %，顯效率 7 %，有效率 100 %。

來源　獻方人：遼寧省瀋陽醫專附屬醫院劉桂芳；推薦人：安徽省歙縣中醫院汪軍。

方 12　3 吸 3 呼運氣法。

方法　自由向前行走，兩臂隨著步伐的邁動各呈斜「8」字擺動。意念集中於膻中穴。呼吸方式：3 吸 3 呼法，4 步 1 息。即邁第 1 步時連吸兩下，第 2 步時吸 1 下，第 3 步連呼 2 下，第 4 步呼 1 下。呼吸均應短促有聲。每次練功 10～60 分鐘。

按語　本法得氣快，見效快，是治療肺臟疾病的特效法。

來源　獻功人：湖南省蓮縣太湖氣功診療研究所楊禮旺；推薦人；江蘇省常州市晨苗子診療研究所趙榮金。

結核性腦膜炎

處方　龍膽草、赤芍各 18 克，生地、鬱金、當歸各 15 克，梔子、丹皮、地龍、澤瀉各 12 克，柴胡、枳殼、黃芩各

9克，木通7克。

方法 水煎服，1日1劑，連服15劑。

按語 結核性腦膜炎，雖可歸屬中醫「內傷頭痛」範疇·然其病機較為複雜。始以清利濕熱化淤通絡並用施治，投龍膽瀉肝湯加減，使濕熱瘀火從小便而出，症緩後用一貫煎湯滋柔鎮潛以固其本，而獲痊癒。

來源 獻方人：湖北省荊門市第二人民醫院黎志遠；推薦人：湖南省新田衛校蕭家凰。

流行性腦脊髓膜炎

處方 風池、風府、合谷、足三里。

方法 先刺風池、風府，繼針合谷、足三里，瀉法不留針。每日1次，口服銀翹散加葛根、板藍報。銀翹、葛根量加倍，每日1劑，早晚水煎服。3～7次為1療程。

按語 先予針刺之法，以制其來勢之猛烈。配合中藥治療以求速快。針藥並用，效如桴鼓。

來源 獻方人：北京市中醫學院薑揖君；推薦人：新疆伊寧市解放軍第11醫院王學良。

第三章　內科疾病

第一節　循環系統疾病

心功能不全

處方　參附強心丸（人參、附子、豬苓、葶藶子）。

方法　本品現已由天津達仁堂製藥廠生產。口服 1 次 2 丸，1 日 2～3 次。

按語　參附強心丸是根據馬連珍主任醫師 40 年臨床經驗總結而成。具有益氣助陽，強心利水之功效。經 300 餘例病人觀察，總有效率為 90.2%，且無毒副作用。

來源　獻方人：天津市中醫醫院馬連珍；推薦人：天津市中醫醫院內科徐英。

心律失常

方 1　內關、素髎、安眠。

方法　用直徑 0.28 毫米，長 1.5 寸不銹鋼毫針，疾徐補法，靜留針 5 分鐘。素髎刺皮刮針柄法 1 次／秒，刮 60 次。必要時加針三陰交穴，每日 1 次，10 次為 1 療程。

按語　選與心臟相聯繫的經絡之腧穴為主。內關為手厥陰心包經之絡穴，是八脈交會穴之一，與陰維脈相通，可益心氣蠲心痹。取安眠穴加強寧神作用。督脈主一身之陽氣，

其脈「上貫心」，取督脈素髎穴，有振奮心氣之功。三穴相配，具有益氣蠲痹，寧心安眠的作用。三陰交是肝脾腎經交會穴，能交通心腎，寧心安神。共治竇性心動過緩 54 例，有效率 88 %。

來源 獻方人：浙江中醫學院高鎮五；推薦人：新疆伊寧市解放軍第 11 醫院王學良。

方 2 紅參 6 克、白朮 1 2 克、茯苓 15 克、桂枝 18 克、丹參 20 克、炙甘草 8 克。

方法 水煎溫服，每日 1 劑，若肢冷汗出者加明附，心悸者加合歡皮、炒棗仁；胸悶者加瓜蔞殼。連取 15 劑為 1 療程。

按語 筆者運用益氣活血通陽法治療房室傳導阻滯 20 例，療效滿意。經治療後，頭暈、心悸等症均除。心率恢復正常（每分鐘 60 次以上），心電圖檢查，PR 間期正常。治療時間均為 14～21 天，平均為 16.5 天。

來源 獻方人：湖南省祁陽縣人民醫院韓志堅；推薦人：湖南省新田縣衛校蕭家凰。

方 3 內關、膻中、三陰交。

方法 內關直刺 2～4 分，施以提插結合捻轉之補法。膻中隨經向上斜刺 5～7 分。三陰交施以調法，直刺 5～7 分。上穴針後留針 5 分鐘，每日 1 次，10 次為 1 療程。

按語 該法對心悸、胸悶、心房纖顫有較好地治療效果，一般治療 1～3 療程，心電圖可恢復正常，症狀消失。

來源 獻方人：河北中醫學院針灸系高玉春；推薦人：新疆伊寧市解放軍第 11 醫院王學良。

方4 內關、神門、安神。

方法 採用毫針刺法，疾徐補法為主，間歇結合短促瀉法，留針20分鐘，每日1次，10次為1療程。

按語 內關為手厥陰心包經之絡穴。神門是手少陰心經原穴，二穴相配，具有原絡配穴之意，加安眠穴，共同起益心氣育心陰，寧心安神之作用。本方治療期前收縮（過早搏動）52例，有效率達86％。

來源 獻方人：浙江中醫學院針灸推拿系高鎮五；推薦人：新疆伊寧市解放軍第11醫院王學良。

方5 耳穴：心、口、小腸、神門、三焦。

方法 患者治療前先查心電圖，然後採用耳部信息探測儀，以男左女右，選出上述穴位。用0.8平方公分之麝香虎骨膏，中央放一粒王不留行籽貼敷於穴位上，按壓5分鐘致耳部發熱。15～20分鐘後，再行心電圖記錄，與前比較。

按語 治療30例竇性心動過速患者，顯效22例，好轉6例，無效2例，總有效率為93.3％。

來源 獻方人：湖南省通道侗族自治縣人民醫院李淑萍；推薦人：安徽省歙縣中醫醫院汪軍。

方6 太湖順水推舟。

方法 兩腿立正，周身中正；目視前方，兩手自然下垂。向右半轉體，並向右前方跨出一步，呈右弓步，右腿屈膝踢平，左腿伸直；右臂屈肘上提橫掌於胸前，左手掌向檔前插下，兩手掌同時稍向前推；目視右前方，還原。左右方向轉變，動作相同，各重複8～16次推時吸氣。收時呼氣；目視胸前橫掌，上體端正，不可歪斜；意似推動巨物，力大無窮。內氣由丹田發、上達百會，下走大椎，分岔兩路過肩

井，歷曲澤，經內關至勞宮。

按語 該功法對陣發性心動過緩有較好的防治作用。

來源 獻方人：江蘇常州市中國太湖氣功診療研究所王天賜；推薦人：江西省興國縣太湖氣功醫院朱桂芝。

高 血 壓

方1 芹菜頭 250 克。

方法 搗爛取汁，沖白糖飲。

按語 可以長時期服用，無副作用。

來源 獻方人：四川省遂甯市中醫院周智春；推薦人：四川省遂甯市人民醫院高俊奇。

方2 花生米 500 克、陳醋 500 克。

方法 用陳醋浸泡花生米 7 天，每早空腹服 7 粒。

按語 筆者用本法治療 153 例患者，總有效率達 92 %。

來源 獻方人：山西省雁北地區小峪煤礦醫院孟發業；推薦人：山西省雁北地區小峪煤礦醫院王繼元。

方3 夏枯草 120 克、草決明 120 克、白糖 120 克。

方法 先將夏枯草、草決明放入砂鍋內，加清水 2000 毫升，文火煎至 1500 毫升，用紗布過濾，藥渣加水再煎，最後將 2 汁混合在一起，加入白糖，攪拌溶化即成。此藥 1 劑分 3 次服完。30 天為、療程。

按語 此方夏枯草、草決明與白糖配伍有清肝利膽、利尿、降血壓、降血脂、降膽固醇的功效。經臨床治療 100 例，服藥 10 天後，血壓下降 4～6 千帕 20 例；服用 20 天後，血壓開始下降者 28 例；服用 30 天血壓開始下降者 35 例；效果不顯著者17例，總有效率為83%。本方除對原發性高血壓治療有效外，對症狀性高血壓、更年期高血壓，療效亦佳。

來源 獻方人；武警安徽省總隊醫院何國興；推薦人：安徽省醫科大學汪秀華。

方4 川牛膝100克、川芎100克、吳茱萸50克、牛黃5克、蓖麻仁50克。

方法 分別將上藥研末，前4味混勻裝瓶，蓖麻仁另裝備用。首先將藥末用食醋調成糊狀，同蓖麻仁糊，攤在油紙或紗布敷粒上，做成直徑5公分，厚度0.5公分的小餅，然後將藥餅貼在雙湧泉穴上，膠布固定，每日1次，10次為1療程。療程間隔3～4天，共治療3個療程。

按語 筆者在防治高血壓病中，應用自擬複方降壓膏貼敷雙側湧泉穴，經臨床治療100例，均能收到良好的效果。

來源 獻方人：解放軍陝西省軍區幹休所、解放軍第二十八醫院龔遠明、郭仁旭；推薦人：湖南省新田縣衛校蕭家凰。

方5 百會、中脘、足三里、

方法 用28號1.5寸毫針刺法，得氣後用重按輕提手法，留針30分鐘，每日1次，10次為1療程。

按語 針灸治病，理、法、方、穴、術五個環節極為重要。採用該方法治療高血壓40例，有效29例。

來源 獻方人：北京中醫學院針灸推拿系何樹槐；推薦人：新疆伊寧市解放軍第11醫院王學良。

方6 曲池（雙）大椎、降壓溝（耳穴）。

方法 針刺雙側曲池，大椎放血，耳背降壓溝埋針。每日1次，耳針1週後換另一側。

按語　用此法治療原發性高血壓 20 例，療效十分滿意。王××，女，45 歲，平時血壓在 18 / 14 千帕，用此法治療 10 次，血壓降至 16 / 12 千帕，以後一直穩定在此水準上。

來源　獻方人：吉林省白城市中醫院針灸科吳煥生；推薦人：吉林省白城市中醫院戴景春。

方 7　降壓溝、降壓點、神門、內分泌、腦點。

方法　合併高血脂加肝、脾穴；合併腦損傷加交感、皮質下；合併心臟病或心衰加心、交感穴及耳後心、腎穴；合併氮質血症加腎上腺、耳前腎穴。用麝香傷濕膏將王不留行籽貼在單側耳穴上，每日病人自行按壓 3 次，每次按揉各穴 3～5 分鐘。每隔 3 日換壓對側耳部穴位，1 月為 1 療程。

按語　該方法治療原發性高血壓 150 餘例，療效顯著，簡便易行。

來源　獻方人：新疆伊寧市解放軍第 11 醫院何周智；推薦人：新疆伊寧市解放軍第 11 醫院王學良、何同智。

方 8　人中、曲澤、四神聰、十二井、足三里、委中。

方法　急取人中放血，曲澤、委中緩刺放血，四神聰、十二井速刺放血，並配合毫針刺足三里、內關等穴，留針 20 分鐘，每日 1 次，10 次為 1 療程。

按語　曾治療 1 例高血壓患者，治療前血壓 20 / 16 千帕，針上述穴位 1 次後心煩大減，目眩消失，嘔吐停止，血壓降至 18 / 10 千帕。

來源　獻方人：中國針灸學會賀普仁；推薦人：新疆伊寧市解放軍第 11 醫院王學良。

方 9　耳穴降壓溝。

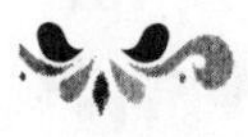

方法　消毒耳穴，然後將膠布剪成 0.5×2 公分的長條兩塊，分別均勻地黏上王不留行籽 8 粒，貼於降壓溝部位。3～5 日取下，第 7～9 日按上法重新貼上。每日揉 3 次，3～5 次為 1 療程。

按語　何氏用該方法治療高血壓 180 餘例，症狀消失，血壓下降者占 99.1 %。該方法簡便易行，有效實用，何氏稱其為「排壓法」。

來源　獻方人：新疆伊寧市解放軍第 11 醫院何周智；推薦人：新疆伊寧市解放軍第 11 醫院王學良。

方 10　太湖拐杖翻花舞袖。

方法　右手持杖中間，掌心朝上，順時針方向劃一平圈 360°、掌心朝下，杖在手臂下劃過，可多轉幾次，再劃立圈手背朝上，轉過一立圈時，掌心略朝上，反覆輪轉多次。劃平圈時圈要劃得平，立圈時，杖頭也要保持筆直，左右相同，轉動時手指抓得不要太死，要儘量做到放鬆。

按語　該功法堅持練習 10 天，對高血壓病有較好的治療效果。

來源　獻方人：江蘇省常州市中國太湖氣功診療研究所王天賜；推薦人：江西省興國縣太湖氣功醫療院朱桂芝。

方 11　單人側旋提推法、單人旋轉復位法、分經理筋揉按法。

方法　以頸 5 棘突偏左為例。患者低頭端坐位，頸中立位，醫者站在患者後側，左手拇指觸及頸 5 棘突左側並固定之，右手扶持患者下頜部，使頭轉向右側 45°，並稍向前屈曲。此時右手向上輕輕提牽，同時左手拇指迅速用力向右輕推，可聽到「咯」的一聲，拇指下有輕微移動感。第 2 天患者

取低坐位，頸部前屈30°，右側偏15～30°左側旋轉40°。醫者站於患者後側，右手拇指觸到偏移橫突並周定之，餘四指置於患者左側頭枕部或顳部，左手扶持右面部。在左手向左上方旋轉的瞬間，右手拇指將橫突推向右側，亦常聽到「咯」的一聲。以上兩種方法交替使用。然後再使用分理手法，即用拇指、食指的指腹撥、按、推、壓、抹，曲輕到重，以病人不感難受且局部略充血為度。一般2～3天1次，3～5次為1療程。

按語 除手法治療外，可用米醋熱敷，每天1次，也可配合功能鍛鍊。共治療頸椎性高血壓104例，治療後血壓均恢復正常，主要症狀消失。療程最短8天，最長2個月，平均25.1天，手法最少2次。最多18次，平均7.4次。

來源 獻方人：廣西中醫學院骨傷科韋貴康；推薦人：新疆伊寧市解放軍第11醫院王學良。

冠狀動脈粥樣硬化性心臟病

方1 當歸40克、雞腳1～2對、糖適量。

方法 雞腳用刀背打破骨，加當歸水煎1小時左右，放糖溫服，每天1次。3～5天為1療程。

按語 此方對風濕性心臟病、冠心病所致的心血不足、心腎不交，有較好療效。服藥期間自覺全身發熱，似於感冒現象停服，待過後再服。

來源 獻方人：廣東省海康縣烏石鎮中學陳祥鳳；推薦人：四川省遂寧市中醫院周智春。

方2 黨參25克、麥冬20克、五味子5克、瓜蔞20克、薤白20克、桂枝6克、丹參5克、川芎10克、益母草10克、檀香10克、茯苓20克、甘草5克。

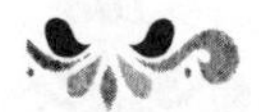

方法　每日1劑，2煎早晚分服。形寒肢冷者加蓽撥10克，細辛3克；痰多、噁心者加法半夏10克，竹茹15克；心悸、心煩、口乾、舌紅者加沙參20克，棗仁10克，柏子仁10克；頭暈、血壓偏高者加首烏10克，夏枯草15克；腰膝酸軟者加枸杞、補骨脂；氣短、神疲乏力，體虛改用白曬參10克。

按語　筆者用上方治療冠心病66例，顯效13例，好轉34例，無效9例，總有效率為86.3％。本方旨在豁達胸陽，加強行氣活血通痹之功。

來源　獻方人：湖南省衡陽市中醫院內科李世文；推薦人：湖南省新田縣衛校蕭家凰。

方3　內關。

方法　按骨度法折量，雙手腕橫紋正中直上2寸取穴，快速垂直進針，抵達2～2.5公分深度，快速捻轉2分鐘，使之出現酸、麻、脹重感，並激發針感向肘、腋、胸部傳導。若針感局限內關局部，可附加壓指手法，再次運針，誘發感傳；若針感向指端放散，提示刺中正中神經，可將針體退予皮下，調整針尖方向，使之向上，再次進針，待有針感後，留針30分鐘，中間行針1次，每日1次，每週6次，10次為1療程。

按語　針刺內關穴治療冠心病36例，症狀減輕3例，症狀消失20例，總有效率為95％。

來源　獻方人：浙江省杭州市中醫院趙穎；推薦人：山東醫科大學葉芳。

方4　厥陰俞（用內側夾脊穴）膻中、內關、氣海、足三里。

方法　採用毫針針刺，1 日 1 次，10～15 次為 1 療程。

按語　劉××，女性，36 歲，醫師。心前區間斷性疼痛半年，伴有胸悶。動則心悸、氣短，大便溏，舌質淡，苔薄白，脈沉細，心電圖檢查：S—T 段：Ⅱ、Ⅲ、avF、V_3、V_5 下降 0.05～0.1 毫伏，診斷為冠心病，心絞痛。證為氣虛，治以益氣養心。按上述方法治療 20 次，症狀基本消失，針 30 次後，心電圖恢復正常。

來源　獻方人。中國中醫研究院李傳傑；推薦人：新疆伊寧市解放軍第 11 醫院趙飛。

方 5　靈墟、步廊、膺窗、乳根。

方法　用 4 個手指點揉以上 4 穴，病人有疼痛感，揉 30 秒至 1 分鐘，如仍感覺疼痛，再點揉內關等穴至心絞痛消失為止。

按語　應用此方治療心絞痛簡便效捷，特別對老年人更為方便，立竿見影。

來源　獻方人：廣州市流花路 119 號氣功中心張德祥；推薦人：新疆伊寧市解放軍第 11 醫院王學良。

方 6　耳穴：心、肺、肝、腎、神門。

方法　以王不留行籽貼壓，囑患者每日按壓數次。隔日 1 換。15 日為 1 療程。治療期間停用擴血管、改善心肌代謝藥物以及活血化瘀藥物。

按語　用耳壓法治療冠心病心肌缺血患者 40 例，痊癒 16 例，顯效 20 例，無效 4 例，總有效率為 85 %。說明近期療效滿意，但遠期療效尚需進一步觀察。年齡較輕者效果比較明顯。

來源　獻方人：四川省空軍成都醫院王蕊；推薦人：湖

南省新田縣衛校蕭家凰。

方7 巨闕、心平、三陰交、太谿。

方法 採用毫針刺之，留針30分鐘。行針2次，每次行針30秒。1日1次，15～30次為1療程。

按語 關××，男性，49歲，幹部。心前區疼痛3年。每日2～3次，向左腋下及上肢內側放散，兼有胸部壓迫感，每次持續2分鐘，多在情緒激動及飽餐後發作，休息即可緩解。伴有胸悶，氣短，心悸等症，舌質紅，苔白，脈細數，心電圖檢查：S—T段：Ⅱ、Ⅲ、aVF水平下稱0.1毫伏，診斷為冠心病，心絞痛。針刺20次，心電圖恢復正常。治療27次各症消失。

來源 獻方人：中國中醫研究院李傳傑；推薦人：新疆伊寧市解放軍第11醫院王學良。

方8 一指禪推、揉、按、滾、心俞、內關等。

方法 基本治法：病人取坐位；先用輕柔緩和的按揉法施術於肺俞、心俞、膈俞、內關，每穴、0.5～1分鐘；然後用按揉法或一指禪推法，反覆施術於頸椎兩側，再用柔和的滾法施術於背部兩側膀胱經，共施術3～7分鐘，最後直擦上背部膀胱經和督脈數遍。辨證加減：①心率緩慢且有漏搏者，按揉左側厥陰穴；②胸悶甚者，反覆按揉膻中、中府穴。

按語 推拿治療心絞痛有顯著的療效。由手法的機械性作用和神經反射等作用，能緩解冠狀動脈血管的痙攣，改善心肌的供血供氧狀態，從而達到治療的目的。

來源 獻方人：江蘇省常州市太湖氣功診療研究所李梅；推薦人：江西省興國縣傑村鄉賢哲子診療研究所胡建華。

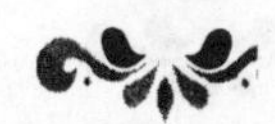

低血壓症

方1 黨參5克、黃精12克、肉桂10克、大棗10枚、甘草6克。

方法 水煎服。每日1劑，早晚分服。連服15日為1療程。

按語 治療低血壓症30例，有效28例，2例療效不明。

來源 獻方人：新疆伊寧市解放軍第11醫院王學良；推薦人：新疆伊寧市解放軍第11醫院何周智。

方2 還陽穴（鼻尖下0.1寸處）。

方法 用30號毫針，強刺激後起針。

按語 本方對低血壓症和前頭痛有效。

來源 獻方人：寧夏回族自治區人民醫院針灸科趙柯；推薦人：寧夏銀川市第二人民醫院張玉霞。

第二節 呼吸系統疾病

支氣管炎

方1 老鴨子1隻、胎盤1個、百合30克、貝母30克。

方法 貝母與百合研成細末，藥末與胎盤一起放入鴨子腹內（內臟不要）燉熟，連湯帶肉分2～3天服完。

按語 在慢性支氣管炎的緩解期可連續服用此方5～10次。經臨床觀察350例病人。無一例復發。

來源 獻方人：四川省遂寧市中醫院周智春；推薦人：

四川省鹽源縣衛生局辜勤。

方2 草耳菊20克。

方法 水煎服，每日3次，10日為1個療程。小兒及有條件者，可調入少許蜂蜜。

按語 共治療210例，經臨床觀察及攝片對照，總有效率87％，療效滿意。

來源 獻方人：四川省鹽源縣衛生局辜勤；推薦人：四川省遂甯市中醫院周智春。

方3 川貝100克、蛤蚧1對、鮮山楂1000克、白砂糖500克。

方法 將川貝母、蛤蚧為末，山楂煮爛，除去皮核，將藥與糖加入鍋內山楂泥中加熱攪勻，糖化即妥，盛裝罐內，每日早晚各服25克，白開水沖服。

按語 本方具有止咳定喘之功效，主治老年痰喘咳嗽，夜不能臥，短氣咳逆等症。服用7可獲效。

來源 獻方人：吉林省長春中醫學院附屬醫院景瑛；推薦人：吉林省長春中醫學院附屬醫院王中男。

方4 活癩蛤蟆1個（大者為佳）、生雞蛋1個。

方法 將雞蛋從癩蛤蟆口裏塞進腹腔內（若癩蛤蟆口小，雞蛋塞不進去，可將癩蛤蟆口角兩邊剪開一些），嘴巴用普通的白線縫好，勿使雞蛋滑出，外用黃泥塗裹，再把它放在燒柴草的灶膛裏燒烤，以外塗的黃泥開裂為度。

按語 取出泥團，待冷卻剝開，癩蛤蟆亦隨之剝去。將燒熟的雞蛋去殼，趁熱吃掉。每天按法吃1個雞蛋，一般兒童連吃3個雞蛋，成人連吃5個雞蛋即可見效。

來源　獻方人：安徽省六安縣蘇埠區衛生院李錫安；推薦人：武警安徽省總隊醫院何國興。

方5　松塔7個、豆腐1塊。

方法　松塔水煎1小時後，取出松塔，用湯煮豆腐吃。

按語　本方治療支氣管炎主證為咳嗽，吐白黃痰，療效顯著，方法簡單。

來源　獻方人：吉林省長春中醫學院附院景瑛；推薦人：吉林省長春中醫學院附院王中男。

方6　蜂蜜20克、白酒25毫升。

方法　先將蜂蜜放人小碗中，加入自酒，鐵鍋內加水少許，把藥碗放入鍋中，隔水燉15分鐘（水開計時），每天早晨空腹服1次。

按語　病情重者，連續服用1年。

來源　獻方人：陝西省延安市衛校劉高英；推薦人：新疆伊寧市解放軍第11醫院王學良。

方7　天突、孔最、內關、列缺、太淵、足三里、大椎、風門穴。

方法　以上八穴前6穴用刺法；後2穴用隔薑灸法，各灸5壯。每日1次。

按語　一般3次減輕，10次而癒。

來源　獻方人：湖北省武漢市萬松社區1053信箱韋有根；推薦人：新疆伊寧市解放軍第11醫院王學良。

方8　耳迷根、下耳根（耳殼背側）。

方法　患者坐正位較佳，臥位也可。①雙手在雙耳上下

耳廓部搓揉發熱感。②用食指指尖，對準下耳根穴大指螺紋按在耳垂部，相互對稱，揉 20～30 次，向下向內方向發力。③用大指指尖壓耳迷根穴，食指本節按在耳邊，相互對稱。按壓 30～50 次。以上操作 1 天連續 6 次。即上午 2 次；下午 3 次。晚上 1 次。

按語 ①操作時從下到上，從外到內。②每天堅持連續 6 次操作。③操作用力適當，用力過猛，易損傷表皮。④操作過程中，保暖避寒。

來源 獻方人：安徽紡織二廠醫務室葉守珍；推薦人：安徽省立醫院中醫科朱金根。

方 9 肺俞、心俞、膈俞、大杼、消喘膏。

方法 取白芥子 21 克，元胡 21 克。甘遂 12 克，細辛 12 克共研細末。為 1 人 1 年用量。每年夏季三伏天使用。每次用 1 / 3 藥面，加生薑汁調成糊膏狀，分別攤在 4 塊或 6 塊塑膠布上，交替貼在背部上述穴位上，用橡皮膏固定。一般貼 4～6 小時。如果局部有燒灼感或疼痛，可以提前取下。若局部發癢，發熱、舒適感，可多貼幾小時，待乾燥後揭下。每隔 10 天貼 1 次。即初伏、二伏、三伏各貼 1 次，共 3 次。一般連續貼 3 年。

按語 無論緩解期病人或有現症的病人均可應用，一般對身冷背寒，經常吐稀白痰等陽虛偏寒的患者效果較好；若怕熱，經常吐黃黏痰等熱象明顯者效果較差，若肺部感染後發熱合併支氣管擴張，經常咯血的病人不宜貼治。宜在晴天中午前後貼治為佳，陰雨天貼治效果較差。貼藥未取下前，不宜活動太多，以免藥物移動脫落。曾治療 1074 例患者，其中喘息性支氣管炎 785 例，有效率 78%，顯效率 46%；支氣管哮喘 289 例，有數率 83.7%，顯效率 83.1%，治癒率

23.1%，59 例 3～6 年未復發。

來源 獻方人：中國中醫研究院第二臨床研究所田從豁；推薦人：伊犁地區人民醫院趙淑華。

方 10 水針、定喘穴。

方法 用徐長卿注射液和 5%葡萄糖注射液各 2 毫升，做上述穴位注射，每日或隔日 1 次，10 次為 1 療程，每 1 療程結束後休息 3～5 天。

按語 50 例患者，治療 1～2 個療程有效率 75 %，2～3 個療程，有效率為 90.9 %， 3 個療程以上者，有效率 100 %。喘甚氣急加膈俞穴，痰多加脾俞穴，體弱加腎俞。

來源 獻方人：上海中醫學院附屬曙光醫院針灸科鈕海同、俞錫錚；推薦人：安徽省歙縣中醫院汪軍。

方 11 主穴：膻中、肺俞、天突；配穴：定喘、豐隆、足三里。

方法 取 2000 克以上家兔的腦垂體，放置無菌容器中備用，腸線剪為 0.5 公分長浸於 75 %酒精中消毒。患者仰（俯）臥，常規消毒，局麻後，主穴用垂體做穴位深部埋藏；配穴用特別的針具將備用的羊腸線埋入穴位皮下，滅菌敷料包紮，1 次（30 天）為 1 個療程。

按語 共治療 1203 例病人，痊癒 475 鍘，顯效 522 例，好轉 206 例，有效率為 100 %。本法應嚴格無菌操作，防止感染，避免埋藏過深造成氣胸。

來源 獻方人：遼寧省鐵嶺縣解放軍 86873 部隊田廣勤；推薦人：安徽省歙縣中醫院汪軍。

方 12 線香灸：天突、風門、肺俞、大椎。

方法 用線香點燃，快速分別按在上述穴位上，隔日1次。上述穴位分2組交替使用，15為1療程。

按語 該法是快速將點燃的線香按在穴位上進行燙的方法。灸時可聽到皮膚表面發出的一聲微響。該方還用於治療咽癢咳嗽、哮喘、胃脘痛等。

來源 獻方人：中國中醫研究院第二臨床研究所田從豁；推薦人：新疆伊寧市解放軍第11醫院王學良。

方13 太湖拐杖左右射。

方法 把杖擔在肩上，左右來回移動，然後兩手再將杖轉至胸前，再左右擺動，似彎弓射式。杖抬肩上左右移動時，可滾磨風池、風府、大椎3要穴；在胸前時，目光隨杖頭左右移動，目視前方。杖身要平直，可稍擴胸。

按語 該功法治療慢性支氣管炎有較好的療效。

來源 獻方人：江蘇省常州市中國太湖氣功治療研究所王天賜；推薦人：江西省興國縣太湖氣功醫療院朱桂芝。

支氣管哮喘

方1 五味子120克、鮮雞蛋5個。

方法 用淨水浸泡五味子與雞蛋1週，將五味子去掉，文火煎雞蛋至熟，去殼連湯1次空腹服之。

按語 本法治療過敏性支氣管哮喘。一般服1劑見效。為鞏固療效，隔1～2個月後可再服1劑。

來源 獻方人：山西省雁北地區小峪煤礦醫院孟發業；推薦人：山西省雁北地區小峪煤礦醫院王繼元。

方2 肉桂10克、公丁香10克、補骨脂10克、麻黃6

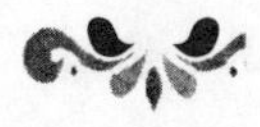

克、冰片 1 克。

方法 將上藥混合研成細末，用藥前將肚臍擦淨，而後將藥敷於肚臍至滿，外用塑膠紙及膠布固定，每日換藥 1 次。

按語 筆者用本方治療 10 例支氣管哮喘病人，8 例敷藥 3～5 次而癒。

來源 獻方人：寧夏軍區後勤部門診部楊倉良；推薦人：新疆伊寧市解放軍第 11 醫院何周智。

方 3 西瓜 1 個、鴿子 1 個。

方法 將鴿子肉裝西瓜內，用泥包好置柴火內燒熟。冬天交丸時每 1 隻鴿子肉，分 9 次吃完。

按語 本方治療各種喘息，療效甚佳。

來源 獻方人：吉林省長春中醫學院附屬醫院景瑛；推薦人：吉林省長春中醫學院附屬醫院王中男。

方 4 蒜 100 個、老母雞 1 隻。

方法 將蒜放入老母雞肚裏煮熟後吃雞肉。

按語 本方治療各種原因引發的喘息，療效佳，吃 1～2 隻雞即癒。

來源 獻方人：吉林省長春中醫學院附院景瑛；推薦人：吉林省長春中醫學院王中男。

方 5 白芥子 1 50 克、輕粉 1 5 克、白芷 1 5 克。

方法 將以上 3 味共研末，用蜂蜜調勻做成 4 塊小餅備用。先用薑汁摩擦背部第三胸椎骨和週邊，感到皮膚極熱為止。再將藥餅一塊烘熱貼上，不久所貼的部位感覺難受。此時必須忍耐，切勿輕易揭去，貼涼時再如前烘貼一餅，可貼 3～4 日。

按語 本方為治療哮喘外貼方，療效甚佳，既使病好也要連貼4～6天，則可根除。

來源 獻方人：吉林省長春中醫學院附院景瑛；推薦人：吉林省長春中醫學院附院王中男。

方6 冬蟲夏草15克、蛤蚧末（另包）15克、白果15克、烏梅3個、薑半夏15、蜜麻黃10克、蜜杏仁10克、炒蔞仁10克、川貝15克、蘇子10克、冬花10克、人參10克、茯苓10克。

方法 以上藥物（除蛤蚧）水煎服，在服藥時先沖服蛤蚧面7.5克，每日2次。

按語 本方具有止咳定喘之功效，主治支氣管哮喘，屢治屢效，服用10天可獲效。

來源 獻方人：吉林省長春中醫學院附屬醫院景瑛；推薦人：吉林省長春中醫學院附屬醫院王中男。

方7 藥物：白芥子2份、生大黃1份、白及適量。穴位：①天突、肺俞（左）腎俞（左）；②膻中、肺俞（右）腎俞（右）。

方法 將白芥子、生大黃共研細末貯瓶備用。白及單獨研末貯瓶備用。證屬虛寒者加肉桂末1～2克；屬實熱者，加冰片粉0.5～1克。用時取芥子大黃末3～6克，摻白及末適量，加水、酒各半調勻，作成黃豆大小之丸，每用1丸，置於藥膏（或膠布）之中，正貼所取穴位上。貼藥前先用溫水熱敷，洗淨所取穴位處，乾燥後方可貼藥；一般隔2日換1次藥，至治癒為止。兩組穴位任選1組，或交替貼藥。

按語 本法療效較佳，凡用本法治療支氣管哮喘均有效，未見毒副反應。若貼藥後出現局部紅腫、灼痛或奇癢

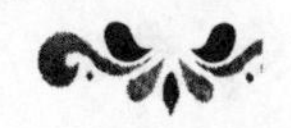

時，即行去藥，隔日如法再貼；若局部有水泡者，可用毫針刺破，待乾燥結痂脫落後如法再貼。

來源 獻方人：洪雅縣中醫院李世君；推薦人：吉林省長春中醫學院附院周建華。

方8 藥物：麻黃絨、細辛、五味子、桂枝各3克。穴位：定喘穴肺俞、隔俞、腎俞（定喘穴為單，其他為雙側）。

用法 ①上藥研為細粉，以薑汁調膏備用。②在夏季三伏天各穴同時用藥，每伏用藥1次。將上述藥膏塗於適當大小的薄膜紙上，貼於各穴，然後用膠布固定。③貼藥期間以病人自覺局部灼熱疼痛即拿下貼藥。以免起泡傷皮。

按語 筆者收治支氣管哮喘20例，痊癒5例，顯效10例，好轉5例。有效率為100％，夏天陽氣旺盛，體表血管疏鬆，藥效可直達肺系，祛其寒邪，達到治療的目的。

來源 獻方人：四川綦江縣中醫院周清雲；推薦人：湖南省新田縣衛校蕭家凰。

方9 定喘穴、外定喘穴、天突、膻中穴、辣椒90克、薑90克、花椒30克。

方法 先將辣椒、薑、水，煮沸過濾備用，用石磨掉底玻璃小瓶罐上藥液迅速扣於應拔穴位上，使罐與皮膚垂直，扣緊不使液體流出。然後用20毫升注射器將針頭從瓶塞刺入，針頭端須在液面上方的空氣處，用手拉針抽管芯，使瓶內產生負壓，水罐即吸附在應拔部位，將皮膚隆起後，將針頭由瓶塞拔出，約5～10分鐘後起罐。

按語 水罐可用青黴素小瓶自製。方法簡便，療效佳。

來源 獻方人：寧夏銀川鐵路醫院張光輝；推薦人：寧夏自治區人民醫院中醫科陳文新。

方10 雙側肺俞穴、心俞、膈俞、白芥子、細辛、甘遂備1320克、延胡索2300克。

方法 以右手中指揉按或用中、食、無名指並力叩打以上各穴，使穴位產生麻木、酸沉熱痛感，同時將以上4味中藥混合研細末，鮮姜汁調成膏狀，貼敷於上穴，宜夏季三伏天貼敷。每7～10天貼1次，每次貼7～8小時，小孩4小時，3次為1療程。

按語 採用指針背部俞穴和貼敷清喘膏，補肺散寒，祛痰利膈，溫經通脈，補腎納氣，疏氣平喘，故採用該方治療哮喘療效甚佳。

來源 獻方人：遼寧省丹東市中醫院王林善；推薦人：寧夏銀川鐵路醫院張光輝。

方11 風門、肺俞、大椎。

方法 風門毫針直刺6分、大椎直刺1寸，肺俞直刺8分，得氣後留針15分鐘，其間行針2次·採用提插捻轉，平補平瀉手法，起針後艾條施灸7分鐘。每日1次，10次為1療程。

按語 邵氏曾採用此法治療111例支氣管哮喘患者，總有效率達98.2％。7項肺功能測定指標，治療前後比較有極顯著差異（P<0.001）。針刺時針尖稍斜向脊柱，不可深刺，以免造成氣胸。

來源 獻方人：河南省中醫學院邵經明；推薦人：新疆伊寧市解放軍第11醫院王學良。

方12 肺俞、定喘、膻中、尺澤、豐隆。

方法 先針肺俞、定喘，用瀉法，快速進針得氣後捻轉行針1～2分鐘後，留針20分鐘，其間行針1～2次。繼針尺

澤、豐隆、膻中，得氣後留針 20 分鐘。每日 1 次，10 次為 1 療程。

按語 《證治匯補· 哮病》謂：「哮為痰喘之久而常發者，因內有壅塞之氣，外有非時之感，膈有膠固之痰，三者相合，閉拒氣道，搏擊有聲，發為哮病。」可見壅塞之氣，膠固之痰為哮喘的共同病機。取上述穴位治療支氣管哮喘效果顯著。

來源 獻方人：北京醫科大學袁碩；推薦人：新疆伊寧市解放軍第 11 醫院王學良。

方 13 喘息、肺俞、合谷。

方法 針用瀉法，留針 20 分鐘，每日 1 次，10 次為 1 療程。

按語 支氣管哮喘發作時，多屬實喘，當瀉肺氣之壅逆，故取肺俞，疏泄肺臟之邪，以降逆氣。喘息穴位為治療哮喘的有效穴位，宜針刺 1～2 寸。

來源 獻方人：湖北中醫學院針灸系魏風坡；推薦人：新疆伊寧市解放軍第 11 醫院王學良。

方 14 ①膈俞、大椎；②膻中、肺俞、湧泉（男左女右）；③天突 心俞、細辛、甘遂各 1 克，白芥子、延胡各 7 克，氨茶鹼針劑 0.25 / 10 m1，地塞米松針劑 5mg / 2m1，二甲基碸溶媒。

方法 喘甚者加定喘，痰多者加豐隆，納呆不足加足三里。將 4 味中藥研末裝瓶備用，用時薑汁調勻。根據病情加入適量西藥，攤在 2 平方公分的油紙上，敷貼穴位，並用膠布固定，4～6 小時取下。如皮膚過敏起小水皰，輕者可不加處理。重者停止敷貼。補、中、末每伏 1 次，3 年為 1 療程。

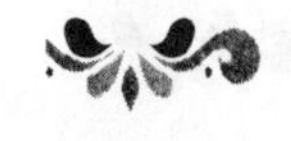

按語　筆者採用中西藥冬病夏治，三伏天貼藥治療該病203人，其中顯效89人，好轉76人，無效38人。

來源　獻方人：安徽省安慶市立醫院針灸科周紅霞；推薦人：新疆伊市人民醫院趙淑華。

方15　督脈（脊柱正中線大椎穴至腰陽關穴）。

方法　三伏天（白天最好），病人俯臥裸露背部。施灸部位常規消毒，塗上蒜汁，撒上斑麝粉（由麝香50％，斑蝥粉20％，丁香粉15％，肉桂粉15％組成）1～1.8克，並在大椎穴至腰陽關穴之督脈處鋪敷2寸寬，5分厚的蒜泥（500克）1條。然後在蒜泥上鋪成如烏梢蛇脊背狀的長蛇狀艾炷1條，點燃頭、耳、尾3點，讓其自然燃燒，燃盡後續艾炷施灸，一般灸2～3壯（條）。灸畢移去蒜泥，用濕毛巾（熱）輕輕揩乾即可。如引起水泡，第3天用消毒針挑破水泡，並用藥棉揩乾，塗上龍膽紫藥水，隔日塗1次，然後覆蓋1層紗布，用膠布固定，直到結痂脫落為止。每伏1次，1～3次為1療程。

按語　起水泡期間防止感染。灸後1月內，慎忌生冷辛辣，肥甘厚味，雞、鵝及魚腥發物等。禁冷水洗浴，避冷風，忌房事，休息1月，該方法治療支氣管哮喘、風濕、類風濕性關節炎、肺氣腫、慢性支氣管炎、腰椎骨質增生、B型肝炎、神經官能症、胃腸疾病等均有明顯療效。

來源　獻方人：浙江省杭州市中醫針灸專科醫院名譽院長羅詩榮；推薦人：新疆伊寧市解放軍第11醫院王學良。

方16　大杼、風門、肺俞、厥陰俞、心俞、督俞、膈俞。

方法　先取大杼至膈俞7對背俞穴，用毫針針刺，施捻轉補法1分鐘，再取兩側肺俞、膈俞，用三棱針點刺3～5

點，見血後複置玻璃罐用閃火法拔之，每罐出血量達 20 毫升即可。

按語 先後收治 160 例支氣管哮喘患者，其中病程在 15 年以上者 78 例，合併肺氣腫者 34 例，合併肺部感染者 17 例，均採用上法治療。2 / 3 經 1 次治療症狀消失，1 / 3 經 2～3 次治療症狀消失，總有效率為 95.6 %。

來源 獻方人：天津市中醫學院第一附屬醫院石學敏；推薦人：新疆伊寧市解放軍第 11 醫院王學良。

方 17 膻中、定喘。

方法 膻中、定喘（均為雙側）穴用 2 %普魯卡因作皮內浸潤麻醉，造成 3～5 毫米直徑的皮丘。然後將套有腸線 1～1.5 公分長的套管穿刺針頭，從皮丘中央向腧穴方向以 1 5～30 度角刺入，達到腧穴深層肌肉組織，進針大約 1.5～2 公分，再用右手拇指和食指推進針芯，將腸線送至皮下，用左手食指按壓進針處，右手將針管退出，線頭不要露出皮膚外，再用消毒敷料覆蓋，膠布固定。1 週 1 次，5 次為 1 療程。

按語 該方治療支氣管哮喘有顯著療效。

來源 獻方人：湖北省武昌中醫院鄭玉剛；推薦人：新疆伊寧市解放軍第 11 醫院王學良。

方 18 ①肺俞、靈台；②腎俞；③天突、膻中。

方法 以上 3 組，按順序輪番使用，均用隔薑灸法。生薑 1 分厚片，置於施灸穴位，上放艾炷（約半個棗核大）燃燒。每日施用 1 組穴位，每次每穴灸 5～7 壯，9 天為 1 療程。

按語 該方法治療支氣管炎、支氣管哮喘，效果滿意。在哮喘發作時，針刺合谷、列缺、定喘穴，用撚轉瀉法，結合留針 10～15 分鐘，常可立即使哮喘緩解。在緩解期（夏季

伏天），則灸治上述3組穴位，以「斷其根株」。此法尤以兒童療效為佳。

來源 獻方人：浙江針灸學會樓百層；推薦人：新疆伊寧市解、放軍第11醫院王學良。

方19 ①大椎、左風門、右肺俞、膻中；②右風門、左肺俞、華蓋。

方法 取上穴施以瘢痕灸。第1次灸大椎、左風門、右肺俞、膻中各5壯。隔半年第2次灸右風門、左肺俞、華蓋各5壯。

按語 李氏體會用瘢痕灸治療支氣管哮喘效果優於其他療法。大椎為周身陽氣之會，能通達諸陽之經氣，以扶正祛邪；肺俞為肺臟之氣輸注之處，灸之能宣肺平喘；擅中為氣之會穴，能調周身之氣，故灸以上諸穴，對肺喘，脾喘，腎喘均有良效。李氏用瘢痕、灸治療本病300例，近期、遠期療效均好。

來源 獻方人：北京市廣安門醫院李志明；推薦人：北京市廣、安門醫院李秀芳。

肺　炎

方1 黃米麵25克、白礬麵10克。

方法 用冷水將以上2味藥調和後，塗於胸部。1日1次。

按語 本方治療各類肺炎合併喘息屢驗屢效。

來源 獻方人：吉林省長春中醫學院附屬醫院景瑛；推薦人：吉林省長春中醫學院附屬醫院王中男。

方2 鮮藕500克。

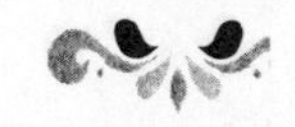

方法　將鮮藕用開水煮後，每次吃 100 克。

按語　本方為治療肺炎輔助方。

來源　獻方人：吉林省長春中醫學院附屬醫院景瑛；推薦人：吉林省長春中醫學院附屬醫院王中男。

方 3　山梔子 50 克、桃仁 5 克、明礬 5 克。

方法　將以上 3 味藥共為細末，用醋調糊敷於患側胸部。

按語　本方為主治肺炎早期，效果較好。

來源　獻方人：吉林省長春中醫學院附屬醫院景瑛；推薦人：吉林省長春中醫學院附屬醫院王中男。

方 4　鮮天胡荽（又名滿天星）30～40 克、鮮白頸地龍 7 條、朱砂 0.3～1.5 克。

方法　將天胡荽與地龍用清水洗淨，搗爛。加溫開水 250 毫升攪拌，蒸沸去渣取藥汁分 4 次服。第 1 次加朱砂沖服，以後 2～3 小時服 1 次，1 日服完。每天 1 劑。一般連服 3 劑痊癒。

按語　5 例患者，其中 5 例痳疹合併肺炎發熱氣緊，經按上述方法治療，1 劑痊癒 3 例，2 劑痊癒 5 例，3 劑痊癒 7 例。

來源　獻方人：新疆伊犁地區人民醫院趙淑華同志；推薦人：新疆伊寧市解放軍第 11 醫院趙飛。

肺 氣 腫

方 1　豬肺子 1 具（去氣管）、青蘿 2 個。

方法　將其共放鍋內煮，飲其湯即可。

按語　本方治療肺氣腫病，證見咳嗽，氣短，胸悶，方

法簡單，療效顯著。

來源 獻方人：吉林省長春中醫學院附院景瑛；推薦人：吉林省長春中醫學院附院王中男。

方2 太湖拐杖前後翻杖。

方法 兩手持杖之梢節，由前往後翻，再由後往前翻。在向前後翻時，手不換把。老年人肩關節僵硬，中途可反換手掌再拿杖，但手不要離杖。

按語 該功法經常練習，對肺氣腫有一定的防治作用。

來源 獻方人：江蘇省常州市中國太湖氣功診療研究所王天賜；推薦人：江西省興國縣太湖氣功醫療院朱桂芝。

方3 太湖童子功。

方法 面向東南方，鬆靜站立，兩腳分開與肩同寬。全身放鬆，呼出3口濁氣。然後兩手自氣海穴捧氣向上，按腹中線上升至百會上方。同時用鼻吸氣，意念氣由湧泉穴吸入。翻掌向上，身體慢慢向前俯，手掌按至腳尖前地面，同時用口慢慢呼氣，意念氣由氣海穴排出。然後身體慢慢直起，兩掌捧氣重複上述動作。共作49次。

按語 練此功應選擇空氣新鮮的地方。注意前俯時膝不能彎曲。該功法經常練習有助康復。

來源 獻功人：陝西寶雞中醫專科學校陳寶年：推薦人：江西靈靈子診療研究所胡霞雲。

方4 猛虎伸筋。

方法 立位，腳比肩寬，兩上肢展平與耳同高，掌心向下，五指併攏。緩緩下伸至地，然後掌心向上，同時呼氣，呼盡，再由體側伸起上肢，掌心向下，同時吸氣，升至與耳

同高，如此反覆，每天5次，每次逐漸達到百息。

按語 刻苦練功一般3個月見效，3年可痊癒。本功對慢性支氣管炎，哮喘，肺氣腫，慢性胸膜炎，均有不同程度的效果。

來源 獻方人：江蘇蘇州經濟管理幹部學院王維亞；推薦人：江蘇省體育運動委員會李習友。

胸膜炎

方1 瓜蔞、丹參、赤芍、澤蘭各15克，薤白、半夏、三棱、莪朮、黃芩各12克，夏枯草、牡蠣各30克，甘草3克，薏仁30克，水蛭5克。

方法 1日1劑，水煎2次服。間斷配服異煙肼，利福平等抗癆藥。

按語 胸膜黏連係痰熱鬱肺，氣滯血瘀，胸陽痹阻。治以清熱化痰，活血化瘀而獲效。經多次應用，均獲奇效。

來源 獻方人：四川省機電部412醫院劉月銀、楊理賢；推薦人：湖南省新田縣衛校蕭家凰。

第三節　消化系統疾病

慢性胃炎

方1 胡椒7粒、豬心1個。

方法 將胡椒塞入豬心孔內，蒸熟1次吃。

按語 本方主治胃寒痛，證見胃痛喜熱，著涼加重。方

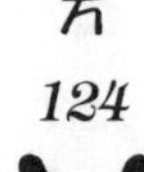

法簡單。食用方便。

來源　獻方人：吉林省長春中醫學院附院景瑛；推薦人：吉林省長春中醫學院附院王中男。

方2　五穀米各50克。

方法　將五穀米蒸熟後放入鍋內炒焦，研成末。早晚分2次用薑糖水沖服。

按語　五穀米即：玉米、高粱米、小米、大米、綠豆或小紅豆，此方可連服1～3月，療效可靠。

來源　獻方人：吉林省白城市燃料公司衛生所關桂華；推薦人：新疆伊寧市解放軍第11醫院何周智。

方3　地榆30克、黃連10克、黨參（或紅參）10克。

方法　將上藥用冷水約400毫升浸泡10分鐘，用文火煎出藥汁約200～250毫升，每劑煎2次，待藥液冷卻後口服，每次約服50毫升，每小時服1次，空腹服，1日1～2劑。以保持胃內藥物濃度。

按語　此方治療急性出血性胃炎療效滿意。待出血停止後停服，如若正氣耗傷加黨參30克或紅參10克，如無虛脫症狀則只用黃連、地榆即可。出血期間禁食。給予10％葡萄糖及5％糖鹽水靜脈點滴。用此方治療各種急性出血性胃炎、122例，止血率達93％，至今我院外科還採用此方止血。

來源　獻方人：湖南省長沙市第一醫院彭三元；推薦人：湖南省新田縣衛校蕭家凰。

方4　砂仁25克、肉桂15克、陳皮15克、米殼15克、蘋果仁10克、木香5克。

方法　藥為細末，溫開水送下，每日2次，成人每次服

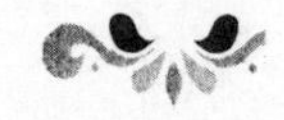

2克。

按語 方具有行氣止痛之功能，治療慢性胃炎、胃痙攣等症，屢治屢效。服用7天即可見效。

來源 獻方人：吉林省長春中醫學院附屬醫院景瑛；推薦人：吉林省長春中醫學院附屬醫院王中男。

方5 隱白（雙側）。

方法 強刺激，留針10分鐘，必要時可加灸。1日1次。

按語 本方治療胃痙攣，可收到立竿見影的效果。

來源 獻方人：河北省倉州地區衛生學校中醫教研組馬斌；推薦人：新疆伊犁地區人民醫院趙淑華。

胃下垂

方1 五倍子10克、蓖麻子20粒。

方法 將五倍子、蓖麻子去殼搗爛如泥，貼敷百會穴，膠布固定，1日3次，7天為1療程，療效不明顯者可繼用1療程。

按語 胃下垂中醫認為多屬中氣下陷，清陽不升所致。頭為諸陽之會，清陽之腑、五臟精華、六腑清陽之氣皆聚於此。故取督脈之巔頂百會穴貼敷，使陽氣上升、濁氣下降從而達到治療目的。用本法治療24例，1療程治癒者18例，2療程治癒者4例，無效2例。療程結束後為鞏固療效，囑服補中益氣丸調理。

來源 獻方人：武警安徽省總隊醫院何國興；推薦人：安徽省醫科大學汪秀華。

方2 梁門、天樞、氣海、肩井、大椎、脾俞、腎俞、

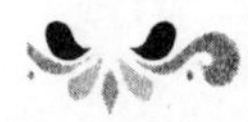

胃俞。

方法 ①腹部：病人仰臥，兩手順胸腹兩側平伸，醫者點按梁門，天樞，氣海，帶脈，抓提任脈，以補法為主，手法由輕到重，順序按摩 15 分鐘左右。②腰背部：患者俯臥位由上而下進行點按肩井、大椎、脾俞、腎俞、胃俞，後直推督脈和足太陽膀胱經，使患者皮膚漸紅發熱為度，重點按壓脾俞、胃俞等穴。③側身法：病人側身時右側在下，醫者推按患者胃部 1 0 分鐘左右。用中指勾點三脘穴時，中指力量向上使胃部有酸脹感覺最好。④拿筋活絡法：橫搓下肢，重點按肝脾經的血海及陽明經的梁丘穴。最後點揉足三里穴 3 分鐘，而收功。）1 日 1 次，15 次為 1 療程。

按語 筆者治療胃下垂 20 例，治療 2～3 療程後，經鋇餐 X 透視的 13 例中，8 例胃小彎恢復到正常位置。4 例好轉，I 例無明顯變化。

來源 獻方人：青海省格爾木解放軍第 22 醫院賈大軍；推薦人：湖南省新田縣衛校蕭家凰。

方 3 脾俞、胃俞、足三里、上脘、中脘、下脘、靈台、至陽、百會。

方法 上、中、下脘每次針 1 穴，靈台或至陽每次用 1 穴，胃俞、脾俞輪換用藥薰器，其餘穴位用捻轉或提插補法，配合呼吸補瀉汪。艾條灸百會穴，每日1次，10次為1療程。

按語 內臟下垂多屬氣虛，氣主陽，血主陰，督脈為陽，故艾灸督脈之百會。靈台為胃病壓痛點，原屬禁針穴，臨床實踐可針，止痛甚速。至陽以壯其陽。取任、督二經之穴，以調理陰陽氣血。

來源 獻方人：廣西桂林市針灸學會顏幼齋；推薦人：新疆伊寧市解放軍第 11 醫院王學良。

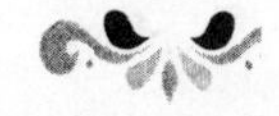

方4　巨闕、肓俞。

方法　採用28號7寸長針自巨闕穴進針，當針尖快速刺入皮下後，使針體沿皮下慢慢刺至左側肓俞穴。手提針柄與皮膚呈45度角。慢慢上提，以術者感到針尖有沉重感，患者感到臍周與下腹部有上提感為好。提針達到要求的時間後，撚轉針柄，緩緩出針。隔日1次，10次為I療程。

按語　用該方法治療胃下垂315例，痊癒128例（40.6%），無效34例（10.8%），總有效率89.2%。

來源　獻方人：遼寧省空軍瀋陽醫院針灸科葛書翰；推薦人：新疆伊寧市解放軍第11醫院何周智。

方5　中脘、足三里、胃上穴（臍上2寸、旁開4寸、大橫穴上2寸處）脾俞、胃俞。

方法　毫針刺法，每日1次，每次留針20分鐘，行針2～3次。胃上穴行針時，患者自覺有較強的上提收縮感。每日1次，連針5～7次為1療程。

按語　胃上穴係經外奇穴，具有健脾益氣固脫之功，針刺此穴時，一定要掌握好針刺方向和深度，當針刺皮下後，針尖向臍斜刺3～1寸左右，用平補平瀉手法；上穴共同使用對胃下垂及潰瘍病均有較好的療效。

來源　獻方人：河南中醫學院邵經明；推薦人：新疆伊寧市解放軍第11醫院王學良。

方6　①足三里、提胃穴、氣海；②上巨虛、胃樂穴、中脘。

方法　提胃穴在臍中上4寸（中脘）旁開4寸。用5寸毫針快速刺入皮下以45度角向臍方向斜刺，施以捻轉手法，使患者自覺胃部有向上提縮感後，每隔3～5分鐘行針1次，

每次留針 20～30 分鐘。胃樂穴在臍中上 1 寸（水分）旁開 4 寸，直刺 1～1.5 深。其餘穴位每次治療時間和方法同上。兩組穴位，每天 1 組，交替進行。15 次為 1 療程，1 個療程完後，休息 1 週，繼續進行第 2 療程。

按語 治療胃下垂，用針刺激經穴，可以通經活絡，調和氣血，增強腹壁肌肉的緊張度，促進胃腸蠕動，改善消化和吸收的過程，增加胃壁張力，使胃恢復正常位置，達到治療目的。經治療 30 例，總有效率 96.6 %。如李××，男，22 歲。腹脹，腹痛，食納差。腹瀉 1 日 3 次，小腹墜重，全身疲倦無力，約 4 年餘。X 線鋇餐檢查：中度胃下垂。治療方法：（針刺穴位，手法見前述）。經 3 個療程治療後，上述症狀消失，食慾好，體重增加，大便 1 日 1 次。最後 X 線鋇餐檢查：胃小彎切跡在髂脊連線上。

來源 獻方人：成都軍區雲南省昆明溫泉療養院理療科王步雲；推薦人：武警安徽省總隊醫院何國興。

方 7 頭針：雙側胃區；體針：中腕、足三里。

方法 選用 28 號 1.5 寸毫針從髮際進針，由前向後沿皮下或肌層捻轉進針 2 公分。進針後固定針體，持續捻針 3 分鐘，留針 5～10 分鐘。同上法連續捻針並留針 3 次後起針。捻轉頻率為每分鐘 200 轉以上，每天治療 1 次，12 次為 I 療程，休息 3 天後、再行下 1 療程。中脘、足三里，隔日針刺 1 次，行補法。

按語 用該法治療胃下垂 158 例。治療 1～2 個療程 37 例，3 個療程 58 例，4 個療程 39 例，5 個療程以上 24 例。治癒者 136 例，占 86.1 %；好轉者 17 例，占 10.7 %；無效者 5 例，占 3.2 %；總有效率為 96.8 %。

來源 獻方人：山西省山陰縣第一人民醫院郭兆通；推

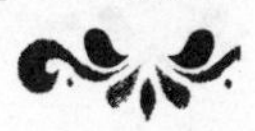

薦人：新疆伊寧市解放軍第 11 醫院王學良。

方 8 升陽托胃功。

方法 每日寅時面北或面南站立，與肩同寬，腳尖內扣，閉口垂簾，兩手相疊放於肚臍。調息之初、提二陰、收小腹、擴胸脇，徐徐開口吐濁，閉日納清，如此 7 次，然後自然呼吸，儘量做到深、長、靜、實，觀想一輪紅日緩緩將胃托起。每次 10～30 分鐘。

按語 經指導 5 例胃下垂患者練功，均獲顯效。此外，對肛門病、前列腺炎、子宮脫垂等病亦有較好效果。

來源 獻方人：四川省鹽源縣衛生局辜勤；推薦人：四川省遂甯市中醫院郭廣喜。

胃、十二指腸潰瘍

方 1 烏賊骨 50 克、川貝母 15 克、川芎 15 克。

方法 上藥共為細末，每次服 6 克，日服 3 次，飯前服。

按語 可較長時間服用，無副作用。此法對急、慢性胃炎均有效。

來源 獻方人：四川省遂寧市人民醫院高俊奇；推薦人：四川省遂寧市中醫院周智春。

方 2 重樓 20 克、新鮮豬肚 1 個。

方法 將重樓切碎，用冷水浸透，塞入洗淨豬肚內，然後將豬肚兩端紮緊。放入煲內加 2500 毫升的清水，並加適量食鹽，文火慢燉。燉至約 1500 毫升時，將豬肚撈起，倒出藥渣，把豬肚切成片狀，再放入鍋內，待沸後便可分次服食湯肉，每隔 4 天 1 劑。一般服 3 劑，嚴重患者可服 4～5 劑。

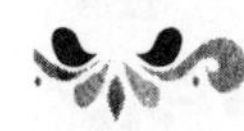

按語　本法治療25例患者，療效滿意，如余××，男，28歲，因胃脘痛多年，經X線鋇餐檢查，診為消化性潰瘍。曾服中西藥4年餘，均未獲效。查：痛苦面容，舌紅，尖有瘀點，苔稍黃，脈弦數。即投重樓燉豬肚2劑後，疼痛消失，為鞏固療效，每隔1星期服1劑，連服3劑，半年後，X線鋇餐檢查未見潰瘍病灶。5年後隨訪，未見復發。

來源　獻方人：廣東省五華縣華陽衛生院張玉其；推薦人：吉林省長春中醫學院附屬醫院周建華。

方3　三七粉、大黃粉、白及粉（比例1：1：3）。

方法　每次10克，用溫開水調成糊狀，鼻飼，每4小時1次。10～20次為1療程。

按語　本方治療消化性潰瘍有顯著療效，一般用後2～3天，再無嘔血，便潛血轉陰。

來源　獻方人：吉林省人民醫院郭京麗；推薦人：吉林省長春中醫學院王中男。

方4　烏賊骨粉3份、甘草粉2份。

方法　取上藥混合過100目篩。每次3克，每天3次，飯前30分鐘服。28天為1療程，連續用3個療程。

按語　治療60例，胃鏡下觀察潰瘍癒合率達92％，平均治癒天數為31天。

來源　獻方人：武警安徽省總隊醫院何國興；推薦人；安徽醫科大學汪秀華。

方5　鮮豬肚500克、烏賊骨30克、浙貝母20克、乳香5克、沒藥5克。

方法　用乾麵粉適量與豬肚反覆乾搓，至豬肚上的黏液

全被黏去，然後用水沖洗即可乾淨。把豬肚與上述藥物煎煮至豬肚熟透為宜，濾去藥渣。將豬肚切碎成片放入容器內備用，上述為 1 個療程量。每日 2 次，每次食豬肚 20 克。

按語 本方對胃、十二指腸潰瘍、胃酸過多伴疼痛者有良效。

來源 獻方人：武警安徽省總隊醫院何國興；推薦人：安徽醫科大學汪秀華。

方 6 雞蛋殼。

方法 把所收集的雞蛋殼，經清水洗淨，烤乾，然後研成極細粉末（過 120 目篩而成。每日服 3 次，每次 3～5 克，用溫開水送服。

按語 此方名為「安胃散」，73 例患者用藥 1 個月，經臨床觀察：對 78 %的患者均有良好的止痛作用，一般服後 10 分鐘即能見效，可持續 2 小時左右。經過連續的胃液分析，本藥在胃內抗酸作用的持續時間，最短可維持 30 分鐘，游離酸及總酸度漸漸上升，PH 值示恢復至正常水準，最長者可持續 75 分鐘以上，其間胃液的游離酸始終為 0～90 分鐘才逐漸升高。加服甘草粉 5 克，乳香末 3 克，沒藥粉 3 克，療效更佳。

來源 獻方人：上海醫科大學華山醫院魏承山；推薦人：吉林省長春中醫學院附院周建華、景瑛。

方 7 赤石脂 90 克、乾薑（炒）1 80 克、花椒 210 克、蜂蜜適量。

方法 將赤石脂、乾薑、花椒粉碎成細粉，過 80～100 目篩，混匀，煉蜜為丸，如綠豆大。口服，每日 3～10 丸，每日 2～3 次。

按語 本方臨床應用於胃及十二指腸潰瘍多年，效果明

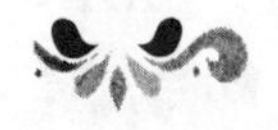

顯，一般服藥1次疼痛即可消失。

來源 獻方人：新疆伊寧市解放軍第11醫院武繼華；推薦人：新疆伊犁地區人民醫院趙淑華。

方8 ①中脘、合谷、太衝、足三里、公孫；②關元、內庭、陰陵泉、地機。

方法 補脾經，瀉胃經。按穴位先後間日輪換針刺，留針15分鐘，每日1次，10次為1個療程。也可選幾個穴位，置皮內針。

按語 本方法對十二指腸潰瘍，急慢性胃炎，胃潰瘍均有較好的療效。

來源 獻方人：遼寧中醫學院附屬醫院針灸科王品山；推薦人：新疆伊寧市解放軍第11醫院王學良、何周智、趙飛。

上消化道出血

方1 三七0.75克、炒蒲黃2克、五靈脂2克、白及5克、大黃1.5克。

方法 上藥共研細末，每日3次，每次4克，空腹涼開水沖服。

按語 共治40例，顯效34例，有效6例，大便潛血轉陰最快者24小時，最長9天，平均4.05天。

來源 獻方人：新疆伊寧市解放軍第11醫院武繼華；推薦人：新疆伊寧市解放軍第11醫院趙飛。

方2 生大黃、生白及。

方法 上藥研細過篩，按1：3配製。1日3次，每次3克，兒童酌減。冷開水調成糊狀，空腹吞服。同時，根據病

情配合禁食、輸液、輸血等常規治療。

按語 用本法治療107例，其中出血輕度24例，中度69例，重度14例，結果。痊癒69人，顯效25人，有效11人，無效2人。經統計學處理，其總有效率明顯高於對照組（甲氰咪呱組），對於重度出血，與對照組無差別。同時，本法對胃熱型與脾虛型出血均有較好療效。

來源 獻方人：江蘇省常熟市中醫院內科陳愛平等；推薦人：吉林省長春中醫學院附屬醫院周建華。

方3 白及粉50克、田七粉50克、胃膜素粉50克。

方法 每次取上藥混合粉2克，用米湯兌服，早起空腹服1、次，臨睡前服1次。

按語 一般性吐血，服用2次可顯效，重症3天顯效，鞏固治療15天。臨症治療28例，均顯效。眼藥期間禁食酸辣、生冷等刺、激性食物，進流汁飲食。

來源 獻方人：湖南省新田縣金陵醫院王學範；推薦人：湖南、省新田縣衛校蕭家凰。

方4 血餘炭4克、鮮藕汁30毫升。

方法 每次服3～9克，二味藥調和後口服，每日3次。

按語 本方治療上消化道出血25例，治癒23例，無效2例。

來源 獻方人：新疆伊寧市解放軍第11醫院武繼華；推薦人：新疆伊犁地區人民醫院趙淑華。

急性胃腸炎

方1 生山藥200克。

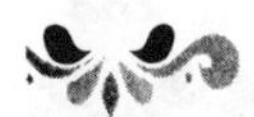

方法 將生山藥水煎取汁，每日服2次，早晚分服。

按語 此方用於急性胃腸炎引起的吐瀉，療效甚佳。

來源 獻方人：寧夏商河縣中醫進修班朱樹村；推薦人：寧夏銀川市二醫院針灸科張玉霞、陳文新。

方2 足三里（雙）、內關、人中。

方法 選用補法針刺足三里穴（雙），刺深3公分，再針刺內關、人中1公分，用瀉法。1日1次。

按語 用此方治療胃腸炎129例，最快1次治癒，最慢3次治癒，再未復發。如劉×，男，62歲，近3年來每日大便3次，服藥以後稍好1週。但又復發，時斷時續，來我處診治，診斷為急性胃腸炎，治療3次痊癒。

來源 獻方人：武警甘肅蘭州市支隊衛生隊陳滿志；推薦人：新疆伊寧市解放軍第11醫院王學良。

結腸炎

方1 五味子10克、吳茱萸12克、補骨脂30克、肉豆蔻20克。

方法 肉豆蔻用麵粉包著燒去油脂後，上4味藥同煎，1日1劑，分3次服用。

按語 此方對慢性非特異性潰瘍性結腸炎所致的五更瀉效果特別好。連服10～20劑可治癒，無副作用。

來源 獻方人：四川省遂寧市中醫院周智春；推薦人：四川省遂寧市中醫院郭廣喜、高俊奇。

方2 推車魚5～6條、雞蛋2個、紅糖15克。

方法 將新鮮推車魚剖乾，雞蛋打爛，放入鍋內，加入

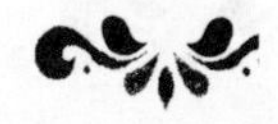

紅糖蒸服，每7天1次，連服2～3次。

按語　上方治療慢性結腸炎105例，均獲顯效。一般只服2～4次均可獲得痊癒，慢者服10餘劑即癒，服藥期間忌辛辣、油膩之品。

來源　獻方人：湖南省東縣中醫院張爭鳴、王柏韋；推薦人：湖南省新田縣衛校蕭家凰。

方3　海參腸子1把。

方法　將海參腸子炒焦研碎，晚上睡前用開水沖泡趁熱喝。每日1劑，7劑為1療程。

按語　本方治療慢性腸炎效佳。服藥期間，忌食辛燥厚味之品。

來源　獻方人：四川省遂寧市人民醫院高俊奇；推薦人；四川省遂寧市中醫院周智春。

方4　生黃芪30克，川黃連10克，罌粟殼、補骨脂、五倍子、地榆各15克。

方法　每日用上藥2劑，分別煎服與灌腸。口服：每日1劑，水煎，分3次服。灌暢：上藥1劑，500毫升，文火煎到100毫升保留灌腸，1日1次，1週為1療程。

按語　經用上法治療慢性潰瘍性結腸炎82例，痊癒79例，好轉3例。經臨床觀察，一般無其他病史和併發症者3個月可治癒。

來源　獻方人：甘肅省天水市第二人民醫院史繼淵；推薦人：吉林省長春中醫學院附院周建畢。

方5　鮮葎草500克。

方法　將鮮葎草用清水洗淨，然後加水2000毫升，煎至

1500 毫升待溫，洗腳。每天早晚各洗 1 次，15 天為 1 療程。休息 5 天，再進行第 2 個療程。

按語 鮮葎草，別名拉拉秧。其功效是：通淵血脈，疏導腸道，消瘀解毒，化腐生肌。

共觀察慢性結腸炎 50 例，痊癒者 43 例，占 83 %；好轉者 6 例，占 12 %；無效者 1 例，占 2 %，總有效率為 98 %。本組 50 例中，隨訪 31 例，隨訪 6 年，3 例復發，其中 1 例係治療不徹底而停藥者。

來源 獻方人：吉林省人民醫院中醫科郭京麗；推薦人：吉林省長春中醫院王中男。

方 6 足三里（雙側）。

方法 患者取仰臥位，雙膝屈曲約 60～75°，醫者將拇指置於足三里穴上。其餘四指緊貼在小腿後面，以拇指揉按足三里穴，三穴交替進行，手法由輕到重，每穴揉按 3～5 分鐘，以患者能耐受為度。

按語 揉按足三里穴可緩解腸炎性絞痛 65 例，顯效 40 例，占 61.5 %；有效 21 例，占 32.3 %；無效 4 例。占 6.2 %；總有效率為 93.8 %。

來源 獻方人：安徽省馬鞍山鋼鐵公司南山鐵礦職工醫院王玉柱；推薦人：新疆伊寧市解放軍第 11 醫院王學良。

方 7 太白、太谿、脾俞、腎俞、關元。

方法 太白、太谿用毫針刺法，徐進疾出。脾俞、腎俞、關元各麥炷直接灸 7 壯，每週針灸 2 次，針 7～10 次為 1 療程。

按語 陳氏採用該法治療慢性結腸炎（五更泄瀉）數 10 例，療效顯著，如配合搓足心，每次 4 分鐘，每晚 1 次，療

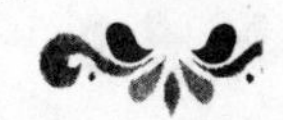

效蔓佳。

來源 獻方人：上海第二醫科大學附屬瑞金醫院針灸科陳大中；推薦人：新疆伊寧市解放軍第11醫院王學良。

方8 合谷、天樞、上巨虛、足三里（均雙）。

方法 用平補平瀉法。即在進針後施以中度均勻的提插、撚轉。得氣後，留針20分鐘左右。裏急後重甚者，加氣海；黏液便者，加陽陵泉；血便者，加下巨虛。每天針1次。10次為1療程。

按語 針刺治療子宮頸癌放射性直腸炎44例，痊癒32例，顯效4例，好轉8例，總有效率為100％。

來源 獻方人：江西省婦女保健院腫瘤科張早華；推薦人：新疆伊寧市解放軍第11醫院何周智。

腸道易激綜合症

處方 ①脾俞、肝俞、天樞、中脘、足三里、陰陵泉；②脾俞、肝俞、天樞、足三里、太衝；③脾俞、腎俞、命門、中脘、天樞、足三里、太谿；④睥俞、天樞、足三里、陰陵泉、支溝。

方法 脾胃虛弱型採用①組穴位；肝脾不和型採用②組穴位；脾腎陽虛型採用③組穴位；濕熱滯留型採用④組穴位。選用仰臥位及俯臥位兩種體位。穴位常規消毒。用28號1.5寸毫針，得氣後，根據證型分別採用徐疾、撚轉補法，平補平瀉、溫針、瀉法等手法。留針30分鐘，每天治療1次，10次為1療程。療程間隔1週。

按語 共治療該病40例，有效率達85％。

來源 獻方人：湖北省武漢同濟醫科大學附屬協和醫院

針灸科付懷丹、蔡國偉；椎薦人：新疆伊犁地區人民醫院趙淑華。

腸結核

處方 命門、大都、大樞、太谿、大敦、靈道。

方法 正當腎經俞穴太谿值對（開穴），隨取28號毫針，採用補法。針刺15分鐘。配命門、大都、天樞。再診庚日乙酉時無穴可開。採用肝經大敦補之；辛日丁酉心經靈道開穴。壬日己酉無穴可開，採用脾經火穴大都。每日1次，4次為1療程。間隔4日再針第2療程。

按語 採用按時開穴一，配一般穴法則治療腸結核（腎瀉）效果頗佳。

來源 獻方人：吉林省長春中醫學院附屬醫院劉冠軍；推薦、人：吉林省長春中醫學院附屬醫院王中男、劉紅。

短腸綜合症

處方 紅參、烏梅、五味子各5克，熟附片、乾薑、巴戟天、仙靈脾、山萸肉、白朮、山藥、白芍各10克。

方法 水煎服。1日1劑。

按語 短腸綜合症屬中醫「洞泄」的範疇。腎陽不足，則命門火衰，而陰寒極盛之時，則令人洞泄不止。由於小腸廣泛切除，耗、損腎陽，腎經虛寒，火不生土。故溫腎助陽，散寒祛濕，是治療「洞泄」的有效方法。

來源 獻方人：安徽省黃山市新安醫學研究院程運文；推薦人：湖南省新田縣衛校蕭家凰。

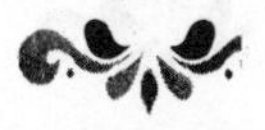

肝硬化

方1 蛤蟆皮草1把。

方法 用上藥煎水內服或外洗，1日1次。10次為1療程。

按語 此藥係民間常用草藥。中原地區沼澤陰濕地方多有散生。過去常用於治療傷風咳嗽，或熬水，或切碎炒雞蛋服用。鎮平縣一患者誤服此藥全家驚擾，不料次日大輕。數服腫消。後數有延用皆癒，只是腹內留有核桃大之硬塊。

來源 獻方人：河南洛陽白馬寺骨科醫院劉金鑒；推薦人：河南省洛陽白馬寺醫院袁軒。

方2 鯉魚1條、紅豆120克、陳皮6克。

方法 共同燉熟，分4次服完，1日2次。

按語 治療肝硬化腹水有顯著療效，顯效率達90％。

來源 獻方人：河南省淮陽縣衛生局李慶友；推薦人：新疆伊寧市解放軍第11醫院王學良。

方3 生甘遂6克、車前子（包）30克、二丑15克、上元桂3克。

方法 上藥水煎取汁，1天2次，早晚分服。

按語 該方治療肝硬化腹水有殊效。

來源 獻方人：山西省萬榮縣褲星三；推薦人：寧夏銀川市第二人民醫院針灸科張玉霞。

方4 蟾蜍大青2隻（小者1隻）、砂仁20克、丹參60克、黑白丑10克、香油250克、蜂蜜250兜。

方法 將蟾蜍剖腹去腸雜，把搗細的砂仁、丹參、黑白

丑納入縫合，放入香油、蜂蜜中用文火煎熬，煎時不斷攪拌成膏狀，去掉蟾蜍即可。每服 10～20 克，每日 2～3 次，3 週為 1 療程。用開水適量調服。

按語 治療 35 例，治癒 28 例，顯效 4 例，有效 2 例，無效 1 例；治癒率 80 %，有效率 98.6%，服水消退時間平均 15士 7 天。

來源 獻方人：福建省霞浦縣長春中心衛生院鄭培鑾；推薦人：新疆伊寧市解放軍第 11 醫院王學良。

方 5 牡蠣 20 克、鱉甲 20 克、青皮 20 克、三棱 15 克、白朮 15 克、柴胡 15 克、雲苓 15 克、內金 15 克、赤芍 15 克、枳殼 15 克、薑黃 15 克、鬱金 10 克、木香 5 克。

方法 水煎內服，連服 7 天後，停藥 1～2 日再服，每日 2 次。

按語 本方治療肝硬化效佳。但氣虛者慎用，服用 20 天可獲效。

來源 獻方人：吉林省長春中醫學院附屬醫院景瑛；推薦人：吉林省長春中醫學院附屬醫院王中男。

方 6 廣木香 5 克、黑丑 15 克、枳實 5 克、青皮 10 克、陳皮 10 克、大戟 2.5 克、甘遂 2.5 克、檳榔片 5 克。

方法 以上幾味藥為細末，水煎內服。成人每次服 30 毫升，每日 2 次。

按語 本方治療肝硬化有良效。用藥期間禁忌甘草及辣物。

來源 獻方人：青林省長春中醫學院附屬醫院景瑛，推薦人：吉林省長春中醫學院附屬醫院王中男。

方 7 柴胡 6 克、黃芩 10 克、蟬衣 6 克、白僵蠶 10 克、片薑黃 6 克、水紅花子 10 克、炙鱉蟲 20 克、生牡蠣 20 克、生大黃 1 克、焦三仙各 10 克。

方法 上方水煎服，1 日 1 劑，早飯前、晚飯後各服 1 次。服藥期間無特殊禁忌。

按語 本方是趙紹琴老師積累的多年經驗方，其功能主要是行氣開鬱，活血化瘀，軟肝縮脾，服用本方驗證 2 例，均在服藥 1～2 月後見效。

來源 獻方人：吉林省人民醫院郭京麗；推薦人：吉林省長春中醫學院王中男。

方 8 紅花 25 克、菊花 10 克、木通 10 克、地丁 10 克、訶子 10 克、麻黃 15 克、石膏 15 克。

方法 以上 7 味共為細麵，溫開水送服；成人每次服 5 克，每日 2 次。

按語 本方具有瀉熱通絡、舒鬱潤燥之功能。主治邪歸肝疾，肝陽不足，肝質硬化等症，服 1 月可獲效。

來源 獻方人：吉林省長春中醫學院附屬醫院景瑛；推薦人：吉林省長春中醫學院附屬醫院王中男。

方 9 大黃 7 克，檳榔、枳實、厚朴各 8 克，神麴、山楂、紫草、連翹、木通各 10 克，黃連 2 克，甘草 3 克。

方法 水煎服，每日 1 劑，配消肝利水散（配製：青礬 20 克火煅、鐵砂 200 克醋煅、茵陳 2500 克煎水適量，去藥渣將黑豆 1000 克浸入茵陳水內，以茵陳藥水全部吸於為度，然後曬乾炒熟，與青礬，鐵砂共研極細末，裝瓶備用）。20 克藥水兌服。肝區疼痛者加丹參 10 克，鬱金 10 克。

按語 經治療肝硬化腹水 21 例，痊癒 14 例，好轉 5

例，無效2例。治癒時間最短者2個月，最長1年。

來源 獻方人：湖南省沅江市明月鄉衛生院劉德沂；推薦人：湖南省新田縣衛校蕭家凰。

方10 生鱉甲30克、生大蒜15克、黃芪30克、黨參30克、白朮10克、茯苓15克、山藥30克、生薏仁30克、柴胡10克、枳殼10克、陳皮10克、丹參30克、生山楂30克、麥芽30克、神麴10克、雞內金15克。

方法 水煎服，每日1劑，可隨症加減；脾腎陽虛，畏寒肢冷，大便不實，脈沉細無力加附子、乾薑；濕熱內蘊，煩熱口苦，加生大黃、茵陳、虎杖；瘀血阻滯明顯，加三七、赤芍；腹脹大如鼓，小便短少，加大腹皮。

按語 筆者多年以來用上法治療，全方以補脾為主，調肝為佐，補中帶消，使其補而不致壅中，消而不致傷正，補脾、升陽，消散於一體，雖不言瀉，而瀉在其中，故收良效。

來源 獻方人：上海市第三鋼鐵廠醫院萬青峰；推薦人：湖南省新田縣衛校蕭家凰。

膽囊炎

方1 柴胡9克、白芍12克、白蔻仁6克、鬱金6克、蒼朮9克、枳實9克、厚朴12克、甘草9克、豬膽汁6克（沖服）。

方法 水煎服，每日1劑，日服2次。痛劇者加延胡索、金鈴子，併發膽結石者加金錢草、虎杖；伴黃疸者加茵陳；嘔吐甚者加法半夏；便秘者加大黃；發熱者加青蒿、白薇。

按語 近幾年來，筆者根據氣機升降的理論，自擬和中利膽湯治療慢性膽囊炎62例，療效滿意，顯效（症狀，體徵

消失，B超；膽囊造影恢復正常，1年內未復發者）46例；好轉14例；無效2例，總有效率為96.8%。服藥最少者6劑，最多者32劑。治療期食油膩食物。諸藥合用，升降協同，剛柔相濟，共奏和中利膽之功。

來源　獻方人：湖南省益陽縣蘭溪地區醫院陳敬先；推薦人：湖南省新田縣衛校蕭家凰。

方2　膽俞、中脘、足三里。

方法　取28號針，深刺，強刺激，留針半小時，1日1次，7～10次為1療程。

按語　若絞痛加陵下；黃疸加至陽穴；嘔吐加內關穴；發熱加曲池穴；用於治療膽囊炎25例，90%的病人有較好的療效。

來源　獻方人：河南省淮陽縣衛生局李慶友、林長軍；推薦人：新疆伊寧市解放軍第11醫院王學良。

方3　掌根揉、點、摩、滾、彈拔、麥氏點、背俞、膽囊穴。

方法　患者取俯臥位，醫者站於患者對側，在膽囊麥氏點區施掌根揉法5～10分鐘。摩腹：根據虛實，虛則補之，逆時針摩，實則瀉之，順時針摩。第1次手法不補只瀉約5～10分鐘。指揉雙側膽囊穴約5分鐘。在背俞穴尋找壓痛點施點揉法2～3分鐘。在膽囊疼痛放射區（右）施滾彈撥法3～5分鐘。1日1次，12次為1療程。

按語　作者治療30例非結石性膽囊炎患者，6次症狀減輕。12次治癒。治療前後「B超」對照，腫大膽囊縮小，症狀消失。

來源　獻方人：安徽省中醫學院附屬醫院中醫院推拿科

余永祥；推薦人：武警安徽省總隊醫院理療科王永明。

方4 疏肝利膽、解痙止痛、整復錯位法。

方法 （1）術者立於右側，先用掌摩法、掌揉法，施術於病人腹部3～5分鐘，以右上腹部為重點，先輕後重；然後用拇指或中指推揉膻中，乳旁（右）、乳根（右）、天樞、氣海、關元、陽陵泉、膽囊穴、足三里等穴區，每穴1分鐘。（2）術者用掌根推法、揉法、滾法、拇指滾壓法施術於脊柱兩側膀胱經3～5分鐘；然後用點穴法，自上而下排點腰背部膀胱經俞穴2～3分鐘，以肝俞、膽俞、膈俞、阿是穴為重點。（3）整復胸椎後關節錯位：①病人俯臥位，術者兩手交叉，用兩手的小魚際部分別置於病人脊柱兩側旁開約2寸處，由第一胸椎開始，自上而下依次做顫抖性的快速按壓，同時令病人咳嗽。②病人同上體位，術者立於健側，一手搬患側肩部，另一手按壓患部，兩手同時交錯用力，即可回位。

按語 推拿前應排除膽囊穿孔或壞死以及胃、十二指腸穿孔。膽結石形成或併發細菌感染者，一般不宜推拿治療。關鍵治療手法是重刺激阿是穴、膽俞、膽囊穴以及整復胸椎後關節錯位。

來源 獻方人：中國江蘇省常州市太湖氣功診療研究所李梅；推薦人：江西省興國縣傑村賢哲子診療研究所胡建華。

急性胰腺炎

方1 番瀉葉10～15克。

方法 上藥研末，白開水200毫升沖服，每日2～3次。病重者，除口服外，再以上藥保留灌腸，每日1～2次，3～7劑為1療程。

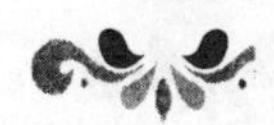

按語　用上方治療急性胰腺炎 30 例，全部治癒。平均住院 4.8 天，腹痛緩解平均 2.1 天；體溫恢復平均 1.8 天，尿澱粉酸測定恢復正常平均 3.1 天。不用胃腸減壓，作用快，使用方便。

來源　獻方人：武警安徽省總隊醫院何國興；推薦人：安徽醫科大學汪秀華。

方 2　柴胡12克、黃芩10克、白芍12克、半夏10克、大黃10克、紅花10克、銀花12克、木香10克、川楝子10克。

方法　上方水煎溫服，日服 1 劑，分 3 次空腹服。

按語　用本方治療急性胰腺炎56例，總有效率達100％。

來源　獻方人：山西省雁北地區小峪煤礦醫院孟發業；推薦人：新疆伊寧解放軍第 11 醫院何周智。

腸系膜上動脈壓迫綜合症

處方　熟大黃、元明粉、炒萊菔子各10克，甘草6克。

方法　水煎服，每日 1 劑，早晚分服。連服 2 劑，症狀好轉後用四連散加減：柴胡、當歸各 15 克，枳殼、桑白皮、雞內金各 10 克，白芍 30 克，甘草 6 克。每日 1 劑，連服 3 週而癒。服補中益氣丸扶正，擴大療效及鞏固療效。

按語　本病症狀一般不固定，西醫在治療上多採用對症治療及手術治療。

筆者以「理氣止痛」為主要治則，同時在治標的基礎上，加用補中扶正的治法而收效。

來源　獻方人：天津中醫學院第二附屬醫院鄒澍宣；推薦人：湖南省新田縣衛校蕭家凰。

第四節　造血系統疾病

白細胞減少症

處方　生黃芪50克、雞血藤30克、大母雞1隻（烏賊骨烏肉、白毛者最佳）。

方法　將健康母雞殺死，取其血與黃芪、雞血藤攪拌和勻，並將其塞入去淨雞毛及腸肚（留心肝肺及洗淨的雞內金）的雞腹腔內，縫合腹壁，以水適量不加任何佐料文火煮之，以肉熟為度。去藥渣吃肉喝湯，用量因人而異，每隔3～4天吃1隻。

按語　用此方治療白細胞減少症30例，臨床均取得良好效果。本方對原因不明性白細胞減少症及腫瘤的化療、放療而引起的白細胞減少症療效極佳，對於慢性肝炎所致的白細胞減少，白蛋白與球蛋白比例倒置者也有一定的效果。

來源　獻方人：內蒙古五原縣醫院中醫科劉瑞祥；推薦人：武警安徽省總隊醫院何國興。

白　血　病

方1　腦髓、韭菜。

方法　一般將豬腦（羊、牛、狗、兔腦均可）先蒸熟成形，切成塊狀，同時將韭菜洗淨放油鹽適當，腦髓、韭菜比例為2：8，混勻，用麵做成合子，中間加餡，烙熟後食之，1日1～2次，如製包子，即把餡放在當中製成包子形蒸熟即可。

按語　腦組織「磷」的含量較多，加上韭菜內含有易揮

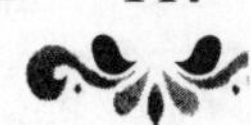

發的酶均能啟動巨噬細胞，有促進它對異物與癌細胞的吞噬作用。

來源　獻方人：江蘇省常州市太湖氣功診療研究所馬衡如；推薦人：江蘇省常州市天寧醫院氣功診療專家室王淑英、翌倩子。

血小板減少性紫癜

方1　紅皮花生10克、淮小麥30克、紅棗30克。

方法　加水適量，煮成濃汁。練功後服1碗，每日2～3次。

按語　花生衣能抑制纖維蛋白的溶解，加強毛細血管的收縮機能，淮小麥含有卵磷脂、澱粉酶等。紅棗含有大量維生素C。故該方長期服用，治療不明原因引起的貧血，血小板減少性紫癜有較好的療效。

來源　獻方人：江蘇省常州市太湖氣功診療研究所馬衡如；推薦人：江蘇省常州市天寧醫院氣功診療室王淑英。

方2　仙鶴草15克、紫珠草10克、荔枝草10克、當歸10克、雞血藤10克、丹參10克、桃仁10克、紅花10克、大黃5克。

方法　氣虛者加黃芪、人參；陰虛者加女貞子、旱蓮草、芍藥、地黃、阿膠、黃柏；陽虛者加肉桂、菟絲子、補骨脂、鹿角膠；出血量多者加益母草、雷公藤；瘀血較多者，加地鱉蟲、失笑散。水煎服，每日1劑，煎2次早晚分服。

按語　治療特發性血小板減少性紫癜32例，顯效13例（40.6％）。有效15例（46.9％）。進步2例（6.2％）。

來源　獻方人：江蘇省南京中醫學院內科教研室王衛中；推薦人：新疆伊寧市解放軍第11醫院王學良。

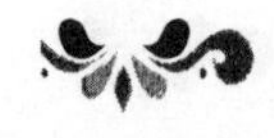

方3　血海、三陰交、大椎。

方法　血海、三陰交毫針刺法，留針 30 分鐘，大椎穴採用溫針（針柄灸 3 壯）。每日 1 次，10 次為 1 療程。

按語　大椎屬督脈，為諸陽之會，灸之以溫陽益氣，氣為血帥，氣充則統攝有權。血海、三陰交為脾經之穴，用以健脾統血，使血有所統而不致離經外溢。

來源　獻方人：上海鐵路中醫醫院針灸科陳作霖；推薦人：新疆伊寧市解放軍第 11 醫院王學良。

過敏性紫癜

處方　雙側內關、曲池、足三里、血海、三陰交。

方法　先針內關，用平補平瀉法，使針感向胸部傳導。次針其他穴位，均用瀉法。曲池、血海針後宜擠出幾滴血。留針 20～30 分鐘，間歇行針數次。每日 1 次。

按語　過敏性紫癜屬中國醫學血證範疇，是一種微血管變態反應性出血性疾病。藥物治療易反覆發作，較難根治。筆者運用針灸治療本病取得了較好的效果。經針灸 2 次後紫癜消退，針灸 5 次後紫斑消失，隨訪半年，未復發。、

來源　獻方人：江蘇省南京市中醫學院馬小平；推薦人：湖南省新田縣衛校蕭家凰。

貧　血

方1　黃酒 500 克、綠礬 20 克、胡桃 7 枚、雞蛋去黃留殼 1 枚。

方法　將綠礬裝入雞蛋殼內，外用火紙蘸水包四層，置柴火灰中煨熟。研細放入，盛黃酒的瓷瓶內（黑陶瓷瓶最

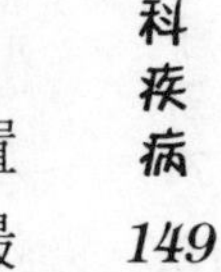

好），加入胡桃仁後封口，置鍋內蒸煮 40 分鐘取出備用。日服 3 次，每次 1 酒杯。

按語 用此法治療缺鐵性貧血患者 30 餘例。效果顯著。對再生障礙性貧血，產後失血性貧血也占一定療效。服藥酒期間忌食黃瓜。

來源 獻方人：山東省淄博市中醫院張衍德；推薦人：武警安徽省總隊醫院何國興。

方 2 純硫磺粉 0.2 克、穿山甲粉 3 克、甘草粉 3 克、生雞蛋 1 個。

方法 先將硫磺、山甲、甘草粉混合拌勻。再將生雞蛋去殼在、瓷碗中打碎和上藥粉攪拌片刻，在火上將碗中雞蛋藥粉液燉熟，每日 1 次，連服 7 天。

按語 此方係祖傳秘方，對大細胞、小細胞性、營養不良性及失血後引起的貧血均有明顯療效。臨床治療 98 例均在 3～5 次服用上藥後，血色素、紅細胞恢復正常範圍。本方對再生障礙性貧血也有較好的療效。

來源 獻方人：河南省洛陽正骨醫院張愛文；推薦人：河南省洛陽市白馬寺骨科醫院袁軒。

方 3 人參、丹皮各 15 克，生黃芪 30 克，桃仁、紅花、川芎、當歸、赤芍各 10 克。

方法 水煎服，每日 1 劑，早晚煎服。

按語 「髓海瘀阻」，是再障的發病原因之一。這與中醫講的「瘀血不去，則新血不生」是一致的。血不自生，須得生陽氣之藥生，陽生則陰長，血易旺也。故用益氣活血方，重用人參、黃芪益氣升陽。桃紅四物湯活血化瘀而獲效。該方對再生障礙性貧血有良效。

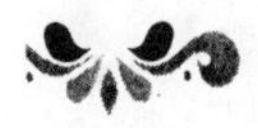

來源 獻方人：湖南省洪江市人民醫院鄧澤洪、向培福；推薦人：湖南省新田縣衛校蕭家凰。

第五節　內分泌系統疾病

單純性甲狀腺腫

方 1 五倍子、米醋。

方法 五倍子不拘多少，放入砂鍋內炒黃（忌鐵器），冷卻後研成末，睡覺前用米醋調成膏狀敷於患處，次晨洗去。7 次為 1 療程。

按語 本方乃《串雅內編》的痰核方。曾用於甲狀腺腫患者 23 例，均為女性，年齡在 25～45 歲之間，甲狀腺腫均約雞蛋大之內，病程最短 15 天，最長 3 年以上。其中 13 例病程在 1 年以內，連續治療 3 療程腫塊消失，7 例病程在 1 年以上，連續治療 5～10 療程消失，3 例無效。

來源 獻方人：廣西浦北縣第三人民醫院覃秋；推薦人：吉林省長春中醫學院附院周建華。

方 2 蔥白 100 克、蜂蜜 50 克。

方法 將蔥白搗爛，用蜂蜜拌和，外敷患處。1 日換藥 1 次。

按語 此藥只能外敷，不能內服。晚上入睡前敷藥療效最佳。

來源 獻方人：新疆烏魯木齊市溫泉療養院楊定泰；推薦人：新疆烏魯木齊市溫泉療養院王軍。

方 3 主穴：人迎、水突、扶突、天突、阿是穴（阿是

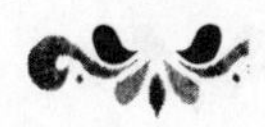

穴在甲狀腺腫大結節上）；配穴：合谷、曲池。

方法 用平補平瀉法，得氣後留針15分鐘。每日治療、1次。因頸部血管神經分佈較多，進針前要輕輕按揉穴位，使其避開血管，進針不宜過深，主穴1.5～2公分，阿是穴視結節的大小，進針1～3公分為好，不要穿透結節。

按語 共治療單純性甲狀腺腫102例，痊癒78例；有效24例。其中彌漫性28例全部治癒；結節性治癒50例；有效24例；總有效率為100%。治療時間在1～8週。

來源 獻方人：吉林省延邊通用機械廠衛生院韓國瑞；推薦人：安徽省歙縣中醫院汪軍。

甲狀腺機能亢進

方1 生牡蠣30克、夏枯草30克、白芍15克、象貝母10克、黃藥子10克、玄參15克、生地15克、麥冬15克、地龍9克、甘草5克。

方法 以消癭湯為基本方，隨證加減，水煎服4～6週，症狀、體徵改善後，再以本方研末，開水沖服。每次20克，1日2次，2個月為1療程。

按語 隨證加減：氣鬱明顯加柴胡、鬱金；心悸加珍珠母，丹參；出汗多者加五味子；手震者加勾藤；肝火亢盛者加山梔，膽草；甲狀腺腫大者加海浮石；質硬加山甲、三棱；突眼者加蚤休、白花蛇舌草。筆者運用「消癭湯」治療甲亢42例，治癒18例，顯效2例，好轉9例，無效3例。總有效率為92.9％。「消癭湯」是湖南中醫學院曾君呈副教授治療甲亢的經驗方。

來源 獻方人：湖南省懷化地區第一人民醫院韓純慶；推薦人：湖南省新田縣衛校蕭家凰。

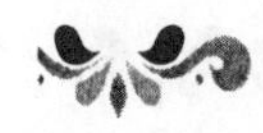

方2　內關、神門、肝俞、陰陵泉、三陰交、陽陵泉、足三里、心俞、肝俞、腎俞、胃俞、膀胱俞。

方法　①患者仰臥位，醫者用一指禪推法或點壓、按揉法分、別施術內關、神門、陰陵泉、三陰交、陽陵泉、足三里諸穴，每穴0.5～1分鐘。②患者俯臥位，醫者用拇指點壓、按揉法分別施術心俞、肝俞、脾俞、胃俞、腎俞、膀胱俞等穴，每穴1.5～2分鐘。

然後滾法施術於脊柱兩側的膀胱經，重點在肝俞。上下反覆操作，時間約10分鐘左右。

按語　①本法治療甲狀腺機能亢進有一定療效。②本病需與神經官能症、單純性甲狀腺腫相鑒別。

來源　獻方人：江蘇省常州市廣化橋醫院李倩；推薦人：江西興國傑村鄉賢哲子診療研究所胡建華。

方3　阿是穴（約在人迎穴上下各0.5寸左右共4穴）、合谷、內關、足三里。

方法　毫針刺法，每日1次，留針30分鐘，10次為1療程，休息5日後，繼續第2療程治療。

按語　甲亢屬中醫「氣癭」範疇。本病的發生、發展，多與患者精神因素有關。因此，在治療中，一定要注意消除患者的思想顧慮。阿是穴之應用，應根據頸腫程度的大小，採用局部多針法，可使瘀結消散，合谷、足三里可疏通陽明經氣，以消散氣血之凝聚。內關乃心包經之絡穴，可理三焦，調心氣，緩解心動過速，四穴同用具有消散頸腫，調節心律，改善臨床症狀的作用。

來源　獻方人：河南中醫學院邵經明；推薦人：新疆伊寧市解放軍第11醫院王學良。

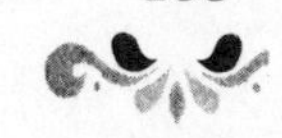

糖 尿 病

方1 苦瓜1000克。

方法 將新鮮苦瓜洗淨，煮熟，晾乾，然後研成粉末，用瓶裝好備用。日服3次，每次飯前服10克，15～20次為1療程。

按語 此方要連續服用6個月後血糖才可逐漸降低，1年後血糖明顯下降，長期服用，無副作用。

來源 獻方人：新疆烏魯木齊市溫泉療養院王軍；推薦人：新疆伊寧市解放軍第11醫院趙飛。

方2 荔枝核500克。

方法 荔枝核烘乾研末，每日3次，每次10克，飯前30分鐘溫水送服。

按語 用此方治癒40歲以上中老年非胰島素依賴型無合併症的糖尿病7例，好轉數10例。

來源 獻方人：新疆烏魯木齊市溫泉療養院王軍；推薦人：新疆伊寧市解放軍第11醫院王學良。

方3 豬胰600克、山藥400克、生黃芪200克。

方法 將豬胰烘乾，共研粉製丸或壓片，10歲以下每次服10克。每日3次，可同時服用六味地黃湯。

按語 用此法治療34例，療效顯著。孫××，男，9歲，1979年9月16日就診。患兒近月口渴欲飲，納食增多，晝夜約飲2瓶水，但仍不解渴。尿檢、尿糖（+++），西醫診斷糖尿病。給服少量降糖靈，但症狀不能控制。按上方配製成丸，同時服六味地黃丸，3天症狀明顯減輕，口渴

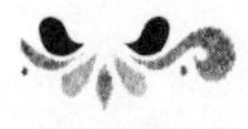

改善，飲水減少，納食亦減。堅持服藥半個月，尿糖（±）。

來源 獻方人：武警安徽省總隊醫院何國興；推薦人：安徽省醫科大學汪秀華。

方 4 巴戟天、熟地、杞果、仙靈脾、黃芪、黨參、山藥、山萸肉、黃精、煅龍牡、天花粉、黃連。

方法 水煎服。每日 1 劑。若口渴多飲甚者加生石膏 60～100 克，多尿明顯加覆盆子、菟絲子、黃柏，多食善饑甚者重用黃連 20 克。水煎服每日 1 劑。除黃芪重用 50 克外，餘方藥均為 9 克，每療程為 20 天，以 3 個療程為觀察標準。

按語 此方是以補腎為主，佐以養陰清熱之品。共觀察 42 例，治癒 15 例，顯效 1 6 例。好轉 8 例，無效 3 例，總有效率為 91 %以上。

來源 獻方人：吉林省人民醫院中醫科郭京麗；推薦人：吉林省長春中醫學院王中男。

方 5 地骨皮 50 克。

方法 上藥加水 1000 毫升，慢火煎至 500 毫升即可，留置瓶中，少量頻飲代茶，每日 1 劑。另外輔以維生素 C，維生素 B_1 肌肉注射，每日 1 次。

按語 用此方治療糖尿病 20 例，多飲、多食、疲乏等臨床症狀均在 1 週左右基本控制，血糖恢復正常，尿糖陰性。10 例隨訪 1 年未復發。

來源 獻方人：武警安徽省總隊醫院何國興；推薦人：安徽省醫科大學汪秀華。

方 6 熟地 25 克、山藥 50 克、天冬 20 克、麥冬 20 克、花粉 50 克、川芎 15 克、桃仁 15 克、紅花 15 克、丹參 25 克。

方法　水煎服，每天1劑。

按語　消渴病多因情態不遂而氣滯，久滯成瘀，久瘀體必虛，上方正適合於陰虛體弱挾有瘀血之症。本病雖有上中下之消分，肺熱，胃熱，腎虛之別，而臨床上往往同時存在，並過去單用清熱養陰補腎的藥物勢必力弱效低，如加入了上方內活血祛瘀的藥物在提高療效上確有相得益彰之功。

來源　獻方人：東電一公司赤峰分公司醫院潘起貴；推薦人：寧夏銀川市鐵路醫院張光輝。

方7　山藥30～45克，花粉30～60克，地骨皮15～30克，枸杞、生地、黃芪、玄參各15克，蒼朮12克，知母12克，生石膏、葛根各30克，五味子10克。

方法　上方水煎，取汁300毫升，1日1劑，早晚各服1次。

按語　本方治療糖尿病25例，男15例，女10例。治療後痊癒10例，顯效11例，無效4例。總有效率84％。

來源　獻方人：河南省扶溝縣人民醫院田中峰；推薦人：吉林省長春中醫學院附屬醫院周建華。

方8　合谷、復溜、大椎、魚際。

方法　針刺為主，得氣為度，留針20分鐘。乏力加中脘、氣海。1日1次。

按語　糖尿病屬於中醫消渴範疇。治療29例，顯效者、11例，好轉者16例，無效者2例。治療後多數患者尿糖有不同程度下降。注意控制飲食。

來源　獻方人；吉林中醫中藥研究院李棟林等；推薦人：安徽省歙縣中醫醫院汪軍。

方9　①關元、三陰交；②腎俞、三焦俞；③內關、太谿。

方法　用毫針交替針刺以上各穴，施補法，或留針30分鐘。3組配方變替使用，每日1次，10次為1療程。每療程之間停針1週。

按語　安某某，男，25歲，門診號54。3年前精神上受刺激，發現多飲多尿，每日白天飲水兩暖瓶，夜間1暖瓶。飲後尿量增多，並伴有遺精，全身無力，睡眠欠佳，頭昏頭痛等症。查：體質消瘦，營養不良，舌紅苔黃薄，脈沉緩。治以滋陰補腎。經上法治療3個療程，全身症狀消失，飲水量與尿量均恢復正常。

來源　獻方人：黑龍江哈醫大附屬第一醫院針灸科王風儀；推薦人：新疆伊寧市解放軍第11醫院王學良。

高脂蛋白血症

方1　石決明30克，夏枯草15克，大黃5～10克，澤瀉、生地、白芍各15克，柴胡10克。

方法　每日1劑，早晚煎服。同時服維生素C 100毫克及維生素B_1 10毫克，每日3次，停服所有降血脂藥物，總療程為4週。

按語　本症一般分為肝陽上亢，肝腎陰虛，陰虛陽亢三型，與肝腎功能失調，脂質代謝紊亂有關。筆者收治71例中，肝陽上亢型32例，肝腎陰虛型3例，陰虛陽亢型36例。治療後，臨床症狀均有明顯改善，總有效率為74.29％。

來源　獻方人：湖南醫科大學中西醫結合研究所石林階；推薦人：湖南省新田縣衛校蕭家凰。

方2　菊花60克、海帶60克、芹菜60克、黑木耳60克，佐以適量黑米。

方法　將菊花、海帶、黑木耳、芹菜佐以黑米煮成粥，即成「降脂膳」。每日中餐、晚餐各1次。飲食以清淡為原則，禁食甘油膩之品，可以大豆蛋白為主。

按語　高血脂症是導致血液黏稠度高的主要因素之一。臨床上90％以上的腦梗塞患者血脂較高。根據這一病理，我們用「降脂膳」對154例患者進行臨床觀察，其中82例（觀察組）病人膽固醇及甘油三酯均有明顯改善（$P < 0.01$）。

來源　獻方人：天津市中醫醫院范淑芬、韓禪虛；推薦人：天津市中巨醫院沈偉梁。

方3　桑寄生、仙靈脾、澤瀉、玉竹、茺蔚子、山楂各150克。

方法　研末過篩消毒，裝膠囊內備用，每次服30克，每日3次。6週為1療程。

按語　共治療51例，顯效19例（35.2％）；有效23例（42.6％）；無效12例（22.2‰）；總有效率為77.8％。

來源　獻方人：黑龍江省哈爾濱醫科大學附屬第一醫院中醫科胡曉晨等；推薦人：新疆伊寧市解放軍第11醫院王學良。

第六節　泌尿系統疾病

慢性腎炎

方1　紅花15克、梔子花15克、菊花15克、木別子15克、麥門冬10克、鬧陽花10克。

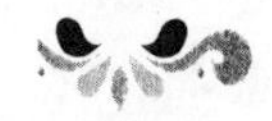

方法　以上諸藥共為細麵，溫開水沖服，成人每次服5克。

按語　本方具有化積、消脹利水之功效，主治熱性水腫之征，服用10天可獲效。

來源　獻方人：吉林省長春中醫學院附屬醫院景瑛；推薦人：、吉林省長春中醫學院附屬醫院王中男。

方2　生水蛭粉3克、生黃芪30克、桑寄生30克、山藥15克、苡仁15克、牛膝15克、芡實15克、金櫻子15克、地龍15克、車前子12克、何首烏12克、全蠍5克、甘草6克。

方法　生水蛭粉3克，1日2次，沖服。餘藥，水煎服，每日1劑，早晚各服1次。

按語　該方法治療慢性腎炎數10例，屢治屢驗。

來源　獻方人：湖北省隨州市中醫醫院齊智勇；推薦人：新疆、伊寧市解放軍第11醫院王學良。

方3　石榴皮25克、肉桂15克、白豆蔻15克、華茇15克、訶子10克、硇砂10克、乾薑15克、香菜子10克、海金沙10克、蒺藜15克、梔子10克、建蓮子15克。

方法　以上諸藥共為細麵，溫開水送服，成人每次服5克。

按語　本方具有升清降濁，通水逆消水腫之功，主治眼瞼、足膝浮腫、小便短少等症，服用10天可獲效。

來源　獻方人：吉林省長春中醫學院附屬醫院景瑛；推薦人：吉林省長春中醫學院附屬醫院王中男。

方4　土茯苓50克、白花蛇舌草30克、金銀花20克、連翹20克、木通15克、澤瀉30克、萹蓄25克、瞿麥25克、滑石30克、甘草15克、茯苓25克、車前子20克（單包）。

方法 水煎服，每日1劑，分2～3次服。

按語 中醫認為腎炎管型尿形成多為脾腎兩臟失調，精微下注所致。治療上著重加強脾氣攝取，與腎氣封固功能。筆者在臨床觀察24例腎炎管型尿患者，皆為濕熱之邪鬱結下焦，膀胱氣化乏力，精微下注，同時伴有大量蛋白尿的出現。治療上重點放在「濕」與「熱」上，用大量淡滲利濕以祛其邪。配以清熱解毒之品，以攻其熱。如：土茯苓、白花蛇舌草、金銀花、連翹，使濕祛熱除管型自消。忌辛辣、油膩、高鹽飲食。

來源 獻方人：吉林省人民醫院中醫科姜慧強；推薦人：吉林省長春中醫學院王中男。

方5 活鯽魚2條、地榆15～30克、鮮土大黃9～15克。

方法 將每條30克重的鯽魚洗淨，與上述中藥一同煮熟，睡前半小時或1小時吃魚喝湯。每日1劑，3～5劑為1療程。

按語 本方治療急慢性腎炎45例，一般服3劑，重者服5劑，全部治癒。

來源 獻方人：新疆伊寧市第11醫院武繼華；推薦人：新疆伊寧市解放軍第11醫院王學良。

方6 銀花、連翹、白茅根各20克，板藍根、坤草各30克，蒲公英、生地各15克，丹皮、赤芍、藕節、丹參、大小薊、生山楂各10克，紫花地丁6克。

方法 水煎服，1日1劑。

按語 此方對過敏紫癜性腎炎患者效果較好。過敏紫癜性腎炎屬祖國醫學「血證」範疇。火熱薰灼，損傷脈絡是血證最常見的病機。故治以清熱解毒，涼血化瘀之法，使血熱

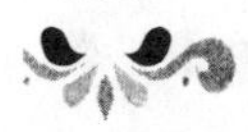

得清，絡脈通暢，則諸症自除。

來源 獻方人：北京市第六醫院陳軍；推薦人：湖南省新田縣衛校蕭家凰。

方7 黑芝麻500克、核桃仁500克。

方法 取上藥共研細末，服時取藥末20克，以溫開水送下，服後嚼服大棗7枚，每日3次。藥盡為1療程。

按語 此方治療慢性腎炎、腎病綜合症之蛋白尿患者多例，效果顯著，一般1療程後蛋白尿可消失。

來源 獻方人：武警安徽省總隊醫院何國興；推薦人：安徽醫科大學汪秀華。

方8 太湖拐杖嫦娥伏兔。

方法 原地踏步。膝尖高度平大腿根，兩手持杖，點打伏兔穴，在膝蓋上大腿正面10公分左右。兩手持杖往下打時不要用力，只要將肩關節鬆開，隨著手臂放下就行，這樣顯得沉重而有力。

按語 該功法堅持練習，對慢性腎炎有較好的防治效果。

來源 獻方人：江蘇省常州市太湖氣功診療研究所王天賜；推薦人：江西省興國縣太湖氣功醫療院朱桂芝。

急性腎功能衰竭

處方 大黃30克、枳實10克、芒硝20克（沖）、生地30克、麥冬30克、白茅根30克、桃仁10克、豬苓12克。

方法 每劑藥製成50升藥液，成人每次服25毫升，兒童8～10歲每次服15毫升，、11～14歲每次服20毫升，1日4次口服。危重病人1日6次服用，連服30～50天為1

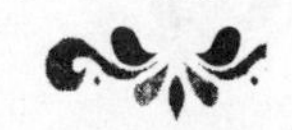

療程，必要時可重複 1 個療程。

按語 此方治療流行性出血熱致急性腎功能衰竭顯效率為 88.6 %，總有效率為 96 %。

來源 獻方人：江蘇省南京中醫學院周珉；推薦人：新疆伊寧市解放軍第 11 院王學良。

腎盂腎炎

處方 太湖拐杖滾磨腰腎。

方法 將杖置背部命門處，上下滾磨。滾磨命門穴、兩腎區、足三里等穴。同時也可以滾磨於勞宮穴及內關穴。

按語 該法對腎盂腎炎有較好的防治作用。

來源 獻方人：江蘇省常州市太湖氣功診療研究所王天賜；推薦人：江西省興國縣太湖氣功醫療院朱桂芝。

第七節　神經精神病系統疾病

面神經炎

方 1 新鮮活鱔魚 1 條、肉桂 10 克、胡椒 10 克、冰片 3克。

方法 上藥共搗碎，加入少量白酒調為糊狀，先取針灸針速刺患側頰車、下關穴，然後外敷此藥，外用紗布固定，2 天換藥 1 次。

按語 用此法治療 15 例。時間最短者 5 天。最長者 10 天，全部治癒。

來源 獻方人：武警安徽省總隊醫院何國興；推薦人：安徽醫科大學汪秀華。

方2　蜈蚣1.5克、防風15克。

方法　蜈蚣焙乾研細末。取清水350毫升，將防風放入水中，煮煎20分鐘，取出藥液50毫升，飯前用藥液將蜈蚣末1次沖服完，每日1次，3天為1療程。

按語　用此方觀察治療56例，治癒率為96.5%。

來源　獻方人：新疆米泉縣人民醫院張玉萍；推薦人：新疆伊犁地區人民醫院趙淑華。

方3　透骨草45克、防風30克、荊芥穗30克、白酒250毫升。

方法　將前3味藥共碾細末，過60目篩，裝瓶備用。第1次用45克，剩餘60克分2次用。用時先將白酒倒入碗內，碗放在盛有水的鍋內，文火燒至酒熱，把藥倒入碗內，將中藥粉與酒精攪動，患側側放於鍋上，距鍋面約20公分，對準藥酒碗，熱氣薰蒸，頭面部及上胸部用被子覆蓋，約30～40分鐘，以上半身出透汗止。治療過程中必須嚴密觀察病人表情，以防出現虛脫。每日治療1次，3次為1個療程。

按語　經治療88例，一般在1個療程治癒，總有效率為96.5%。有心臟病及哮喘病患者應慎用。

來源　獻方人：河南省安陽市151醫院閻水長；推薦人：武警安徽省總隊醫院何國興。

方4　荊芥、防風、艾葉各15克。

方法　將上藥入砂鍋加水800毫升，煎成500毫升。

將藥液及藥渣倒入圓形容器中，外薰以耳孔為中心的局部，天冷時頭部蒙上毛巾以便熱力集中，薰至局部潮紅，以見微汗為度。中午飯後和睡前各操作1次。薰後用毛巾擦乾。避免風寒，薰1付藥夏天用1天，冬天可用2天。每日

1次，10次為1療程。

按語 本法適用於面癱初起，療效甚佳。

來源 獻方人：河南洛陽口腔醫院閻金周、袁軒；推薦人：新疆伊寧市解放軍第11醫院趙飛。

方5 上巨虛、頰車、下魚腰、四白、太陽、四瀆。

方法 以上穴位均採用平刺法，輕刺患側，重刺健側。每日1次，留針30分鐘或加電針，10～15次為1療程。

按語 根據郭氏的經驗，對面癱的患者早期禁刺局部，選用遠道有效點治療，一般1個療程見效。患病3週後的患者，患側輕刺，健側重刺並結合遠道有效點的治療，大多數亦能恢復。

來源 獻方人：中國中醫研究院針灸研究所郭效宗；推薦人：新疆伊寧市解放軍第11醫院王學良。

方6 魚腰（患側）、風池（雙側）、合谷（雙側）、四白（患側）、地倉（患側）。

方法 主穴魚腰取患側沿皮刺0.5寸，當即能使眼瞼閉合，其餘4穴均用瀉法。每日1療程。

按語 面癱（指周圍性面癱）為四季常見多發病，本組處方經門診及病房應用，優於其他刺法，共觀察病例600餘側，總有效率為96％。

來源 獻方人：天津市中醫醫院針灸科韓禪虛；推薦人：新疆伊寧市解放軍第11醫院王學良。

方7 百會、風池、合谷、陽白、太陽、攢竹、四白、顴髎、頰車、地倉、睛明。

方法 採用毫針刺法，留針20分鐘，或加電針，每日1

次，10～15 次為 1 療程。

按語　以百會、風池、合谷為主穴，祛風通絡，餘穴為對症而設。本法雖然以瀉為法，但程氏認為要把握好分寸，瀉而不傷正氣。醫者時時要注意固護正氣。

來源　獻方人：中國中醫研究院針灸研究所程莘農；推薦人：新疆伊寧市解放軍第 11 醫院王學良。

方 8　地倉、頰車、太陽。

方法　用瀉法針刺健側上述穴位，2 天 1 次，10 次為 1 療程。

按語　用此方治療面神經炎患者 290 例，最短 1 療程，最長 3 療程，治癒率為 100 %。例：患者陳×，女，23 歲，因寒邪侵表，發生左面部神經麻痹眼角流淚，曾治療 1 月效果不明顯，求我處診治 5 次痊癒。治療中嚴禁房事。

來源　獻方人：武警甘肅省蘭州市支隊衛生隊陳滿志；推薦人：新疆伊宋市解放軍第 11 醫院王學良。

方 9　攢竹、四白、陽白、絲竹空、地倉、迎香、頰車、風池、合谷。

方法　病及少陽者加外關；風寒侵胃者加中脘、足三里；肝膽濕熱者加陽陵泉、行間、解谿；肝腎虧虛者加太谿、腎俞、太衝。針刺以瀉法為主。肝腎虧虛者施也補法，寒邪重者配以灸法。每日 1 次，10 次為 1 療程。病之初期邪盛宜瀉；病之後期正氣已損宜補，採用「淺刺多穴法」並配足三里。

按語　採用該方法治療 75 例，治癒率為 82.7 %。

來源　獻方人：北京中醫學院針灸推拿系何樹槐；推薦人：新疆伊宋市解放軍第 11 醫院王學良。

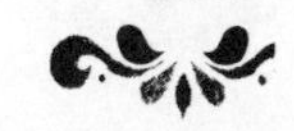

方 10　風池、陽白、太陽、四白、地倉、頭椎、攢竹、迎香、頰車、合谷、外關、內庭。

方法　上述穴位交替針刺。以背部、循經對症的取穴原則配穴。每次選穴不宜過多，一般面部選用 3～5 穴，隔日 1 次，留針 15～20 分鐘。針刺宜淺，局部穴位手法宜輕，施補法以調和氣血，遠端循經取穴刺激量要大。施瀉法以疏通邪氣，驅邪外出。10 天為 1 療程。

按語　該方治療周圍性面癱有顯著療效。

來源　獻方人：江蘇省常州市第二人民醫院劉佳；推薦人：新疆伊寧市解放軍第 11 醫院武繼華。

方 11　攢竹、太陽、迎香、地倉、翳風（患側）。

方法　鐳射穴位照射組：採用上海醫用雷射儀器廠生產的 G2–1A 型氦氖鐳射纖維灸儀進行治療，波長 6328A，輸出功率＞1 毫瓦，光斑直徑 1.5 毫米。患側選用以上穴位，健側根據病情酌選相應 2～3 穴。一般每次照射 3～5 分鐘，每日 1 次，10 次為 1 療程，療程間隔 5 天。

按語　鐳射穴位照射 51 例，痊癒 18 例，顯效 19 例，好轉 11 例，無效 3 例，總有效率 94.1 %。鐳射治療優於針灸。

來源　獻方人：江蘇省南通市中醫院王茵萍、徐慕英；推薦人：湖南省新田縣衛校蕭家凰。

方 12　地倉（雙）、頰車、下關。

方法　採用精製火制，刺入地倉（患側 3 次，健側 1 次）、頰車、下關（患側），隔日 1 次，3～7 次為 1 療程。

按語　用此法治 58 例患者，少則 3 次，多則 7 次治癒。以「見熱起縮」原理，並刺激經絡穴位，促進面部肌肉麻痹的恢復。

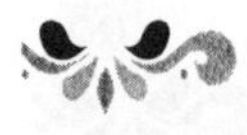

來源　獻方人：吉林省延邊煤礦服務公司職工醫院金太浩；推薦人：新疆伊寧市解放軍第 11 醫院何周智。

方 13　地倉、陽白、水溝、承漿、合谷。

方法　地倉透頰車，艾條灸陽白，梅花針打刺患側面肌，餘穴用平補平瀉針法。1 天治療 1 次。10 次為 1 療程。

按語　用此法治療本病，少則 1 週，多則 20 天治癒，年輕體壯者療效甚佳。李××，男，35 歲。因勞累汗出受風自覺右側面頰麻木，口眼喎斜，流涎。前來我科治療，確診為「面神經麻痹」，經治 15 次痊癒。

來源　獻方人：寧夏銀川市第二人民醫院針灸科張玉霞；推薦人：寧夏自治區人民醫院趙柯。

方 14　口腔健側頰黏膜。

方法　患者端坐於椅子上，頭略後仰，張口。取無菌紗布 1 塊，塞於口腔健側下頰與牙齒之間隙中，再用手壓舌板將健側頰與上齒分開，用 2%紅汞棉球消毒腮腺開口部位的頰黏膜 2 次（不需麻醉）。然後用手術刀（尖形），在該部位劃割切口，並取出紗布，令其吐出口中的唾液及溢血。爾後術者以一手掌在患者健側至患側面部反覆按摩 20 次。治療 1 次不癒者，可間隔 1 週再行第 2 次割治。本法治療 30 例患者，1 次治癒 24 例，2 次治癒 3 例，3 次治癒 3 例。

來源　獻方人：解放軍 37015 部隊衛生科董輝等；推薦人：吉林省長春中醫學院附屬醫院周建華。

方 15　地倉、頰車、太衝、四白、陽白。

方法　在面部採用連續閃罐治療，隔日 1 次，10～15 次為 1 療程。

按語 採用該方法給張氏治療共拔罐 14 次，自覺症 狀和體徵完全消失，隨訪 1 年未復發。

來源 獻方人：甘肅省新醫藥研究所曲祖貽；推薦人：新疆伊寧市解放軍第 11 醫院王學良。

方 16 印堂、魚腰、太陽、睛明、四白、印堂、地倉、頰車、下關、牽正、聽宮穴、點按捏拿揉推法。

方法 ①患者取坐位，醫者站立患者對面，用拇指指腹，推按其兩眉中間的印堂穴上，然後移向患側前額面的魚腰、太陽穴處，反覆 10 餘次約 2～3 分鐘。②以拇指指尖掐於患側的睛明、四白、太陽穴（閉親身眼弱者用手拉患側的上眼瞼，往下朵拉幾次，使上眼皮下垂），然後點掐迎香、下關、頰車、地倉、牽正、聽宮穴 2～3 分鐘。③以大魚際或掌面於面部由輕面重地揉推，使局部有發熱感，然後用拇、食、中三指在面部串側作上下、左右捏拿，以加強面部肌肉恢復（但在施用手法時，患部塗少量紅花油防止顏面部破皮）。最後用擦法，使患者面部發熱有較舒服的感覺。以上操作大約 20 分鐘。④輔助治療：讓患者自做一個迴紋針鉤，一端鉤在患側的嘴角處，另一端用線線套在患側的耳部，以加強面部肌肉功能的恢復。同時面部還應保暖。

按語 手法治療面癱，方法簡便，不受條件設備的限制，能起到立竿見影的效果，作者曾治療 100 餘例，無 1 例失敗。

來源 獻方人：武警安徽省總隊醫院王永明；推薦人：新疆伊寧市解放軍第 11 醫院王學良。

方 17 自我按摩、捏拿、揉按地倉、翳風、太陽。

方法 ①拿捏額部：用手的拇食兩指拿捏患側額部，從

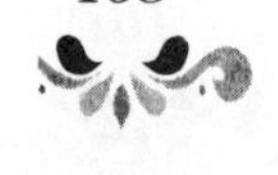

眉頭到眉梢的額部，先上下捏 10～20 次，再左右捏 10～20 次。②推拿太陽：用手掌的掌根，從患側的太陽穴處向耳尖上方推擦 10～20 次。③推擦地倉：地倉穴位於口角旁半橫指處。用手掌的掌根，從患側地倉穴處，向耳根後推擦 10～20 次。④揉按翳風：翳風穴位於耳垂後凹陷中。用食指或中指按於翳風穴處，順時針揉按 10 次，再逆時針揉按 10 次。每日早晚各 1 次，半個月為 1 療程。

來源 獻方人：新疆烏魯木齊溫泉療養院王軍；推薦人：新疆伊寧市解放軍第 11 醫院王學良。

方 18 「8」字遠氣功。

方法 將左（或右）手緊握拳，掌心向前，把食指掌指突起處放在一側耳前顳動脈搏動處，以此為起止點，下行圍繞耳廓旋 1 週，在此交叉，再下行至頦，沿對側顏面外緣上行，再沿額與頭髮交界處繞回至起止點，每運轉一個 8 安呼吸 1 次，順、逆時針各運轉 50～100 個 8 字，一般左右交換各做 1～2 次。再以對側耳前為起止點照做。

按語 手不能重壓或離開皮膚。每分鐘要運轉 10 次以下。練時頭不能動。該方對面神經麻痹有一定的防治效果。

來源 獻方人：江西省興國縣傑村賢哲子診療研究所胡建華；推薦人：江西省興國縣靈靈子診療研究所胡霞雲。

眶上神經痛

處方 主穴：眼區（耳垂中心）；配穴：肝皮質下。

方法 常規消毒耳廓，待皮膚乾燥後，將中藥王不留行籽 1～2 粒，放在 0.5×0.7 公分膠布中心，貼壓於耳穴上，用拇食兩指加壓按揉 0.5～1 分鐘，稍有壓痛或灼熱為度。每天

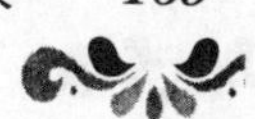

自行按壓3次，每次15～20下，3日換1次，5次為1療程。

按語 本法一般約3～5分鐘可止痛。76例病人治療後，64例痊癒，11例有效，1例無效。總有效率98%以上。

來源 獻方人：江西省建築總公司醫院眼科李菊琦；推薦人：安徽省歙縣中醫院汪軍。

三叉神經痛

方1 壁虎（又名守宮）。

方法 取夏季活壁虎放烘乾箱內控溫120度烘乾軋細備用。每次3克，每日3次，開水送下。

按語 臨床觀察100例，76%患者當天疼止。個別復發者再服仍有效，無抗藥性及副作用。

來源 獻方人：河南省洛陽市老城醫院中攻外科史洛根；推薦人：河南洛陽白馬寺正骨醫院袁軒。

方2 馬錢子30克、川烏15克、草烏15克、乳香15克、沒藥15克。

方法 將上述各藥研細混勻，用香油、清涼油各適量調成膏，貼敷太陽、下關、頰車、阿是等穴，每次選1～2穴位，2天換藥1次。

按語 一般3～4次均可治癒。該方有毒，忌內服。

來源 獻方人：新疆烏魯木齊市溫泉療養院王軍；推薦：新疆伊寧市解放軍第11醫院王學良。

方3 老蔥白1個、老生薑1塊。

方法 將蔥薑搗成泥狀，敷於面頰部或疼痛明顯處，用紗布和膠布固定。

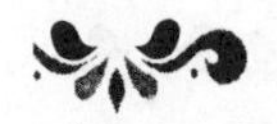

按語　一般4小時疼痛即可緩解，第2日再用新的蔥薑泥照上法外敷，3～5天疼痛就可消失。經驗證4列，均見殊效。

來源　獻方人：吉林省人民醫院中醫科郭京麗；推薦人：吉林省長春中醫學院王中男。

方4　川芎50克、白芷50克、蓽茇50克、全蠍10克、蜈蚣3條、半夏15克、陳皮25克。

方法　水煎服，1日2次。

按語　本方經多年臨床觀察效果顯著。既無危險性，又無副作用，療效可靠。在辨證施治中以大劑量川芎為主藥，若病情重，服4劑無效者後可將川芎用到每劑75克。取其辛溫走竄及祛風止痛的作用。熱盛者加生石膏、膽星；寒邪偏盛者加炙川烏、白附子；痰濁偏盛，流涎甚者加僵蠶、地龍；血瘀偏重者或病程久而入絡者加炙水蛭。

來源　獻方人：吉林省白城市醫院孔曉春；推薦人：吉林省白城市中醫院戴景春。

方5　地龍5條，全蠍20個，路路通10克，生南星、生半夏、白附子各50克，細辛5克。

方法　上藥共為細末，加一半麵粉，用灑調成餅，攤貼太陽穴，紗布固定，每天1次。

按語　用本法曾治三叉神經痛患者45例，其中治癒42例。好轉3例。療程最長6天，最短2天。

來源　獻方人：吉林省磐石縣醫院李志文；推薦人：吉林省長春中醫學院附醫院周建華、王中男。

方6　白芍50克、炙甘草30克、酸棗20克、木瓜10克。

方法　將上方小煎，每日服1劑，早晚空腹各服1次。

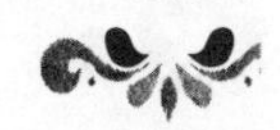

按語　筆者用上方治5例患者，均獲痊癒。

來源　獻方人：浙江省椒江市中醫院黃冬度；推薦人：山西省雁北地區小峪煤礦醫院孟發業、王繼元。

方7　下關、魚腰（眶上孔）、四白（眶下孔）、夾承漿（頦孔）。

方法　三叉神經Ⅰ支痛：取魚腰，從患側眉中處30度角向內下方刺入，有觸電樣感傳至前額時，提插20～50次。Ⅱ支痛：取四白，從患側四白穴約45度角斜向後上方刺入，有觸電樣針感傳至上唇時，提插20～50次。Ⅲ支痛：取下關，從患側下關向對側後上方刺入，當有觸電樣針感傳至下頜或舌根時，提插20～50次。如下關療效不明顯時，可配用夾承漿穴。

按語　治療並隨訪觀察1000例患者，近期治癒率為49.6%，有效率為99.1%。

來源　獻方人：原遼寧省瀋陽空軍醫院針灸科徐笨人；推薦人：新疆伊寧市解放軍第11醫院王學良。

方8　太陽、地倉、攢竹、太陽、顴髎、頰車。

方法　先取太陽透地倉，攢竹，施捻轉瀉法1分鐘；復取太陽，顴髎、頰車3穴刺絡拔罐，每罐出血量5毫升為度。隔日1次，7次為1療程。

按語　共治療三叉神經痛83例，病程在1年內的13例；1～3年的35例；3～5年的24例，5年以上的21例。經本法治療，90%以上的患者在1週內痊癒。

來源　獻方人：天津市中醫學院第一附屬醫院石學敏；推薦人：新疆伊宋市解放軍第11醫院王學良。

方 9 主穴：合谷、太衝、翳風、痛點、耳後淋巴結；配穴：足三里、下關、太陽、魚腰、攢竹、四白、頰車、地倉、承漿、大椎、內關、心俞、脾俞、三陰交。

方法 每次取主穴 2～3 個，配穴 3～4 個，交替使用。取燈芯草 1 段，蘸麻油或茶油，點燃後對準穴位快速灼灸。在觸及患者皮膚時，可聽到「啪」聲，病人不感到疼痛。灸後局部保持清潔，5 天左右灸處結痂並脫落。每次灸治間隔 4～5 天。

按語 治療 32 例，疼痛完全消失，隨訪半年以上未見發作者 30 例，治癒率為 93.75 %，其中 1～3 次而癒者 23 例，占 76.67 %。2 例好轉。

來源 獻方人：福建省霞浦路長春中心衛生院鄭培鑾；推薦人：新疆伊寧市解放軍第 11 醫院王學良。

方 10 通絡止痛法。

方法 ①病人仰臥位，術者取坐位，先用輕柔的掌撫法，反覆施術於病人頭面部 3～5 分鐘，然後術者兩手掌心相對搓至發熱行掌推法，反覆施術於上述部位 10～20 次，再用雙手中指勾點風池穴。②體位同上，待疼痛減輕後，用推揉法施術 3～5 分鐘；第 1 支疼痛推揉攢竹、魚腰、晴明、太陽、合谷、阿是穴；第 2 支疼痛推揉四白、顴髎、合谷、內庭、阿是穴；第 3 支疼痛推揉下關、地倉、承漿、頰車、阿是穴。

按語 局部避免冷熱刺激。積極檢查和治療原發疾病。

來源 獻方人：江蘇省常州市中國太湖氣功診療研究所李梅；推薦人：江西省興國縣傑村賢哲子診療研究所胡建華。

面肌痙攣

方 1 顴髎、瞳子髎、率谷、絲竹空。

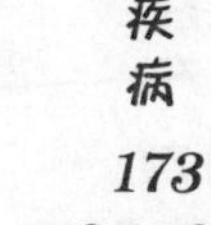

方法　採用毫針刺法，平補平瀉，得氣後留針 30 分鐘，隔日 1 次，12 次為 1 療程。

按語　面部為足三陽經筋結聚之處，故首選頰部的顴髎穴，該穴對面部經筋失調的病證有較好的療效。分別取攢竹、瞳子髎、率谷、絲竹空等穴。具有調節太陽、陽明經筋，緩解眼肌痙攣的作用。一般 1～3 個療程即可治癒。

來源　獻方人：四川省成都中醫學院針灸教研室關吉多；推薦人：新疆伊寧市解放軍第 11 醫院王學良。

方 2　足三里、陽陵泉、合谷（健）。

方法　採用毫針刺法，得氣後留針 20 分鐘，必要時加皮膚滾針（自製代替梅花針的滾針），從背部膀胱經心俞至腎俞區域，用皮膚流滾針向下循經滾刺以及膚潮紅為度。再用皮膚滾針滾刺患側面部，仍以皮膚潮紅為度。也可用梅花針叩刺以上部位。

按語　余氏常以此法治療面肌抽動，均獲滿意效果。

來源　獻方人：四川省成都中醫學院余仲權；推薦人：新疆伊寧市解放軍第 11 醫院王學良。

方 3　太陽、地倉、下關、顴髎。

方法　先取太陽透地倉，施捻轉瀉法 1 分鐘，復於太陽、下關、顴髎三穴刺絡拔罐每罐出血量 5 毫針即取下。1 日或隔日 1 次。10 次為 1 療程。

按語　收治面肌痙攣患者 55 例，採用上法治療，均獲佳效。

來源　獻方人：天津中醫學院第一附屬醫院石學敏；推薦人：新疆伊寧市解放軍第 11 醫院王學良。

方4　健側合谷、頰車、四白、陽白、翳風。

方法　選巨刺元法或用毫針透穴刺法，加用電針，每日1次，10次為1療程。

按語　筆者用上法加上肢反應點（壓之酸麻）手三里、天宗，施以捻轉瀉法，共治面肌痙攣患者7例，5例臨床治癒，2例好轉。

來源　獻方人：新疆伊寧市解放軍第11醫院王學良；推薦人：新疆伊寧市解放軍第11醫院何周智。

臂叢神經痛

處方　肩髃、臑俞、肩貞、腕骨。

方法　肩髃、肩貞，腕骨穴行毫針針刺法，施提插瀉法，肩髃、臑俞，施刺絡拔罐，每穴出血5～10毫升。1日1次，7次為1療，7次為1療程。

按語　用此法治療數10例，均有良好的效果。

來源　獻方人：天津市中醫學院第一附屬醫院石學敏；推薦人：新疆伊寧解放軍第11醫院王學良。

肋間神經痛

方1　支溝、陽陵泉、太衝。

方法　以上3穴均刺雙側，強刺激，留針30分鐘。1日1次，3～5次為1療程。

按語　用此法治療肋間神經痛120例，少則1次，多則10次治癒。病人患病時間最長2年，最短15天。李××，女，46歲，兩肋疼月餘，經市醫院診為肋間神經痛。情緒不快時加重，服中西藥無效，改用針灸2次治癒。

來源　獻方人：河南省洛陽市白馬寺骨科醫院楊錄賢；推薦人：河南省洛陽市白馬寺骨科醫院袁軒。

方 2　內關、陽陵泉、支溝。

方法　患者仰臥，穴位常規消毒。內關穴強刺激 2 分鐘，同時囑患者深吸氣，屏住氣緩慢吐氣，然後咳嗽及向左右 0 體；陽陵泉穴中等刺激，留針 10 分鐘；支溝穴強刺激。針刺同時，在疼痛局部加拔火罐。治療結束前，再行內關穴強刺激 1 分鐘。

按語　治療 308 例中，1 次而癒者 280 例，占 90.9 %；2 次治癒者 20 例，占 6.5 %；3 次而癒者 8 ，占 2.6 %，治癒率為 100 %。

來源　獻方人：安徽省太湖縣人民醫院針灸科周秀娟；推薦人：新疆伊寧解放軍第 11 醫院王學良。

方 3　陽陵泉（健側）。

方法　選用 28 號 3 寸毫針，常規消毒後快速刺入皮內，然後撚轉進針，針尖稍向上，使針感向上傳導，留針 30 分鐘，10 分鐘撚針 1 次，每日 1 次，1～3 次為 1 療程。

按語　肋間神經痛俗稱「叉氣」或「脇肋痛」。咳嗽會使疼痛加重。本人用該法治療肋間神經痛 106 例，一般 1 次見效，2～3 次痊癒。

來源　獻方人：新疆伊寧市解放軍第 11 醫院王學良；推薦人：新疆伊犁地區人民醫院趙淑華。

方 4　支溝、陽陵泉、乳根、天池。

方法　支溝，陽陵泉用粗針（毫針中最粗者），強瀉手法，5 分鐘提插轉 1 次，留針半小時，乳根、天池各拔罐 1

枚，留罐 15 分鐘。

按語 楊氏善出穴對，以其精巧玲瓏，圓機法活，取效尤速。支溝合陽陵泉，用治脅肋疼痛，古有明驗，然楊氏更以其同屬少陽經，領司同名經配穴法之真諦，故見效神速。

來源 獻方人：四川省成都中醫學院針刺臨教研室楊介賓；推薦人：新疆伊寧市解放軍第 11 醫院王學良。

方 5 支溝、內關、太衝、膈俞。

方法 若一側肋間神經痛取患側支溝、對側內關，雙側肋間神經痛，則取雙側支溝和內關。氣鬱型取雙側太衝，血瘀型加雙側膈俞，支溝用飛經走氣之法，使針感向肩部放射。若針感能傳至病處，療效更佳。內關用呼吸瀉法，太衝用提插瀉法，膈俞用撚轉瀉法。留針 30 分鐘，10 分鐘行針 1 次。

按語 觀察 46 例中，病程最長半年。氣鬱型 32 例，血瘀型 14 例。其中痊癒 34 例，好轉 8 例，無效 4 例，總有效率為 91 %。

來源 獻方人：天津市西效醫院吳奇方；推薦人：湖南省新田縣衛校蕭家凰。

方 6 舒筋活血、通絡止痛法。

方法 ①病人俯臥位，術者立於一側，先用掌根撫法、推法、滾法或用拇指滾壓法，施術於病人脊柱兩側膀胱經 2～3 分鐘，重點在背部；然後用拇指推揉背部痛點（反應點）1～2 分鐘。②病人仰臥位，術者立於鍵側，先用掌撫法反覆施術於患部，然後用拇指撫法、推法，沿疼痛之肋間隙由胸骨抽側後方反覆施術 10～20 遍，最後推揉阿是穴。③繼上體位，在上述部位推拿時，遇有痛性條索狀物，可先用指甲刮法，然後用理順法施術 1～2 分鐘。

按語 推拿治療時，以疼痛之肋間間隙為重點，結合在背部治療。該方治療肋間神經痛立竿見影。

來源 獻方人：中國江蘇省州市太湖氣功診療研究所李梅；推薦人：江西省興國縣傑村鄉賢哲子診療研究所胡建華。

尺神經麻痹

處方 臑俞、小海、曲池、外關、腕骨、後谿、中渚、神門、液門、合谷。

方法 選用健側穴位，按順序由上而下針刺（「接氣通經」法）用補法，使溫熱感覺向手指傳導，隔 4 日針治 1 次，明顯好轉，改為周針 1 次。

按語 取臑俞、小海等穴，用熱補法及「接氣通經法」，使溫熱感覺傳至小指能溫通經絡，療效顯著。實踐證明：採用熱補手法，能提高皮膚溫度。

來源 獻方人：甘肅省中醫學院鄭魁山；推薦人：新疆伊寧市解放軍 11 醫院王學良。

股外側皮神經炎

方 1 舒筋、活血、通絡法、按揉、推拿等。

方法 ①病人俯臥位，術者先用按揉法施術於病人腰部及患側臀部，然後取腎俞、志室、環跳、委中等穴。②病人側臥，患肢在上；先用手掌按揉法或肘部按揉法，施術於患側大腿外側麻木區，然後用肘部重力推法施術於患部，最後用肘部按壓居髎、風市穴，用拇指按壓陰陵泉、丘墟穴。③用手掌反覆有患部重力拍打。

按語 ①推拿時以局部為重點，關鍵治療手法是：在局

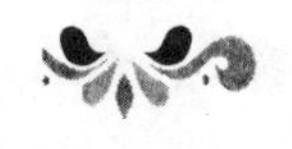

部重為拍打以及用推法、擦法。②注意局部保暖，可加局部溫熱敷療法，以不燙傷為度。推拿治療股外側皮神經炎數10例子，療效滿意。

來源 獻方人：中國江蘇常州太湖氣功診療研究所李梅；推薦人：江西省興國縣傑村鄉賢哲子診療研究所胡建華。

方2 推揉滾擦拍。

方法 ①病人俯臥位，術者立於患側，先用掌根推法、揉法、滾法，施術於病人腰骶部及患側臀部5～10分鐘，以患處為重點；然後橫擦八髎穴，以透熱為度；最後點壓大腸俞、膀胱俞、秩邊、環跳等穴2～3分鐘。②繼上體位，在患側髂脊最高點的下方與神經血管束呈現垂直方向用拇指輕柔彈拔3～5次；然後順血管束走行方向，用拇指推法、理順法施術5～10遍。③用叩法施術於腰骶部及患側臀部。

按語 ①用彈撥法時，手法不宜太重，避免造成新的損傷。②注意局部保暖，該方治療臀上皮神經炎，療效顯著。

來源 獻方人：中國江蘇常州太湖氣功診療研究所李梅；推薦人：江西興國縣傑村鄉賢哲子認療研究所胡建華。

方3 環跳、委中、承山、崑崙、箕門、血海。

方法 點按經穴：患者俯臥位，醫者以拇指螺旋點按環跳、委中、承山、崑崙、箕門、血海等穴位，並反覆滾揉臀部肌肉1～3分鐘以病在右為例，患者左側臥位，將手放在胸前左腿彎曲，右腿伸直。術者站立，以左足頂住患者的左踝部。然後雙手握住患者的右腿遠端對抗牽引，在牽引過程中將下肢向右內旋並適當用力向下拉，可聞響亮的「咯答」聲，隨後諸症可明顯減輕，最後以輕揉及拍法結束治療，每日按摩1次。

按語　髂腹股溝神經痛綜合症簡稱為髂腹股溝神經痛，是一種較為少見的神經痛。筆者自 1988 年以來，用按摩手法治療 7 例，均到良好的效果。治療次數最少 2 次，最多 6 次。

來源　獻方人：廣州市政總公司門診部鍾士元；推薦人：湖南新田縣衛校蕭家凰。

癲　癇

方 1　雞蛋 1 枚、全蠍 1 個。

方法　取新鮮雞蛋 1 枚，全蠍 1 個（將活蠍在鹽水內浸 6～8 小時，取出晾乾即可）。先將鮮雞蛋 1 枚，破一缺口，放入全蠍 1 個，立刻用厚濕草紙包裹 4～5 層，埋入木炭火中燒熟，去蛋殼連同全蠍一塊食用。每日早、午、晚飯前各服 1 枚，連服 30 天為 1 療程。2 療程間停服 3～5 天。

按語　用此方治療 10 例皆效，一般 1～2 個療程即癒。適用於 3～5 歲以上的患兒；18 歲以上的成人，病史在 3 年以上者可加倍用量。

來源　獻方人：山東省東平縣水河中心衛生院孟慶宋；推薦人：武警安徽省總隊醫院何國興。

方 2　全蠍 1 個（不去頭尾）新鮮韭菜 250 克。

方法　將全蠍 1 個放在洗乾淨的瓦片上，文火焙乾研成細粉。與新鮮韭菜 250 克混合一起揉，用乾淨紗布過濾其汁，汁中放入紅糖 50 克，反覆攪勻後入鍋內蒸熟，空腹 1 次服下，癲癇發作類型不同，服藥次數也不同；①大發作型：每月發作 5 次以下者，每週服藥 3 次，發作 6～10 次者，每日可服 1～2 次；發作 10 次以上者，每日服藥 2～3 次。癲癇持續狀態，每日可服藥 3～4 次。②局限性癲癇：頭痛型，精

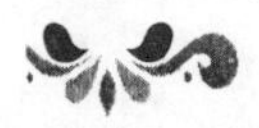

神運動性等發作，服藥次數控制在每週1～3次。③發作控制後，維持量由每週服藥1次，逐漸減少到每月2次或1次，持續半年至1年。

按語 筆者對經腦電圖檢者，確診的110例癲癇病病人用全蠍韭菜糖汁治療，取得了較好的效果，顯效78例，有效15例，總有效率為95％。比常規抗癲癇藥治療的有效率高。

來源 獻方人：四川省重訂江北區駐軍324醫院晏九銀、成湘萍等；推薦人：湖南省新田縣衛校蕭家凰。

方3 煅磁石30克、紫石英30克、鉤藤15克、膽草6克、羚羊角粉0.6克、菊花10克、全蠍10克、白附子5克、膽星10克、竺黃10克、礞石10克、牛黃0.6克、鬱金10克、菖蒲10克、沉香1.5克、僵蟲10克。

方法 上藥研細末，共蜜為丸，每丸3克。周歲以下1丸／日，每增1歲1丸，成人量9～12丸／日，分2～3次，白開水送服。

按語 本方為已幫名老中醫何世英主任醫師治癲驗方。共治療病人607例，總有效率達93.4％，處於國內領先地位。遠期療效也優於西藥，且經過藥理毒理實驗無毒副作用。

來源 獻方人：天津市中醫學會何世英；推薦人：天津市中醫醫院沈偉梁。

方4 當歸10克、紅花6克、牛膝6克、全蠍6克、葛根10克、天麻6克、僵蠶6克、鉤藤6克、絲瓜絡6克、雞血藤10克、甘草6克、桑葉10克。

方法 水煎服，每日3次，加服七厘散，每次服半瓶，每日3次。

按語 本法治療癲癇症，屢治效。可收通經暢絡，活血

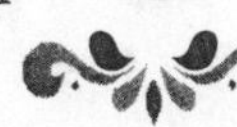

化瘀，推陳致新之效。

來源　獻方人：內蒙古自治區醫院李英；推薦人：新疆伊寧市解放軍第 11 醫院王學良。

方 5　啞門、內關、安眠。

方法　啞門穴深刺，進針後有閃電樣針感放射至頭部或肢體，立即出針，不提插，不撚轉。內關及安眠穴得氣後施以瀉法，提插撚轉 1 分鐘，留針 20 分鐘，20 次為 1 療程。

按語　各種原因所致凝血機制障礙的患者，頸畸形，穴位或穴位周圍有感染者禁深刺啞門穴。深刺啞門穴要在有經驗的醫生指導下進行。

來源　獻方人：北京醫科大學袁碩；推薦人：新疆伊寧市解放軍第 11 醫院王學良。

方 6　大椎、風池、百會、筋縮、腰奇。

方法　採用毫針刺法，得氣後行撚轉手法，留針 30 分鐘或加用電針。每日 1 次，15～30、次為 1 療程。

按語　百會屬督脈，為諸陽之會，有培補真陽，益氣活絡，健腦寧神，平肝息風之功；筋縮位居督脈，有活絡柔筋，定癇止痙之功；腰奇為治癲癇之奇穴，其與大椎，風池伍用，對癲癇發作有緩急之殊功，有對緩解期的鞏固遠期療效之功。

來源　獻方人：中國河南中攻學陸軍部經明；推薦人：新疆伊寧市解放軍第 11 醫院王學良。

方 7　後谿、早脈。

方法　採用八法計時開穴法，正當巳時（為戊寅日，丁巳時），開後谿為主，配以早脈客穴，用瀉法，不留針。每次計時取穴治療，1 日 1 次，15 次為 1 療程。

按語　採用計時開穴針刺治療癲癇，效果顯著，無不良反應。

來源　獻方人：河北中醫學院針灸系高玉椿；推薦人：新疆伊寧市解放軍第 11 醫院王學良。

方 8　人中、大陵、勞宮。

方法　每日針刺 1 次，10 次為 1 療程。

按語　用本方治療癲癇病人 21 例，有效率為 100％。最長 4 個療程，最短 2 個療程。同時配合精神治療。例：王××，男，39 歲。患癲癇 7 年之久，發作時突然摔倒，不省人事，口吐白沫，經過 3 個療程治療，觀察 1 年未發作，未口服其他藥物。

來源　獻方人：武警甘肅省蘭州市支衛生隊陳滿志；推薦人：新疆伊寧市解放軍第 11 醫院王學良。

方 9　大椎透靈台、至陽透筋縮、脊中透命門、腰奇透長強、百會透後頂、璇璣透膻中、鳩尾透中脘、內關、豐隆、太衝再加用雙側頂顳前斜線、神庭、囟會。

方法　患者先俯臥位，取 3～5 寸針分別快帶從大椎、至陽、脊中、腰奇穴刺入皮下，然後放倒柄呈現小於 15°角的方向沿皮下分別向靈台、筋縮、命門、長強穴透刺，每針施強捻轉手法 1 分鐘。然後患者仰臥位，用 2 寸針從神庭向囟會、從百會向後頂透刺，刺在帽狀腱膜下有吸針感為佳，手法為小幅度快速提插。再刺頭穴雙側頂顳前線（運動區），璇璣透膻中，鳩尾透中脘的刺法同督脈北部諸穴、施捻轉手法；雙側內關、豐隆、太衝常規刺法；內關或豐隆和同側頂顳前斜線按以電針儀，用斷續或疏密波，頻率為 2～3 次／

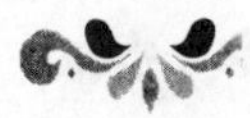

秒，電流以病人能耐受為度，時間 30～45 分鐘，隔日 1 次。10 次為 1 療程，間隔 3～5 天再行下 1 療程。

按語　筆者用長針透刺任督穴位和針刺頭穴中的頂顳前斜線為主，治療運動性癲癇 102 例，顯效 35 例，總有效率為 87.3 %。

來源　獻方人：山東鄆城縣人民醫院許永；推薦人：湖南省新田縣衛校蕭家凰。

腦 出 血

方 1　水蛭粉（螞蟥粉）135 克。

方法　口服蛭粉，每次3克，每日3次，15天為1療程。

按語　單味水蛭粉口服治療腦出血病人 15 例，一般於發病後 5 天內服藥，顱內血腫明顯吸收，一月後全部病例均復查 CT，顱內血腫完全吸收率 80 %。

來源　獻方人：湖北省隨州市中醫醫院齊智勇；推薦人：新疆伊寧市解放軍第 11 醫院王學良。

方 2　百會、通天、曲池、陽陵泉、太衝。

方法　毫針刺法，頭部穴加電針，手法以平祉平瀉，瀉曲池、陽陵泉。留針 20 分鐘。隔日針 1 次，15 次為 1 療為 1 療程，以後 3 日或 4 日針 1 次。根據病情發展可適當增加穴位。

按語　採用該法治療高血壓或腦出血所致偏癱有較好的療效。腦溢血患者初期要密切觀察血壓的變化，在針刺時血壓波動在 2 千帕以下針刺比較合適。

來源　獻方人：中國中醫研究院針灸研究所宋正兼；推薦人：新疆伊寧市解放軍第 11 醫院王學良。

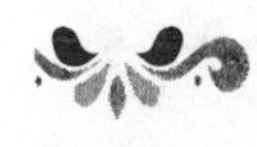

方3　夾脊穴（腰段）、肩髃、曲池、合谷、梁丘、陽陵泉、懸鐘、八風、上面癱、下面癱。

方法　毫針針刺，每日1次，30次為1療程。也可接脈衝電針儀。

按語　取夾脊穴激發臟腑與督陽之氣，醒脾以化痰濕，取上下面癱，可疏通面部經絡。肩髃及手陽明、陽蹻之會，善調氣引血以療上肢拘攣，痹阻，癱軟無力。合谷為手陽明之原穴。它能調整全身功能，通經活絡。曲池、手陽明之合穴，本經絡之氣所入也，內能通腑之氣，外能通經行氣，與合谷合用，上行頭面以治面癱，亦可治療上肢不遂，麻木不。陽陵泉為足少陽合穴，泄肝熄風，舒盤活絡。懸鐘是足三陽之大絡，髓之會，合八風，治足緩難行。故上穴同用，偏癱獲癒。

來源　獻方人：河南省針灸學會畢福高；推薦人：新疆伊寧市解放軍第11醫院王學良。

方4　按「納甲法」即日下午2時（辛亥日，乙未時）取太衝為主、配十二井放血刺雙三陰交、豐隆。

方法　用瀉法，留針20分鐘，每日1次，10次為1療程。

按語　在腦溢血昏迷期間，需要配合西醫給氧及其他搶救措施。稍有好轉則應及時治療偏癱，在血壓不太高，患者能下床時，應適當地輔加肢體活動，以提高療效。用上述方法治療20例，近癒5例，顯效10例，進步4例，無效1例。

來源　獻方人：甘肅中醫學院鄭魁山；推薦人：新疆伊寧市解放軍第11醫院王學良。

方5　針健側運動區上3／5及足運感區。

方法　採用頭針刺法，進針快，撚轉快，起針快。留針

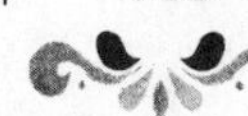

30分鐘，也可埋3～35小時。一般每日1次，15次為1療程。

按語　該法療效顯著，痛苦小。埋針法應注意嚴格消毒，防止感染和出血，進針的位置應考慮到患者睡覺等活動不受影響。

來源　獻方人：山西省運城地區衛生局焦順發；推薦人：新疆伊寧市解軍第11醫院王學良。

方6　人中、太衝、合谷、豐隆。

方法　強刺激，不留針，太衝可用三棱針點刺出血。1日1次。

按語　用於腦溢血休克及腦血管意外風陽上施，痰熱壅盛之閉證。臨床搶救6例有效。

來源　獻方人：四川省鹽源縣衛生局辜勤；推薦：新疆伊寧市解放軍第11醫院王學良。

方7　內關、人中、三陰交、極泉、尺澤、委中、合谷。

方法　毫針針刺上述穴位，施捻轉補法。1日1次，15次為1療程。

按語　孫某某，男，46歲。住院號19795，1986年3月11日初診。患高血壓病10年餘。20天前入睡時突然右側肢體活動不利，語言不清，左偏頭痛。5分鐘後，右側肢體全癱。腦CT揭示「左側基底節出血，破入腦室」。右霍夫曼氏徵（+），雙側巴氏徵（+）。採用上法以醒腦開竅，疏通經絡，治療2月後症狀消失，功能恢復，腦CT復查報告：「血腫吸收」。

來源　獻方人：天津中醫學院第一附屬醫院石學敏；推薦人：新疆伊寧市解放軍第11醫院王學良。

腦血栓形成

方1 上、下閃電穴（相當於扶突穴、尾骶4椎旁開6寸）、曲池、外關、合谷透後谿、陽陵泉、陰陵泉、足三里、三陰交、解谿、頭皮針上、中、下運動區。

方法 上穴均採用觸針法徐進、深刺或斜刺，同時行提插、震顫、雀啄法。對上、下閃電穴行強刺激，使針感放散到上、下肢及其趾尖和手指尖處，能讓患者癱瘓的肢體抬高或抽動。一般留針15～25分鐘，每天1次，10次為1療程。休息3天後，進行第2療程。

按語 對於偏癱的治療，徐氏主選上、下閃電穴，開始採用強刺，重瀉手法，在於驅逐手足三陰三陽經絡之邪氣。體虛及高血壓者禁用。

來源 獻方人：遼寧綏中縣中醫院徐彬；推薦人：新疆伊寧市解放軍第11醫院王學良。

方2 隱白、大敦、風池、絲竹空、曲池、合谷、陽陵泉、三陰交、上廉泉。

方法 採用毫針刺法，留針30分鐘，行針3次或加用電脈衝治療儀。每日1次，10～15次為1療程。

按語 按上法治療腦血栓形成57例，治癒14例，顯效18例，進步，總有效率98.25％。

來源 獻方人：北京市廣安門醫院李志明；推薦人：新疆伊犁地區人民醫院趙淑華。

方3 新扶突、風池。

方法 新扶突（胸鎖乳突肌後緣下1/3與上2/3交接

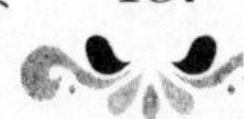

處），病右取左，用1寸針斜向後下方刺入0.5～0.8寸深，施捻轉瀉法1/2分鐘，至頸部發脹為度。風池（右）針向喉結，刺人2～2.5寸，針感放散至後頸。留針15分鐘，每日1次。

按語 此法治療130名患者，治癒率90％以上。新扶突、風池均可疏通經氣，增加腦部血液流動和腦供血量，改善「內絡血瘀」的病理狀態，使病變部位得到充分的營養和氧氣，從而使臨床症狀和體徵的到改善。

來源 獻方人：吉林省延邊煤礦服務公司職工醫院金浩；推薦人：新疆伊寧市解放第11醫院王學良。

方4 運動區、感覺區、足運感區、言語不清者加語言區。

方法 進針後捻轉3分鐘，留針10分鐘，棉球按壓起針，12次為1療程。

按語 治療25例病人，痊癒（功能完全恢復正常者）15例，占60％；顯效者5例；有效者3例，無效者2例。恢復期配合體針治療。

來源 獻方人：山西省興縣人民醫院劉淑珍；推薦人：安徽省歙縣中醫醫院汪軍。

方5 ①百會、氣海、關元；②血海（雙）、足三里（雙）；③陽白、魚腰、四白、迎香、頰車、地倉；④肩髃、臂臑、曲池、少海、外關、內關、合谷、後谿；⑤環跳、長強、風市、殷門、懸鐘、三陰交、崑崙、太谿、陽陵泉、陰陵泉。

方法 ①組穴位施灸，每穴灸10～15壯，每日1次；②組穴位採用毫針刺法，平補平瀉，留30分鐘，10分鐘行針1次；③、④、⑤組穴位均施毫針透穴刺法，加用電針，留針30分鐘。每日針刺1次，10次為1療程。

按語 陳氏認為：「從陰引陽，從陽引陰」之大法，是針家辨證用穴之要則，但若一針取雙穴，一穴透雙經，陰陽俱得，經氣交通，其效必速。故③、④、⑤組穴位均取得患側面及上下肢，採用一針透雙穴，一穴透雙經的治療方法。曾治偏癱（腦血栓形成或腦溢血後遺症）數10例，均獲痊癒。

來源 獻方人：北京中醫學院針灸推拿系陳子富；推薦人：新疆伊寧市解放軍第11醫院王學良。

方6 百會、合谷、環跳、陽陵泉。

方法 每天針刺1次，15次為1療程，病側針刺為3寸，健側針刺為2寸。

按語 本方治療56例，有效率為90％以上。一般以偏癱初期效果最佳。例：馬××，男，55歲，由於腦血栓形成而致偏癱，經過上方治療2療程，生活自理，痊癒出院。

來源 獻方人：武警甘肅省蘭州市支隊衛生隊陳滿志；推薦人：新疆伊寧市解放軍第11醫院王學良。

偏　癱

方1 液門、中渚、中泉、陽池、陽陵泉、陰陵泉、三陰交、絕骨、復溜、太谿。

方法 液門透中渚，反覆撚轉；中泉透陽池；陽陵泉透陰陵泉；三陰交透絕骨；復溜透太谿。在浮腫最明顯的部位，用三棱針點刺出血。

按語 經臨床觀察該方對中風偏癱引起的肢體腫脹有明顯的療效。血壓高者慎用。

來源 獻方人：上海中醫學院附屬曙光醫院針灸科馬瑞寅；推薦人：新疆伊寧市解放軍第11醫院趙飛。

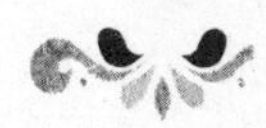

方2 運動區、感覺區、語言區、暈聽區、運用區、足運感區。

方法 選頭皮針取健側上、下肢運動區、感覺區和語言區，進針後捻轉刺激3分鐘，共捻3次，留針10分鐘出針，1日1次，10～15天為1療程。

按語 該方法治療1228例中風偏癱患者，總有效率達98.53%。

來源 獻方人：山西省高平縣人民醫院楊麗玲；推薦人：新疆伊寧市解放軍第11醫院趙飛。

方3 抹橋弓、推天門、陽白、晴明、迎香、人中、承漿、太陽、風池、及四肢穴。

方法 ①頭部：患者坐位，醫生用五指端抓頭經（中指對正頭部督脈，其餘四指分別置於頭部太陽和少陽經）抹揉弓（胸乳突肌前後緣）推天門，分推陽白，掐按晴明、迎香、人中、承漿，按太陽推風池、推頭側（分3條線，即是太陽膀胱經和足少陽膽經在頭部的走行線），攤點玉枕穴，擠捏風池及後頸部皮肉經筋。頭部推拿約6～8分鐘。②上肢：患者坐位或仰臥位，醫者用滾法沿手太陰肺經離心性施術和至手陽明大腸經向心性操作，手法由輕至重，逐漸加大力量。屈曲痙攣性癱瘓，拿極泉，按揉手三陰皮部經筋和肘部合穴及腕部原穴；弛緩性癱瘓，按揉手三陽經皮部經筋和合谷；肩、肘、腕、指關節活動不利，點按肩內俞、肩髃、肩髎、手三里、外關、合谷，並被動屈伸運轉。推拿時間10～15分鐘。③背及下肢：患者俯臥位，醫者用滾法沿足太陽膀胱經自上（大杼）而下（崑崙）施術。點按肝俞、脾俞、胃俞、三焦俞、腎俞、環跳、委中、承山、崑崙。掌根順經脈揉推背及下肢3～5遍。然後讓患者轉為仰臥位，在下肢用滾法治足陽明胃經和足太陽脾經順經施術，點按風市、陰市、足三里、三陰交、太衝；被動屈伸活動髖、膝、踝關節。推拿10～15分鐘。每次推拿30分鐘左右，每日或隔日1次，24天為1療程，療程間休息7～10天，連續3～4療程為l療期。

按語 筆者採用以上手法治療半身不遂55例，經1個療程按摩治療，肢體功能恢復正常，恢復工作或日常生活自理者31例，占56.4％；好轉22例，占40％；總有效率為96.4％。在治療期間注意加強功能鍛鍊。

來源 獻方人：白求恩國際和平醫院理療科李炎高；推薦人：湖南省新田縣衛校蕭家凰。

腦膜炎後遺症

方1 ①百會、人中、啞門、大椎、風池、合谷、足三里、太衝；②雙腎俞、肝俞、睛明、外關、中渚、足三里、光明、復溜、太衝；③睛明、合谷、中渚、三陰交、復溜、太衝。

方法 ①方施雀啄術後留針10分鐘，針12次後改用②方，施靜止術，留針20分鐘，6次後用③方，施靜止術，留針20分鐘，每日1次，10～30次為l療程。

按語 黃氏採用該法治療3例腦膜炎患兒，皆收到較好地效果。尤其對視力及聽力的恢復收效甚佳。

來源 獻方人：四川省成都市華西醫科大學一附院黃聖源；推薦人：新疆伊寧市解放軍第ll醫院王學良。

方2 主穴：四神聰、風池、角孫、人中；配穴：肩髃曲池、外關、四關、腰陽關、雙合谷、雙太衝、環跳、陽陵泉、足三里、絕骨。

方法 用單手快速進針至皮下，然後將針往下撚進，持

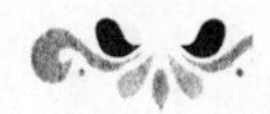

續捻轉 5 分鐘。6 分鐘以內有針感後捻轉數次即出針，保持良好的針感以加強療效。主穴每次必選，配穴每次選用 2～3 個。1 日 1 次，10 次為 1 療程。

按語 針刺四神聰等穴治療病毒性腦炎後遺症25例，痊癒6例，顯效8例，好轉9例，無效2例，總有效率為92％。

來源 獻方人：福建中醫學院附屬人民醫院梁棟富；推薦人：新疆伊寧市解放軍第 11 醫院何周智。

方 3 頭皮針療法：伏象頭部伏臟上焦頭部說話穴（運動性語言中樞投影區）。

方法 手法飛針直刺，留針 30 分鐘。9 次為 1 療程。

按語 本法治療運動性疾病有特效，「伏臟」對感覺系統的疾病療效較好。腦炎後遺症病在大腦，故取相應的頭部。說話穴，為腦皮質語言中樞在頭皮表面的投影區，主治運動性失語症。

來源 獻方人：陝西省西安市中醫院針灸科方雲鵬；推薦人：新疆伊寧市解放軍第 11 醫院王學良。

方 4 脾俞、胃俞、足三里、三陰交、百會、通天、心俞、膈俞。

方法 採用毫針針刺，脾俞、胃俞、足三里用補法，通天、百會用電針 30 分鐘，其他穴亦留針 30 分，都施平補平瀉手法。每 3～4 天針 1 次。必要時加針頸 5、6、胸 1、2 夾脊穴，快速針法，平補平瀉。

按語 古人認為「治痿獨取陽明」，要先理脾胃，使氣血本源恢復，胃的受納佳，脾的運化健，氣血充足，經脈得養，氣血調和，陰陽平衡，是治癱的關鍵所在。患者主動配合活動，也是治痿證不可缺少的條件。

來源 獻方人：中國中醫研究院針灸研究所宋正廉；推薦人：新疆伊寧市解放軍第11醫院王學良。

方5 外金津、外玉液、神門、合谷、足三里、三陰交。

方法 取外金津、外玉液為主穴，並配以雙側神門、合谷、足三里、三陰交。外金津、外玉液和合谷穴用瀉法，其餘3個穴位用補法，留針20分鐘。

按語 外金津、外玉液在頷下部，任脈旁開3分，舌胃體上方之凹陷處，仰頭取之。臨床上對闌尾術後，B型腦炎後遺症性失語有較好地療效。

來源 獻方人：松江縣中心醫院針灸科許彤華；推薦人：新疆伊犁地區人民醫院趙淑華。

方6 雙側運動區、視區。

方法 頭針常規針法，進針快、捻轉快、起針快。每日1次，10次為1療程，一般治療2～3療程。

按語 潘××，女，2歲，山西省萬榮縣龍井村人。1971年4月5日初診。1971年3月底，患兒突然高燒40度半昏迷、抽搐。經半個月治療神志清楚，但發現雙目失明，完全運動性失語及四肢癱瘓，頸軟。針5次好轉，20次後視力基本恢復正常，肢體活動正常，言語正常。14年後追訪，精神智力正常，說話流利，面部表情，雙眼視力，肢體活動均正常。

來源 獻方人：山西運城市衛生局焦順發；推薦人：新疆伊寧市解放軍第11醫院王學良。

震顫麻痹

方1 健側舞蹈震顫控制區。

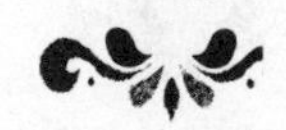

方法　採用頭針快速刺法，留針 20 分鐘，每日 1 次，15 次為 1 療程。

按語　姚××，男，70 歲，山西省稷山縣馬村人，1971 年 2 月 18 日初診。8 年前開始右側肢體出現震顫，逐漸加重，腰伸不直，行走困難，自己不能獨立行走及站立，右側肢體震顫明顯，吃飯時右手因震顫拿不住筷子，肌肉強力齒輪樣增多。針治 4 次顯著好轉，追訪半年無復發。該方治療震顫麻痹（帕金森氏症）療效甚佳。

來源　獻方人：山西運城市衛生局焦順發；推薦人：新疆伊犁地區人民醫院趙淑華。

方 2　十二井穴、大椎、合谷。

方法　用瀉法針刺 0.5 寸至 1 寸。1 日 1 次。10～15 次為 1 療程。

按語　用此方治療震顫麻痹患者 12 例，有效率 90 %以上。震顫麻痹在我國發病率為萬分之三，目前病因尚不明確。因此臨床上治癒率很低。例：患者李×，男，79 歲，雙手時斷時續顫抖不止，手不能握筷，影響生活。經用上方治療，震顫停止，生活基本自理。

來源　獻方人：武警甘肅省蘭州市支隊衛生隊陳滿志；推薦人：新疆伊寧市解放軍第 11 醫院王學良。

舞蹈病

方 1　①肝俞、膈俞、筋縮、陽陵泉、足三里；②中脘、下關、陽陵泉、足三里、膈俞。

方法　毫針補法，每日 1 次；溫和灸，以皮膚潮紅為度。兩組穴位交替使用，10 次為 1 療程。

按語　足三里、中脘為調理脾胃之要穴。張氏認為：中脘為腑、會，胃募，又是手太陽、少陽、足陽明經與任脈之交會穴，位居中。膻焦，同肝、膽、脾、胃、大腸、小腸等臟腑毗鄰。具有調理中焦，健脾利濕，益氣和中，調胃降逆等功效。足三里是陽明胃經的合穴，有健脾和胃，理腸化滯，補氣益血，利濕通絡之功，二穴相配，功效尤佳。治療小舞蹈病有較好的療效。

來源　獻方人：貴州省貴陽中醫學院張和媛；推薦人：新疆伊寧市解放軍第11醫院王學良。

方2　內關、人中、合谷、太衝、三陰交、太谿。

方法　用毫針針刺上述穴位，留針20分鐘。每日1次，15次為1療程。

按語　採用上法治療大舞蹈病數10例，均在1月左右見效。

來源　獻方人：天津市中醫學院第一附屬醫院石學敏；推薦人：新疆伊寧市解放軍第11醫院王學良。

紅斑性肢痛症

方1　水牛角80克，銀花藤、生米、土茯苓、桑枝各30克，丹參24克，玄參20克，歸尾18克，全蠍4克，蜈蚣2條，威靈仙15克，茵陳、連翹、地丁各12克。

方法　水牛角先煎。上藥每日煎服1劑。再用乳沒各20克，紅花15克，歸尾30克，煎湯待涼，浸泡患處。內服外浸5天1療程。

按語　該方是家傳的清熱活絡化濕方，其方有清熱涼血、通絡止痛、化濕解毒之功效。

來源　獻方人：湖南省中牟縣管道醫院鄧廣金；推薦人：湖南省新田縣衛校蕭家凰。

方 2　三陰交（雙）、崑崙（雙）。

方法　按常規消毒唇，快速進針，進針後提插撚轉，待出現較強針感後出針。

按語　用此法治療 15 例，疼痛立即減輕，經 1～3 次治療後，全部治癒。

來源　獻方人：廣東省惠陽地區衛生學校賴惠真；推薦人：武警安徽省總隊醫院何國興。

肢端蒼白症

處方　桃仁 15 克、紅花 10 克、牛膝 10 克、川芎 20 克、製香附 10 克、乾薑 10 克、桂枝 10 克、炙甘草 3 克。

方法　上方每日 1 劑，水煎服。

按語　肢端蒼白症，醫籍上鮮有記載，治亦無成方可循，四肢功能的正常與否，與脾的運化水穀精微和升清功能是否健旺密切相關。用溫通血脈，調暢氣血的運行治之獲效。

來源　獻方人：河南省鶴壁市第一人民醫院詹瑞林；推薦人：湖南省新田縣衛校蕭家凰。

頭　痛

方 1　川芎 25 克、魚鰾 15 克（剪碎）。

方法　取沙子炒熟，加入魚鰾，繼續炒至魚鰾起泡時，取出與川芎共為細麵，每服 5 克，每日服 2 次。

按語　本方治療偏頭痛療效顯著。

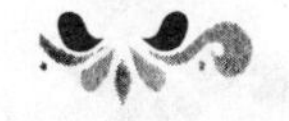

來源　獻方人：吉林省長春中醫學院附院景瑛；推薦人：吉林省長春中醫學院附院王中男。

方 2　大蘿蔔半個。

方法　將大蘿蔔切成絲，再擰出汁，用筷子頭蘸蘿蔔汁，滴入痛側鼻腔內 5～6 滴。

按語　本方治療偏頭痛有奇效。

來源　獻方人：吉林省長春中醫學院附院景瑛；推薦人：吉林省長春中醫學院附院王中男。

方 3　樟腦 5 克、冰片 1 克。

方法　將藥放碗底上，用火點著，鼻嗅其煙。左痛用左鼻孔嗅，右痛用右鼻孔嗅。上藥分量為 1 次用量，1 天嗅 3 次，1 次聞 3 回。

按語　嗅後覺有涼氣直沖入腦疼痛立即減輕。樟腦、冰片均、能通諸竅、利滯氣、散鬱火，有興奮止痛的作用。惟不可嗅入過多，以免發生副作用。用此方治療 3～5 次即可見效。

來源　獻方人：武警安徽省總隊醫院何國興；推薦人：安徽醫科大學汪秀華。

方 4　辛荑花 2 枚。

方法　該花絨心放在膏藥上，貼太陽穴，每日 1 次。

按語　用本方治療血管性頭痛 56 例，有效率為 100 %。一般 1～2 次治癒。

來源　獻方人：武警甘肅省蘭州市支隊衛生隊陳滿志；推薦人：新疆伊寧市解放軍第 11 醫院王學良。

方 5　草果 25 克、廣木香 25 克、公丁香 25 克、茴香子

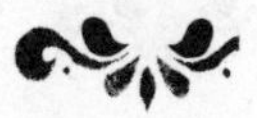

15克。

方法 將以上，4味共為細末，水煎服，1日2次，成入每次服5克。

按語 本方具有和氣疏肝之功能，主治頭痛等症，服用5天可獲效。

來源 獻方人：吉林省長春中落學院附屬醫臃景瑛；推薦人：吉林省長春中醫學院附屬醫院王中男。

方6 蓖麻仁20個、杏仁10個、松香30克。

方法 共搗如泥，貼患側太陽穴，1日1次。

按語 此方對頭痛及偏頭痛均有顯著療效。一般用藥1～2次見效。

來源 獻方人：河南省淮陽縣衛生局李慶友；推薦人：新疆伊犁地區人民醫院趙淑華。

方7 天麻12克、當歸尾12克、白菊花12克、白芷12克、川芎12克、丹參12克、紅花10克、桃仁6克、生地10克、茯苓12克、白芍12克、蔓荊子12克。

方法 1日1劑，水煎服。

按語 本方擬名「頭痛散」。曾用於62例偏頭痛患者，其中痊癒24例，顯效28側，有效10例。

來源 獻方人：湖南省益陌市人民醫院陳維國；推薦人：吉林省長春中醫學院附院周建華。

方8 蔓荊子15克、菊花15克、鉤藤15克、薄荷6克、川芎15克、白芷10克、細辛3～6克、甘草6克。

方法 水煎服，每日1劑，2次分服。加減：噁心，嘔吐者，加旋覆花，代赭石；痰濁重者，加半夏，陳皮；血瘀者，

加紅花，桃仁；心煩者，加梔子：豆豉；自汗惡風者加黃芪，防風；氣虛者，去薄荷，加黨參。連服10劑為1療程。

按語 筆者用蔓荊子湯加味治療血管性頭痛93例，治癒67例，有效23例，總有效96.8％。

來源 獻方人：北京市通縣中醫醫院李克隆、高英蓮；推薦人：湖南省新田縣衛校蕭家凰。

方9 風池、百會、太陽、率谷、太衝。

方法 毫針刺入上述穴位，均用瀉法，留針30分鐘，每日1次，5～10次為1療程。

按語 該方法適用於肝膽風熱所致頭痛，子丑2時肝膽二經當令，故頭痛熱甚。針瀉百會，風池清肝膽風熱，疏肝膽之氣滯；太陽配率谷，有清熱息風鎮痛之作用，瀉對側太衝則平肝息風，引熱下行亦為上痛下治之法。

來源 獻方人：北京西苑醫院針灸科閻潤茗；推薦人：新疆伊寧市解放軍第11醫院王學良。

方10 百會、太陽、風池、合谷、太谿、內關、太衝、三陰交、患側取頭維、下關、頰車、率谷。

方法 採用毫針刺入，施用瀉法。每日1次，3～10次為1療程。每次選用5～7穴，交替使用。

按語 百會、太谿益腎滋陰，凋其腎氣以固扶其不足；太衝疏肝理氣；太陽、風濁、合谷清熱、通經、活絡，佐以內關鎮安神志，三陰交有健脾益胃之功，取肝旺先實脾取之意。由於諸穴配伍得當，故收效甚捷。

來源 獻方人：中國中醫研究院針灸研究所程莘農；推薦人：新疆伊寧市解放軍第11醫院王學良。

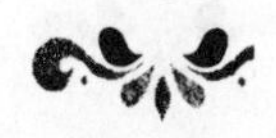

方 11　太衝、足臨泣。

方法　取對側太衝，足臨泣，強刺激：留針 20 分鐘，每隔 5 分鐘，行針 1 次。

按語　用此法治療 36 例，少則 1 次，多則 6 次而癒。如於××，女，34 歲，患偏頭痛 5 天。痛苦不堪，用此法治療 1 次疼痛大減，4 次痊癒。

來源　獻方人；吉林省自城市中醫院針灸勢張淑蘭；推薦人；吉林省白城市中醫院 1 內科戴景春。

方 12　頷厭、懸顱、懸厘、行間、阿輔、復溜、曲泉。

方法　自頷厭穴進針，向懸顱、懸厘穴沿皮透刺。直進直出，不捻轉。要求針感放散到整個顳部，留針 30 分鐘。行間、陽輔穴用瀉法，疾進徐出，緊提慢按，留針 30 分鐘。復溜、曲泉用補法，徐進疾出，緊按慢提，留針 30 分鐘。

按語　本方對治療偏頭痛有顯著療效。

來源　獻方人：上海市紅光醫院王佐良；推薦人：新疆伊寧市解放軍第 11 醫院趙飛。

方 13　風池、外關、合谷、翳風、絲竹空、透率谷、頭維。

方法　採用毫針刺法，留針 20 分鐘，10 分鐘行針（瀉）1 次。每日 1 次，10 次為 1 療程。

按語　《玉龍歌》云：「偏正頭痛病難醫，絲竹空針亦可施，沿皮向後透率谷，一針兩穴效更奇」；翳風、絲竹空、率谷之穴能疏導手足少陽經的經氣阻滯；頭維為足陽明、少陽、陽維之會，可疏泄頭額部之經氣。但翳風穴應向對側乳頭深刺，達 2 寸深，可顯示其特異性效能。

來源　獻方人：湖北中醫學院針灸系魏風坡；推薦人：新疆伊寧市解放軍第 11 醫院王學良。

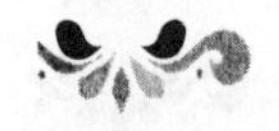

方14 太陽穴。

方法 該穴（雙）緩刺放血，3日1次，1～3次為1療程。

按語 該方法對高血壓性頭痛、偏頭痛等疾病有較好地療效。太陽穴不可深刺。以免損傷大腦及血管。

來源 獻方人：中國針灸學會賀普仁；推薦人：新疆伊寧市解放軍第11醫院王學良。

方15 絕骨（懸鐘）。

方法 針刺患側絕骨穴，針刺2寸左右。在捻轉過程中，力求針感沿足少陽經上行，最好能使針感上達痛側頭部。留針20分鐘，每日1次，發作頻繁者可每日針2次，10次為1療程。

按語 筆者採用針刺絕骨穴治療偏頭痛38例，療效較好，顯效（在1療程內，疼痛消除，半年未復發者）23例；有效8例；總有效率為81.5％。其中有18例針感上達痛處痛止。

來源 獻方人：湖南省洪江市中醫院謝玉蘭；推薦人：湖南新田縣衛校蕭家凰。

方16 井風池、完骨、天柱、太陽、印堂、三陰交、人中。

方法 毫針針刺上述穴位，施捻轉瀉法，1日1次，15次為1療程。

按語 石氏根據經絡學說「經脈所過，主治所及」之理，取發病之經俞穴風池、完骨、天柱為君。配人中、印堂以調神，伍三陰交、太陽以清利頭目濕熱，法度精當，療效顯著。

來源 獻方人：天津市中醫學院第一附屬醫院石學敏；推薦人：新疆伊寧市解放軍第11醫院王學良。

方 17　華佗、夾脊穴 5、7、9、11 、14、風池。

方法　採用 28 號 1.5 寸毫針刺法，針尖刺向脊柱兩橫突之間。留針 15～30 分鐘，每日 1 次，10 ～15 次為 1 療程。

按語　上述穴距延腦，脊髓較近，針刺不宜太深，儘量不做捻轉提插手法，以免損傷腦及脊髓等重要組織。何氏採用上述方法治療血管性頭痛 70 例，結果痊癒 34 例，顯著有效者 20 例，好轉者 13 例，總有效率達 95.7 %。

來源　獻方人：北京中醫學院針灸推拿系何樹槐；推薦人：新疆伊寧市解放軍第 11 醫院王學良。

方 18　足臨泣、太衝、合谷、外庭。

方法　按穴先後施針，瀉肝、膽經。右側點刺，左側留針 15 分鐘，每 5 分鐘捻轉 1 次。每日針刺 1 次，7 次為 1 療程。

按語　本法治療血管性（少陽）頭痛。效果滿意。

來源　獻方人：遼寧中醫學院附院王品山；推薦人：新疆伊寧解放軍第 11 醫院何周智。

方 19　風池、率谷、攢竹、陽白。

方法　陽白穴用梅花針扣打至潮紅出血，餘穴採用毫針刺法，平補平瀉，得氣後留針 60、分鐘，每日 1 次，12 次為 1 療程。

按語　鄧××，男，30歲，1986年5月19日初診。自訴：右側頭痛 7 年餘，每年 2～6 月份痛甚，採用多種方法治療無效。一般午後 3～4 時發作，劇痛難忍，眼眶脹痛，流淚，病在經筋，採用該方法治療 1 月而癒。

來源　獻方人：四川省成都中醫學院針灸教研室闞吉多；推薦人：新疆伊寧市解放軍第 11 醫院王學良。

方 20　頭維、童子髎、攢竹、風池。

方法　毫針強刺激童子髎、攢竹、風池，然後用梅花針打刺頭維穴，1 日 1 次，7 次為 1 療程。

按語　本方用於食後或酒後，汗出受風而引起的頭痛，效果較好。

來源　獻方人：寧夏銀川市第二人民醫院針灸科張玉霞；推薦人：寧夏回族自治區人民醫院趙柯。

方 21　按摩、梳抓。

方法　用溫水洗淨雙手，用 10 個手指尖在頭部最痛部位像梳頭樣反覆梳摩。操作時動作要輕要快，以每秒鐘 6 下的速度一前一後進行梳摩 100 下，再從前向後抓拿，點按頭部經絡穴位 2～3 分鐘。每天 1 次，每次 300 下，10 次為 1 療程。

按語　此方具有加強頭部血液循環、疏通經絡、活血化瘀、祛風除痛的作用。

來源　獻方人：新疆烏魯木齊市溫泉療養院王軍；推薦人：新疆伊寧市解放軍第 11 醫院何周智。

方 22　百會、四神聰、風池、安眠穴、太陽、內關、神門、合谷、三陰交。

方法　先運氣於指，五指成爪狀由輕到重（力度以患者能忍受為度）叩擊頭部至頭皮發熱。再點按上方諸穴數分鐘，繼而用毫針針刺，得氣後留針 20～30 分 鐘。留針期間用一指禪「滿掌」發氣法對百會發功 5～10 分鐘，再用太極掌功的聲波振動法振顫 3～6 次，最後以「五雷崩門掌」大喊一聲「嗨」振動頭部而結束治療，隨之起針即可。

按語　曾經數 10 例臨床治療，1 次後即頭痛減輕，失眠改善，3 次後諸證明顯好轉，5～7，次即可基本治癒。

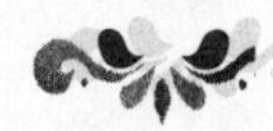

來源 獻方人：甘肅省嘉峪關市中醫藥研究所陳彩見；推薦人：江蘇省常州市新街巷6～2號太湖氣功診療研究所李志如。

方23 蒼耳子仁15克、雞蛋1個、香油10克。

方法 把雞蛋打入瓷缸內，放上香油，放在火上燒開，至蛋清熟後。把蒼耳子仁放在蛋黃裏，再用香油炸至放出香味，即可食用，每日早晚各1個，空腹服下。

按語 對骨瘤手術引起的神經性頭痛效果佳，連服3次，即可痊癒。

來源 獻方人：寧夏回族自治區人民醫院趙柯；推薦人：寧夏回族自治區人民醫院陳文新、陳東毅。

方24 點穴、拿穴、摩法。

方法 點按印堂→上星→百會→風府→大椎；太陽→率谷→肩井（各1遍）。提拿印堂→上星→百會→風府→大椎，太陽→率谷→風池→肩井（各1遍）。單手指掌平摩前額→頭頂→枕部→頸部 →背部，雙手指掌分別自顳部→耳上部→後頸部→肩部捏拿。

按語 該方治療頭痛具有較好地療效。

來源 獻方人：新疆伊寧市解放軍第11醫院王學良；推薦人：新疆伊寧解放軍第11醫院何周智。

顱內高壓性頭痛

方1 當歸30克、川芎30克、生白芍15克、生熟地12克、酒黃芩9克、黃連3克、川卷9克、柴胡9克、細辛3克、藁本9克、蔓荊子9克、天麻5克、防風9克、茜草3克。

方法　水煎服，每日服2次，每次200毫升。

按語　本方適應症顱內高壓性頭痛患者頭痛欲裂，噁心嘔吐，四肢厥冷，甚則昏厥。臨床應用此方，療效顯著。

來源　獻方人：河南省洛陽白馬寺骨科醫院袁軒；推薦人：新疆伊寧市解放軍第11醫院武繼華。

方2　製附子9克、肉蓯蓉30克、川牛膝15克、茯苓30克、澤瀉30克、菖蒲10克、天麻10克、丹參15克、生石決明80克（先煎）、酒大黃6克。

方法　水煎服，每日1劑。

按語　曾治一李性患者，服10劑頭痛明顯減輕；30劑頭痛大減，可做正常家務，眼前黑影飄動消失，視力好轉。調整前方，去石決明、酒大黃，加桃仁，紅花繼服30劑，追訪2年無復發。腦積水引起的顱內高壓性頭痛，以陽虛邪實（痰濁瘀血）居多。筆者多年來均以溫陽利水化痰祛瘀為法，使濁邪得化，瘀血得去，而獲良效。

來源　獻方人：北京中醫學院東直門醫院陳志剛、孫塑倫；推薦人：湖南省新田縣衛校蕭家凰。

神經衰弱

方1　太子參9克、五味子12克、酸棗仁15克。

方法　水煎服。1日1劑，早晚分服。

按語　本方對心悸、失眠、神疲盜汗者均有療效。

來源　獻方人：河南淮陽縣衛生局李慶友；推薦人：新疆伊寧市解放軍第11醫院王學良。

方2　落花生葉150克。

方法 將落花生葉水煎取汁，分 3 次服用。

按語 本方用於神經衰弱引起的失眠等症，效果較好。

來源 獻方人：北京市中醫院施乃明；推薦人：寧夏銀川市第二人民醫院針灸科張玉霞。

方 3 當歸 12 克、白芍 10 克、香附 12 克、木香 3 克、桑寄生 25 克、牛膝 15 克、百合 30 克、玉竹 24 克、珍珠母 30 克、合歡皮 15 克、夜交藤 30 克。

方法 每日 1 劑，水煎服。

按語 本方對神經衰弱的患者療效滿意。

來源 獻方人：寧夏回族自治區人民醫院中醫科陳文新；推薦人：寧夏回族自治區人民醫院趙柯。

方 4 丹皮、梔子、合歡皮各10克，炒棗仁、夜交藤各24克，柴胡5克，生龍骨（先煎）、生牡蠣（先煎）各30克。

方法 每日 1 劑，煎 2 次，煎午睡前服，二煎晚睡前半小時服。1 週為 1 療程。

按語 該方主治不寐。口燥咽乾者加沙參、麥冬各 15 克；血不足者加黃芪、桂圓肉各 15 克。

來源 獻方人：四川省隆昌縣油建機運公司醫院莫太安；推薦人：四川省遂寧市中醫院周智春。

方 5 心俞、腎俞、命門、神門、太谿、上星、百會、聽宮、印堂。

方法 患者正坐高凳，穴位常規消毒，向椎體，45 度角斜刺兩側心俞、腎俞，直刺命門 0.7～1 寸，再直刺兩側神門、太谿 0.5 寸，皆以得氣或氣至病所為佳。每隔 10 分鐘，心俞行瀉法運針 1 次，其他穴位補法運針 1 次，留針 30 分

鐘。留針的同時，醫者立其背側，以兩手指端啄擊，指腹抓擊，指背彈擊整個頭頂和前額區。兩手多指掌面對拍或兩拳眼對叩頭部兩側各持續 1 分鐘。站立患者前方，合掌切去上星至百會。單掌切擊枕下緩，鳴天鼓，單中指端叩上星、百會。雙中指端對叩兩聽宮、印堂、風府，備持續 0.5 分鐘。以上手法應以腕、掌指關節發力。要求著力輕，頻率快，起落有節奏，並發出悅耳音為好，以顱內有輕鬆或舒適感為佳。1 日 1 次，10 次為 1 療程。

按語 心腎不交以失眠、多夢、健忘為其主要特徵。筆者近兩年共收治 66 例，有效率達 95.4 %。

來源 獻方人：湖北省老河口市中醫院劉祖高、劉剛；推薦人：搬南省新田縣衛校蕭家凰。

方 6 百會、內關、神門、太陽、神庭、三陰交、印堂、足三里。

方法 用 28 號毫針，採用平補平瀉手法，得氣後留針 30 分鐘，每日 1 次，10 天為 1 療程。

按語 治療，41 例患者，1～3 個療程後，痊癒 31 例，顯效 6 例，有效 4 例。

來源 獻方人：黑龍江省綏化市中醫院李景義；推薦人：安徽省歙縣中醫醫院汪軍。

方 7 公孫、隱白、陽陵泉。

方法 進針 3 公分，用燒山火之補法。留針 30 分鐘，隔日 1 次，15 次為 1 療程。

按語 本方治療 82 例，臨床治癒 39 例。王××，女，39 歲。失眠、頭暈、記憶力減退、乏力、納差 1 年餘，經用此方治療 2 療程痊癒。在治療時醫者配合心理治療效果更佳。

來源 獻方人：武警甘肅省蘭州支隊衛生隊陳滿志；推薦人：新疆伊寧市解放軍第 11 醫院王學良。

方 8 推擦髮際。

方法 患者取坐位，醫者站於側前方，一手扶患者後腦勺，一手五指分開，由前髮際順經推向後髮際，由慢漸快推之。先擦頭部兩側，再擦中間，或者醫者雙手在患者前髮際，向頭後部交替敏捷地推擦，使患者頭皮感到灼熱。最後再抓頭髮數下即可。早晚各擦 1 次，5～7 天為 1 療程。

按語 本法對頭暈目眩，視物不清等病均有很好的療效。

來源 獻方人：湖南省新田縣十字鄉骨科門診部朱庭國；推薦人：新疆伊寧市解放軍第 11 醫院王學良。

方 9 氣海、帶脈、章門、梁門、天樞、任脈、肩井、大椎、肺俞、肝俞、脾俞、推揉、點按等。

方法 腹部按摩：病人仰臥，兩手順腹部兩側平伸，肌肉放鬆，思想安靜，呼吸自然，點按氣海、帶脈、章門、梁門、天樞，抓提任脈。腰背按摩：患者俯臥位，點按肩井、大椎、肺俞、肝俞、脾俞、腎俞。局部按摩：患者坐位，雙手按拿患者的頸肩部及雙上肢，以風池、天柱、後谿等穴為主。雙手推拿後頸部，肩頸部，以局部有熱感為宜。掌拔頸椎關節，以患椎為主，有清脆的聲響為佳。取仰臥位，以雙拇指腹自印堂直推百會穴，再從陽白上行，推抹點按至百會穴旁（為三條線）。雙大拇指平推分眉中，十指摩擦頭皮，然後點陽白、迎香、承漿穴、雙大魚際乾洗面，最後醫者雙手放於患者兩耳下後部撥伸結束手法。每日 1 次，15 次為 1 療程。

按語 神經衰弱，是由於強烈的情緒波動或精神負擔過

重以及病後體質虛弱等造成神經系統興奮與抑制過程的失調。透過上述按摩治療，達到使神經衰弱患者康復的目的。

來源　獻方人：青海省西寧市解放軍325醫院賈大軍；推薦人：湖南省新田縣衛校蕭家凰。

方10　肝俞、神門、三陰交等，按揉捏拿。

方法　①病人仰臥位。先用手掌揉病人背腰部，然後指揉膏肓，肝俞、脾俞、腎俞；再用雙手揉拿下肢後側，按壓承山穴。②病人仰臥位。先用手掌在病人腹部作左右方向的推揉，然後用一手掌根按壓中脘。另一手掌根按壓關元，兩手一起一伏交替按壓。③先用雙手揉拿下肢前側，然後揉按足三里，三陰交穴。再用雙拇指分推印堂至太陽。揉眉弓。最後用多指揉頭部、百會、風池穴。④對症治療：如失眠，重點按百會、神門、肝俞；心悸，重點按壓郄門、內關；胸悶、氣短，重點按壓膻中、內關；食慾不振，重點按壓中脘、足三里；遺精、陽痿，重點按壓關元、三陰交；月經失調，重點按壓歸來、血海、三陰交；四肢無力，重點提拿肩部和小腹部。

按語　用本法治療神經衰弱有較好的療效。推拿時以頭面部為重點，兼以在軀幹和四肢施術，最後再根據不同的病情靈活的對症治療。

來源　獻方人：中國江蘇常州市太湖氣功診療研究所李梅；推薦人：江西省興國縣傑村鄉賢哲子診療研究所胡建華。

方11　吐納觀想法。

方法　患者夜間仰臥床上，兩腿伸直，兩腳分開與肩寬，兩手置於身體兩側，手指併攏平放床上，全身放鬆。①先行深呼吸並加重呼氣9次，排出濁氣，雜念。②雙目微合

觀想腦內及全身內為「塵埃滿布」的暗箱，吸氣時氣入腦及全身盡力「吹」起「塵埃」四揚，隨之呼氣觀想揚起灰塵慢慢降落沉於腦後身下而排出體外。再吸氣時宜輕勻緩慢勿「動」已降之「塵埃」，如輕有擾動不必顧及，呼氣時再將未降「塵埃」緩緩降下排出。由此反覆數次入睡。

按語 本法對興奮型神經衰弱療效甚佳。對衰弱型多眠患者亦有效。

來源 獻方人：吉林德惠縣婦幼保健所王慶波；推薦人：吉林德惠縣婦幼保健所張國棟。

方 12 天寧氣功。

方法 選練：爬龍吐納，俯臥，四肢著地。腳尖用力向前一步步的爬行，自然呼吸，指趾分開，臀部最高。每進行 50～100 步，可起立或靜坐片刻（1～5 分鐘）。反覆進行，一般不少於 30 分鐘。

按語 常練此功的人，兩手應穿「鞋」。本法除治療神經衰弱外，還可治療增生性髖關節炎、腰椎間盤突出症，跟骨骨刺等難治之症。

來源 獻方人：山東東海子診療研究所王恒順；推薦人：中國江蘇常州市太湖氣功診療研究所李志如。

精神分裂症

方 1 甘遂 3 克、朱砂 3 克。

方法 將上藥分別研為細末。取新鮮豬心 1 具，剖作 2 片，納甘遂末於內，合之線縛，外用皮紙裹濕，慢火煨熟，勿令焦。然後取甘遂末與朱砂末和勻，分作 4 丸。每服 1 丸，將所煨豬心煎湯化下，過半日大便利下惡物為效。

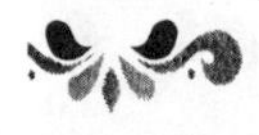

按語　本方為《證治準繩》的甘遂散。用於屬實證之抑鬱型精神失常確有良效。但要注意：①此藥峻猛不可輕用；②心悸、怔忡、脾虛、便溏者不可服用，以免損傷正氣。

來源　獻方人：安徽省蚌埠市第三人民醫院高振球；推薦人：吉林省長春中醫學院附屬醫院周建華。

方2　當歸12克、生白芍30克、雲茯苓30克、柴胡9克、厚朴9克、梔子9克、代赭石30克、遠志9克、陳皮9克、青皮9克、竹葉30克。

方法　水煎服，1日2次。

按語　此方名為「解部飯」。治療「臟躁」，「鬱症」，對因情志所傷的鬱悶不語。神志呆板，或哭笑無常的精神分裂症，有較好的療效。、

來源　獻方人：河南省洛陽白馬寺骨科醫院袁軒；推薦人：新疆伊寧市解放軍第11醫院武繼華。

方3　風府、大陵、太衝。

方法　採用毫針深刺風府2.7寸，太衝、大陵刺入1寸，留針20分鐘。1日1次，10次為1療程。

按語　該方法治療精神分裂症近百例，療效顯著。

來源　獻方人：山西襄汾縣人民醫院針灸科謝錫亮；推薦人：新疆伊寧市解放軍第11醫院王學良。、

方4　中脘、足三里、內關。

方法　艾灸，毫針瀉法，每日1次，10次為1療程。灸後針刺，留針15～20分鐘。

按語　曾用該法治療精神分裂症（癲證）數例，功效卓著。足三里、中脘相配，對精神恍惚，神情呆滯，失眠易

驚；噩夢紛擾，默默無言，不思飲食，腹脹鬱悶之證的治療效果優佳。

來源 獻方人：貴州省貴陽中醫學院針灸教研室張和緩；推薦人：新疆伊寧市解放軍第11醫院王學良。

方5 風府、膻中、內關、太衝。

方法 採用毫針刺法，適當深刺風府，隔日1次，10次為1療程。

按語 本方用於精神分裂症，相當於中醫「癲證」有明顯效果。例如：牛××，女，20歲，農民。1957年夏，因為家庭小事發生癲症，默默不欲見人，躲在屋角，日夜喃喃，獨語不休，不思飲食，對周圍事物無反應。面色無華，舌白便秘，脈象細微。針8次後，病情漸見好轉，直至恢復正常。

來源 獻方人：山西襄汾縣人民醫院針灸科謝錫亮；推薦人：新疆伊寧市解放軍第11醫院王學良。

方6 ①百會、安眠、肝俞、神門、足三里、②百會、安眠、內關、三陰交、太衝。

方法 每次選1組穴位，輪流使用。採用毫針刺法，平補平瀉，留針20分鐘。每天1次，10次為1療程。

按語 百會是督脈經穴，其脈「入絡腦」、「上貫心」，神門、內關是心與心包經之原穴絡穴，配合安眠穴，具有良好的寧心安神之功。肝俞與太衝相配，疏肝解鬱，足三里與三陰交相伍，則可健脾胃祛痰濕，加上思想安慰以奏解鬱、寧心安神之功。治療期間冬眠靈等藥物逐漸減量。該方法治療精神分裂症（癲狂）有較好地療效。

來源 獻方人：浙江中醫學院針灸推拿系高鎮五；推薦人：新疆伊寧市解放軍第11醫院王學良。

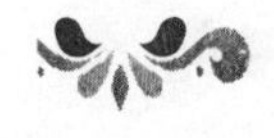

方7　合谷、太衝、後谿、中詠、神門、崑崙、百會。

方法　採用毫針刺法，1日1次，30次為1療程。

按語　經云：「重陽者狂，重陰者癲。」二者有動靜之分，且可相互轉化，大抵癲證多起於憂鬱，病在心脾包絡，三陰蔽而不宣，故氣鬱痰迷，壅塞心竅；狂證多起於大驚大怒，病在肝膽胃經，陽熱並而上升，故火熾痰湧，神志混亂。乃取與督脈和陽斫脈相通一組交會穴，後谿配申脈，瀉之以制陽盛不能入寐，刺太衝、神門、三陰交等穴，以起益陰震攝自調作用，並採取對鎮靜藥逐漸減量方法，既可防止宿疾復萌，又可避免抑制過分，最後完全停藥，病情得到控制，精神轉為正常。

來源　獻方人：北京中醫學院附屬醫院姜揖君；推薦人：新疆伊寧市解放路7—69號趙淑華、何周智。

方8　神門、間使、肝俞、脾俞。

方法　採用毫針刺法，平補平瀉，每穴運針1～2分鐘。每日1次，10次為1療程。

按語　張抑，24歲，女，職員。平素睡眠不深，兩週前因情志不遂，致精神抑鬱，連續失眠，煩躁不安。近日出現表情淡漠，行動遲鈍，終日呆坐，自言自語，不思飲食，不知穢潔。某醫院診為：精神分裂症針3次神志轉清。以後改為隔日針治1次，共針治10次而獲痊癒。

來源　獻方人：浙江針灸學會樓百層；推薦人：新疆伊寧市解放軍第11醫院王學良。

老年性癡呆

處方　山茱萸20克、山藥30克、茯苓20克、熟地15

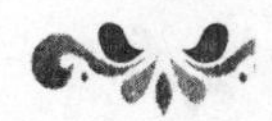

克、杜仲20克、牛膝15克、肉蓯蓉15克、枳實10克、小茴香10克、巴戟天15克、枸杞30克、遠志10克、菖蒲30克、五味子15克、乾薑6克、大棗15克。

用法 水煎服，每日1劑，2次溫服。3週為1療程。

按語 老年性癡呆症是以智慧減退為主的綜合症。多因久病血虧氣弱，心神失養，或肝腎不足，髓海不充所致。曾收治14例，痊癒5例，顯效4例，進步3例。症狀改善後改丸劑久服。

來源 獻方人：黑龍江省肇源縣中醫院馬風友；推薦人：湖南省新田縣衛校蕭家凰。

癔病

方1 太衝、天突、合谷。

方法 太衝、天突用常規刺法，合谷強刺，配合語言誘導，邊行針邊誘導，約2分鐘即可。不留針。每日1～2次，4～6次為1療程。

按語 本證當屬中醫鬱證（癔病性失語），此證乃七情所傷，情緒低落而突然失語。其病機是氣機鬱滯，關鍵在於條達氣機。「木鬱達之」，並用言語開導，使之情志舒暢。在針刺行針時，邊行針，邊誘導患者講話。一般用強刺激，問患者有無酸、麻、脹等感覺，而促使患者講話，亦可問患者最思念或最關心的人和事，使患者急欲說出。

來源 獻方人：湖北中醫學院針灸系魏風坡；推薦人：新疆伊寧市解放軍第11醫院王學良。

方2 人中、風池（雙）、內關、列缺、足三里、中封。

方法 先引其嘻笑，然後再針刺。均用毫針刺法，平補

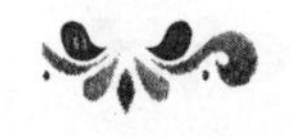

平瀉。治療1次，病人症狀好轉後，加神門（雙）穴，浮郄穴。留針15～20分鐘，1日1次。10次為1療程。

按語 趙氏曾用該法治療一李姓患者。因2週前精神受刺激，發呆，繼則終日悲傷哭泣，喜怒無常，生活不能自理，面色青白，神鬱不語，淚流滿面，拒食不眠。脈沉、舌質淡紅、苔薄白，隨用該法治療3次而癒。

來源 獻方人：北京西苑醫院針灸科趙玉青；推薦人：新疆伊寧市解放軍第11醫院王學良。

方3 膻中、內關。

方法 快速進針，用瀉法，留針30分鐘，留針期間行針3次。

按語 呂氏曾用該法治療一焦姓女患者。因受驚恐刺激，以致突然昏倒，不省人事，牙關緊閉，四肢抽搐，狀如雞爪，呼吸氣粗，舌淡暗，苔白膩，脈弦滑，四肢不溫，脈症合參，證屬「氣逆」。用上法治療獲癒，隨訪6年，未見復發。

來源 獻方人：山西省針灸研究所呂景山；推薦人：新疆伊寧市解放軍第11醫院王學良。

方4 十宣、人中。

方法 用三棱針刺十宣，人中，各出血2～3滴，3日1次，7次為1療程。

按語 該方治療癔病有較好的療效。

來源 獻方人：四川省蒼溪縣中醫院針灸科謝繼光；推薦人：新疆伊寧市解放軍第11醫院何周智。

方5 豐隆、腎俞、委中、承山（雙）、合谷、曲池，

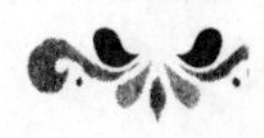

透少海、肩髃。

方法 患者取站立位，雙手扶床頭櫃，用強刺激手法，不留針。得氣後即可用雙手撐腰站立。1 日 1 次，3～5 次為 1 療程。

按語 癔癱屬「痿證」範疇。均為精神因素致病。針刺治療「痿證」是按經絡內屬臟腑，外絡肢節的理論，由強刺激特定的腧穴，從而發揮相應的經脈作用，調節人體臟腑氣血的功能，以達到治療目的。此治療只適用於癔病性癱瘓。

來源 獻方人：江蘇省江都縣中醫院樊寶榮；推薦人：湖南省新田縣衛校蕭家凰。

方 6 啞門、大椎、風池、神門、內關、環跳、陽陵泉。

方法 毫針刺法，得氣後行針片刻，平補平瀉，或加用電針 20 分鐘。每日或隔日 1 次，15～30 次為 1 療程。

按語 曾用該方為一鄭姓患者治療，患癔病性癱瘓 7 年餘，經邵氏耐心治療 30 次而癒。隨訪 10 餘年無復發。

來源 獻方人：河南中醫學院邵經明；推薦人：新疆伊寧市解放軍第 11 醫院王學良。

腦 萎 縮

處方 ①風池、風府、絲竹空、行間、崑崙、委中；②肝俞、腎俞、復溜、太谿、足三里。

方法 第①組方用瀉法，第②組方用補法。用提插捻轉手法，不留針。每日 1 次，15～30 次為 l 療程。

按語 該方法治療小腦、橋腦萎縮等症療效較好。

來源 獻方人：上海中醫學院針灸系陸瘦燕；推薦人：新疆伊寧市解放軍第 11 醫院王學良。

腦血管病伴精神障礙

處方 神門、後谿、照海、列缺。

方法 採用毫針刺法，行平補平瀉手法，留針 20 分鐘。每日 1 次，10 次為 1 療程。

按語 列缺和陰蹻脈之照海相配，一為肺經之絡，一為少陰之穴，既能滌痰，又可益腎。加後谿以通督醒腦，神門以安心調神，增服礞石滾痰丸，以滌宿痰，助針刺之力，相輔以奏全功。治療腦血管性精神障礙效果尤佳。

來源 獻方人：北京中醫學院附屬醫院董揖君；推薦人：新疆伊寧市解放軍第 11 醫院王學良。

脊髓空洞症

處方 大椎、曲池。

方法 採用毫針刺法加電針治療。針刺大椎穴時有觸電樣感覺，應立即出針，勿反覆提插，出針後按壓針孔片刻。然後大椎穴沿督脈針刺至皮下，腰陽關沿督脈針刺向上；加電針 30 分鐘，每日 1 次。15 次為 1 療程。

按語 大椎穴為手足三陽經與督脈之會，可宣通諸陽經之氣而調和全身氣血，疏通上下經氣。曲池穴為手陽明大腸經俞穴，陽明經多氣多血，故配合以舒筋活絡，多能獲效。

來源 獻方人：原空軍瀋陽醫院針灸科徐笨人；推薦人：新疆伊寧市解放軍第醫院王學良。

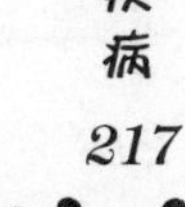

第四章　外科疾病

第一節　普通外科疾病

毛囊炎

方 1　蒼耳蟲、香油。

方法　將蟲放入香油中貯存，愈陳愈佳。用時將蟲搗爛放於患處（或將蟲塞入疔瘡中央）用紗布包貼，每開揭開紗布，清除膿液 1 次。

按語　用此法治療毛囊炎 10 例，一般用藥 2 次即可見效。蒼耳蟲俗稱秋分蟲，性寒味鹹，每年秋分前捕捉。

來源　獻方人：武警安徽省總隊醫院何國興；推薦人：安徽醫科大學汪秀華。

方 2　黃連、黃芩、黃柏、明菊花、金銀花各 60 克。

方法　共研末凡士林調後外敷患處。

按語　適用於瘰瘡成膿未潰者，每日或隔日 1 換。

來源　獻方人：新疆烏魯木齊中醫醫院外科楊立成；推薦人：新疆烏魯木齊市溫泉療養院王軍。

方 3　五倍子末 3 克、冰片 1.5 克、雞蛋 2 個。

方法　將雞蛋煮熟取蛋黃、搗碎放在鐵勺內，先用文火炒至蛋黃變焦，然後用武火炒至出油，去渣取油，再把五倍子末、冰片研勻調入蛋黃油內，成粥狀備用。使用時，用患處洗淨，把配好的蛋黃油塗患處，每日 1～2 次，至痊癒為止。

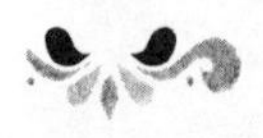

按語　①由於雞蛋黃出油量不同。配藥時可酌情加五倍子末和冰片，防止太稠或太稀；②患處有毛髮者，須剃去後再塗藥；③此方對中耳炎、口腔炎療效亦佳

來源　獻方人：河北省廊坊地區靜海機床廠醫務室王維華；推薦人：吉林省長春中醫學院附屬醫院周建華。

創傷及皮膚感染

方1　老鶴草（鮮品佳）。

方法　搗爛敷於創口；或乾品研細末貯備，撒於創口。

按語　此為家傳秘方。用於外傷出血，具有止血、鎮痛、消炎之功。

來源　獻方人：四川省鹽源縣樹河鄉衛生站王天才；推薦人：四川省鹽源縣衛生局辜勤。

方2　石菖蒲50克、生半夏50克、生大黃50克、白礬50克。

方法　共研細末貯備。撒布創面，包紮。

按語　曾作動物（成年犬）試驗，股動脈切開，撒布本藥（自然加壓）2分鐘止血；股靜脈切開，1分鐘止血。平素用於各種創傷具很強的止血、消炎、斂口、生肌功效。

來源　獻方人：四川省鹽源縣衛生局辜勤；推薦人：新疆伊寧市解放軍第11醫院王學良。

方3　千里光（又名九里明）適量方法洗淨後加水煎至濃茶樣，過濾去渣，冷後即可用以浸洗患處，不易浸洗處可行濕敷。每日2～3次，每次15～30分鐘。

按語　筆者用本法治皮膚化膿感染34例，顯效8例，有

效5例，無效1例。一般用藥3～7天痊癒。如何××男，32歲。面部、頸部及雙手均Ⅱ度燒傷，面積12％。經各種抗生素治療1個月，創面感染未能控制。後用本方浸洗雙手，濕敷面部和頸部，2天後創面乾淨，治療5天痊癒出院。

來源 獻方人：新貓伊犁地區人民醫院趙淑華；推薦人：新疆伊寧市解放軍第11醫院趙飛。

方4 活蟾蜍1隻。

方法 用尖刀挖除蟾蜍兩隻眼睛，然後對準傷口外敷，用繃帶固定。

按語 如一患者不慎將縫衣針折斷，一段留於食指肌肉內，經X線透視確診，手術兩個多小時未能取出。用上藥外敷6小時後，針尖從食指背側穿出。

來源 獻方人：新疆伊犁地區人民醫院趙淑華；推薦人：新疆伊寧市解放軍第11醫院趙飛。

方5 大葉蛇總管1000克、九里香1000克、假茉莉1000克、蔬忽蓼1000克。

方法 上述5味藥均用鮮品，製成藥液灌封入瓶內滅菌備用。用時將藥液浸濕紗布、直接敷於傷口上。每天換藥1次，至傷口閉合痊癒停藥。

按語 該藥用於外科傷口感染，對金黃色葡萄球菌，B型溶血性鏈球菌、綠膿桿菌、枯草桿菌均較強的抑制作用。筆者採用本方治療該證3840側，隨訪2600銅，傷口平均28天癒合。治癒率為98％。

來源 獻方人：廣西桂平縣中醫院藍世隆、黎瑞英；推薦人：湖南省新田縣十字骨傷科診所朱庭國。

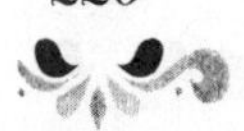

瘰 癧

方 1 天花粉、黃柏、黃芩、大黃、雄黃、獨角蓮各 30 克，乳香 9 克。

方法 先將諸藥切薄片，炒烘乾燥，研成細末。取少量藥粉用蜜水、香油或用凡士林配成軟膏敷貼患處。

按語 本方為家傳秘方，對一切瘰癧及陽證瘡瘍或潰瘍流黃水者均有較好的療效。

來源 獻方人：湖南省新田縣十字骨傷科門診部朱庭國；推薦人：新疆伊寧市解放軍第 11 醫院武繼華。

方 2 地丁 25 克、梔子 25 克、鬧陽花 25 克、黃連 15 克。

方法 以上 4 味共為粗末，水煎溫服，成人每服 5 克。

按語 本方具有瀉火、涼血、化痰、生新之功能，主治瘰癧、瘡瘍等症。

來源 獻方人：吉林省長春中醫學院附屬醫院景瑛；推薦人：吉林省長春中醫學院附屬醫院王中男。

方 3 訶子 25 克、草烏 25 克、石菖蒲 20 克、廣木香 15 克、麝香 5 分。

方法 以上 5 味共為細末，用麵粉製成黃豆大丸，每晚睡前溫開水送服 7～11 丸。

按語 本方具有化瘀消腫，通關殺蟲之功能服用半月可獲效。

來源 獻方人：吉林省長春中醫學院附屬醫院景瑛；推薦人：吉林省長春中醫學院附屬醫院王中男。

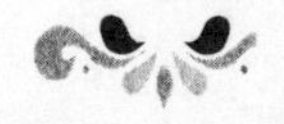

方 4　大蒜頭 125 克、芒硝 63 克、大黃末 31 克、醋 63 克。

方法　將大蒜去皮與芒硝同搗成糊狀，然後在患處用凡士林塗擦，敷以蒜糊，敷藥範圍要大於患處（高於皮膚約 3 分厚）；周圍用紗布圍成 1 團，略加固定。1 小時後去掉敷藥，用溫水洗淨；再用醋和大黃末調成糊狀外敷原患處，6～8 小時後去藥，一般敷 1 次即可，必要時可再敷 1 次。

按語　筆者用本法治療膿腫多例，療效確實。

來源　獻方人：新疆伊寧市解放軍第 11 醫院趙飛；推薦人：新疆伊犁地區人民醫院趙淑華。

丹　毒

方 1　木鱉子適量。

方法　將木鱉子研細末後以醋調勻外擦丹毒紅腫部位，每日 3 次。

按語　此方療效甚佳，重者可配合內服藥物，忌辛辣、魚腥之品，宜清淡飲食，注意靜養。

來源　獻方人：吉林省長春中醫學院附屬醫院景瑛；推薦人：吉林省長春中醫學院附屬醫院王中男。

方 2　地機、血海、三陰交、豐隆、太衝。

方法　採用患側穴位，毫針刺法，提插及疾徐瀉法，留針 20 分鐘，其間運針 1 次，針後在紅腫部位用三棱針散刺出血，然後加拔火罐，每日 1 次，10～15 次為 1 療程。

按語　丹毒亦稱「流火」、「腿游風」、「抱頭火丹」、「大頭瘟」，好發於小腿及頭面部，復發率高。筆者用此法治療 20 例，均取得顯著療效。

來源　獻方人：上海中醫學院奚永江；推薦人：新疆伊

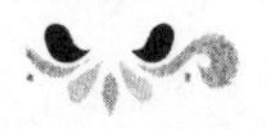

寧市解放軍第 11 醫院王學良。

方 3　蟾蜍 20 克、雄黃 10 克、地龍 17 克。

方法　將上藥用白酒 100 毫升（白酒濃度不得低於 60 度）浸泡於瓶內密封，冬春季浸泡 10 天，夏秋季浸泡 7 天，到期後濾出藥酒除去雜質備用。每日擦患處 3 次。

按語　本方只可外搽不可內服，每次使用後要密封保存，以免泄出藥效。本方治療無名腫毒療效較好。

來源　獻方人：陝西省興平縣南位衛生院申忠傑；推薦人：新疆伊寧市解放軍第 11 醫院何周智。

甲溝炎

方 1　麻雀（前胸肉）1 隻。

方法　新鮮麻雀肉，包在手指（甲溝炎），每日 1 次。

按語　此方是家族祖傳，對甲溝炎膿性指頭炎引起的紅、腫、熱、痛效果最佳，少則1次，多則2次治癒。潰破者忌用。

來源　獻方人：吉林省延邊煤礦服務公司職工醫院金太浩；推薦人：新疆伊寧市解放軍第 11 醫院王學良。

方 2　豬膽汁10毫升、雄黃3克、冰片2克、蜈蚣1條。

方法　將後 3 味藥研細，與豬膽汁調均後外敷患指，每日換藥 1 次。

按語　本方治療急、慢性甲溝炎效果顯著。

來源　獻方人：安徽醫科大學校醫尹有學；推薦人：武警安徽省總隊醫院何國興。

方 3　重樓。

方法　洗淨去皮切片曬乾，研粉，過 80～100 目篩，裝瓶備用。用時，取出適量與白酒調成糊狀直接塗於患處，一般包紮即可。

按語　治療 29 例，敷藥 1 天治癒者 9 例，2 天治癒者 8 例，3 天治癒者 6 例，5 天治癒者 2 例；4 例化膿者無效。

來源　獻方人：新疆伊犁地區人民醫院趙淑華；推薦人：新疆伊寧市解放軍第 11 醫院趙飛。

破 傷 風

方 1　驢蹄 60 克。

方法　將驢蹄洗滌乾淨，用砂鍋炒酥，研末，每日服 2 次，每次 9 克，用黃酒服下。

按語　該方治療破傷風效果頗佳，如配合其他藥物治療效果更佳。

來源　獻方人：山東省淄博市張岱宗；推薦人：寧夏銀川市第二人民醫院針灸科張玉霞。

方 2　大椎。

方法　用 26 號粗針深刺大椎穴。先直刺進針少許，即臥針 40 度左右，針尖斜向上方，沿胸第一椎棘突上緣，斜向上緩慢進針 2～2.5 寸。進針達硬脊膜外面，但不要穿透硬膜，當針下有抵觸感時即停針。刺入後小幅度捻轉（不超過 90 度），次數大約 200～500 次，留針 1 小時或更長，直至抽搐症狀及角弓反張得以緩解，留針期間每隔 5 分鐘行針 1 次。

按語　一般 3 次可癒，最多 5 次。

來源　獻方人：中國中醫研究院針灸研究所田從豁；推薦人：山西省太原市二醫院王寅。

方3　荊芥1.2克、防風1.2克、南星1.5克、天竺黃0.6克、醋角子2.1克、朱砂0.3克。

用法　上藥研末混合均勻，用醋調成薄糊狀敷在傷口上，外用消毒紗布敷蓋，膠布固定，蓋上被子使稍發汗。危重病人每天1次，一般病人2天1次，輕者3天1次。如出現角弓反張，可用適量冬眠靈；發熱用適量抗生素或退熱藥；不能進食可酌情輸液。

按語　筆者用本法治療13例，全部治癒。

來源　獻方人：新疆伊犁地區人民醫院趙淑華；推薦人：新疆伊寧市餌放軍第11醫院趙飛。

凍傷

方1　乾茄棵200克、羊角辣椒3個。

方法　水煎煮後薰洗患處。

按語　長期堅持薰洗，可治癒，不復發。

來源　獻方人：四川省遂寧市人民醫院高俊奇；推薦人：四川省遂寧市中醫院周智春。

方2　肉桂2克、炙乳香10克、炙沒藥10克、冰片2克、樟腦2克。

方法　將上藥分別研細後拌勻，調入適量凡士林即成，使用時，用蘿蔔湯或淡鹽水清洗創面，再將此膏塗於患處，每晚1次。

按語　此方療效甚佳，一般塗2～3次可癒。

來源　獻方人：吉林省長春中醫學院附院景瑛；推薦人：吉林省長春中醫學院附院王中男。

方3　凍山楂適量。

方法　視瘡面大小，將適量凍山楂搗爛敷於患處，每晚1次，3次為1療程。

按語　該法治療凍瘡有良效，一般1～3次痊癒。

來源　獻方人：上海中醫學院王靜軒；推薦人：寧夏銀川市二醫院針灸科張玉霞。

方4　老絲瓜100克、豬油200克。

方法　用瓦置於爐上焙5分鐘後，把瓦及老絲瓜從火上取下，等煙盡取下絲瓜製粉備用，然後將豬油放入鍋中加溫去渣，再將絲瓜粉放入油中拌勻即可。用前用辣椒水將患處洗淨，然後將藥膏塗於患處即可。2日塗1次。

按語　此方安全可靠，連續外用15天，95％的病人均可獲效，沒有任何禁忌和副作用。

來源　獻方人：河南省洛陽白馬寺骨科醫院王紅旗；推薦人：河南省洛陽白馬寺骨科醫院袁軒、趙飛。

方5　活麻雀1隻。

方法　將活麻雀從嘴部撕開，露出腦殼，輕輕將腦殼揭開，取出腦漿趁熱塗於患處，每天1次或數次均可。

按語　凍傷5年，每冬復發。本次復發後潰爛，經多方治療，效果欠佳。經上法治療4次即癒。

來源　獻方人：新疆伊犁地區人民醫院趙淑華；推薦人：新疆伊寧市解放軍第11醫院趙飛。

方6　紅花、桂枝、川椒、乾薑、當歸、乾辣椒各30克，樟腦10克、冰片5克。

方法　將以上藥物放置於19％酒精中（750毫升），浸

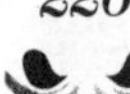

泡三晝夜，以紗布過濾，收集藥液貯瓶備用。使用時先將患部擦洗乾淨，待乾後，用消毒棉籤沾藥液塗擦局部，每天3～4次。

按語 東北地區，氣候寒冷，尤其在農村凍瘡更為多見，具用此方法治療凍瘡，一般5～7天即可痊癒，驗證12例，均在5天治癒。

來源 獻方人：青林省人民醫院郭京麗；推薦人；吉林省長春中醫學院王中男。

蜈蚣咬傷

處方 獨頭大蒜1枚。

方法 取新鮮獨頭大蒜，剝去蒜衣，切除蒜皮1層。即將獨蒜截面對咬傷處及周圍2～3公分處反覆擦之。每1小時擦1次，每次擦10～15分鐘，直至痛止腫消為止。

按語 採用本法治療15例，全部治癒。一般3次，最多擦10次，即可痊癒。

來源 獻方人：江西省景德鎮市自來水公司醫務所程爵棠；推薦人：武警安徽省總隊醫院何國興。

頸結核性淋巴結炎（瘰癧）

方1 生雞蛋1個、活守宮1隻。

方法 將生雞蛋用鑷子輕敲1小孔。直徑約1×l平方公分，用鑷子將活守宮放入雞蛋內，外用蛋殼封住孔口，塗以泥土密封，烘乾後去殼（以不枯焦為佳），研末裝瓶備用。1日服守宮雞蛋1個（藥粉末30克），10天為1療程。

按語 筆者採用本方治療頸結核性淋巴結炎21例，輕者只需1療程，重者2～3個療程可痊癒或明顯好轉。

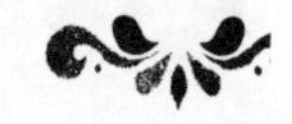

來源 獻方人：武警安徽省總隊醫院何國興；推薦人：安徽醫科大學汪秀華。

方2 生半夏10克、醋適量。

方法 將生半夏洗淨，研細末，加醋適量，放置在砂鍋內煮沸，使成糊狀即可。再將創面用生理鹽水清洗，塗糊劑於無菌紗布上，敷蓋患處包紮，每天換藥1次。

按語 本方治頸淋巴結核有特效。

來源 獻方人：山西省雁北地區小峪煤礦醫院孟發業；推薦人：山西省雁北地區小峪煤礦醫院王繼元。

方3 大黃粉100克、石灰粉400克。

方法 取上藥粉混合攪拌放砂鍋中炒至石灰顯微紅色，取出放涼過篩，裝瓶備用。用時加香油適量，調成糊狀，用紗布條浸藥後敷在淋巴結核上，隔日換藥1次，3～7次為1療程。

按語 本法適用淺表性淋巴結核。

來源 獻方人：武警安徽省總隊醫院何國興；推薦人：安徽醫科大學汪秀華。

方4 水銀60克、白礬90克、皂礬90克、白砒36克、硼砂36克、火硝90克、粗鹽36克。

方法 上藥煉製成白色晶片狀藥粉，以1：3熟米粉拌勻，搓成半粒米大小藥丸或牙籤狀藥條，放在瘡面或插入竇道漏管，外貼太乙膏不使移動，隔天換藥1次，直至腐去膿淨後改用「三仙丹」生肌收口。將三仙丹（黃升45克、東丹100克、熟石膏300克研成極細末）撒於瘡面，外貼太乙膏，每天換藥1次。

按語 上方名為「白降丹」。曾治療200例頸部淋巴結

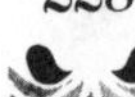

結核的患者，均治癒，治癒時間平均3～5個月。

來源 獻方人：上海市中醫門診部朱松毅；推薦人：吉林省長春中醫學院附屬醫院周建華。

方5 曲池、臂臑。

方法 選6寸金針刺曲池透臂臑，用瀉法。每7日1次，3～7次為1療程。

按語 該方法治療頸淋巴結核效果顯著。

來源 獻方人：北京市中醫院針灸科王樂亭；推薦人：新疆伊寧市解放軍第11醫院王學良。

方6 肝俞、膈俞。

方法 將穴位定準後，皮膚常規消毒，用1%～2%普魯卡因行局部麻醉。在肝俞穴上切開皮膚，長約1公分深達肌肉表層，用挑截器挑斷肌纖維10～20根。然後用碘酒塗擦切口，再敷蓋無菌紗布，施加壓力以絆創膏固定之。

按語 意挑截時術者用右手持挑截器，左手捏起被挑截的部位以防出血。左側患病割左側肝俞；右側患病割右側肝俞，兩側同時患病同時割治。

來源 獻方人：遼寧省瀋陽市醫專附屬醫院劉桂芳；推薦人：新疆伊寧市解放軍第11醫院王學良。

乳腺炎

方1 大蜈蚣1條、僵蠶15克、山甲珠15克、全蠍5克。

方法 將以上4味藥為細末，每次服10克，黃酒送服。

按語 此方療效佳，禁忌生冷腥物。

來源 獻方人：吉林省長春中醫學院附屬醫院景瑛；推

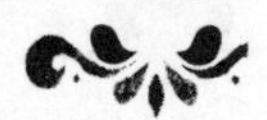

薦人：吉林省長春中醫學院附屬醫院王中男。

方 2 馬鈴薯 1 個、泥鰍 1 條。

方法 將泥鰍和馬鈴薯洗乾淨同時放入器皿中搗爛，搗至黏膩沾手時，取出做成小餅（大小視病灶）貼敷患處，每日 1 次，一般 2 次即見效。

按語 用此法治療 20 餘例，全部治癒。

來源 獻方人：內蒙古包頭市針織廠醫務所張正義；推薦人：武警安徽省總隊醫院何國興。

方 3 朴硝 100 克、鮮馬齒莧 200 克。

方法 先將鮮馬齒莧洗淨搗汁，去渣，再以其鮮汁調勻朴硝，塗布在紗布上，外敷患處，每 4～6 小時更換 1 次。冬季無鮮馬齒莧，可用雞蛋清 6 個，朴硝 100 克，按上法敷用。

按語 經治療 47 例全部治癒。其乳腺紅腫消失，乳房包塊及疼痛亦皆消失，乳汁流暢，體溫正常。其中治療 3 天痊癒者 27 例，4 天痊癒者 20 例。

來源 獻方人：解放軍 52884 部隊醫院任芝勤；推薦人：武警安徽省總隊醫院何國興。

方 4 新鮮仙人掌或仙人球適量。

方法 先將新鮮仙人掌或仙人球除去表面的刺或絨毛，洗淨，搗爛。加入鎮江陳醋適量，調成糊狀，攤在紗布上，敷於乳房紅腫部位，每天換藥 2 次，使敷料保持濕潤，至紅腫消退為止。

按語 仙人掌性味苦、寒。功能行氣活血，清熱解毒。《分類草藥性》云：「仙人掌消炎解毒，排膿生肌，主治瘡癰癧腫。」醋能解毒、化瘀，收斂。故諸藥配伍治療急性乳

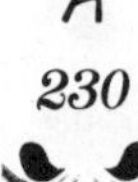

腺炎有良效。

來源 獻方人：武警安徽省總隊醫院何國興；推薦人：安徽醫科大學汪秀華。

方5 雄黃50克、明礬50克、大黃20克、皂刺10克。

方法 將以上藥物分別研末過篩拌勻。用清水調成糊狀，患者取適當臥位，患處充分暴露，用舌壓板均勻地攤敷患處，約兩銅錢厚薄，未潰者不留頭，然後用浸濕的紗布貼於藥糊之上，使其保持潮濕，12 小時後重新更換再敷，操作時手法要輕，儘量減少病人痛苦。

按語 用此法治急性乳腺炎，只限外敷，不可內服，立竿見影，一般 2～3 日腫脹即可消退，並可用於急性腮腺炎及針後感染之局部紅腫者。

來源 獻方人：吉林省梨樹縣中醫院暴永賢；推薦人：吉林省長春中醫學院王中男。

方6 芝麻 30 克。

方法 將芝麻炒焦研末，用清油調勻，敷於患處。1 日 2 次，3～5 次為 1 療程。

按語 本法治療乳腺炎等疾病，療效顯著。

來源 獻方人：陝西省寶雞市第二康復醫院朱曼市；推薦人：寧夏銀川市第二人民醫院針灸科張玉霞。

方7 砂仁 10～20 克。

方法 取砂仁研成細末，密貯瓶中備用。用時取糯米飯少許和砂仁末拌勻，搓成索條狀如花生米大小，外裹以消毒紗布（必須用棉織品）塞鼻。左側乳腺炎塞右鼻，右側乳腺炎塞左鼻，亦可左右交替塞用。每隔 12 小時如法更換 1 次，

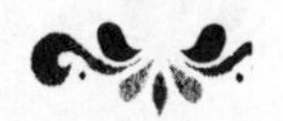

直至炎症消卷為止。

按語 採用上法治療50例，全部治癒，平均治癒時間為6天。

來源 獻方人：江蘇省淮安縣人民醫院徐林春；推薦人：武警安徽省總隊醫院何國興。

方8 蓖麻子100克、松香30克、威靈仙60克。

方法 將上述藥在青石上用鐵錘搗爛，撒在傷濕止痛膏上1公分厚，敷於患處，隔日換藥1次。

按語 此方對產婦初發乳腺炎效果十分明顯。筆者曾試治38例乳腺炎患者，有效率100％。

來源 獻方人：新疆烏魯木齊溫泉療養院王軍；推薦人：新疆伊寧市解放軍第11醫院王學良、何周智。

方9 決明草50克。

方法 取決明草50克，煎湯150毫升，1次服（決明草為秋季成熟時採收，全草入藥），每天3次。重症患者（寒戰高熱，乳房結塊，腫痛明顯）可服4次。

按語 本藥具有疏表散邪，清肝通絡，解毒消腫之功用，為一簡便、有效、值得推廣的方法。現代藥理研究認為，決明草對葡萄球菌、大腸桿菌、白喉桿菌等均有抑菌作用。此法適用於急性乳腺炎。

來源 獻方人：安徽省淮北礦工總醫院劉敏；推薦人：武警安徽省總隊醫院何國興。

方10 寶塔草60克、紅葉九里光葉20克。

方法 先用鹽水沖洗患處，寶塔草除去細白根，將上2藥用嘴嚼爛，外敷腫塊處厚度均勻。每日換藥1次，5～7次

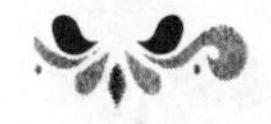

為1療程。

按語　如局部化膿穿孔，需先排膿，用苧麻蔸搗爛如泥，外敷患處（穿孔處不封口）3天，可將膿排盡，再以上方敷患處，每日換藥1次：一般10～15日痊癒。寶塔草俗名井水草，因生井中而得名。本方療效確切，屢用屢效。

來源　獻方人：湖南省洞口縣中醫院鄧學勤；推薦人：湖南省洞口縣中醫院方友生、蕭家凰。

方11　蒲公英12克，大貝母、炒歸尾、苦楝子各9克，炙山甲片、炒延胡、赤芍、炙乳香、製沒藥、製香附、酒炒準牛膝、桃仁泥各6克，廣木香、橘絡、柴胡各2.5克，橘皮4.5克。

方法　上藥加500毫升水煎服，1劑煎2次，早晚分服。

按語　治療21例，全部治癒，除1例用3劑外，其餘均用1～2劑而癒。

來源　獻方人：新疆伊寧市解放軍第11醫院武繼華；推薦人：新疆伊寧市解放軍第11醫院王學良。

方12　蒲公英40克。

方法　加50度白酒500毫升，浸泡7日，過濾後即可服用。每日3次，每次20～30毫升。

按語　治療40例。服藥後，病程在6天以內的，局部炎症消退者占總數87.5％，化膿率僅占7.5％。病程在4天以內的，無一例切開排膿，可見此藥對早期急性乳腺炎療效較佳。

來源　獻方人：新疆伊寧市解放軍第11醫院武繼華；推薦人：新疆伊寧市解放軍第11醫院王學良。

方13　露蜂房適量。

方法　將露蜂房（馬蜂窩）撕碎，用砂鍋焙乾，呈半黑樣研成粉末備用。每6小時服1次，每次1～2克（可根據病情適當增減），以加溫的黃酒送下。

按語　治療24例，均癒。通常服藥5分鐘即起止痛作用。在局部未形成膿腫時，服藥後炎症很快消退痊癒，局部已有膿腫形成時，服藥2～3天膿腫自潰，無須切開排膿，1週左右瘡口自癒。

來源　獻方人：新船伊寧市解放軍第11醫院武繼華；推薦人：新疆伊寧市解放軍第11醫院王學良。

方14　太衝、足臨泣、合谷、曲池、乳根、膻中。

方法　瀉合谷、曲池。灸膻中、乳根，用補法，餘穴用平補平瀉法。1天治療1次。

按語　用此法治療急性乳腺炎4～10次可癒。

來源　獻方人：寧夏銀川市第二人民醫院針灸科張玉霞；推薦人：寧夏回族自治區人民醫院趙柯。

方15　曲池穴。

方法　患者曲肘，常規消毒後，以2.5寸毫針刺入曲池穴1.5～2寸，快速撚轉提插，強刺激1分鐘，針感至肩部為好。

按語　出針後以左手抱起患側肘關節，右手拇指有規律地按摩曲池穴，以提高療效。

來源　獻方人：遼寧省大連市安波理療醫院宮俊德；推薦人：安徽省歙縣中醫院汪軍。

方16　肩井穴、風門穴。

方法　肩井進針7～8分，風門進針5～6分。撚針1～2分鐘，留針10～20分鐘，出針後在風門穴拔火罐約5分鐘。

按語　治療 26 例，其中 8 例曾用青黴素及磺胺治療無效而改用本法。一般針灸 1～3 次而癒。

來源　獻方人：新疆伊寧市解放軍第 11 醫院王學良；推薦人：新疆伊寧市解放軍第 11 醫院趙飛。

方 17　拍法上肢前內側及患乳上方。

方法　患者坐位，解衣，伏在桌上，胸部及上肢肌肉放鬆，醫生或家屬手掌輕輕拍打患側肩臂。由上臂中段拍到胸鎖部，反覆進行，使患側乳房抖動而感舒服為度，拍打 30 分鐘左右即可，4～5 小時 1 次。

按語　此法適用於乳房腫硬，脹痛無惡寒發熱者效果最佳，一般 2～3 天可告痊癒。

來源　獻方人：湖南省道縣中醫院何進階；推薦人：新疆伊寧市解放軍第 11 醫院王學良、劉環章。

方 18　肝俞、胃俞，一指推、拿、按。

方法　①病人坐位暴露患側乳房，撲以滑石粉；用一指禪推法或纏法在乳房腫塊周圍沿乳絡向乳頭方向推動，由輕到重。反覆施術，直至乳汁，膿汁排出，②同上體位；先用揉摩法施術於腫塊處及周圍；然後按拿少澤、合谷、肝俞、胃俞穴。1 日 2 次。

按語　推拿時，手法應從乳房根部開始，向乳頭部或竇道口施術，使敗乳從乳腺口或竇道口排出。配合鹽水熱敷效果更佳。

來源　獻方人：江蘇省常州市太湖氣功診療研究所李梅；推薦人：江西省興國縣傑村賢哲子診療研究所胡建華。

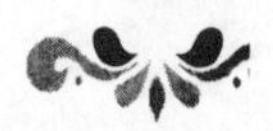

乳腺增生症

方1 柴胡、赤芍、枳殼、青皮、王不留行、莪朮、海藻、海浮石、夏枯草各15克，甘草5克。

方法 每日1劑，水煎服。15天為1療程。

按語 本方名為「消癖飲」，曾治療96例患者。其中痊癒81例，顯效9例，好轉6例。一般1～4個療程即可顯效。

來源 獻方人：黑龍江省齊齊哈爾市龍沙區中醫院杜心偉；推薦人：吉林肯長春中醫學院附屬醫院周建華。

方2 海藻、昆布、小麥（醋煮）各2000克，龍膽草、浙貝母各1500克，陳皮1000克，炮山甲700克。

方法 先將上藥烘於碾成細末，加蜂蜜9000克，製成綠豆大小的蜜丸，乾燥後裝瓶備用。每次取藥丸10克，溫開水吞服，1日2～3次。1～3個月為1療程。

按語 用上方治療乳癖（乳腺增生症）15例。痊癒13例，好轉1例，無效1例；治療癭瘤25例，痊癒23例，好轉1例，無效1例。服藥期間忌食羊肉。孕婦禁服。

來源 獻方人：湖南安化縣中醫院陳松筠；推薦人：湖南省新田縣衛校蕭家凰。

方3 公英、木香、當歸、白芷、薄荷、梔子各30克，地丁、瓜蔞、黃芪、鬱金各18克，蝌香4克。

方法 上藥研細末備用。使用前，用75％酒精消毒臍部，然後將上藥0.4克填於臍眼，用乾棉球輕壓散劑上按摩片刻即用4×4公分大小的醫用膠布密封。以後每3天同法更換1次，8次為1療程。一般治療3個療程。

按語　本方命名為「乳臍散」，曾治療 692 例乳腺增生症患者，其中痊癒 394 例，顯效 276 例，有效 17 例，無效 5 例，總有效率 99.3 %。使用本法時，對於早孕、功能性子宮出血或不明原因月經過多者忌用。

來源　獻方人：陝西省西安醫科大學附屬二院任應波等；推薦人：吉林省長春中醫學院附屬醫院周建華。

方 4　①天突、肝俞；②膻中、屋翳、足三里。

方法　兩組穴位均為雙側，交替使用，每日 1 次，8 次為 1 療程。採用平補平瀉手法。

按語　曾針治該病 800 例，治癒率為 40.4%～54.39%，總有效率為 93.5%～97.3%。與其他方法比較，效果最好。

來源　獻方人：陝西省中醫針灸學會郭誠傑；推薦人：新疆伊寧市解放軍第 11 醫院王學良。

方 5　乳根、膻中、期門。

方法　以上穴位均用瀉法，留針 20～30 分鐘，留針期間行針 1～2 次。氣滯血瘀型加膈俞，用瀉法；氣滯痰凝型加豐隆、足三里，平補平瀉法；肝鬱化熱型加太衝，用瀉法。每日或隔日 1 次，14 次為 1 療程，經期停針。

按語　該方治療 110 例患者，經 2～5 個療程治療後，腫塊、疼痛均消失，總有效率為 96 %。

來源　獻方人：北京醫學院第三附屬醫院中醫科張玉華；推薦人：新疆伊寧市解放軍第 11 醫院趙飛。

方 6　①膻中、膈俞、乳根；②陽陵泉、血海、膺窗。

方法　兩組穴位交替針刺，施瀉法。隔日 1 次，針刺得氣後，每穴提插捻轉 1～2 分鐘。膺窗穴內下、外上橫刺，乳

根內上、外上橫刺，留針 20 分鐘，10～15 次為 1 療程。

按語 該證屬中醫乳癖範疇。《外科正宗》云：「憂鬱傷肝，思慮傷脾，所願不得志者，致經絡痞澀聚結成核，初如豆大漸若棋子」。闡明了乳癖的病因和病機。故袁氏取氣穴膻中、膽經合穴陽陵泉及膈俞、血海，局部取乳根、膺窗氣順血活而癒。

來源 獻方人：北京醫科大學袁碩；推薦人：新疆伊寧市解放軍第 11 醫院王學良。

方 7 內關、太衝、心俞、膈俞（主穴），足三里、三陰交、血海、陽陵泉、蠡溝、日月、期門（配穴）。

方法 採用毫針刺法，主穴均針雙側，其他穴位每次選 1～3 個，留針 20 分鐘，背俞穴針後拔罐。每日 1 次，10～20 次為 1 療程。

按語 陳氏採用該方法治療多發性乳腺小葉增生，得心應手，屢治屢效。病起肝氣鬱結，而見氣滯血瘀之證。從厥陰論治。取內關、太衝調之。心主血脈，膈為血會，心俞、膈俞活血化瘀。加減穴皆以疏肝活血為旨，相須為用，共同取效。

來源 獻方人：上海鐵路中心醫院針灸科陳作霖；推薦人：新疆伊寧市解放軍第 11 醫院王學良。

方 8 金橘罐頭 1 瓶、雞蛋 1 個、蓖麻籽 10～15 個。

方法 取雞蛋 1 個，自一端破孔，裝入蓖麻籽（去殼）10～15 個，用白麵包裹，放入灰火（柴草燃燒後）中燒熟食用，除蛋殼外全吃完，每晚 1 個。並每日吃金橘罐頭 1 瓶，分 3 次吃完，連續 3 天。10 天為 1 療程。

按語 經治療 43 例，全部治癒。多數為 1 個療程治癒，未癒者停 3 日後繼續按上法行下 1 療程，行經期停用。

來源　獻方人：河南省舞鋼市人民醫院賈培林；推薦人：武警安徽省總隊醫院何國興。

方9　耳穴：肝、胃、乳腺、內分泌。

方法　耳廓常規消毒，用王不留行籽貼壓法（將王不留行籽粘在直徑0.5公分大小的膠布或傷濕止痛膏上，貼於上述穴位），隔日更換，兩耳穴位交替使用。囑患者每日用手按揉王不留行籽3～4次，以耳廓發熱為度。10～15次為1療程。

按語　該病中醫稱為「乳癖」，是中年婦女的常見病。與情志抑鬱有關，張氏用該法治療，取得較好地效果。

來源　獻方人：貴陽中醫學院針灸教研室張和媛；推薦人：新疆伊寧市解放軍第11醫院王學良、趙淑華。

腹外疝

方1　神闕。

方法　將少許食鹽放入神闕穴內，同腹面平齊，用艾條灸之。

按語　每晚灸1次，連灸3個月，對各類疝疾均有效。常灸該穴可起到保健、益壽之作用。

來源　獻方人：寧夏銀川市第二人民醫院針灸科張玉霞；推薦人：寧夏回族自治區人民醫院趙柯。

方2　老絲瓜1個。

方法　將絲瓜在瓦上焙乾後研粉，每次服6克，早、晚飯前用熱酒送下。

按語　此法不適用於嵌頓疝，對其他腹外疝，如腹股溝

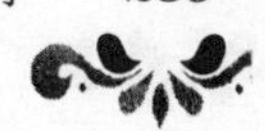

斜疝、臍疝等均有良效。

來源 獻方人：陽城縣中醫院張祝昌；推薦人：寧夏銀川市第二人民醫院針灸科張玉霞。

方3 荔枝核100克、川楝子100克、小茴香50克。

方法 將3味藥烘炒乾燥後，研成細末，用細篩篩過，拌勻後服用，1日3次，1次20克。小兒均減。用溫開水送服。

按語 該方治療疝氣效果顯著。脾、胃虛寒者忌用。

來源 獻方人：湖南省新田縣十字骨科門診部朱庭國；推薦人：新疆伊寧市解放軍第11醫院王學良。

方4 吳茱萸、蒼朮各12克，丁香3克，白胡椒12粒。

方法 上藥用文火焙乾，研成細末，瓶裝密封備用。用時每次3～4克。用麻油調成糊狀，敷於臍疝上面，覆以消毒紗布，繃帶固定。1～2天換藥1次，直至痊癒為止。

按語 用本法治療10例嬰兒臍疝，男6例，女，4例；年齡最大半歲，最小2月；病程最短1個月，最長6個月。臍疝最小的突出臍眼2×3公分，最大的3×4公分。經治療後，10例均獲痊癒，並追蹤觀察兩年無1例復發。使用本法時，個別患兒有局部發紅等過敏反應，可間隔1～2日再用。病例：某女，6個月，患兒出生2月後因常腹脹、腹瀉、啼哭而肚臍逐漸凸起。檢查：臍疝凸出臍眼達3×4公分。經採用本法治療。48小時換藥1次，3次痊癒。經兩年多觀察，未復發。

來源 獻方人：四川省西南師範大學校醫院陳洪毅等；推薦人：吉林省長春中醫學院附院周建華。

方5 大蜘蛛14隻、肉桂15克。

方法 將蜘蛛去頭足焙乾。與肉桂共研細末過篩，每日

早晚各服 1 次。每次每公斤體重 0.25 克，白開水沖服，連服 3 週。

按語　本方為《金匱要略》治療陰狐疝方配肉桂而成。此方中蜘蛛有破結通利作用，配以肉桂辛溫。引入肝經以散寒；臨床治療 200 例，有效率達 96.4 %。注意事項，蜘蛛有毒，必須去頭足，瓦焙成性，慎重使用。

來源　獻方人：湖南省株洲市中醫院痔瘻科袁宇華、晏建立；推薦人：湖南省新田縣衛校蕭家凰。

腸梗阻

方 1　皂角刺 50 克、火麻仁 15 克、蜂蜜 200 克。

方法　先將皂角刺、火麻仁水煎約 200 毫升，然後與蜂蜜混合內服，1 次服完。

按語　用本方曾治療麻痺性腸梗阻 15 例，其中腹部手術後腸麻痺 6 例，瀰漫性腹膜炎併發腸麻痺 4 例，脊柱損傷所致腸麻痺 3 例，腸系膜炎所致腸麻痺 2 例。經治療全部治癒，一般服藥 2～3 小時可聽到腸鳴音，4～6 小時即可排氣排便。

來源　獻方人：廣西柳州市井巷公司醫院黃梅生；推薦人：吉林省長春中醫學院附屬醫院周建華。

方 2　鮮苦楝皮 100 克、陳醋適量。

方法　將新鮮苦楝樹根皮洗淨搗爛如泥，與陳醋適量調成糊狀，做成藥餅外敷於患者腹部梗阻部位，外敷時間以包塊消散，梗阻解除為度。梗阻解除後，服用驅蟲藥 1～3 劑。

按語　採用此法治療蛔蟲性腸梗阻 37 例，均在敷藥旨 0.5～2 小時梗阻解除。苦楝皮性味苦寒，有毒，但外敷治療安全有效。

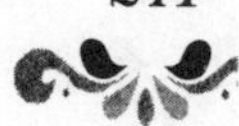

來源　獻方人：湖南省華容縣中醫院方向明、周漢章；推薦人：湖南省新田縣衛校蕭家凰。

方3　①大腸俞、小腸俞、次髎；②長強。

方法　第①組穴位用毫針刺法，行中度刺激手法，第②組穴位用粗針強刺激滯針手法，留針 20 分鐘，1 日 2 次，3～8 次為 1 療程。

按語　長強為督脈之絡穴，強刺激可調運任督，以導氣下行，加針大腸俞、小腸俞、次髎穴以通腸導氣，則大便自行。

來源　獻方人：山西省針灸研究所師懷堂；推薦人：新疆伊寧市解放軍第 11 醫院王學良。

方4　足三里、上巨虛、下巨虛。

方法　先針兩足三里，再針兩上巨虛、下巨虛穴，三穴左右輪流提插撚轉，留針20分鐘，每日1次，1～5次為1療程。

按語　該方法稱作下合穴排刺法。治療腸梗阻取效甚捷，治療兩腿肌肉萎縮及其他痿症均有較高的療效。

來源　獻方人：北京中醫學院附屬醫院趙輯君；推薦人：新疆伊寧市解放軍第 11 醫院趙飛。

方5　天樞、氣海、足三里。

方法　先用 28 號 1 寸半毫針，適當深刺，針下沉緊後，施提插撚轉瀉法。行針時按順時針次序進行，即先撚左側天樞，次行右側天樞穴，再行氣海穴，每穴提插撚轉 3 分鐘，間隔 5 分鐘再重複 1 遍。

按語　本法對蛔蟲性腸梗阻有顯著療效。

來源　獻方人：北京國際針灸培訓中心袁九棱；推薦人：新疆伊寧市解放軍第 11 醫院王學良。

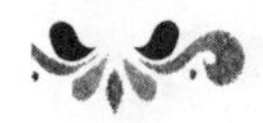

闌尾炎

方1 薏苡仁50克、白芍20克、丹皮20克、冬瓜子20克、大黃10~20克、生甘草20克。

方法 將以上諸味水煎內服。1日3次。

按語 本方具有涼血化瘀，清熱除濕之功，主治急性闌尾炎，服用5天可獲效。

來源 獻方人：吉林省長春中醫學院附屬醫院景瑛；推薦人：吉林省長春中醫學院附屬醫院王中男。

方2 丹皮25克、桃仁15克、瓜蔞20克、大黃15~25克、朴硝30克。

方法 將以上諸味水煎後內服，1日3次。

按語 本方具有活血化瘀，清熱解毒之功能。主治急、慢性闌尾炎，服用10天可獲效。

來源 獻方人：吉林省長春中醫學院附屬醫院景瑛；推薦人：吉林省長春中醫學院附屬醫院王中男。

方3 生石膏500克、芙蓉葉250克、生桐油適量、大梅片18克。

方法 芙蓉葉粉碎同生石膏一起和適量的生桐油調成糊狀，將藥糊直接塗在闌尾區，紗布和兼薄膜覆蓋，每日1次。

按語 此方對急、慢性闌尾炎及闌尾周圍膿腫、腹膜炎、腹腔包塊無潰破者均有很好的療效。

來源 獻方人：河南省洛陽市第二人民醫院馬獻軍；推薦人：河南省洛陽市白馬寺骨傷科醫院袁軒。

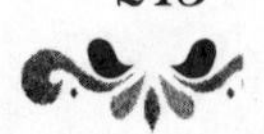

方4　金銀花90克、當歸60克、生地芋30克、麥冬30克、元參30克、生玉米15克、敗醬草60克、黃芩6克、甘草30克。

方法　水煎服，每日服2次。

按語　本方主治急、慢性闌尾炎。臨床上於上方加川楝子15克，黃連5克服用治療蛔蟲症效果理想。

來源　獻方人：河南省洛陽正骨醫院張愛文；推薦人：河南省洛陽市白馬寺骨科醫院袁軒。

方5　闌尾、大橫（右）、天樞（右）、合谷、三陰交。

方法　瀉合谷，闌尾穴強刺激，其他穴位平補平瀉。1日1次，3～5次為1療程。

按語　可用銀翹散加蒲公英敗醬草等內服，療效更好。

來源　獻方人：寧夏銀川市第二醫院針灸科張玉霞；推薦人：寧夏回族自治區人民醫院趙柯。

腋　臭

方1　密陀僧100克、樟腦100克、枯礬50克、輕粉2克。

方法　上藥共為細末，每日塗患處1～2次。

按語　勤洗澡，每次塗之前必先洗澡。

來源　獻方人：四川省遂寧市人民醫院高俊奇；推薦人：四川省遂寧市中醫院周智春。

方2　人指甲5克、人頭髮30克。

方法　將上述兩藥燒炭，研成細末，用香油調後塗患處，每日1～2次。

按語　注意勤洗澡勤換衣服。該方療效甚佳。

來源　獻方人：新疆烏魯木齊溫泉療養院王軍；推薦人：

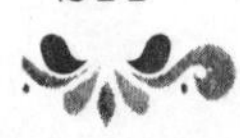

四川省遂甯市中醫院周智春。

肛　裂

方 1　芒硝 10 克、花椒 15 克。

方法　上藥加水 2000 毫升，煎至 1000 毫升，坐浴燙洗，每日 1 次。連用 10 次。

按語　本法治療肛裂，一般 1 個療程即能痊癒。

來源　獻方人：山東省茌平縣丁塊衛生院紀同華等；推薦人：吉林省長春中醫學院附院周建華。

方 2　快速探剪法。

方法　①術前排空大便，以保證術後 24 小時內不解大便，防止大便傷口出血。②患者取側臥位，消毒後，局麻，根據肛裂輕重深淺情況，用銀探針從肛緣外 0.5～1 公分處穿入，過肛裂基底部到齒線外穿出，一手將兩頭提起，另一手用手術剪沿著探針剪開，修剪兩邊創緣呈小 V 形，如有裂痔、皮下瘻、乳頭肥大等，一併清除。再用雙氧水清洗後，油紗條填塞，包紮固定，術畢。③術後 24 小時，取出油紗條，採用暴露療法，服一般消炎藥均可。鼓勵病人多便，每日便後用溫鹽水坐浴洗淨，睡前再洗 1 次。

按語　用本法治療 980 例肛裂患者，全部治癒。平均治癒時間 6 天。本法具有手術快、操作簡單、不住院、不換藥、療程短、傷口小、癒合快，治癒率高、無後遺症及併發症等優點。

來源　獻方人：安徽宿州市傷骨科醫院李慶鐸；推薦人：吉林省長春中醫學院附屬醫院周建華。

直腸脫垂

方1　龜頭1個、冰片少許。

方法　龜頭1個用火焙乾，研成細末，加入冰片少許，敷肛門處。

按語　平時有意收提肛門，每天可定時提10～30分鐘，效果更佳。

來源　獻方人：四川省遂寧市中醫院周智春；推薦人：四川省鹽源縣衛生局辜勤。

方2　牆角蜘蛛1個、露天大蜘蛛1個。

方法　用新瓦將蜘蛛焙乾研末，再用香油調勻，敷於患處。

按語　有意收提肛門。該方治療脫肛效果甚佳。

來源　獻方人：山西省萬榮縣范正科；推薦人：寧夏銀川市第二人民醫院張玉霞。

方3　菝葜90～120克、金櫻根（子）60～90克。

方法　每日1劑，水煎分3次飯前服。

按語　藥物均用乾品，鮮品用量酌增。治療期間應多休息，加強營養。對有併發症者，宜先治療併發症。小兒用量酌減。

來源　獻方人：上薄中醫學院曹會卿；推薦人：新疆伊寧市解放軍第11醫院趙飛。

方4　地龍15克、麝香0.5克。

方法　將地龍焙乾為麵，與麝香合研均勻，用香油調敷腸外，並將脫出部分上托，1日1次。

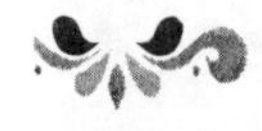

按語　本方治療直腸脫垂效果較好。

來源　獻方人：吉林省長春中醫學院附屬醫院景瑛；推薦人：吉林省長春中醫學院附屬醫院王中男。

痔

方1　皮硝12克、蔥白30克、苦參20克。

方法　水熬洗患處，15天為1個療程。

按語　用此方治療外痔51例，全部治癒。

來源　獻方人：武警甘肅省蘭州市支隊衛生隊陳滿志；推薦人：新疆伊寧市解放軍第11醫院王學良。

方2　白附子塊根（鮮）1個。

方法　取黃豆大1塊去皮，用饃皮包裹內服。1次不癒兩週後再服，直至痊癒。

按語　本藥有毒，切忌多服。此藥刺激性很大，所以要用饃皮包嚴，如有外漏舌唇口腔皆麻木。用於治痔療效較高。

來源　獻方人：河南省洛陽白馬寺骨科醫院劉金鑒；推薦人：河南省洛陽市白馬寺骨科醫院袁軒。

方3　刺蝟皮（用瓦焙乾）、槐花15克、地榆15克。

方法　將刺蝟捎皮研末：每次服2.5克。用槐花、地榆，煎湯沖服。

按語　本方治療因痔瘡而致大便下血，效果良好。

來源　獻方人：吉林省長春中醫學院附屬醫院景瑛；推薦人：吉林省長春中醫學院附屬醫院王中男。

方4　痔中央。

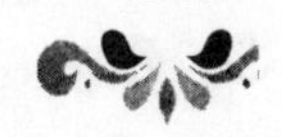

方法　先用線將痔根部打結，燒紅三棱針，迅速刺入痔中央，放血少許，每日1次。

按語　用此法治療50例患者，少則1次，多則3次治癒。

來源　獻方人：吉林省延邊煤礦服務公司職工醫院金太浩；推薦人：新疆伊寧市解放軍第11醫院何周智。

方5　枯痔液1號、外痔注射液。

方法　取側臥位或蹲位，常規消毒肛門，將痔核暴露於肛門外，觀察痔核部位，大小、性質及痔核數，用1％新潔爾滅棉球消毒痔核。根據痔核大小選用大或小號的套紮頭，按痔核的性質屬纖維性者選用拉式套紮頭；屬痔核易脫出肛外未成纖維型者用吸引套紮頭。拉式套紮法：右手持套紮器放入肛窺鏡內，打開電源，檢查痔核。按先小後大的順序進行，張開夾痔板機。痔鉗於內痔中部，將痔核夾牢並用大拇指推動外套管前進，把痔核拉入套管內用調節器調節至痔核基部將膠圈推出，或鋁夾夾緊痔基底部，鬆開夾痔器，其餘痔核依序套紮。套紮的痔核均注射枯痔液1號，使其變成灰白色失去彈性呈皺皮為宜，混合痔外痔注射外痔1號。可將痔核還納復位於肛內，敷九華膏，蓋貼無菌敷料用膠布固定。

按語　此法不用麻醉，不需動刀剪。術後無傷口出血，不需填紗布。

來源　獻方人：湖南省益陽市中醫院趙日新；推薦人：湖南省新田縣衛校蕭家凰。

方6　交感、神門、大腸、肺、直腸下段皮質下、肛門及敏感點。

方法　取5×5毫米膠布1小塊，中間將油，菜籽或王不留行籽貼在穴位上，反覆捏壓至有酸沉麻木，或疼痛燒灼感。

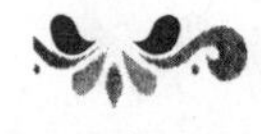

按語　耳穴按壓治療痔瘡療效可帶。

來源　獻方人：西安醫科大學第二附屬醫院李懷仁；推薦人：新疆伊寧市解放軍第11醫院王學良。

方7　自行運氣提肛功（搬穀道）。

方法　先讓肛周肌肉放鬆，然後意念留守肛部。調勻呼吸，力求深長細勻。利用腹部動作引導真氣衝撞肛門，深吸氣時，用力收縮肛門。呼氣時放鬆，反覆20次。隔2分鐘再進行1次，早晚各鍛鍊5次。

按語　對痔瘡、腹瀉、便秘、內臟下垂、子宮脫垂、脫肛、肛裂、精索靜脈曲張、慢性前列腺炎均有較好的療效。

來源　獻方人：廣東省廣州第一軍醫大學陳恕仁；推薦人：新疆伊寧市解放軍第11醫院王學良。

膽石症

方1　金錢草500克、海金砂500克。

方法　將金錢草、海金砂加水2500毫升，煎煮濃縮至500毫升，加麥芽糖500克混合成膏，名為太湖消石膏。每次服1～2匙，每日3次。服用時配合飲白開水500毫升。每餐配食醋10～20毫升。

按語　此方對膽結石、腎結石、輸尿管結石、膀胱結石均有良效。練功後服用效果更佳。

來源　獻方人：江蘇省常州市中國太湖氣功診療研究所馬衡如；推薦人：江蘇省常州市天寧醫院氣功診療室王淑英。

方2　金錢草20克、柴胡10克、大黃9克、鬱金9克、雞內金9克、山楂9克、芒硝6克、火硝6克。

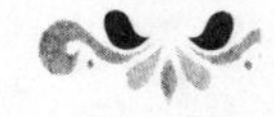

方法　將上藥按比例研成細末，過 100 目篩裝入膠囊。飯後白開水送服 5～15 克，每日服 3 次，30 天為 1 療程。

按語　服本方藥時，停用其他藥物。該方法療效顯著，痛苦小。

來源　獻方人：吉林管人民醫院中醫科郭京麗；推薦人：吉林省中醫學院王中男。

方 3　足三里、黃體酮注射液 20 毫克。

方法　雙側足三里區常規消毒後，用 5 毫升注射器抽吸 20 毫克黃體酮注射液，然後用 6 號針頭刺入穴位約 1～2 寸，提撚一下，待出現針感後，每側注入 10 毫克黃體酮。

按語　本法曾用於 47 例頑固性膽絞痛患者，注射 20 分鐘後，41 例緩解，6 例疼痛減輕。

來源　獻方人：上海中醫學院附屬龍華醫院畢聯陽等；推薦人：吉林省長春中醫學院附院周建華。

方 4　膽俞、陽陵泉。

方法　採用長效針感療法。先將 0 號羊腸線「十」字形埋入以膽俞（右）穴為點，隔 0.6 公分距離，陽陵泉（左）2 號羊腸線埋入。

按語　一般 1～2 個療程可癒。埋線穴位必須嚴格消毒，防止感染。

來源　獻方人：吉林省延邊煤礦服務公司職工醫院金太浩；推薦人：新疆伊寧市解放軍第 11 醫院王學良。

方 5　日月（右）、陽陵泉、豐隆、肝俞（右）、膽俞（右）。

方法　將毫針刺入上述穴位，施撚轉手法，1 日 1 次，15 次為 1 療程。

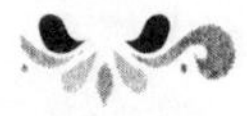

按語　本方法對膽結石療效較佳。

來源　獻方人：天津市中醫學院第一附屬醫院石學敏；推薦人：新疆伊寧市解放軍第11醫院王學良。

方6　主穴：肝、膽、腎、胰、交感、皮質下，配穴：神門、子宮、膀胱、三焦、內分泌。

方法　每次選主穴2～3個，配穴3～4個，交替使用。穴位局部常規消毒後，用26號皮內針彎成45度角刺入。再以膠布固定。針刺後半小時加服硫酸鎂10～20克。3～5日更換1次穴位。

按語　採用該方法治療38例肝、膽管結石患者，治癒36例，顯效1例，有效1例。

來源　獻方人：解放軍第五三八醫院方宗田；推薦人：吉林省長春中醫學院附屬醫院周建華。

方7　穴位磁場療法、耳穴：胰、膽、肝、脾、十二指腸、胃、體穴期門、梁門、鳩尾。

方法　①磁球壓耳：將2毫米大小的磁珠（靜磁0.004～0.01特斯拉）後於0.6×0.6平方公分的膠布上，分貼於1側耳穴上和排石三角（帶三角，迷根三角，神門三角，耳垂三角，循環三角）上，左右交替輪換，隔日1次。②局部磁旋：採用XCL—4型旋磁儀，磁頭靜磁場0.35特斯拉，平均旋轉磁場0.08～0.1特斯拉，轉速2100～3000轉／分。將磁頭放置於患者右側期門穴（或梁門，鳩尾穴）30～45分鐘，每週3～6次，20天為1療程。

按語　同時配合高蛋白、高脂肪飲食，效果更佳。共治療320例，有效率89％，排淨率16.7％。

來源　獻方人：湖南省有色地質醫院夏惠天；推薦人；

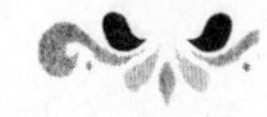

湖南省新田縣衛校蕭家凰。

方8 耳穴：肝、膽、脾、胃、十二指腸、肝陽，體穴：肝俞、膽俞。

方法 用王不留行籽貼壓耳穴，每次選用選耳穴 2～5 個，兩耳交替按壓，3～5 天更換耳穴，同時採用毫針刺入肝俞、膽俞等體穴，不留針。隔日 1 次，10 次為 1 療程。

按語 本法對膽結石較小者療效甚佳，直徑不超過 1 公分左右的結石均可排出，如配合脂肪餐，效果更佳。

來源 獻方人：寧夏銀川市第二人民醫院針灸科張玉霞；推薦人：寧夏回族自治區人民醫院趙柯。

方9 耳迷根（位於耳根部橫弦筋之下凹陷中）、外耳道口（為外耳道開口部，分佈有口、氣管等穴）。

方法 用王不留行籽貼壓，或磁塊貼壓，也可用針刺等方法。一般從耳迷根沿耳根部向下延伸可連續 5～7 枚。外耳道口從口穴，氣管，至外耳道口下方 3～5 枚。配合交感，皮質下，內分泌穴。膽石症加膽睫、十二指腸、賁門、胃、內分泌。泌尿系結石加腎、泌尿系、膀胱、尿道。3 天 1 次，兩耳交替，每天自行按壓 3 次，以耳朵穴位發熱為度。一般 5 次為 1 療程，可持續 2～3 個療程。還可配合飲食療法。膽石症可每天服用豬腳 1 對，或者雞蛋 2 個。泌尿系結石每天清晨飲白溫開水 500～1000 毫升。配合跳躍運動，以利結石排出。同時忌茶，不食含鈣多的食物。

按語 結石是由多種原因造成的，主要是內分泌功能紊亂所致。要根治結石必須改善內分泌功能。利於結石排出，必須使膽總管鬆弛而膽炭收縮。輸尿管鬆弛而蠕動增強方能使結石排出。耳迷根。外耳道口為迷走神經分佈集中之處。

刺激這些部位可達到上述目的，有利排石，配合飲食療法可以增強膽囊收縮，大量飲水和跳躍運動可以衝擊結行，使結石向下移動而排出。

來源 獻方人：湖北中醫學院向賢德；推薦人：新船伊寧市解放軍第 11 醫院王學良。

急性梗阻性黃疸

處方 薏苡仁 50 克、茯苓 25 克、白朮 15 克、車前草 15 克、黃芩 10 克。

方法 水煎服，每日 2 次。早晚分服。

按語 本方具有清熱利濕之功能，主治梗阻性黃疸。若小便黃大便白，兼有消化不良症狀者，服藥後第 2 日排黑色大便即為見效，重者服 3 服可癒。

來源 獻方人：吉林省長春中醫學院附屬醫院景瑛；推薦人：吉林省長春中醫學院附屬醫院王中男。

血栓閉塞性脈管炎

方 1 元參 15 克、當歸 20 克、蒲公英 20 克、紫花地丁 15 克、牛膝 15 克、金銀花 20 克、水蛭粉 10 克（沖服）。

方法 水煎服，每日 1 劑。分早晚服。水蛭粉 10 克，分 2 次沖服。

按語 共治療深淺靜脈炎 18 例，有效率為 91.6％。

來源 獻方人：河北省元氏縣中醫院李樹凱；推薦人：新疆伊寧市解放軍第 11 醫院何周智。

方 2 製附子 10 克，茯苓、白朮、白芍、生薑各 15

克，當歸、丹參、川芎、雞血藤各30克。

方法　水煎服，每日1劑。腫脹重者加澤瀉、防已各20克，疼痛加乳香、沒藥各10克。

按語　本方治療血栓性靜脈炎20例，其中男17例，女3例。年齡35～68歲，病程最短者7天，最長者半年。痊癒14例，顯效3例。好轉3例。服藥最少者6劑。

來源　獻方人：黑龍江省哈爾濱解放軍211醫院孫旗立；推薦人：吉林省長春中醫學院附屬醫院周建華。

肝膿腫

處方　龍膽草、敗醬草、蒲公英各40克，白頭翁、冬瓜仁各20克，丹皮、黃芩、梔子、澤瀉各12克，鬱金、生地、當歸各15克，薏苡仁18克，柴胡、桃仁各10克，甘草6克。

方法　水煎服。每日1劑。早晚服。

按語　該方治療肝膿腫，清熱解毒，療效甚佳。待體溫降至正常後，以養胃湯化裁善後。

來源　獻方人：湖北省前門市第二人民醫院黎志遠；推薦人：湖南省新田縣衛校蕭家凰。

瘻管

方1　蜈蚣5條。

方法　將蜈蚣焙黃存性，研末密封備用。根據竇道或瘻管的深淺，插入摻有上藥末的紙捻，每日用藥1次。同時外敷小膏藥或紗布墊均可。若有潰瘍可撒本藥末於刨面上。

按語　該方治療各種原因引起的竇道、瘻管或潰瘍療效甚佳。如李某，男，32歲。右耳後患瘰癧失治，日久形成竇道。用本藥末紙捻插入，6天後、膿少腫消。10天刨口癒

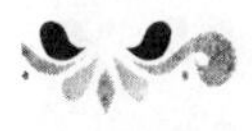

合，迄今2年未復發。

來源 獻方人：新疆伊寧市解放軍第11醫院武繼華；推薦人：新疆伊犁地區人民醫院趙淑華。

方2 白及粉適量。

方法 先將傷口及其周圍以生理鹽水擦洗清潔，必要時擴刨；如有腐敗及過度增生的肉芽組織時，可用硝酸銀棒腐蝕。再用鹽水或硼酸水清潔消毒處理瘻口及傷口周圍；然後將消毒的白及粉放入瘻管內，務須充分送入其深處並且塞滿，隨後用消毒紗布覆蓋之。開始用時每日或隔日換藥1次，經3～10次後可改為每週換藥1次，直至瘻管癒合為止。

按語 該方療效好，使用方便。筆者採用本方治療結核性竊管10例，均獲痊癒。

來源 獻方人：新疆伊犁地區人民醫院趙淑華；推薦人：新疆伊寧市解放軍第11醫院何周智。

第二節 矯形外科疾病

骨 折

方1 生梔子、生大黃、蒲公英、地鱉蟲、生木瓜各60克。

方法 共研細末，飴糖調後局部外敷，每日換藥1次。

按語 該方適用於骨折、傷筋初期，局部腫脹疼痛明顯者。止痛消腫效佳。

來源 獻方人：新疆烏魯木齊市中醫醫院楊立成；推薦人：新疆烏魯木齊市溫泉療養院王軍。

方2 當歸、赤芍、紅花、川斷、杜仲、自然銅、乳

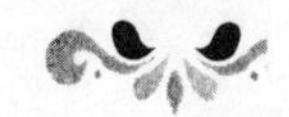

香、沒藥、羌活、獨活各 90 克。

方法 共研細末，飴糖調敷局部，隔日換藥 1 次。

按語 該方適用於骨折，傷筋中期，為接骨強筋而設，見效快，效果好。

來源 獻方人：新疆烏魯木齊市中醫醫院楊立成；推薦人；新疆烏魯木齊市溫泉療養院王軍。

方 3 乳香、沒藥、炙馬錢子、桂枝、防風、五加皮、地鱉蟲各 150 克。

方法 共研細末，飴糖調敷，隔日換藥 1 次。

按語 該方適用於骨折、傷筋後期，為舒筋活血而設，療效甚佳。

來源 獻方人：新疆烏魯木齊市中醫院楊立成；推薦人：新疆烏魯木齊市溫泉療養院王軍。

側副韌帶損傷

處方 舒筋活血法。

方法 ①病人仰臥位，患側胸窩部墊一軟枕；術者坐位或立於患側，先在損傷韌帶的起止點處施揉法、刮法，施術 1～2 分鐘。然後用理順法，掌根推法順損傷韌帶走行方向施術 2～3 分鐘；最後用拇指推揉風市、梁丘、血海、陰陵泉、膝眼、足三里、陽關等穴區 2～3 分鐘。②病人俯臥位，患側踝關節前面墊一軟枕，術者立於患側，先用掌根推法、掌根揉法、滾法，施術於患肢後側 2～3 分鐘，重點在膕窩部；然後用點穴法施術於承扶、殷門、承山等處，再拿委中穴 3～7 次，最後術者雙手握拿患側踝關節上方，緩慢用力牽引患肢 1～2 分鐘。每日 1 次，10 次為 1 療程。

按語 推拿適於膝關節側副韌帶拉傷或部分撕裂的病人，對側副韌帶完全斷裂者，禁忌推拿。

來源 獻方人：江蘇省常州市廣化橋醫院李倩；推薦人：江西省興國縣傑村鄉賢哲子診療研究所胡建華。

踝關節扭傷

方1 對應阿是穴。

方法 先用28號2寸毫針，在扭傷部位找準2～3個壓痛點（阿是穴）；在健側踝關節及足部尋找與壓痛點相對應的點（對應阿是穴），常規消毒後，快速進針至適當深度（有酸麻脹感為宜），留針30分鐘，留針期間囑患者活動患足。每日1次，2～3次即可。

按語 該方法治療踝關節扭傷立竿見影，本人曾治療120例患者。一般1～3痊癒，病程10天以上者6～15次痊癒。

來源 獻方人：新疆伊寧市解放軍第11醫院王學良；推薦人：新疆伊寧市解放軍第11醫院武繼華。

方2 太衝、丘虛、申脈、阿是穴。

方法 毫針刺入諸穴，施以瀉法，留針15分鐘。

按語 本法用於急性踝關節扭傷引起的踝關節青紫、腫脹，療效頗佳，常1療程痊癒。針後各穴位宣點刺出血。外用跌打丸酒泡為糊外敷患處，療效更佳。

來源 獻方人：寧夏銀川市第二人民醫院針灸科張玉霞；推薦人：寧夏回族自治區人民醫院趙柯。

方3 八風穴、足三里、衝陽。

方法 以23號毫針，取患側八風穴1～2個穴位，如腫

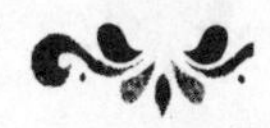

脹明顯配用衝陽穴，進針的深度達到針感為宜，待疼痛消失後留針 30 分鐘，每日 1 穴。

按語 89 例患者全部治癒，一般針刺 1～7 次痊癒，可謂針到病除也。

來源 獻方人：中國人民解放軍 84855 部隊國營衛生所陳遠發；推薦人：安徽省歙縣中醫院汪軍。

方 4 足三里、陽陵泉、絕骨、解谿、丘墟，揉彈撥。

方法 將按摩乳塗於局部，用手按摩 10 餘分鐘後，囑患者腳尖著地足跟抬高，以足尖為軸分別按順時針和逆時針方向轉動 10～20 分鐘。重者可用拇指輕揉患側足三里、陽陵泉、絕骨穴，2 天後可用輕手法局部治療。痛甚者可加揉或彈撥解谿，丘墟等穴，每次 2～3 分鐘。

按語 扭傷 24 小時內可冷敷，禁揉。筆者用本法治療踝關節扭傷 65 例，1～3 次痊癒。

來源 獻方人：吉林省白城市中醫院王寶山；推薦人：新疆伊寧市解放軍第 11 醫院王學良。

方 5 舒筋祛瘀法，足三里、陽陵泉。

方法 ①病人坐位，術者坐於病人對面，將其患肢放於兩大腿上：先用拇指推揉足三里、陽陵泉、懸鐘、解谿、崑崙等穴區1～2分鐘，然後用向心性拇指撫法、推法，施術於局部2～3分鐘。②繼上體位（以左側為例），術者用兩膝關節內側夾持病人患側小腿中部作固定；右手握拿患足背部，左手掌心正對足跟部；施術時，術者雙手緩慢加力拔伸病人左踝關節1～2分鐘，然後在牽引狀態下，突然用巧力向下頓拉 2～3次，繼之在牽引下，使其踝關節內翻、外翻以及環轉搖動1～2分鐘。③急性損傷，用理順法沿韌帶走行方向施術 5～10

次。慢性損傷，局部用拇指揉法，並沿韌帶走行方向理順2～3分鐘。

按語 本法對急慢性踝關節扭傷皆有效。

來源 獻方人：江蘇省常州市廣化橋醫院李倩；推薦人：江西省興國縣傑村鄉賢哲子診療研究所胡建華。

方6 承扶、殷門、委中、承山、崑崙、三陰交。

方法 在患者的足太陽膀胱經承扶、殷門、委中、承山、崑崙及三陰交等穴上按揉，均用大拇指指端掌側垂直點按，以患者感到點按局部酸脹稍痛為宜，每穴點按20秒鐘即可。在點按穴位的同時加扳患肢同側足大趾左右手拇指置於足大趾骨，兩手食指貼緊大趾端，屈伸食指，上拉下壓，扳動足大趾，一拉一壓算1次，共反覆10次。接著分別扳動另外4趾，手法同上。一般每日1次或2次，絕大部分患者1～3次即痊癒。

按語 筆者從1987年以來治療147例急性踝關節扭傷的患者，經按摩治療1～3次後均能收效。本法簡便易行，見效快，且不受場地條件的限制，便於在臨床上推廣。

來源 獻方人：空軍江西省九江療養院理療科劉錫文；推薦人：湖南省新田縣衛校蕭家凰。

方7 崑崙、陽陵泉、復溜、照海、陰陵泉，按揉、平推、搖法。

方法 ①患者仰臥，術者先用掌根揉按患部及周圍，內踝扭傷由復溜下照海至太谿（走足少陰腎經俞穴） 2～5分鐘，接著再用搖法並配合踝關節屈伸及內外翻活動。②醫者一手托住患者足跟，另一手握住足趾部作環轉搖動，動作緩和用力要穩，幅度由小到大，由輕而重，自慢到快。接著按陽陵泉（外踝受傷）或陰陵泉（內踝受傷）以酸脹為宜。最

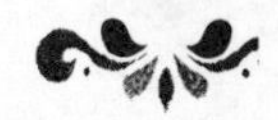

後從踝關節以上向背趾方向平推 2 分鐘。

按語 踝關節最易受傷，用上法治療，可使局部紅腫減輕，效果甚佳。

來源 獻方人：湖南省新田縣衛校蕭家凰；推薦人：新疆伊寧市解放軍第 11 醫院王學良。

方 8 金門、申脈、崑崙、懸鐘、足三里。

方法 分為按摩整復和寬膠布外固定。①病人平臥或側臥位，醫者一手將患者足托起放在膝上，另一手施用手法治療，先用推撫法在足踝部向心性推撫，施術約 3 分鐘。②醫者一手拿住足踝部，用另一手拇指在足背及踝部行理筋法操作，發現疼痛點。向上下依次輕輕按揉約 2 分鐘後點揉金門、中脈、崑崙、懸鐘、足三里約 1 分鐘。③撥伸整復，助手握住小腿上端。醫者一手握住足跟部，另一手握住足背部，兩人作對抗拔伸牽引約 2 分鐘，而後使足部極度內收（在牽引下進行操作）幾次，趁病人不注意時，由極度內收突然向前下一拉，可聽到「喀達」一聲表示筋絡並位，骨錯已復即可讓病人試驗性走動，痛多能明顯減輕。然後用寬膠布自小腿內側下 1/3 處，繞過足底使足稍外翻，貼於小腿外側 1/3 處。

按語 推撫法可使肌腱放鬆，消除腫脹，減輕疼痛。理筋點壓穴目的在於理順損傷的韌帶，進一步減輕疼痛。該方法簡便易行，療效好。

來源 獻方人：山東省青島海軍療養院李冬生；推薦人：湖南省新田縣衛校蕭家凰。

指、腕關節扭傷

方 1 舒筋通絡、散瘀止痛。

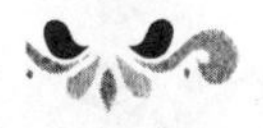

方法　①用拇指推揉法，施術於患側合谷、陽谿、大陵、神門、外關、手三里等穴 3～5 遍，然後向心性施術於患腕四周，重點在局部疼痛處。②用滾法、拿法，施術於患側前臂 1～2 分鐘，然後分別牽拉患側手指 2～3 遍。③術者一手與病人掌心相對並握住四指，另一手握住患肢前臂約 1/ 3 處，對稱用力拔伸患腕，然後在維持拔伸的狀態下，緩慢沿順時針或逆時針方向搖動腕關節，幅度由小到大，再用向心性擦法施術於腕部，最後用理順法施於局部 3～5 遍。

按語　①嚴重的腕關節扭挫傷造成腕部骨折、脫位者不能用本法治療。②治療時以局部疼痛處為重點。治療腕關節扭傷效果較佳。

來源　獻方人：江蘇省常州市太湖氣功診療研究所李梅；推薦人：江西省興國縣傑村鄉賢哲子診療研究所胡建華。

方 2　理筋通絡。

方法　①用捻法由患指近端至遠端往返施術 5～10 遍，然後用拇指推法，向心性推理患指四周 3～5 遍。②術者左手握病人患側腕部作固定，右手用拇指與中指夾持患指遠端，相對用力拔伸，同時作輕微旋轉患指，左右各旋轉 2～3 次。

按語　嚴重的指間關節損傷，造成側副韌帶斷裂，關節囊的損傷，骨折者不宜用本法治療。

來源　獻方人：江蘇省常州市太湖氣功診療研究所李梅；推薦人：江西省興國縣傑村鄉賢哲子診療研究所胡建華。

方 3　正骨水、雲南白藥各適量。

方法　將上藥調至稀軟而不流為度，塗敷患處即可，外蓋紗布，乾燥後再加少量正骨水，以保證藥物充分發揮作用。

按語　用此方治療急性關節扭傷，3～4 天可消腫止痛，

功能恢復。陳舊性損傷同樣有效，敷藥一般需7～10天。傷外皮膚破損不宜使用。

來源 獻方人：湖南道縣祥林鋪醫院楊開益；推薦人：湖南省新田縣十字鄉骨傷科診所朱庭國。

髕骨軟骨軟化症

處方 水蛭、土鱉蟲、紫河車、骨碎補、白及、丹參、血竭、沒藥、茯苓、牛膝。

方法 水煎服，1日1劑，6劑為1療程，如有發熱，膝關節腫脹明顯，浮髕試驗（+），原方加二妙散服5劑後，症狀如有減輕，發熱退，停服二妙散，繼續原方服2個療程。

按語 作者根據中醫的整體觀念理論，從肝論治，以調血為之治療本病30例，治癒12例，顯效11例，好轉6例，總有效率為96.67％，均為1～4療程。

來源 獻方人：湖南中醫學院第二附屬醫院周尊謙；推薦人：湖南省新田縣衛校蕭家凰。

橈骨小頭半脫位

處方 理筋整復法。

方法 ①術者用拇指推揉法，輕輕推揉患側合谷、手三里、曲池、尺澤、曲澤、少海穴3～5遍；②術者一手掌心托扶於患肢的尺骨鷹嘴部，拇指按壓在橈骨小頭部位，捏住肘關節，同時微屈前臂後旋，即可復位。

按語 治療本病關鍵在於早期整復，手法要輕巧。

來源 獻方人：中國江蘇省常州市太湖氣功診療研究所李梅；推薦人：江西省興國縣傑村鄉賢哲子診療研究所胡建華。

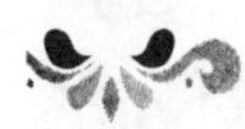

髖關節半脫位

方1 手法推拿，點按腎俞、環跳、承扶、委中、陽陵泉、崑崙。

方法 手法復位前準備：①醫者用右手拇指尖，對病人的腎俞、環跳、承扶、委中、陽陵泉、崑崙等穴位依次進行點、按揉等復合手法，每穴1～2分鐘，以使整個患肢產生較強的酸，痲，脹，重感覺。②讓病人仰臥於木板床上，分別將骨盆及健側大腿固定於木板床上。③將傷肢在加強內旋的姿勢下，使髖關節屈曲90度，另一隻手抵按住患側股骨大轉子。④復位手法：醫生將患肢由輕至重，依次反覆進行外展，牽拉，內旋，擠靠等連續手法，以達到先舒筋，後重定的目的。復位時可聽到髖關節入臼的響聲。每次推拿時間，10～20分鐘。半脫位者，1日1次，陳舊性半脫位者，隔日1次。

按語 用本法治療髖關節半脫位，具有患者痛苦少、療效快等優點。一般情況下只需2名醫生配合操作，就可以成功復位。筆者運用推拿手法復位治療16例髖關節半脫位患者，均經1～2次治癒。

來源 獻方人：安徽省淮南礦務局機關醫院宋振之；推薦人：湖南省新田縣衛校蕭家凰。

方2 理筋整復法、關元俞、秩邊。

方法 （1）局部按摩：①病人俯臥位，用按揉法沿脊柱兩側骶棘肌，從上背向下至骶髂關節處施術3～5分鐘；②先在骶髂關節處反覆按揉2～3分鐘，然後按壓關元俞、中膂俞、秩邊，再拿委中穴，擦骶髂關節處。（2）髂關節錯位的復位方法：病人俯臥位（以左側骶髂關節扭傷為例），術者立於病人足部，用右足跟蹬在健側的坐骨結節上，雙手握住患側踝部；施術時，術者用力向前蹬腿，同時雙手用力向後牽拉患肢，即可復位。

按語 用推拿治療本病有其獨到的效果，如果手法運用得當，往往立竿見影。

來源 獻方人：江蘇省常州市廣化橋醫院李倩；推薦人：江西省興國真傑村鄉政府賢哲子診療研究所胡建華。

關節腔積液

處方 葶藶子 30 克、白芥子 30 克、牛油 100 克、米醋 30 克、輕粉 3 克、黃蠟適量。

方法 將牛油與米醋入鐵鍋內，文火加熱，將葶藶子和白芥子研末放入，熬至不再翻花起沫為度，去渣，兌入輕粉和黃蠟，和勻收藥備用。將藥膏薄塗患處，每日 1～2 次。

按語 用此法治療 55 例，總有效率 94.5 %，多數患者 1～2 週即可治癒。

來源 獻方人：山東省莘縣人民醫院古城分院石成俠；推薦人：武警安徽省總隊醫院何國興。

軟組織損傷

方 1 蓖麻葉 1 片、人字草、酒少許。

方法 取蓖麻葉 1 片，人字草 10 克（鮮草），酒少許，三物一起搗出濃汁，傷者服下即癒。

按語 蓖麻葉摘之東北方向的枝莖上並數出葉數，取中間 1 片。即在某棵蓖麻樹中找東北方向那枝莖，並數有單數葉如 7 片從枝頭數至尾第 4 片為準，不管全身哪個部位傷都有效。

來源 獻方人：廣東省海康縣烏石鎮中學陳祥鳳；推薦

人：四川省遂甯市中醫院周智春。

方 2 乳香60克、沒藥60克、北細辛30克、香附30克。

方法 將乳香、沒藥用草紙包裹，置於瓦片上放在微火上烘烤，除去油質後，與其他藥物共研為末備用。若損傷部位在軀幹，用雞蛋清調勻外敷；損傷部位在四肢，用酒調勻外敷。無論雞蛋清或酒調敷時，稍加麵粉於內。

按語 此方適用於一切跌打損傷，是筆者常備的外用傷科藥物。

來源 獻方人：四川省鹽源縣中醫院內科毛巫幾；推薦人：四川省鹽源縣衛生局辜勤。

方 3 菸絲、酒糟各等量。

方法 把上藥共搗爛，外敷患處。用量視患處的大小而定。1 次敷藥後無需換藥。

按語 此法曾治療 15 例四肢及胸腹部軟組織挫傷患者，敷藥後疼痛立即減輕，一般均在 1～2 天痊癒。

來源 獻方人：吉林省化州縣中醫院郭朝廣；推薦人：吉林省長春中醫學院附屬醫院周建華、王中男。

方 4 螃蟹、當歸、丹參、三七、土鱉蟲、自然銅（醋炙）、血竭、乳香、沒藥、接骨木各等份。

方法 共研細末裝瓶備用，用黃酒、蜂蜜各半調上藥適量，或糊狀外敷患處包紮固定，3 天換藥 1 次，骨折者需手法整骨術後再敷藥。

按語 外敷定痛接骨丹，局部消腫快，止痛好，骨折病人外敷本丹藥能提前 5～7 天形成骨痂。

來源 獻方人：湖南省道縣中醫院何進階；推薦人：新

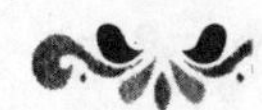

疆伊寧市解放軍第 11 醫院王學良。

方 5 按摩藥酒、推、拿、按、揉、牽板。

方法 藥酒配製：紅花、生地、當歸、樟腦、血竭各 30 克，薄荷、三七、乳香、沒藥各 30 克、冰片、麝香各 0.3 克。先將紅花、生地、當歸、薄荷、三七浸泡置 50 %酒精 3000 毫升中，約 2 週後，過濾去渣，取出澄清液，再加入樟腦、血竭、乳香、沒藥、冰片、麝香，待溶後即可備用。

將配好的藥酒蘸少許塗於按摩之部位，根據傷情及患者體質，循經取穴，靈活選用不同的手法，反覆施術。虛證以推、摩、揉、擦、搓手法為主，彈撥、拍打為輔，用力輕柔不宜過重刺激（即虛則補）；實證以推、拿、按、揉、牽板為主，摩滾、搖抖等為輔，用力重刺激（即實則瀉）。每日或隔日 1 次，每次 20 分鐘左右，10 次為 1 療程。

按語 本法簡單易行，療效顯著，無副作用和不良反應。

來源 獻方人：解放軍空軍東湖療養院劉少坪；推薦人：新疆伊寧市解放軍第 11 醫院王學良。

方 6 金門、申脈、崑崙、跗陽、公孫、復溜、承山、承筋。

方法 用拇指或食指點按金門、申脈、崑崙、跗陽、公孫、復溜等穴，按壓揉 1～2 分鐘，用力先輕後重再輕。在敏感痛點按壓。

按語 根據病情辨明虛實，循經施行補瀉點穴手法 1～2 分鐘。輕揉為補。重揉為瀉；順經為補，逆經為瀉，一補一瀉為之和。急性傷每日 1～2 次，慢性傷隔日 1 次。5～7 次為 1 療程。療程間休息 5～7 日。

來源 獻方人：廣州石油化工總廠職工醫院骨科陳建德；

推薦人：湖南省新田縣衛校蕭家凰、何周智。

方 7　三陰交。

方法　患者端坐位。取健側三陰交穴，局部皮膚常規消毒，用 28 號 3 寸毫針快速下刺穴位 1～2 寸，手法以瀉法為主，邊行針邊令患者活動患肢，待患肢疼痛減輕或消失後即可出針，不留針。每日或隔日 1 次，3 次為 1 療程。

按語　筆者曾用此方治療急性腕指關節扭傷 32 例，針刺 1 次痊癒 18 例（56%），2 次者 9 例（28%），3 次者 5 例（16%），治癒率 100 %。

來源　獻方人：新疆某部醫院張新春；推薦人：武警安徽省總隊醫院何國興。

方 8　舒筋散瘀法、滾、揉、搖。

方法　①病人仰臥：先用滾、按、揉法，施術於大腿內側。同時配合患側下肢的外展被動運滾動，重點是內收肌的附著點，施術 3～5 分鐘。然後在患側髖關節曲位時，用拿法施術於患部 1～2 分鐘。②病人俯臥位：先用添沉麗緩和的滾法，施術於大腿後側，配合患側下肢的後伸、外展等被動運動，施術 3～5 分鐘；然後用按法、揉法施術於患側臀部及坐骨結節處 3～5 分鐘。③病人仰臥位，患肢外展；用擦法順肌纖維方向施術。每日 1 次。

按語　推拿治療股內收肌損傷有很好的療效。急性期推拿時手法要輕柔，慢性期推拿時手法可稍重。

來源　獻方人：江蘇省常州市廣化橋醫院李倩；推薦人：江西省興國縣傑村鄉賢哲子診療研究所胡建華。

方 9　活血理筋法。

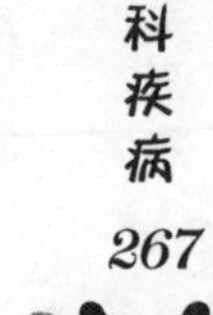

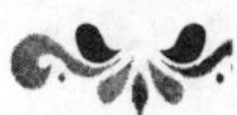

方法　①先用拇指推揉患側合谷、手三里、曲池、尺澤、曲澤、少海、阿是穴等穴區3～5分鐘，然後用輕柔的拇指揉法、拿法向心性施術，先輕後重；反覆操作2～3分鐘，最後用理順法施術於患處5～10遍。②術者一手握患腕，一手托患肘後部，先作肘關節的旋前、旋後被動運動，運動幅度由小到大，然後拔伸肘關節2～3次，最後搓患側上肢5～10遍。

按語　①嚴重的關節囊損傷及內外側副韌帶斷裂或韌帶、肌腱的附著點處撕脫性骨折嚴禁推拿。②急性、較重者手法要輕。以向心性手法為主，非急性期手法可稍重。該方法治療肘關節扭傷效佳。

來源　獻方人：中國江蘇常州市太湖氣功診療研究所李梅；推薦人：江西省興國縣傑村鄉賢哲子診療研究所胡建華。

方10　祛瘀舒筋法。

方法　急性期：病人取坐位，術者立於患側，用拇指推揉合谷、手三里、曲池、肩貞、肩髃、肩髎、天宗、肩井等穴區3～5分鐘。繼上體位：用輕柔撫法、揉法、滾法在患側肩部向心性施術3～5分鐘。體位同上：順損傷之肌肉、肌腱或韌帶纖維走行方向按壓、理順10～15遍。損傷後期：選用急性期推拿手法。在患側肩部找到壓痛點，用拇指揉法、推法施術2～3分鐘。先用揉法、拿法、法施術於萎縮之肌肉3～5分鐘，然後作患側肩部的被動前屈、後伸、內收、外展和旋轉活動3～5分鐘，最後用叩法施術於患部1～2分鐘。

按語　該方法治療肩部扭挫傷療效顯著。推拿前應認真檢查肩前部有無骨性隆突畸形或骨摩擦音，注意與骨折、脫位相鑒別，急性期手法宜輕柔，以向心性手法為主。後期手法可稍重。

來源　獻方人：江蘇省常州市太湖氣功診療研究所李梅；

推薦人：江西省興國縣傑村鄉賢哲子診療研究所胡建華。

腓腸肌痙攣

方1　條口、承山、足三里。

方法　患者仰臥位，取雙側條口透承山穴，刺入2.5寸，得氣後，先施補法，行9數，病人感針下沉脹，再施瀉法，行6數，留針20分鐘。足三里快速刺入，得氣後出針。

按語　用該方法治療轉筋（腓腸肌痙攣）有顯著療效。

來源　獻方人：中國人民銀行河南省開封市支行醫務所孟憲喜；推薦人：新疆伊犁地區人民醫院趙淑華。

方2　鬆解手法，點按殷門、承山。

方法　病員俯臥，術者用雙手輕揉，提搓患部，繼之用大拇指點按殷門、承山。

按語　以臨床治療數10例患者，輕者施術1～3次，重者3～7次獲癒。如患者梁××，男，47歲，電力公司幹部。患腓腸肌痙攣1年多，經多方醫治效果不顯，經施術4次痊癒。

來源　獻方人；四川省鹽源縣中醫院理療科張家燦；推薦人：四川省鹽源縣衛生局辜勤。

方3　滾、拿、揉、推、按揉、點穴。

方法　①偶然發病者：病人仰臥，術者立於患側（以右側為例）；術者右手掌心對準患側足跟部，左手按於患肢膝關節前面；施術時，術者右手提拉足跟，強制患肢直腿抬高，同時儘量使踝關節背伸，以牽引腓腸肌1～2分鐘。②經常發作者：先用上法治療。再取俯臥位，用拇指揉法、掌根推法、拿法、滾法，施術於患側下肢3～5分鐘，然後用推揉

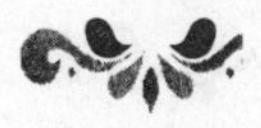

法或點穴法施術於殷門、委中、承山、承筋、足三里、條口等穴區 1～2 分鐘。最後用叩法施術於患側下肢 1～2 分鐘。

按語 初發病人一般 1 次可癒。對經常發作者亦有很好的防治作用。

來源 獻方人：江蘇省常州市廣化橋醫院李倩；推薦人：江西省興國縣傑村鄉賢哲子診療研究所胡建華。

方 4 委中、承山俞，點揉滾拿法。

方法 患者俯臥，醫生立其旁，點按委中、承山俞約 1 分鐘，然後揉小腿痙攣的部位約 5 分鐘，再用滾法於腓腸肌 5 分鐘，最後用雙手或單手拿腓腸肌 2 分鐘。

按語 按摩治療小腿痙攣，一般都能起到顯著的效果。治療期間注意保暖。

來源 獻方人：武警安徽省總隊醫院王永明；推薦人：新疆伊寧市解放軍第 11 醫院何周智。

梨狀肌損傷綜合症

方 1 環跳、陽陵、飛揚、居髎、秩邊。

方法 針環跳、居髎時用 3 寸毫針，施以瀉法，針環跳、秩邊穴時要求針感達足底心，則療效更佳，其餘穴位要求有較強的針感，留針 30 分鐘，每隔 5～10 分鐘針 1 次，以加強刺激提高療效。

按語 按上述方法操作，治療本病 121 例，有效率為 99 %。如配合分筋推按，理筋按摩療效更佳。

來源 獻方人：湖南省道縣中醫院何進階；推薦人：新疆伊犁地區人民醫院趙淑華。

方2　推、揉、彈、撥、環跳。

方法　①病人俯臥位，術者立於患側，用推法，掌根揉法或拇指揉法，施術於患側臀部及下肢3～5分鐘，重點在臀部。②繼上體位，先用彈撥法，在患側臀部與梨狀肌纖維走行方向呈垂直彈撥2～3次；然後用理順法，順梨狀肌纖維走行方向施術5～10次，再用靜定手法施術約10～3０秒鐘（具體操作是：用拇指指腹或肘尖部位深壓施治部位不動。）③病人俯臥位：術者先用點穴法或拇指推揉法，施術於患側環跳、殷門、委中、承山等穴區1～2分鐘；然後用拇、食指對稱用力捏拿患側跟腱10～20遍；最後用叩法施術於患側臀部及下肢1～2分鐘：④病人仰臥位，術者立於患側，一手握持患側踝關節上方，一手按於膝關節前側，先使患肢屈膝屈髖，然後沿順時針或逆時針方向搖轉患側髖關節5～10圈，每日1次，7～9次為1療程。

按語　推拿治療此病，療效顯著。治療時應以患側臀部為重點。

來源　獻方人：中國江蘇常州市太湖氣功診療研究所李梅；推薦人：江西省國縣傑村鄉賢哲子診療研究所胡建華。

脛腓骨疲勞性骨膜炎

處方　①承山、委中、足三里、陽陵泉；②生地100克、紅花6克、廣三七3克。

方法　①準備：患者俯臥，醫者站在患側。②推摩小腿，四指併攏，食指、拇指分開成鉗狀，沿淋巴液流動方向，從踝關節到膕窩，作輕按摩10～15次。③點穴揉捏：一手拇指點按承山穴，餘四指置於小腿內（外）側，另一手配合揉捏小腿肌肉。點按的力量由輕到重，再由重到輕。每次

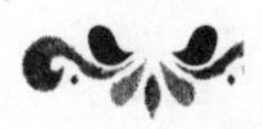

1分鐘。④點穴按壓：一手推小腿，屈膝約90°，另一手拇指置於委中穴上點按，片刻後讓患者屈伸膝關節，動作宜緩慢，勻速，約20～25次。⑤患者取仰臥位或坐位，點按足三里穴，即用拇指指尖在足三里穴點按，作快頻率的旋轉運動，每次1分鐘。⑥搓法：兩掌相對，置於小腿內、外側或前、後部，相對用力，方向相反，速度由慢到快，再由快到慢。1）搓動小腿兩側肌肉，動作要輕快，協調、連貫，用力要均勻。2）搓動小腿局部：動作輕柔，富有彈性，並作上下移動，至小腿發熱漸紅。⑦點穴陽陵泉：左右手成劍指狀，稍用力按壓陽陵泉穴，再按陰陵泉穴，各20下左右。⑧刮法：手成推拳狀，拇指伸直用拇指指甲端著力於脛骨前面進行屈指刮法，並使之潮紅，力量、次數視具體情況而定，一般5～7次。⑨推摩脛骨前肌，手法同⑦。⑩擦法：一手固定小腿，另一手用拇指指腹或大魚際作小腿前部擦摩，由踝關節至膝20次左右。⑪抖動小腿：雙手握著患肢踝關節，稍用力作快速的連續小幅度顫動40～50次。中藥：上方浸泡2週後，過濾去渣，加入95％酒精500毫升，樟腦100克，薄荷腦24克，冰片3克溶解後塗擦皮膚，每日3次。

按語　用按摩配合中藥療法，有舒筋活絡、散寒消腫之功，能達到滿意的效果。

來源　獻方人：江蘇省昆山縣正義中學鄭家昆；推薦人：湖南省新田縣衛校蕭家凰。

跟痛症（跟骨骨刺）

方1　川芎45克。

方法　將川芎研成細末，分裝在薄布袋裏，每袋裝藥麵15克，將藥袋放入鞋裏，直接與痛處接觸，每次用藥1袋，每

天換藥1次，3個藥袋交替使用，換下的藥袋曬乾後仍可用。

按語　75例患者用藥後全部有效。一般用藥7天後、疼痛減輕，20天後疼痛消失。

來源　獻方人：河南省永城縣醫院齊彥文、陳兆祥；推薦人：吉林省長春中醫學院附屬醫院周建華。

方2　當歸、紅花、皂刺各30克，炒乳香、炒沒藥各15克，桑寄生、川牛膝、川木瓜、伸筋草、透骨草、桂枝各20克，食醋50克。

方法　水煎去渣，先薰後洗，用力重搓患處。每日3～4次。連用半月為1療程。

按語　筆者用該方外洗治療跟骨骨刺20例，療效滿意。雙足跟發病8例，單側發病12例；病程最短1月，最長2年。均經1療程治療而痊癒，跟骨骨刺疼痛多責腎虛，腎虛則骨弱，風寒濕三氣痹著跟骨，氣血鬱阻，不通則痛，故用上方治療效果佳。

來源　獻方人：河南省夏色縣中醫院呂長青、朱建輝；推薦人：湖南省新田縣衛校蕭家凰。

方3　蒼朮10克、荊芥10克、薄荷10克、花椒10克、艾葉10克、白芷10克。

方法　將艾葉搓軟，餘藥粉碎，摻和做成藥捲或藥球備用。酒精消毒腳跟，針刺患部疼點至得氣。然後將藥點燃令煙灸患部至汗出。一般1次即癒。

按語　如雙腳跟疼名「氣落底」，配以金匱腎氣丸內服。若患者懼疼單用藥灸也可，需多灸幾次即癒。

來源　獻方人：河南洛陽白馬寺骨科醫院劉金鑒；推薦人：新疆伊寧市解放軍第11醫院趙飛。

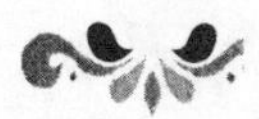

方4　川芎30克、川烏10克，全蠍、蜈蚣各5克，麝香2克。

方法　將上藥共研細末，用少量食醋調和成稠糊狀，按足跟面積大小，將藥膏塗在白布上，用膠布或繃帶將其固定，在患處，隔2日換藥1次。

按語　用本法曾治療31例患者，其中痊癒29例，好轉2例。換藥次數最少者1次，最多者5次。

來源　獻方人：湖北中醫學院附院向書臣；推薦人：吉林省長春中醫學院附院周建華。

方5　阿是穴。

方法　術前用溫水浸浴患足5分鐘，術者左手固定病員患足跟，右手持一「厰」形木棒（橫6公分，豎10公分，棒粗直徑2.5公分，豎棒頂端呈鈍圓形），在痛點處滑動頂壓10次，以患者能耐受為宜。接著術者握住患足掌，用木棒頂端置於跟腱上，向腓腸肌方向直線推壓6～8次，有酸、脹、麻感為佳。頂壓後，術者右手拇指及食指指尖夾住內外踝下方，在其周圍尋穴按壓，每次按壓6～8次，致使產生酸、麻脹痛。最後，術者左手握足施以旋轉活動踝關節。之後分別牽拉各足趾，揉按足跟部數次即告結束。術後用川芎25克加水500毫升，煎後，將患足薰蒸5～8分鐘，每日1次，每劑連用2天。

按語　此病採用按、壓、推、搖等手法，用川芎薰氣浴，以活血祛瘀，通經活絡，達到鬆弛跟筋膜，消贅止痛之目的。

來源　獻方人：廣州市珠江電影製片公司衛生科李公平；推薦人：湖南省新田縣衛校蕭家凰。

方6　足跟穴。

方法　足跟穴位於手掌中心與大陵穴前1寸處。左病取右，右病取左，足跟向前疼痛，針尖向內刺入1～1.5寸，每

日1次。

按語 用此法治療20名患者，療效滿意。

來源 獻方人：吉林省延邊煤礦服務公司職工醫院金太浩；推薦人：新疆伊寧市解放軍第11醫院王學良。

方7 壓痛點。

方法 病人俯臥床上，患肢微曲，足心向上，醫者持小鐵錘對準壓痛點連擊3～5下，用力要適當，動作要準而輕快。

按語 筆者用本法治療102例患者，總有效率可達99.1%。

來源 獻方人；鐵道部北京鐵路總醫院骨科葛長海；推薦人：山西省雁北地區小峪煤礦醫院孟發業。

方8 熟地25克、土肉桂3克、川牛膝9克、宣木瓜9克、黑杜仲9克、枸杞子9克、當歸尾9克、漢防己6克、炙甘草6克。

方法 每日1劑，水煎服。另可配合皂角60克、頭髮16克水煎泡腳，每日1～2次。

按語 曾採用本方治療50餘例，效果非常滿意，一般3～7次可獲痊癒。如配合針刺患側腳跟後方正中線、紅白肉際處，針尖向前，深8分～1寸，捻轉留針30分鐘，每日1次，療效更佳。

來源 獻方人：新疆伊寧市解放軍第11醫院王學良；推薦人：新疆伊寧市解放軍第11醫院武繼華。

急性腰扭傷

方1 紅花10克、雞蛋2個、食油適量。

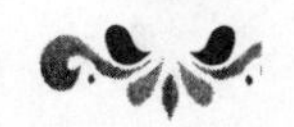

方法　將雞蛋打在碗內，敢入紅花攪拌均勻，用油炒熟（不加鹽），1 次食用。1 日 1 次。

按語　用本法治療急、慢性腰部扭傷 50 餘例，對急性者有效率達 100 %。一般 1 劑見效，3 劑可癒。

來源　獻方人：河南濮陽市人民醫院耿守緒；推薦人：吉林省長春中醫學院附院周建華。

方 2　天柱穴。

方法　患者端坐垂首，醫者用左手拇指和食指在雙側天柱穴上稍作點按，常規消毒後，右手將針迅速刺進兩穴各 0.5～1 寸深。不作提插、撚轉手法，留針 10～15 分鐘。

按語　進針後多數患者很快感覺腰部輕鬆，此時即可囑患者活動腰部，範圍由小到大，待功能恢復後起針。如針刺後局部疼痛，需改變針刺方向。一般 1 次見效，1～3 次痊癒。

來源　獻方人：新疆伊寧市解放軍第 11 醫院何周智；推薦人：新疆伊寧市解放軍第 11 醫院趙飛。

方 3　內關穴。

方法　取健側之內關穴，直刺，深度 0.5～1 寸，每 5 分鐘左右撚轉 1 次，每次留針 10～20 分鐘。

按語　進針後囑患者輕輕活動腰部，盡力呼吸吐納（此時局部可有麻、酸、脹感向後臂肘部放射）。一般 3 次痊癒。

來源　獻方人：河南省南陽縣英莊鄉衛生院李伯先；推薦人：武警安徽省總隊醫院何國興。

方 4　一側養老穴。

方法　患者取站立位，讓患者屈肘，掌心向胸，在尺骨莖突的橈側骨縫中定養老穴。醫者一手固定針刺側的手腕

部，皮膚常規消毒後，另一手持 28 號 1.5 寸毫針，向肘方向斜刺 0.5～0.8 寸深。先輕微撚轉半分鐘，產生酸疼或酸麻感，然後小幅度快速撚轉 5 分鐘左右。

按語 在針刺過程中讓患者做前俯後仰，左右轉側和下蹲起立動作，即刻見效。但發病 3 天以上者療效欠佳。

來源 獻方人：河北省邯鄲市中醫院朱運喜；推薦人：湖南省新田縣衛生進修學校蕭家凰。

方 5 對應阿是穴。

方法 取扭傷部位痛點在健側的對稱點，用1寸28號針，刺入0.5公分左右，得氣後留針20分鐘，並持續活動患側。

按語 採用「左痛刺右，右痛刺左」這一古老針法，可以提高疏通經絡，活血化瘀，消腫止痛的效果，起到很好的治療作用。

來源 獻方人：河北省中醫學院國萬春；推薦人：湖南省新田縣衛校蕭家凰。

方 6 經驗穴（曲池下 2.5 寸處，雙側）。

方法 病人取臥位或坐位。針刺時屈肘拱手，掌心向胸。局部消毒後，選用 28 號 3 寸毫針，先垂直進針 1.5～2 寸，然後針尖稍向上，再行撚轉補瀉手法。1 日 1 次，1～3 次為 1 療程。

按語 令患者作前屈後伸，左、右轉側及下蹲等活動，以患者出汗為度。該方法治療急性腰部扭傷見效快，療效佳。

來源 獻方人：河北省邯鄲紡織機械廠醫務所王素芬；推薦人：安徽省歙縣中醫醫院汪軍。

方 7 腰痛點。

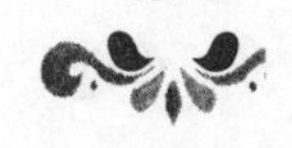

方法　①部位選擇：在雙側手背掌骨部位第 2 與第 3 之間和第 4 與第 5 之間（中下 1 / 3），與皮膚成 30 度角（針尖朝手指方向）進針。②針刺方法：局部皮膚消毒，選用 28 號不銹鋼毫針（1.5～2 寸），快速時入皮膚，撚轉刺入一定深度，得氣後，以瀉法撚轉 2～3 次，邊行手法邊囑病人作左右轉側，彎腰下蹲，走動等活動。留針 30 分鐘。每日 1 次，2～3 次為 1 療程。

按語　經用本法治療 35 例腰扭傷患者，其中急性腰扭傷 30 例，習慣性腰扭傷 5 例，全部治癒。其中治療 1 次痊癒者 31 例，治療 2 次痊癒者 3 例，治療 3 次痊癒者 1 例。均在進針 3 分鐘後疼痛減輕，留針後 30 分鐘症狀消失。

來源　獻方人：安徽省滁州衛校附屬門診部戈國榮；推薦人：吉林省長春中醫學院附院周建華。

方 8　後谿透合谷。

方法　用 28 號 3 寸毫針，垂直刺入後谿穴，針透至合谷穴後，施以大幅度提插撚轉手法。同時令患者做腰部活動，15～60 分鐘左右，1 日 1 次。

按語　本法治療腰痛，1 針 1 次見效者在 90 %以上，治癒率為 71.7 %，好轉率為 28.9 %。

來源　獻方人：河南省永城縣人民醫院任欽明；推薦人：安徽省歙縣中醫院汪軍、遼寧中醫學院馬瑞林。

方 9　百會、人中、中渚。

方法　令患者坐穩，依次消毒前 2 穴，針刺得氣後留針，雙手拇指掐雙手中渚穴令得氣。讓患者徐徐立起再蹲下，反覆數次。1 日 1～2 次。

按語　術後囑患者休息 2 周勿令再傷，配以活血利氣通

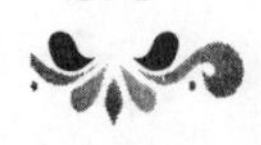

絡之劑，可鞏固療效。

來源 獻方人：河南省洛陽市白馬寺骨科醫院劉金鑒；推薦人：河南省洛陽市白馬寺骨科醫院袁軒。

方 10 神門、皮質下。

方法 針刺上述耳穴，留針 30 分鐘，活動腰部，1 日 1 次，5～7 次為 1 療程。

按語 採用該方法治療 100 例急性腰部扭傷患者，總有效率為 99 %。

來源 獻方人：甘肅蘭州市第一人民醫院劉世忠；推薦人：新疆伊寧市解放軍第 11 醫院王學良。

方 11 人中、啞門。

方法 上穴均以快速進針，刺入 3～5 分深，施以同步捻轉，雀啄術，行針 1 分鐘，留針 30 分鐘，期間行針 3 次。1 日針 1 次，3～7 次為 1 療程。

按語 人中、啞門伍用，以治急性腰扭傷、挫傷諸症療效尤勝。蓋人中為督脈俞穴，有祛風清熱，調和陰陽，醒腦開竅，回陽救逆，鎮靜安神，活絡止痛之功；啞門亦為督脈俞穴，有通經絡，利機關，清神志，暢竅絡，療失語之效，二穴參合，一前一後，相互對應，通調督脈，宣導經氣，散瘀定痛之功益彰。

來源 獻方人：山西省針灸研究所昌景山；推薦人：新疆伊寧市解放軍第 11 醫院王學良。

方 12 腰痛①、腰痛②、腎俞（雙）、秩邊（雙）。

方法 針刺腰痛①，腰痛②時，要求患者活動腰部，留針 10 分鐘，再快速點刺腎俞雙，秩邊雙，1 天 1 次。

按語　用此法治療腰扭傷，少則 1 次，多則 5 次可治癒。治療本病，早診斷，早治療，是提高療效的關鍵。

來源　獻方人：寧夏銀川市第二人民醫院針灸科張玉霞；推薦人：寧夏回族自治區人民醫院趙柯。

方 13　腰痛穴、外關穴。

方法　針刺上穴，行瀉法，囑患者適度緩緩活動腰部，找到致痛姿勢，緩慢旋動，俯仰、側彎，或蹲立，直至疼痛減輕，或痛點集聚一處，即可起針。

按語　此方法臨床應用實踐證明，療效很好。

來源　太原市交通局職工醫院王玉仙家傳用方。

方 14　太衝（健）、外關（患）。

方法　採用 28 號 1.5 寸毫針，快速刺入上述穴位，外關進針 0.5 寸得氣後提插行針 30 秒鐘不留針。每日 1 次，3～5 次為 1 療程。

按語　本人採用該法治療急性腰扭傷 26 例，1～5 次均獲痊癒。

來源　獻方人：新疆伊寧市解放軍第 11 醫院武繼華；推薦人：新疆伊寧市解放軍第 11 醫院王學良。

方 15　外關、三陽絡。

方法　患者取坐位，患側手臂手掌朝下平放在桌上，穴位常規消毒後，醫者左手拇指和食指將患側外關穴稍捏起，右手持 3 寸銀針沿皮刺入外關透三陽絡穴進針 2 寸左右，留針 5～10 分鐘。留針期間行強刺激手法 2～3 次，並囑患者前俯後仰，下蹲起立，左右旋轉，深呼吸等動作。

按語　該法治療急性腰扭傷，有效率在 98 %以上。

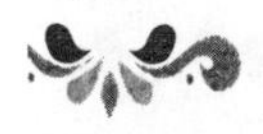

來源　獻方人：湖南省道縣中醫院何進階；推薦人：新疆伊寧市解放軍第 11 醫院王學良。

方 16　合谷（雙）承山（雙）。

方法　採用 28 號 1.5 寸～3 寸毫針，先針雙合谷穴，得氣後讓患者活動腰部，深呼吸及自主咳嗽，再刺雙承山穴，留針 30 分鐘，每日 1 次。

按語　此方法對急性腰部扭傷有顯著療效。

來源　獻方人：河南省洛陽市白馬寺骨科醫院袁洪濤、袁軒；推薦人：新疆伊寧市解放軍第 11 醫院武繼華。

方 17　奇功穴。

方法　患者取站、坐或仰臥位，按男左女右的方法定位，術者左手食指和中指屈曲以髕骨下沿脛骨前脊向下滑動，當兩指下有輕鬆感或落空感時，於脛骨外側旁開 0.5 公分處即是奇功穴。進針深度 1.5～2 寸，針下感覺脹麻即為得氣，並向上傳導至腰部疼痛處，留針 5 分鐘，提插捻轉 2～3 次，捻轉後令患者活動腰部。

按語　用此法治療急性腰扭傷，大多數 1 針顯效，對病程長的患者可 1 天 1 次，兩腿交替針刺 2～3 次即可痊癒。經治 105 例，有效率達 100 %。

來源　獻方人：解放軍第 371 醫院李化同；推薦人：烏魯木齊市溫泉療養院王軍。

方 18　天柱穴、跟骨肌腱。

方法　患者取俯臥或站立（扶牆）位。穴位常規消毒後，醫生選用 1～2 寸毫針，快速刺入穴位，跟骨肌腱處行捻轉進針法、留針 30 分鐘，留針期間囑病人左右側彎，活動腰

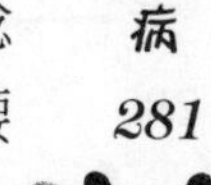

部。每日1次1～3次為1療程。

按語 筆者採用該方法治療急性腰肌扭傷720餘例，有效率為100％。一般1次見效，1～3次治癒。如病人恐懼針灸，可囑病人扶牆站立，術者用筷子或小木棒、梅花針等叩打跟骨肌腱及委中穴，或用手捏掐之，均能達到痊癒之目的。

來源 獻方人：新疆伊寧市解放軍第11醫院王學良；推薦人：新疆伊寧市解放軍第11醫院何周智。

方19 委中、腎俞、大腸俞、膀胱俞、上髎、中髎及腰點捏提法。

方法 ①患者俯臥，醫者立於患者右側，先用腰部兩側施滾法各10次。②兩手拇指及食指和中指分別捏起患者背部兩側皮，膚及皮下組織並自下向上提捏兩次。③對上髎、中髎、膀胱俞、大腸俞、腎俞穴分別作垂直向上提捏1～2遍。④捏拿委中穴同時令患者自行活動腰部。

按語 此法治療急性腰扭傷效果顯著，輕者1次見效。具有解除腰肌痙攣。糾正小關節錯位，舒筋通絡的作用。

來源 獻方人：吉林省德惠縣婦幼保健所王慶波；推薦人：吉林省德惠縣婦幼保健所中醫室張玉棟。

方20 舒筋通絡法。

方法 ①病人俯臥位，腹部墊一軟枕；術者先用拇指推法或掌根推法，沿骶棘肌走行方向自上而下施術5～10遍；然後用一指推法、拇指滾壓法、拇指揉法施術於上述部位以及腰骶部、患側臀部，大腿後側5～10分鐘；重點在患處。②病人側臥，患側在上，施腰部斜扳法。③用彈撥法、理順法，施術於患處各3～5次。④推揉阿是穴、腰陽關、腎俞、環跳、委中等穴區3～5分鐘，最後用叩法施術於腰骶部，患

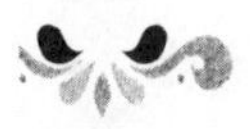

側臀部及下肢1～2分鐘。

按語 用本法治療急性腰扭傷有顯著的療效。單純腰肌扭傷，推拿時以局部為重點，棘上韌帶損傷，主要順棘上韌帶走行方向施術。

來源 獻方人：中國江蘇常州市太湖氣功診療研究所李梅；推薦人：江西省興國縣傑村鄉賢哲子診療研究所胡建華。

腰肌勞損

方1 蛤腳草（蛤即青蛙或田雞）、雞蛋、酒、糖。

方法 取蛤腳草鮮品40棵左右，水煎片刻取出草留湯，再把雞蛋去殼放入湯中煎熟，加入糖酒適量溫服，1天1次，連服3～5天。

按語 對各種腰痛都有特效，本人用此法治過數10例，均收到較好的效果。

來源 獻方人：廣東省海康縣烏石鎮中學陳祥鳳；推薦人：四川省遂寧市中醫院周智春。

方2 野俄門豆根30克、蕎麥三七20克、蒲黃根20克。

方法 將上藥先煎，待藥味煎出後再放3個豬尾，繼續煎至豬尾皮開始爛為止，吃豬尾喝湯藥。

按語 本方治療慢性腰肌損傷，一般3劑即可痊癒。

來源 獻方人：湖南省道縣中醫院何進階；推薦人：新疆伊寧市解放軍第11醫院王學良、劉環章。

方3 胡桃2個、破故紙9克。

方法 先將胡桃燒熟去皮，與破故紙水煎取汁，早晚分服。

按語 本方對不明原因的腰痛，療效較好。

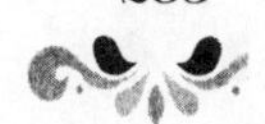

來源　獻方人：山東省臨沂市醫院劉道遠；推薦人：寧夏銀川市第二人民醫院針灸科張玉霞。

方 4　黃芪 30 克、元肉 30 克、桑寄生 15 克、川斷 9 克、白朮 12 克、黑狗脊 9 克、破故紙 9 克、青鹽 1.5 克、西同香 3 克、巴吉肉 12 克、豬腎 1 對。

方法　水煎服，每日服2次，每次約200毫升。豬腎可食。

按語　本方適用於腎虛腰痛，腰膝無力，陽痿等症。對腎陰虛所致腰痛，受寒加重，舌苔白膩或滑，脈沉細無力者效果較好。

來源　獻方人：河南省洛陽自馬寺骨科醫院袁軒；推薦人：新疆伊寧市解放軍第 11 醫院武繼華。

方 5　酒丹參 30 克、絲瓜絡 15 克、生何首烏 30 克、黨參 9 克、白朮 9 克、地龍 9 克。

方法　水煎服，1 日 2 次。

按語　本方主治跌打損傷，閃腰岔氣引起的腰痛。腰部刺痛，痛有定處，按之痛甚，舌有瘀斑、紫暗，脈弦澀者加當歸、川芎、紅花各 9 克。

來源　獻方人：河南省洛陽市正骨醫院張愛文；推薦人：河南省洛陽市白馬寺骨科醫院袁軒。

方 6　黃芪 30 克、丹參 30 克、玉米 30 克、黑杜仲 15 克、黑狗脊 15 克、葛根 15 克、雞血藤 30 克、黑豆 500 克、米醋 500 克。

方法　先將草藥混合加水 1000 毫升左右，在火上煎至 500 毫升時撈出藥渣，再加入米醋，然後入黑豆煎煮，待黑豆將藥液全部吸收後，用布袋裝之熱敷腰部，每日 1～3 次，

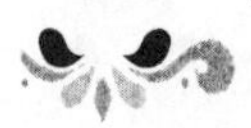

每次30分鐘。另一用法：草藥、米醋、黑豆同煮，藥液吸收後用生白布袋盛之熱敷腰部。

按語 本方為祖傳秘方，凡腰痛者均可外用，屢試屢驗。

來源 獻方人：河南省洛陽市白馬寺骨科醫院袁軒；推薦人：新疆伊寧市解放軍第11醫院武繼華。

方7 石榴25克、肉桂15克、白豆蔻15克、蓽茇15克、紅花10克、建蓮子10克、蔓荆子10克、香菜子10克。

方法 以上幾味共為細末，飯前溫開水送服，成年人每服5克。

按語 本方具有滋補腸胃，調陰扶陽，順氣化滯之功能，主治腎虛腰膝酸痛，消化不良，四肢浮腫等症，服用10天可獲效。

來源 獻方人：吉林省長春中醫學院附屬醫院景瑛；推薦人：吉林省長春中醫學院附屬醫院王中男。

方8 訶子25克、紫草茸15克、枇杷葉15克、茜草15克。

方法 以上4味共研粗末，水煎溫服，成人每服5克，1日2次。

按語 本方具有滋陰、降火、益腎之功能主治腎虛火旺，腰脊酸痛等症，服半月或獲良效。

來源 獻方人：吉林省長春中醫學院附院景瑛；推薦人：吉林省長春中醫學院附屬醫院王中男。

方9 大雲、巴戟、杜仲、小茴香、破故紙、枸杞子各15克，豬腰子1個。

方法 把豬腰子切開後，將以上藥物放入，蒸熟後食用，1日1次。

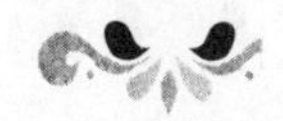

按語　每天吃1個豬腰子，連服4天，95%以上的病人可見效，服藥期間禁重體力勞動。

來源　獻方人：湖南省道縣祥霖鋪區醫院楊開益；推薦人：湖南省新田縣十字鄉骨傷科診所朱庭國。

方10　大黃30克，桃仁、杏仁各15克，黃酒500毫升。

方法　上藥加水350毫升，煎至200毫升，早晨空腹1次服完，服1～2劑即可。

按語　用上法治療腰腿痛7例，全部治癒。

來源　獻方人：新疆伊犁地區人民醫院趙淑華；推薦人：新疆伊寧市解放軍第11醫院趙飛。

方11　全當歸、兩面針根皮各15克、牛膝6克、甘草18克、50度白酒50毫升。

方法　當歸、牛膝混合浸酒1週；甘草、兩面針根皮研成粗粉，加水1000毫升，煎至250毫升，濾取藥液；將藥酒和藥液混合備用。每日早晚各服10～15毫升，重者稍加藥量。一般服本法1劑即顯效。

按語　筆者採用本方治療風濕性腰部損傷10例，經用此法治療，均取得良好效果。隨訪1年，均未復發。

來源　獻方人：新疆伊犁地區人民醫院趙淑華；推薦人：新疆伊寧市解放軍第11醫院趙飛。

方12　壓痛點。

方法　在壓痛明顯處尋找小結節或條索狀為方向，順著腰肌纖維，緩慢進針，留針15～30分鐘，腰痛消失後緩慢出針。

按語　此法無論腰肌扭傷或腰肌勞損，均有奇效，少則1次，多則3次治癒。

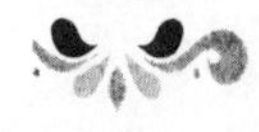

來源　獻方人：吉林省延邊煤礦服務公司職工醫院金太浩；推薦人：新疆伊寧市解放軍第 11 醫院王學良、趙飛。

方 13　揉推、彈撥。

方法　先檢查確定腰背部壓痛點後，用兩手拇指撓側沿背伸肌縱向方向左右彈撥 7～8 遍，再揉按 3～5 分鐘。繼用一手拇指在壓痛點上方向上推壓背伸肌，使背伸肌緊張，然後另一手拇指在壓痛點上方自上而下順壓背伸肌 7～8 遍。1 日 1 次，10 次為 1 療程。

按語　用拇指按揉壓痛點附近的肌肉以緩解肌肉痙攣達到去痛致鬆，以鬆止痛之目的，本法治療各種原因引起的腰痛，療效甚佳。

來源　獻方人：天津市中西醫結合急腹症研究所陳平；推薦人：天津市中醫學院第一附院電腦室沈偉梁。

方 14　搓、捏、摩、扣、抓、旋。

方法　①搓：端坐姿勢，兩臂張開與肩同寬。兩手搓揉數 10 次，待掌心溫熱之後，置於體側兩腰眼（在第 3 腰椎突起處左右各 3 寸，凹陷處）的穴道上。保持此姿勢呼吸 3～5 次後，兩手沿腰椎兩側上下揉搓。要領：先向下搓揉至尾骨處長強穴，再往上揉搓至兩腋下。需連續做 36 次。②捏：用雙手拇指和食指同時擠壓脊柱中央的皮膚，由命門穴開始，往尾骨擠壓。捏時應緩緩上下，重複行之，以同樣方式做 4 次。③摩：兩手輕握，拳背對脊，指關節的突起部對著腰眼穴，回轉搓揉。要領：先順時針方向搓揉 18 次，再逆時針方向做 18 次。兩腰眼可同時或先後做。④扣：兩手輕握，以拳之內側左右手輪流叩擊尾骨，各種 36 次，以不痛為原則。⑤抓：兩手繞至背後，拇指固定置於體側之左右，用其他四指

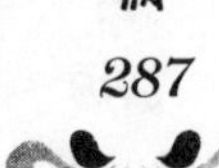

指腹從腰椎兩側搓向體側，勿傷皮膚，兩手同時各做 36 次。⑥旋：兩腳分開直立，與肩同寬，兩手拇指向背後，其餘四指置於腹側，貼在腰上。兩手使勁往前推，上半身向後移動。左手用力，向右推，上半身儘量往左前傾。兩手用力，將腰往後推，臀部放鬆，上半身儘量前傾。右手用力，向左推，上半身儘量向右傾。

按語　以上動作必須連續做，同時旋轉腰部，順時針，逆時針各轉 9 次。搓腰功，在旋轉時，須徐徐行之，切勿太快或用力過猛，以免扭傷腰部。通常採取坐位。

來源　獻方人：吉林省人民醫院郭京麗；推薦人：吉林省長春中醫學院王中男。

方 15　舒筋溫經法。

方法　①病人俯臥位；術者先用掌根推法沿脊柱兩側膀胱經自上而下施術 3～5 遍，以局部微紅為度，然後用滾法、拇指揉法、拇指壓法，施術於上述部位 3～5 分鐘。②先用肘揉壓（複式手法）腎俞、大腸俞 2～3 分鐘；然後橫擦骶部八髎，以透熱為度；再拿委中穴。③施行腰部斜搬法。④用叩法施術於腰骶 1～2 分鐘。

按語　①治療前應檢查有無合併腰椎骨質增生、椎管狹窄、腰椎骶化等，以便對症治療。②患者應加強腰肌鍛鍊。

來源　獻方人：中國江蘇常州市太湖氣功診療研究所李梅；推薦人：江西省興國縣傑村鄉賢哲子診療研究所胡建華。

腰椎間盤突出症

方 1　大腸俞、秩邊、環跳、陰陵泉、懸鐘、殷門、承山。

方法　上述穴位進針後採用捻轉瀉法，留針 20～30 分

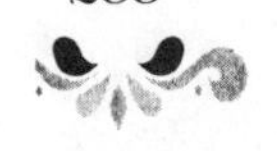

鐘。然後囑病人俯臥，在患者腰臀及下肢用輕柔的滾、按等手法後，再用雙手有節奏地按壓腰部，使腰部振動，然後在固定患部情況下，用雙下肢後伸扳法，使腰部過伸，再以斜扳法結束治療。每日 1 次，15 次為 1 療程。

按語 對重型病人可用骨盆牽引，降低椎間盤內壓力。用該方治療 100 例，痊癒 42 例，好轉 52 例。

來源 獻方人：吉林省長春中醫學院王慶、王富春；推薦人：新疆伊寧市解放軍第 11 醫院何周智。

方 2 側扳法、屈髖抱膝法、眞氣運行法、外降調息功。

方法 治療前 2 小時服氯丙嗪 0.5 克或苯巴比妥 0.09 克。患者取側臥位，先扳患側，後扳健側。在上面的腿屈曲，下面的腿儘量伸直，術者用手或肘尖推患者臀部向前上，另一手扳患者肩部向後，呈扭轉姿勢，稍做活動，巧妙用力，即可聽到「卡巴」響聲。稍休息後再扳另一側，休息 10 分鐘，取仰臥位，囑患者屈伸兩側髖膝至最大限度，並用雙手按壓屈曲的兩膝，使其反覆接觸胸腹部 5～10 次，再抱膝滾動數次（如圓桶滾動），再伸直小腿。仰臥硬扳床上，全身放鬆，以意領氣，在膻中穴（前丹田）開始以「8」字形圍繞兩側乳房，運行真氣 50～100 個「8」字。每字呼吸 1 次，每分鐘 5～8 次。每日 3 次，每次 30 分鐘，收功時氣沉膻中，呼吸要深、長、細、匀、穩、悠。第 3 天開始練升降調息功：雙腳分開站立，稍比肩寬，雙手由體前方，掌心向下徐徐舉起，同時吸氣，舉至最高，掌心向上，頭向後仰，吸氣，稍停，呼氣，手各由體側緩緩放下，同時下蹲至地，手儘量觸地。呼氣盡，再緩緩升起，如此反覆，共練 3～15 分鐘。

按語 共治療 105 例，總有效率 86.7 %，結合針刺，推拿等方法，療效更好。

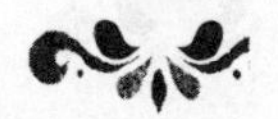

來源 獻方人：江蘇常州市太湖氣功研究所王天賜；推薦人：江蘇常州市太湖氣功研究所李志如。

方3 當歸10克、熟地12克、丹参12克、生地12克、川芎6克、雞血藤15克、乳香9克、沒藥9克、牛膝6克、元胡6克、豬苓10克、澤瀉9克、秦艽9克、三七5克（沖）。

方法 立位，兩腳前後站立，兩手作拉漁網狀動作。開始時身體前傾，右腳跟抬起。由下往上提拉時吸氣，這時身體伸直，後腳跟落地。繼身側後拉時呼氣，這時身體後仰，前腳跟抬起，連做10次。交換另一側再做。

按語 睡硬板床，每天練功3～5次，見效快而且能避免復發，也是本功法的獨到之處。

來源 獻方人：江蘇省常州市蘭園王天賜；推薦；推薦人：江蘇省常州市天甯醫院專家室李梅。

第三腰椎橫突綜合症

方1 舒筋通絡法。

方法 病人俯臥位。①先用掌根推法、滾法，然後用拇指揉法、滾壓法往返施術於腰部脊柱兩側3～5分鐘，重點在患處。②用彈撥法和理順法施術於患處各5～10次。③用兩手拇指重疊按壓患側第三腰椎橫突端，一壓一鬆，由輕到重，反覆施術20～30次。④先橫擦骶部八髎，以透熱為度。然後推揉腎俞、志室、大腸俞及患側環跳、殷門、委中等穴區2～3分鐘。最後用叩法施術於腰骶部及患側臀部、下肢。

按語 本法能促進局部血液循環加快，有利於水（血）腫的吸收，從而消除症狀。

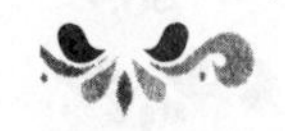

來源　獻方人：中國江蘇常州市太湖氣功診療研究所李梅；推薦人：江西省興國縣傑村鄉賢哲子診療研究所胡建華。

方2　阿是穴。

方法　患者俯臥於治療床上，在第三腰椎橫突尖部（即壓痛點處）用龍膽紫做好標記，局部常規消毒，無菌操作，用北京人民器材廠生產的小針刀，刀口線和人體縱軸成平行刺入，小針刀刀口接觸骨面時用橫行剝離法，感覺肌肉和骨頭尖之間有搖動感就出針，用無菌紗布包紮好。如1次未癒，隔5～7天可做第2次，最多3次即可痊癒。

按語　高血壓、心臟病患者和高燒病人禁忌。筆者採用該方治療115例，有效率100％。

來源　獻方人：湖南省道縣中醫院何進階；推薦人：新疆伊寧市解放軍第11醫院王學良。

腰椎骨質增生症

方1　中宮、乾宮、坤宮、巽、兌、坎、離、艮、震。

方法　患者俯臥或側臥，進針順序為：先進針中宮、次針乾、坤宮，直刺或略向上斜刺0.8～1.2寸，然後按巽、兌、坎、離、艮、震六宮穴依次進針，針尖斜向椎體，進針1.5～2寸，獲得針感後，行捻轉補瀉手法，九宮穴的進針順序分次數，按「洛書九宮數」施行，即「戴九履一左三右七，二四為肩，六八為足，而五居中」。1度進針後，坎、離宮加用熱針，應用GZH型熱針儀，熱針溫度指示40°～70℃，留針20分鐘。穴位注射：複方丹參針2毫升，加複方當歸針2毫升為主選藥物；輔以醋酸強的松龍混懸液1毫升（2.5毫克）與2％普魯卡因2毫升混合液。在巽、兌宮或

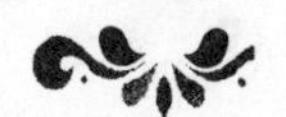

艮、震宮等穴，每穴注射1毫升。

按語 針刺腰椎九宮，直接作用於棘上韌帶、棘下韌帶和黃韌帶，增強了韌帶的韌度和修復能力，促進脊椎復位，調節神經功能和緩解症狀。熱針的熱效應，可緩解肌肉和關節韌帶的緊張，有利於增生的骨刺被吸收。

來源 獻方人：雲南省昆明中醫醫院管遵惠；推薦人：湖南省新田縣衛校蕭家凰。

方2 宣通舒筋法。

方法 ①病人俯臥位，腹部墊一軟枕。術者立於病人右側，先用拇指撫法、掌撫法。施術於病人腰骶部1～2分鐘，然後用拇指滾壓法、拇指推揉法、肘揉法，施術其腰椎兩側及骶部3～5分鐘，繼之用拇指壓法，施術於命門、腰陽關等穴區，用肘壓法施術於兩側腎俞、大腸俞、阿是穴2～3分鐘，再用點穴法自上而下排點腰段脊柱兩側膀胱經俞穴1～2分鐘。最後用掌根推法、滾法、叩法，施術於腰骶部2～3分鐘。②病人仰臥，用斜搬法左右各施術1次。③病人側臥位。術者立其右側，囑病人屈膝屈髖。施術時，術者兩手分別按於病人雙膝關節前側，助其屈膝屈髖至最大限度，然後沿順時針或逆時針方向搖動髖關節。並儘量使搖動力量上傳至腰骶部，反覆施術2～3分鐘。

按語 用推拿治療本病有較好的療效。施術時以患部脊椎兩側為重點。

來源 獻方人：中國江蘇常州市太湖氣功診療研究所李梅；推薦人：江西省興國縣傑村鄉政府賢哲子診療研究所胡建華。

方3 ①按摩取穴：關元、腎俞、三焦俞、志室、命門、

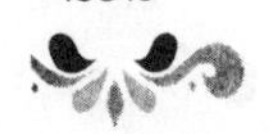

委中、承山、環跳；②中藥處方：杜仲、續斷、秦艽各20克，木瓜、川芎、乳香各10克，製川烏、蘇木、甘草各6克。

方法 ①按摩手法：先揉關元1分鐘，點揉100次，從上至下推腰肌3～5次；繼用雙拇指點揉三焦俞、腎俞、志室、環跳各50次，掐命門30次。點揉委中、承山各30次，捏拿腰椎3～5次。以上為1次，12次為1療程。②中藥：水煎服1日1劑，分3次服，12劑為1療程。

按語 筆者對455例患者進行按摩配合藥物治療，結果痊癒159例，顯效148例，有效143例。無效5例，總有效率為98.8％。

來源 獻方人：湖南慈利縣中醫院汪海波、劉敬之；推薦人：湖南省新田縣衛校蕭家凰。

骨結核

方1 子午蟲1條。

方法 將子午蟲面裹後置火上烘烤，至面焦黃為度，將面及蟲研細，開水送服，每日1條，連服2～3個月。

按語 子午蟲生長在雲實樹的莖中，每年秋後在有雲實樹生長的地方可以採集到。方法是發現樹基外面有蟲糞的地方，用刀將樹莖劈開，即可得到該蟲。本品無毒，可長期服用。

來源 獻方人：安徽中醫學院查少農；推薦人：安徽醫科大學醫院尹有學、汪秀華。

方2 鮮白頭翁50克、白酒適量。

方法 將白頭翁去皮，搗碎，取開水淬汁，以白酒作引1次內服。

按語 此處所指白頭翁係一種叢生分葉豆科植物，中央

起杆，開紫色鴨咀型喇叭花，藥用根部，此方係一農醫祖傳秘方。

來源 獻方人：河南省洛陽白馬寺骨科醫院劉金鑒；推薦人：河南省洛陽白馬寺骨科醫院袁軒。

方3 巴蠟丸、金蟾膏。

方法 巴蠟丸巴豆末500克、黃蠟90克。先將黃蠟入鍋內加溫熔化後放入巴豆末，在文火上攪拌，以不崩裂為宜，約15分鐘即可晾乾。成人每次服7粒，每日3次，兒童酌減。活蟾蜍20隻、碎巴豆180克、乳香180克、蓖麻子320克、頭髮125克、鮮鯽魚20條、麵粉1250克、香油2500克。油滾入前6味用家槐樹枝連續向一個方向攪動至頭髮如泥狀，其他半焦，用紗布過濾去渣，取濾液與官粉重入鍋內加熱，仍用槐樹枝連續向一個方向攪動至滴水成珠，然後倒入涼水盆中。浸泡24小時，取出扯撥均勻備用。（注：蟾蜍要大如拳頭者好）視患處大小，攤紗布塊上外用，3～5日換藥1次，忌食無鱗魚和蝦。

按語 巴蠟丸內服，切勿咬破，整吞下。無副作用，外貼金蟾膏。此法專治各種類型急慢性已潰或未潰之骨髓炎、骨結核。

來源 獻方人：河南省洛陽市老城醫院史洛根；推薦人：河南省洛陽市白馬寺正骨醫院袁軒。

方4 皂角刺120克（新鮮者佳）、老母雞1隻（1.5公斤以上）。

方法 老母雞宰殺後。去毛及內臟，洗淨，將皂角刺戳滿雞身，放鍋中文火煨爛，去皂角刺食肉喝湯。2～3日吃1隻，連服5～7隻、為1療程。

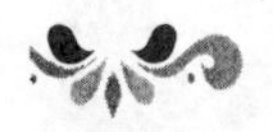

按語　上法治療數例，效果良好，一般 1 個療程即能治癒。

來源　獻方人：江蘇省高郵縣中醫院骨傷科許鉅材；推薦人：吉林省長春中醫學院附屬醫院周建華。

方 5　風門、大椎、膀胱俞、腰陽關、腎俞、關元俞。

方法　毫針刺法，前 4 穴用平補平瀉手法，後 2 穴施以進火補法，不留針，每日 1 次，30 次為 1 療程。

按語　骶髂關節結核屬於中國醫學「骨癆」範疇。取腎俞、關元俞等穴，用進火補法，益腎培本，扶正祛邪，化痰散結，疏經活血，故治療該病效果良好。

來源　獻方人：甘肅中醫學院鄭魁山；推薦人：新疆伊寧市解放軍第 11 醫院王學良。

化膿性骨髓炎

方 1　龜板 3 個（炙黃）、大蜈蚣 10 條、全蠍 10 克、當歸 30 克、紅花 15 克、生乳香 30 克、生沒藥 30 克、血竭 30 克、象牙粉 30 克。

方法　上藥共研細末，煉蜜為丸，每丸重 10 克，每服 1 丸，小兒酌減，日服 2 次，開水送下。病在上者，飯後服；病在下者，飯前服。

按語　此方民間使用廣泛，療效佳。筆者曾用該方治療化膿性骨髓炎 45 例，其中服藥 45 天痊癒者 23 例，服藥 60 天痊癒者 15 例，服藥 75 天痊癒者 7 例。追蹤觀察，均未復發。

按語　武警安徽省總隊醫院何國興；推薦人：安徽醫科大學汪秀華。

方2 當歸45克、白頭翁30克、土茯苓30克、甘遂30克、紫草90克、白芷15克、商陸30克、防風15克、大戟30克、澤瀉30克、紅花30克、花粉30克、生髮骨粉500克、香油750克、黃蠟250克。

方法 先將上方中藥切成2寸長段或片，除紅花、紫草外浸泡於香油中約120分鐘，置火上加熱止油沸，待油成黃褐色撈出藥物棄之，繼將紅花用紗布包好放入油中約2分鐘撈出，再將紫草放入油炸黑撈出，油成紫紅色，離火入黃蠟待蠟化盡，最後下生髮骨粉（越細越好）。並不停的拌動，待油冷凝後即成膏狀，冬季每料藥減黃蠟50克，夏季每料藥加黃蠟50克，此名骨炎膏，外用，1日1次。

按語 此膏係家傳驗方，適用於急慢性骨髓炎、骨膜炎、骨質破壞，死骨形成，局部已潰，傷口長期不癒等均可外敷。其次對無名腫毒療效亦佳。臨床治療血源性骨髓炎七千餘例，有效率100%。

來源 獻方人：河南省洛陽市正骨醫院袁澄波；推薦人：河南省洛陽自馬寺骨科醫院袁軒。

方3 元參60克、白頭翁30克、石斛30克、二花30克、地丁30克、蒲公英30克、生地30克、黃芪30克、白芷9克、紫草12克、陳皮9克、甘草6克。

方法 水煎服，早晚各服1次。

按語 此方藥為家傳驗方，名「涼血解毒湯」，對急、慢性骨髓炎常配合骨炎膏（方2）治療，效果甚佳。無毒副作用。

來源 獻方人：河南省洛陽正骨醫院袁澄波；推薦人：河南省洛陽市白馬寺正骨醫院袁軒。

方4 ①內服方：壁虎40份、丹參20份、丹皮20份、

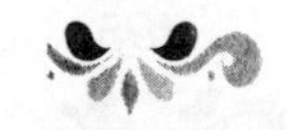

公英20份、地丁20份、人工牛黃1份；②外用藥：壁虎30份、冰片1份。

方法 內服藥共研細末，裝入膠囊，每次服4～6克，每日2～3次。外用藥壁虎烘乾。研極細末過篩，高壓消毒半小時，加入冰片粉末，儲無菌瓶內備用。引流時根據竇道大小及深度，剪適當紗布條放入無菌生理鹽水中浸泡，蘸上藥植入，每日更換1次。首次引流需常規病灶清除術。

按語 氣虛加黃芪、人參；血虛加當歸、白芍；陰虛發熱加生地、百合；陽虛加肉桂、乾薑；毒熱重加銀花、元參。該方對慢性骨髓炎有明顯療效。

來源 獻方人：吉林省人民醫院中醫科郭京麗；推薦人：吉林省長春中醫學院王中男。

方5 二花60克、丹參30克、雲苓30克、車前子30克。

方法 水煎服，早晚各服1次，每次約200毫升。

按語 陽虛汗出加紅參、麥冬；陰虛汗出加山萸肉、黃芪、茜草。病患在上者加菊花、桂枝、連翹；病在下加川牛膝、地龍；飲食不振加砂仁、雞內金。治療時常與骨炎膏配合運用（見方2）。

來源 獻方人：河南省洛陽正骨醫院袁澄波；推薦人：河南省洛陽白馬寺骨科醫院袁軒。

方6 純艾絨20克、薰灸器1只。

方法 將20克艾絨放入薰灸器內點燃，把出煙口對準患處，距離1～2寸，以患指有溫熱感為宜，30分鐘後，面皮層覆蓋一層薄黃的艾葉油，然後用消毒紗布包紮，每日1次，10次為1療程。

按語 同時配合藥物治療手指指骨骨髓炎療效較好。

來源　獻方人：安徽中醫學院附院針灸科葉春；推薦人：安徽省歙縣中醫院汪軍。

類風濕性關節炎

方1　綠豆200克、肉桂25克、陳石灰少量。

方法　將綠豆、肉桂研末，先用綠豆末與涼水攪拌勻，置火上邊煮邊攪成糊狀後冷卻，加入肉桂末和陳石灰粉，合勻成丸如梧桐子大，放通風處少許時，再加朱砂為衣，晾乾備用，1日3次，每次服7～13粒，用酒送下，1個月為1療程。

按語　該法適用於寒濕性關節疼痛，經本法治療40例，顯效34例，有效6例。

來源　獻方人：湖北省荊門市第二人民醫院李茂華；推薦人：吉林省長春中醫學院附屬醫院周建華。

方2　粉背雷公藤莖枝25～45克（乾品）。

方法　取上藥以文火煎3～4小時，早晚飯後服，兒童酌減。有胃病不能口服者，用本品20～30克，按上法煎取藥汁100～150毫升，每晚睡前作保留灌腸。每日1劑。

按語　經用本法治療類風濕性關節炎200例，緩解94例，顯效60例，好轉40例，無效6例。以中醫辨證屬風寒濕痹者療效好。另外，發生服藥反應者76例，以胃腸道及皮膚黏膜反應為主，可加用胃舒平及複合維生素B以減輕上述反應，如經處理無效，可停藥。停藥後5天症狀逐漸消失。第2次用藥副作用減輕或不出現。

來源　獻方人：解放軍第181醫院張志存；推薦人：吉林省長春中醫學院附院周建華。

方3　地牯中2條。

方法　曬乾，研末，早、晚白酒吞服，上方為1日量，連服1週。亦可外敷患部。

按語　此方從民間收集得來。經臨床治療數10例類風濕關節炎患者，有效率100％。此外對風濕性關節炎亦有可靠療效。

來源　獻方人：四川省鹽源縣中醫院內科毛巫幾；推薦人：四川省鹽源縣衛生局辜甲林。

方4　李樹皮50克、生薑10克、大蒜頭（去皮）100克、蜂蜜6克。

方法　將大蒜頭搗爛成糊狀，李樹皮用水100毫升煎取汁2毫升，生薑搗爛取汁加蜜調勻。將調配好的糊劑攤在塑膠布上厚約0.2公分，外敷關節周圍，包紮固定，待局部組織有發熱、刺痛30～50分鐘後，除去外敷藥，將患部暴露。隔日1次，3～5次為1療程。

按語　筆者驗治104例中，治癒56例，顯效31例，有效12例，無效5例，總有效率92.5％。療程短者9天，長者50天，平均35天。

來源　獻方人：雲南前線5603部隊衛生員陳友宏、趙承初；推薦人：雲南省洪雅縣羅坎區醫院李治英。

方5　桂枝120克、附子、甘草、麻黃各60克，芍藥90克，白朮150克，知母120克，防風120克。

方法　將上藥共研細末，每次5克，以當歸生薑羊肉湯（羊肉200克、當歸身60克、生薑30克，加水800毫升，文火濃煎至300毫升）150毫升送下，每日早晚各服1次。

按語　加減：寒冷掣痛難以屈伸者倍用附子、麻黃，加

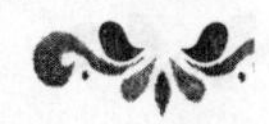

全蠍、薑黃；肢節發熱疼痛者加生石膏；肢體重痛腫脹者倍用白朮、甘草，加防己。筆者按上方治療 23 例，臨床治癒 12 例，顯效 6 例，好轉 3 例，總有效率為 91 ％。

來源 獻方人：河南省西華縣中醫院蕭洪德、蕭銀雪；推薦人：湖南省新田縣衛校蕭家凰。

方 6 僵蠶50克、甘草50克、蒼朮50克、麻黃50克、乳香50克、沒藥50克、全蟲50克、牛膝50克、製馬錢子50克。

方法 先將綠豆 150 克加入馬錢子一起放入鋁鍋內，添水約沒過馬錢子與綠豆 1 寸深。煮沸 3 分鐘後，取出馬錢子，刮淨其皮毛後切片晾乾，與以上幾味藥研成細末後蜜丸。每丸 5 克，每日早飯前、晚飯後各服 1 丸。

按語 此藥可連續日服 1～2 個月，95%以上類風濕性關節炎患者均獲效。初服此藥時個別患者可有肢體顫動現象，只要不是超服藥量可繼續服藥過一段時間肢體顫動現象可自然消失。凡患有高血壓病、孕婦者忌服。該方馬錢子劑量要因人而異，必須在醫生指導下使用。

來源 獻方人：吉林省自城市中醫院徐國英；推薦人：吉林省白城市中醫院戴景春。

方 7 羌活 10 克、秦艽 10 克、防風 10 克、桂枝 10 克、白芍 10 克、威靈仙 10 克、徐長卿 5 克。

方法 水煎服，每日 1 劑。再以藥渣煎洗關節等處。

按語 本方適用於類風濕性關節炎風寒濕型者，寒重關節疼痛明顯者可加製川烏 10 克；關節紅腫熱痛者去桂枝加生地 20 克、桑枝 15 克；濕重者加防己 10 克、生薏苡仁 15 克；血虛明顯者加當歸 10 克、熟地 15 ；氣虛者加黃芪 15 克。筆者運用本方加減治療類風濕性關節炎 200 例，總有效

率達 88.5 %，個別小關節嚴重腫痛者以激素封閉後症狀很快緩解，繼服上方無停藥反跳現象。類風濕性關節炎病因至今尚未完全明瞭，治療也尚無特效藥，故以中藥治療較好，晚期關節已僵直者效果較差。

來源　獻方人：廣東省肇慶市中醫院黃勇；推薦人：廣東省肇慶市中醫院骨科李萬逸。

方 8　督脈（脊柱正中督脈大椎～腰俞穴）。

方法　選擇三伏天（白天為宜），令病人俯臥床上裸露背部，脊柱施灸部位常規消毒，塗上蒜汁（100 克），在脊柱正中線撒上斑麝粉（由麝香 50 %，斑蝥 20 %，丁香粉 1.5 %，肉桂粉 15 %組成）1～1.8 克，並在大椎穴至腰俞穴之督脈處鋪敷 2 寸寬，5 分厚的蒜泥（500 克）1 條。然後在蒜泥上鋪成如烏梢蛇脊背狀的長蛇形艾柱 1 條，點燃頭、身、尾三點，讓其自然燒灼。燃盡後繼續鋪艾柱施灸，一般灸 2～3 壯。灸畢移去蒜泥，用濕毛巾（濕熱）輕輕揩乾即可。灸後可起水泡（在此期間嚴防感染），第 3 天用消毒針頭引流水泡內水，並用藥棉揩乾，塗上龍膽紫藥水，隔日塗 1 次，然後覆蓋 1 層紗布，用膠布固定，直至結痂脫落為止。每伏 1 次，1～3 次為 1 療程。

按語　灸後 1 月內慎忌生冷辛辣，肥甘厚味，雞鵝及魚腥發食等。禁冷水洗浴，避吹冷風，忌房事，全休 1 月。沈某，女，28 歲，治療前兩手及踝關節變形，疼痛難忍。血沉 30 毫米／小時，類風濕因數試驗：陽性。中醫診斷為骨痹。經上方治療 1 次（灸 2 壯）後，四肢活動明顯進步，疼痛消失，血沉 5 毫米／小時，類風濕因數試驗：陰性。2 月後活動如常，獲臨床治癒。該方治療類風濕、風濕性關節炎均有效。

來源　獻方人：浙江省杭州市中醫針灸專科醫院羅詩榮；

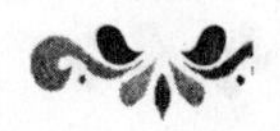

推薦人：新疆伊寧市解放軍第 11 醫院王學良。

方 9 大椎、身柱、神道、至陽、筋縮、脾俞、腎俞、小腸俞、委中、陽陵泉、足三里、太谿、天宗、秩邊。

方法 用輕捻淺刺補法，天宗用「合谷刺」使針感向肩部放射，秩邊用「輸刺」使針感向下肢放射。對腕、踝、膝關節腫脹部位和絡脈瘀結處用三棱針點刺出血，然後加拔火罐。手指關節屈伸不利，用三棱針在四縫穴刺出黏液。也可取與病痛部位相應的耳穴，每次選 2～3 穴。用探針尋找壓痛點，然後用王不留行籽貼壓在穴位上。或沿督脈兩旁叩刺拔火罐。

按語 治療數 10 例，有效率 90 %。

來源 獻方人：上海中醫學院教授奚永江；推薦人：新疆伊寧市解放軍第 11 醫院王學良。

方 10 肘外下 1 號穴。

方法 肘部常規消毒，令患者屈肘成 90 度角，勞宮穴對準中脘穴，拇指尖對準九尾穴，35 度角進針，刺入真皮後，沿著兩骨間隙緩緩進針，待有酸麻脹痛感為止。行針 15～30 分鐘，取針時用於棉球壓迫穴位片刻。

按語 該穴位於肘關節外側前下方的 1.5～2 寸處，橈尺骨間隙處。該穴主治急慢性膽囊炎、風濕性關節炎、高血壓、低血壓、膽石症、闌尾炎、脇痛、下肢麻木等症。

來源 獻方人：寧夏回族自治區人民醫院趙柯、陳文新；推薦人：寧夏銀川市自治區人民醫院陳更業、陳東毅。

狹窄性腱鞘炎

方 1 生穿山甲 7 片、大蜘蛛 7 隻、全蠍 7 隻、大蜈蚣

7 條、僵蠶 7 條、麝香 3 克、公丁香 3 克、母丁香 3 克、冰片 3 克、飛滑石 3 克。

方法 上藥各取淨末，和勻，再研至極細為度。每次用 0.3 克，將藥粉攤於患處，需敷在壓痛點及其周圍，然後用 4 公分見方的膠布覆貼藥粉。亦可用此藥粉摻於膏藥上貼敷。5～7 天換藥 1 次。夏秋季可每日或隔日換藥 1 次。

按語 筆者用本方治療狹窄性腱鞘炎 35 例，治癒 30 例，好轉 3 例，無效 2 例。夏秋季可每日或隔日換藥 1 次。如配合局部按摩及輕微活動，療效更佳。

來源 獻方人：新疆伊犁地區人民醫院趙淑華；推薦人：新疆伊寧市解放軍第 11 醫院趙飛。

方 2 白芷、南星、天麻、羌活、防風各 30 克，生白附子 60 克。

方法 上藥共研細末待用。用時先以黃酒適量置酒精燈上燉燙，加入藥末調勻如厚糊狀，按患處腫痛面積的大小，攤於油紙上，約 1 公分厚，趁熱敷於患處，外纏繃帶，每日更換 1 次，連換 3～5 次為 1 療程。

按語 筆者採用本方外治由扭挀外傷所致的腱鞘炎獲得了滿意的療效。除少數未能注意休息而療效較差外，一般都能於 3～5 天內治癒。在外敷過程中，有極少數病例敷藥後局部出現丘疹樣皮炎，1～2 日可消退，無需處理。

來源 獻方人：新疆伊寧市解放軍第 11 醫院武繼華；推薦人：新疆伊犁地區人民醫院趙淑華。

方 3 陽谿、偏歷、外關、合谷、曲池、手三里。

方法 除陽谿、偏歷 2 穴每次必取外，其餘穴位根據需要辨證選用，一般每次選用 3～5 穴。採用捻轉或速刺進針

法，待針感逐步放散至疼痛部位或拇指後，根據病情的輕重，留針20～40分鐘。針後施灸，每穴3～10分鐘。每日1次，7～15次為1療程。

按語 共採用本方治療70例，痊癒49例，顯效13例，好轉8例。平均治療8次獲效。

來源 獻方人：新疆伊犁地區人民醫院趙淑華；推薦人：新疆伊寧市解放軍第11醫院何周智。

方4 舒筋通絡法。

方法 ①先用拇指推揉法，推揉合谷、陽谿、太淵、列缺、太谿、手三里、曲池等穴，反覆施術3～5遍。重點在陽谿穴處，然後用拇指揉法施術於患處及周圍2～3分鐘。②在橈骨莖突處先用彈撥法、掐法施術1～2分鐘，然後用理順法在患處沿肌腱走行方向施術5～10次。③術者一手夾持病人患側第一掌骨，另一手握拿前臂約1/3處，對稱用力牽引，並在牽引狀態下作腕關節的收展被動運動，然後用搓、揉等手法，施術於患處及周圍，以透熱為度。

按語 本病用推拿治有較好的療效。

來源 獻方人：江蘇省常州市太湖氣功診療研究所李梅；推薦人：江西省興國縣傑村鄉賢哲子診療研究所胡建華。

腱鞘囊腫

方1 三棱針、阿是穴。

方法 先在患部及周圍進行消毒，左手固定囊塊，右手持針，將針在酒精燈上燒紅，迅速刺入腱鞘囊中心，擠出囊內膠狀物，酒精棉球按壓針孔，貼膠布固定。

按語 用此法治療1～2次即癒，針刺的深淺，隨囊腫大

小而定。如復發可用毫針圍刺法。

來源 獻方人：吉林省延邊煤礦服務公司職工醫院周葉紅；推薦人：吉林省延邊煤礦服務公司職工醫院金太浩。

方 2 阿是穴。

方法 囊腫部位常規消毒，速刺七心針，留針 20 分鐘，平補平瀉，出針後擠出黃水或血液。

按語 七心針巨刺治療腱鞘囊腫，療效甚佳，常於 1 週即癒。

來源 獻方人：寧夏銀川市第二人民醫院針灸科張玉霞；推薦人：寧夏回族自治區人民醫院趙柯。

方 3 阿是穴、火針。

方法 阿是穴（囊腫局部）常規消毒後，用圓利針或大號火針，燒紅針尖後趁熱對準囊腫穿入（避開血管），燒刺深淺以刺入囊腫的一半為度。火針後，擠出蛋清樣膠狀物或血性漿液，擠壓乾淨後，用消毒之乾棉球壓迫針眼，用膠布或繃帶壓迫固定。

按語 局部針前要嚴格消毒，針後不可進水，以防感染。1 次不癒者可再針 1 次，或用毫針圍刺法，以防復發。採用該方治療 24 例，1 次而癒者 17 例，2 次而癒者 3 例，3～5 次治癒者 4 例。

來源 獻方人：新疆伊犁地區人民醫院趙淑華；推薦人：新疆伊寧市解放軍第 11 醫院趙飛。

方 4 導引按壓。

方法 患手（足）放於凳子上，患肢用力，肌肉按張，藉以固定囊腫，或醫者用雙手食中指固定囊腫，雙手拇指按

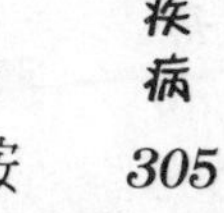
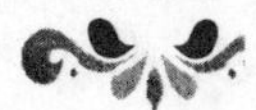

在囊腫上，運氣，緩慢均勻地加大壓力。如突然手下有踩雪樣感覺時，說明囊腫已經破裂，立即將囊腫碎塊推向尺側，並按揉片刻，再用消毒紗布塊及繃帶加壓包紮。

按語 用此法治療腱鞘囊腫 100 例，全部治癒。一般 1～3 次即可，無副作用。

來源 獻方人：江蘇省常州市太湖氣功研究所王天賜；推薦人：新疆伊寧市解放軍第 11 醫院王學良。

肱骨外上髁炎（網球肘）

方 1 斑蝥。

方法 上藥研細末，取藥粉約 0.01～0.02 克，放置於肱骨外上髁處（即壓痛最明顯處），蓋貼膠布。一般約 7～9 小時，使患者自覺有熱辣感或微痛感，即將膠布及藥除去，若僅皮膚潮紅，未見有泡，再蓋貼 15 分鐘。

按語 發泡後，可用消毒的注射針頭刺破泡，流去液體，但不要將泡皮撕掉，否則易感染。不可塗敷任何藥膏。

來源 獻方人：江蘇省南京中醫學院附院鄒維德；推薦人：吉林省長春中醫學院附院周建華。

方 2 阿是穴、曲池、肘髎、外關、合谷。

方法 阿是穴採用一穴多針法，多為 3 針刺法（齊刺），3 針之針尖均刺向病灶中心，其餘穴用平補平瀉手法。每次 20 分鐘，每日 2 次。

按語 該方治療網球肘有顯著療效。

來源 獻方人：中國中醫研究院針灸研究所胡金生；推薦人：新疆伊寧市解放軍第 11 醫院趙飛。

方3　火針阿是穴。

方法　患處常規消毒，找準疼點，醫者將細火針在酒精燈上燒至發白，對準疼點迅速點刺7～10下，然後用酒精棉球壓迫點刺的部位。每3～5日針1次。2～5次為1療程。

按語　2日內患處不要蘸水，以防感染。共治療50例，1次治癒者47例，占94％；2次治癒者2例，3次治癒者1例。治療時必須注意火針一定燒至發白，點刺迅速，否則針不入肉，疼痛難忍。另外，在找準疼痛點的同時也要注意保護血管和神經。火針具有針和灸的雙重作用。

來源　獻方人：青海省互助縣中醫院王黎明；推薦人：新疆伊寧市解放軍第11醫院王學良。

方4　陰上穴。

方法　採用上病下治法，平補平瀉。取同側陰上穴（經外奇穴，垂足取穴），找到敏感點，針尖向上斜刺，得氣後留針30分鐘，每日1次。留針5分鐘後，令患者前臂做內外旋轉，握拳動作。

按語　陰上穴在陽陵泉上方1.5寸處，股骨外踝之高點下方。筆者採用該方治癒網球肘數10例。

來源　獻方人：廣西省八一錳礦醫院侯士文；推薦人：湖南省新田縣衛校蕭家凰。

方5　推揉、搓拿。

方法　①病人取坐位，術者先推揉患側合谷、手三里、曲池、阿是穴2～3分鐘，然後再用揉、拿、搓法患側上肢2～3分鐘，再用擦法於局部，以透熱為度。②繼上體位（以右側為例），術者用左手拇指抵住肱骨上髁處，右手握住病人右手腕部作肘關節屈伸，內旋和外旋被動運動，同時左手

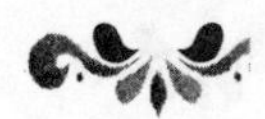

拇指反覆推揉患處3～5分鐘。

按語 推拿時應以患側肱骨外上髁處為重點。

來源 獻方人：中國江蘇省常州市太湖氣功診療研究所李梅；推薦人：江西省興國縣傑村鄉賢哲子診療研究所胡建華。

方6 棒擊法、手三里、曲池、外關、阿是穴。

方法 先用按摩理筋手法輕揉患處2～5分鐘左右，待局部有微熱感，再用木棒叩擊患處5～10分鐘，叩擊手三里、曲池、外關等穴100次。叩擊手法由輕到重，由慢到快，每分鐘大約在120～180次左右，結束時，由重而輕，由快而慢，然後輕撫2～5分鐘左右即可。隔日治療1次，15天為1療程，一般均治療2～3療程而癒。

按語 肱骨外上髁炎又稱網球肘，是伸腕肌起點損傷性疾病，多因腕背伸活動過度，伸腕肌多次頻繁收縮，超出正常生理限度，過於疲勞所致。應用木棒叩擊法與適中的輕手法按摩，可增強按摩手法作用的刺激度，有利於疾病的恢復。

來源 獻方人：江西省九江市中醫院胡曉斌；推薦人：湖南省新田縣衛校蕭家凰。

方7 按揉痛點、彈撥肌腱、點撥極泉、手三里、肘髎、少海。

方法 ①按揉痛點（以右側為例），醫者面對病員，令患肢肌肉儘量放鬆，左手握住患者右前臂，右手拇指及四指在肘關節痛點處進行按揉。②彈撥肌腱，用拇指指腹在肱二頭肌頭，肱三頭肌頭，尺側腕屈肌，旋後肌及橈側副韌帶等處進行彈撥，鬆解黏連。③醫者左手穩托住患肢肱骨處，右手握住患肢手腕，作內收、外伸運動，活動範圍由小到大，動作和緩有律。④點撥極泉、手三里、肘髎、少海等穴，由

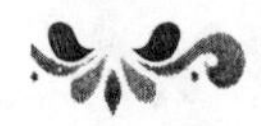

上至下輕輕叩擊患肢，以消除疲勞。最後用輕揉手法結束全部治療，全程需30分鐘。

按語 用此法治療，能解除黏連，促使無痛性炎症的吸收。

來源 獻方人：湖北省沙市市中醫院按摩科楊北陵；推薦人：湖南省新田縣衛校蕭家凰。

方8 推拿、按摩。

方法 ①醫者左手持患者患側腕部，右手拇指在肩髃穴順時針方向揉1～2分鐘，並自上而下至手三里穴捏拿約3分鐘。②右手拇指按壓於肱橈關節及橈骨小頭處，順時針方向在環狀韌帶腕伸長肌、短肌、尺側伸腕肌、指總伸肌、小指固有伸肌等處反覆揉3分鐘；③右手從肩部自上而下滾至腕部；④右手拇指從外向內抵壓住橈骨小頭處增厚的環狀韌帶或肱橈關節囊，用力推擠與剝離前臂伸肌總腱的附著黏連部；同時持腕的左手也用力使前臂外旋，並使其肘關節過伸。用此法反覆推擠剝離，外旋過伸數次。最後讓患者保持中立位，使肌肉完全放鬆；⑤醫者雙手自肩部向下搓2～3分鐘。⑥左手持患腕，右手掌在患肘後部托握，左手使患臂屈曲，伸直，右手當肘關節由屈曲變伸直時，在右手肘後部向前頂推，使肘關節過伸，此時可聽到「咯吱」聲，說明橈尺車軸關節對縫。⑦右手掌在肱橈關節處依順時針方向揉約3～5分鐘，結束手法治療。

按語 由拿、捏、按揉、推擠剝離、搓揉及被動過伸運動等手法的運用，以達到疏通經絡，活血散結，解除黏連，痙攣，舒展筋絡達到暢通氣血，溫煦肌肉，濡養筋骨的目的。從而擴大肘關節的活動範圍，恢復正常功能。

來源 獻方人：山東淄博市博山中醫院劉蓧詢；推薦人：湖南省新田縣衛校蕭家凰。

股骨頭骨骺炎（扁平髖）

處方 ①生薑15克、破故紙15克、當歸25克、丹參30克、黃芪50克、牛膝20克、蘇木15克、桃仁15克，②僵蠶50克、血竭50克、甜瓜子200克、龍牡50克、三七50克、土鱉蟲50克、桃仁50克、兒茶25克、乳沒25克。

方法 ①水煎服，每日2次。②方研細末，用①方煎好湯藥送服，每次6克。每日2次。

按語 本方為李長雲老師經驗方，經臨床治療11例，效果滿意，如能配合丹參注射液靜滴，效果更佳。

來源 獻方人：吉林省白城市醫院孔曉春；推薦人：吉林省白城市中醫院戴景春。

雞　眼

方1 鴉膽子。

方法 去皮取仁，不拘多少，搗研如泥狀，先將患處洗淨，塗鴉膽子泥，貼膠布固定，隔日1次，直到脫落為止。

按語 用時先浸泡患處，用小刀削去較厚的角質層後，再上此藥，效果尤佳。

來源 獻方人：四川省遂寧市中醫院周智春；推薦人：四川省遂寧市中醫院郭廣喜。

方2 紅花5克、地骨皮10克。

方法 上藥研細末，加麻油少許和麵粉調成糊狀，密封備用。外敷時先把患部老皮割掉，然後把藥攤於患部，2日換藥1次。

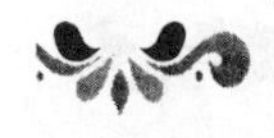

按語　該方治療雞眼簡便易行，療效顯著。

來源　獻方人：江西省建二公司醫院趙先敏；推薦人：吉林省長春中醫學院附院周建華。

方3　烏梅30克、食鹽9克、食醋15毫升、溫開水50毫升。

方法　先將食鹽溶於開水中，放入烏梅浸泡24小時，然後將烏梅核去掉，取烏梅肉加食醋搗成泥狀，即可外用。塗藥前，患處用溫開水浸泡，用刀割去表面角質層。每日換藥1次。

按語　一般連用4次可除根。

來源　獻方人：新疆米泉縣人民醫院張玉萍；推薦人：新疆伊寧市解放軍第11醫院王學良。

方4　阿是穴。

方法　用24～26號毫針，在雞眼中間和雞眼邊緣進針，直刺至根部，採用瀉法，留針15分鐘；出針後擠出少許血液。

按語　用此法治療3～7次可癒，筆者驗治8例，均獲治癒。

來源　獻方人：吉林省白城市中醫院針灸科吳煥生；推薦人：吉林省白城市中醫院戴景春。

頸椎病

方1　當歸、紅花、三七粉各等份。

方法　上藥共為細末。每服3克，每日3次，溫開水送服。9天為1療程。用藥期間停用其他療法。

按語　用本方治療頸椎病84例，其中神經根型51例，

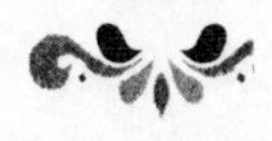

椎動脈型 9 例，脊髓型 6 例，交感神經脊髓混合型 18 例。經本方治療，臨床治癒 61 例，顯效 19 例，無效 4 例。

來源　獻方人：河南永城縣公費醫院齊彥文等；推薦人：吉林省長春中醫學院附屬醫院周建華。

方 2　葛根 50 克、丹參 25 克、川芎 10 克、羌活 20 克、紅花 20 克。

方法　上藥共碾細粉過篩，裝入膠囊或為丸散，每晚飯後用白開水或黃酒少許沖服，每次內服淨藥 4～5 克，2 週為 1 療程。

按語　本方主治因頸椎病引起的項背強痛頸部不適，頭痛，眩暈，上肢酸沉麻木無力等，除藥物治療外，還應配合手法按摩，改變不正確的工作姿勢和睡眠姿勢，經常活動頸、肩、臂等部位，進行正確的自我鍛鍊。

來源　獻方人：天津市津南區個體中醫孔令志；推薦人：湖南省新田縣十字骨傷科診所朱庭國。

方 3　紅花、茜草、川烏各 10 克。

方法　用 60％酒精 100 毫升，將上藥浸泡於酒精中，浸泡時間為 72 小時，而後過濾裝瓶備用。根據患處部位的大小範圍，將配好的藥液浸泡紗布塊，然後敷於患處。每日 2～3 次，10 天為 1 療程。

按語　此方經筆者臨床使用效率達 100％，治療效果肯定。

來源　獻方人：河南洛陽口腔醫院閻金周、袁軒；推薦人：新疆伊寧市解放軍第 11 醫院趙飛。

方 4　天柱、大椎、曲垣、曲池。

方法　採用毫針刺法，平補平瀉，加用電針。必要時加胸

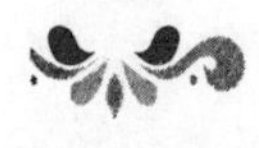

1、2夾脊穴，行瀉法，留針30分鐘或用小劑量電刺激，針完後囑患者作頸前屈後伸動作。每日1次，10次為1療程。

按語　該方法對頸椎骨質增生，項韌帶鈣化所引起的頸肩部疼痛有較好地療效。

來源　獻方人：中國中醫研究院針灸研究所宋正廉；推薦人：新疆伊寧市解放軍第11醫院王學良。

方5　風池、頸部夾脊穴、缺盆、肩井、百會、內關、神門、太陽。

方法　雙手拇指按揉雙風池穴約2分鐘；按揉頸部夾脊穴約4分鐘；以雙手食指按壓雙缺盆穴約1分鐘；按揉雙肩井穴1分鐘；拇指按揉百會穴約2分鐘；雙拇指交替推前額（印堂至前髮際成一直線）約1分鐘；指叩頭部數次。每日1次，20～30次為1療程。

按語　噁心嘔吐者加按雙側內關穴約2分鐘，失眠者加按雙側神門穴約2分鐘，頭痛者加按雙側太陽穴約2分鐘。配合中藥療效更佳。

方藥：黃芪、白芍、當歸、川芎、丹參、熟地、鬱金、葛根、枸杞、沙苑、甘草。根據症狀加減，伴噁心嘔吐者，去熟地加半夏；失眠者加棗仁；肩背痛者加桂枝；伴頭痛者加白芷，手指麻木者加絲瓜絡。每日1劑，水煎服。

來源　獻方人：湖比鄂西自治州民族醫院熊同學；推薦人：湖南省新田縣衛校蕭家凰。

方6　舒筋、通絡、理筋法。

方法　①「以痛為俞」，先用四指推法或滾法，由風府至大椎施術；②用拇指按法、揉法，由天柱至大杼；再用點壓法或揉法施術於天宗、肩井、肩外俞；繼之點壓阿是穴，

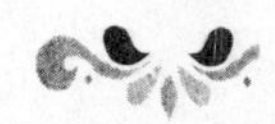

重壓足三里、手三里；拿肩井；最後用四指推患側手臂；③在頸部施以搖法與拔伸複合手法；④牽引頸椎，以病人能耐受為度。每日 1 次，15～25 次為 1 療程。

按語 脊髓型頸椎病一般禁用扳法、搖頸手法。

來源 獻方人：中國江蘇常州市太湖氣功診療研究所李梅；推薦人：江西省興國縣傑村鄉賢哲子診療研究所胡建華。

方 7 風池、大杼、大椎、肩井、身柱、肩外俞、天宗、缺盆、臂臑、曲池、少海。

方法 患者坐式，醫者在患者後側，用拇指小魚際，掌根滾法、捏法、彈撥法由上至下沿棘突，刺上韌帶和棘突兩側肌肉、肩背部反覆操作，重點在病灶區有明顯壓痛點和運動受限的部位。操作時間為 20 分鐘，然後用拇指揉按頸部穴位，再施以拔伸法和旋轉法，最後用揉搓法沿肩臂由上至下、結束操作，如有條件可與牽引頸部同時進行效果更佳。

按語 按摩治療骨質增生症具有舒筋活血、鬆解黏連、拉寬椎間隙，理筋矯形等作用。按摩治療骨質增生 1000 例，經 20～180 次的按摩治療，總有效率為 98.4 %。

來源 獻方人：天津市第一中心醫院孫紹棠；推薦人：湖南省新田縣衛校蕭家凰。

方 8 風府、風池、肩井、手三里、列缺，點、按、揉。

方法 採用手法重在突出「針」字，施術過程中，使患者得氣為佳，點、按、揉要和緩有力，達到重揉相濟，指力要深透有力，患者感到疼、麻、脹、重為好，切忌暴力傷及皮肉。1 日 1 次。

按法 用指針治療頸椎病 64 例，總有效率為 98 %。

來源 獻方人：吉林省白城市中醫院鄭成禹；推薦人：

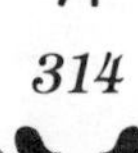

新疆伊寧市解放軍第11醫院何周智。

方9　蘇軾「望月運氣法」。

方法　站立，兩腳與肩同寬，扭頭向左上看月，左手伸向上，右手同時伸至頷下吸氣，吸足氣後頭手均回到原位，同時呼氣，再向右側作1遍，共5～10遍，要望到天空日、月、星、雲。每日3次，20～40次為1療程。

按語　對頸肩綜合症、三角肌勞損等有較好的治療效果。

來源　獻方人：江蘇省常州市蘭園王天賜；推薦人：江蘇省常州市天寧醫院氣功診療專家室李梅、劉志春。

落　枕

方1　後谿、束骨。

方法　二穴均快刺進針，直刺0.3～0.5寸，施以同步撚轉行針法，在行針的同時，令患者活動頸項，活動範圍由小到大，逐漸用力，不可用力過猛。

按語　二穴伍用，出自《靈樞・雜病篇》：「項病不可仰，刺足太陽，不可以傾，刺手太陽也。」後谿為手太陽小腸經腧穴，乃小腸經氣所注，為俞木穴，有宣通陽氣，通絡止痛之功，束骨為足太陽膀胱經腧穴，乃膀胱經氣所注，為俞穴，能宣通足太陽經之陽氣，有祛風散寒，通絡止痛之效。按「俞主體重節痛」、「木主疏泄」之旨俞木穴對經絡之氣血有良好的疏通作用，對疼痛性病症有良好的鎮痛作用。二穴參合，一手一足，一上一下，同經相應，同氣相求，相互促進，共收疏通太陽經氣，祛風散邪，通絡止痛之功，故落枕之疾而收針到病除之妙用也。

來源　獻方人：山西省針灸研究所呂景山；推薦人：新

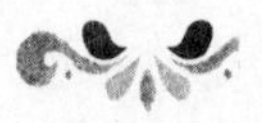

疆伊寧市解放軍第 11 醫院王學良。

方 2 液門、中渚。

方法 患者仰掌，微握拳，取痛側穴位，取 28 號 1.5 寸毫針，由液門穴進針，沿皮下軟組織透中渚穴，進針 1 寸許，得氣後大幅度撚轉提插，以患者能耐受為度，同時囑病人活動頸部，每次撚針 20～60 秒，留針 15 分鐘，5 分鐘撚針 1 次。

按語 11 8 例病人治療後，1 次治癒者 56 例，2 次治癒者 17 例，3 次治癒者 5 例，其餘平均 6 次臨床治癒。

來源 獻方人：湖北省天門縣人民醫院熊沅清；推薦人：安徽歙縣中醫醫院汪軍。

方 3 承山穴。

方法 患者取俯臥位，腓腸肌肌腹下，用力伸直足尖，並使足關上提約在委中與跟腱連線的中點出現「八」字溝處取承山穴。醫生用拇指按壓健側承山穴，如左側落枕，按壓右側承山，右側則壓左側，時間約 3～5 分鐘，以病人能忍受為度，邊按壓邊讓病人活動頭頸，左右上下活動，活動的頻率由慢到快，幅度由小到大，多數患者可立即見效。

按語 本法治療落枕，療效顯著，經治 10 例，立竿見影。

來源 獻方人：吉林省人民醫院郭京麗、金萍；推薦人：吉林省長春中醫學院王中男。

方 4 主穴：風池穴、阿是穴；配穴：合谷、外關。

方法 坐勢。①首先用毫針針刺風池穴，後再刺阿是穴，留針 1 分鐘，再刺合谷（或外關穴）留針 1～2 分鐘。②三指拿頸部肌肉，使頸肌鬆弛約 1 分鐘。③頸肌鬆弛後，用搖法，一手托下頷部，一手托頭頂部，左右搖擺 3～5 次。④

搖擺時，聽到頸椎「格」聲即停止手法，並取出合谷穴針。

按語 用此法治療急性落枕 200 餘例，療效甚佳，無一例失敗。

來源 獻方人：福建省三醫院中醫科朱金根、朱燕蓉；推薦人：武警安徽省總隊醫院理療科王永明。

方 5 懸鐘穴。

方法 囑患者站立，雙上肢自然下垂，使身體儘量放鬆，術者以單手拇指尖部對準患側懸鐘穴（位於外踝上 3 寸，於脛腓骨之間）按壓，由輕到重以局部出現酸痛為準，並令患者活動頸部，先將頭前後運動，然後左右旋轉頭部，至頸部肌肉緊張消除，疼痛緩解為止。

按語 本法簡便易行，非醫務工作者也可施行，患者易於接受，無任何痛苦、效果明顯。經治療 84 例，均為發病當日來診，效果顯著。1 次治癒 41 例，2 次治癒 24 例，3 次治癒 19 例，總有效率 100 %。

來源 獻方人：武警安徽省總隊醫院何國興；推薦人：安徽醫科大學汪秀華。

方 6 風池（雙）、大椎、落枕 1、落枕 2。

方法 上述各穴均強刺激，針後揉捏雙側肩井穴。

按語 上述方法用於項強（俗稱落枕），療效甚佳。常 1 次奏效，最多 3 次痊癒。針後患者活動自如。臨床強調早發現、早治療。

來源 獻方人：寧夏銀川市第二人民醫院針灸科張玉霞；推薦人：寧夏回族自治區人民醫院趙柯。

方 7 落枕、風池、阿是穴、按揉法。

方法　患者端坐，醫生立其旁，用手按揉頸背胸部的壓痛點（阿是穴）3～5 分鐘，壓力輕重適宜，同時讓患者頭部慢慢向前彎，輕輕向後抑，再向左向右來回移動，待肌肉放鬆後，可突然把頭向健側旋轉，接著再向患側轉動，但都不得用力過猛，如肌肉仍很緊張除重複上述手法操作外還可加用熱水袋或毛巾熱敷或在壓痛區拔火罐或針灸「落枕、風池」穴。

按語　此方治療落枕有特效，筆者治療 60 例無 1 例失敗。

來源　獻方人：廣東廣州同和第一軍醫大學中醫系陳恕仁；推薦人：新疆伊寧市解放軍第 11 醫院王學良。

方 8　少澤、合谷、肩頸敏感點。

方法　術者用中度氣量點少澤、合谷 1～3 分鐘，再點肩頸敏感點 6～10 分鐘，用掌面揉後頸部督脈從髮際往下揉至上背部，要輕重適宜。

按語　此方凡練功者都可施術，但用力須從輕到重，一般 1～3 次可治癒。

來源　獻方人：廣東省海康縣烏石鎮中學陳祥鳳；推薦人：四川省遂寧市中醫院郭廣喜。

方 9　頭部導引功。

練功方法　平坐於椅子上，兩腳分開與肩同寬，軀幹正直，全身放鬆，下頜微收。用下頜找左肩井再找右肩井，左右各找 64 次。然後用兩手搓風池，搓熱為止。

按語　該功法療效好、見效快、簡便易學。

來源　獻方人：江蘇省常州市太湖氣功研究所李志如；推薦人：江西省興國縣傑村鄉政府胡建華。

方 10 阿是穴。

方法 在頸項部找出痛點或痛筋即為阿是穴，常規消毒後，用梅花針叩打，使皮膚微見滲血為度。可根據穴的部位，選用適當的大、中、小罐拔在穴位上，根據負壓的大小來決定留罐時間，一般留罐 5 分鐘左右。

按語 曾用本法治療 100 例落枕患者，除 1 例治療 2 次外，均經 1 次治療而癒，未用任何藥物和其他方法。

來源 獻方人：新疆軍區司令部門診部針灸科薛浩；推薦人：吉林省長春中醫學院附屬醫院周建華。

方 11 取頸部壓痛最顯處拔火罐。

方法 用一直徑約 5 公分的火罐，罐口塗少許凡士林，然後點燃酒精棉球，放入罐內，迅速叩於患處。

按語 用本法治療落枕 48 例，90 %以上均 1 次痊癒。

來源 獻方人：新疆伊犁地區人民醫院趙淑華；推薦人：新疆伊寧市解放軍第 11 醫院趙飛。

方 12 列缺、後谿。

方法 快速進針，在得氣後，施以同步針法，行針 60 秒，留針 30 分鐘。隔日 1 次，7 次為 1 療程。

按語 同步行針法就是左、右兩手持針同時撚轉行針，撚轉的角度以不超過 90 度為宜，撚轉頻率一般每分鐘 200 次左右，行針時間 1～5 分鐘，休息 5～10 分鐘，再行針 2～3 次。列缺、後谿伍用，是為治療頸項強痛的最佳處方。呂氏臨床治療頸項病症多採用該方，屢用屢效。

來源 獻方人：山西針灸研究所呂景山；推薦人：新疆伊寧市解放軍第 11 醫院何周智。

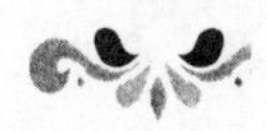

肩關節周圍炎

方1 黃芪40克，防風、桂枝、茯苓、白芷、羌活、當歸、丹參各10克，雞血藤30克，香附12克。

方法 上方煎湯內服，1日1劑，7天為1療程。

按語 冷痛劇烈加川烏、草烏各8克；熱痛明顯加桑枝、忍冬藤；刺痛加乳香、沒藥各5克；痰濕痹阻加法半夏10克；頑痰難癒加蜈蚣1條。

來源 獻方人：四川省隆昌縣油建機運公司醫院莫太安；推薦人：四川省遂寧市中醫院周智春。

方2 藥物：斑螯粉、大蒜汁；穴位：肩髎、天宗、肩井、巨骨、肩貞、肩前（奇穴）、曲池、條口。

方法 取班螯粉0.01或0.02克，用大蒜汁調合成餅放置於穴位上，外手膠布蓋貼。1次可貼2～3個穴位，先貼肩部，後貼遠端穴位。用藥4～9小時，患者覺穴位處有熱辣感或微痛感。即將膠布及藥末除去，見皮膚發紅起泡。若僅皮膚潮紅，未見有泡，再蓋貼1次。若泡大疼痛而有水者，可用消毒針頭刺破流去液體則疼痛減輕。但不要將泡皮撕掉，否則易感染。更不要塗敷藥膏。當除去膠布後，蓋以消毒的紗布塊好可。發泡後一般2～4天即乾燥而癒。1週發泡1次，3次為1療程。

按語 經用本法治療40例肩周炎患者，其中發泡1～2次痊癒者18例。3次痊癒者 11例，好轉9例，無效2例。

來源 獻方人：陝西省漢中衛生學校醫院針灸科王祥福；推薦人：吉林省長春中醫學院附院周建華。

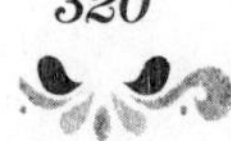

方3　鮮石菖蒲50克、鮮老橘葉50克、鮮老薑50克、白酒適量。

方法　將以上3種藥品放入銅瓢內搗爛，放在火爐上用白酒炒到用火柴可以點燃為度。用布包裹，在肩關節處熨治，每日3～4次。

按語　此病多因濕寒之邪入侵所致，用辛熱之品外用，使濕寒之邪外出。若係頑固病症者，加服藥酒以助祛邪扶正。藥物：當歸、防風、川芎、五加皮、白朮、赤芍、木瓜各12克，黃芪、雞血藤、威靈仙各15克，桂枝、續斷、丹參各10克。兌2公斤純米酒浸泡，每日早晚各服50毫升，不會飲酒者每次水煎服15～20毫升。勿食生冷油膩食物。

來源　獻方人：湖南省望城縣中醫院黃孟蘭、周耀輝；推薦人：湖南省新田縣衛校蕭家凰。

方4　白花蛇1條、麝香1.5克、冰片6克、乳香6克、沒藥6克、肉桂30克。

方法　除冰片、麝香外，其餘4味焙黃，研成細粉，爾後加入冰片、麝香混勻，裝入瓶內密封備用。用藥時將所貼部位擦洗乾淨，取少許藥末撒在肩井、肩髃中府穴或痛點上，面積約1元硬幣大，厚度約3毫米，然後用傷濕止痛膏貼好固定，3天更換1次，5次為1療程。

按語　治療肩周炎100例，總有效率100%。一般貼1個療程可痊癒。

來源　獻方人：山東省惠民軍分區衛生科李建文等；推薦人：新疆伊寧市解放軍第11醫院王學良。

方5　丹參30克、當歸20克、何首烏15克、熟地20克、烏蛇15克、全蟲10克、羌活12克、桂枝10克、肉桂

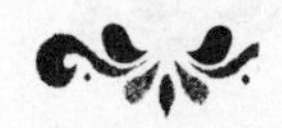

10克、黨參30克、黃芪10克、乳香15克、沒藥15克。

方法 研細末，取粉20克，酒引沖服，日服3次。取粉適量加熱，陳醋調和為糊夾於薄層藥棉之間。外敷患部，時加白酒少許保溫。每日敷2次。每次60分鐘。待疼緩解加強功能鍛鍊。

按語 本法療效顯著；3～5天即可見效，7～10天可癒。

來源 獻方人：河南省洛陽市白馬寺骨科醫院劉金鑒、袁軒；推薦人：新疆伊寧市解放軍第11醫院趙飛。

方6 陽陵泉、肩髃、臂臑、肩貞、三角肌、曲池、外關，溫針、拔罐。

方法 陽陵泉取雙側，餘穴均取患側。病人取坐位，患側上臂外展45°～60°（外展困難者，以舒適的體位為度）。先針陽陵泉，得氣後強度捻轉提插1～3分鐘，以病人能耐受為度。行針期間讓病人儘量活動患肩，然後留針30分鐘，中途行針3次。上肢穴位用瀉法，得氣後留針，並在針柄上套置一段約1.5公分的青艾條行溫針灸，燒盡後起針，局部拔罐約15分鐘，每日1次，10次為1療程，療程間隔5天。

按語 治療45例，痊癒30例；顯效11例；好轉4例，治療越早，效果越好，治療期間配合功能鍛鍊，注意局部保暖。

來源 獻方人：浙江省麗水地區醫院譚玲玲；推薦人：四川省遂甯市中醫院周智春。

方7 ①巨骨、肩髃、肩貞、阿是穴；②肩井、天宗、極泉、養老。

方法 針刺後加拔HCF-2多功能治療罐，首先調節好溫度及負壓，將罐口拔放在針刺的穴位上面，要使毫針被拔在罐內的四周空隙中，此時多功能罐便開始自動地、週期地改

變吸附力的大小而進行按摩式的紅外線磁輻射治療，每次 10 分鐘，10 天為 1 療程。

按語 凍結肩（肩關節周圍炎）以肩關節周圍組織水腫、黏連、損傷及退行性病變為其特徵。在患病初期選用上述方法以改善血液循環，達到消炎消腫鎮痛，解除黏連之目的。

來源 獻方人：安徽省安慶市醫院周紅霞；推薦人：新疆伊犁地區人民醫院趙淑華。

方 8 條口穴。

方法 進針 2 寸，得氣後提插捻轉，局部酸麻脹，並向下傳至趾尖後，將針尖向上斜刺，使針感上傳。並囑患者以肩關節為中軸，大幅度活動上肢，約 10 分鐘後取針。

按語 治療肩周炎，療效滿意。

來源 獻方人：寧夏軍區後勤部門診部楊倉良；推薦人：新疆伊寧市解放軍第 11 醫院王學良、何周智。

方 9 梁丘、陽陵泉。

方法 毫針平補平瀉法，留針 30 分鐘，每日 1 次，12 次為 1 療程。

按語 陽陵泉乃筋之合穴，針刺以通調十二經筋。梁丘乃足陽明經穴。少陽、太陽經筋皆合於足陽明，其經筋上頸、繞肩，故該穴對肩部經筋病症有較好地治療作用。

來源 獻方人：四川省成都市中醫學院針灸教研室關吉多；推薦人：新疆伊寧市解放軍第 11 醫院王學良。

方 10 陽陵泉、太衝。

方法 進針得氣後，捻轉行針，同時囑患者活動患腳，一般10分鐘行針1次，留針30分鐘。1日1次，10次為1療程。

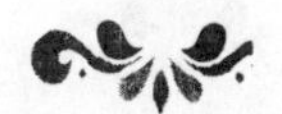

按語　肩周炎中醫叫肩凝症或凍結肩，多與感受風寒有關，亦有經筋受損，氣血不和者，不通則痛者。根據「上病下取」之旨，選筋會陽陵泉治之，療效頗著。尤其對新病患者，或扭、挫傷所致者，往往可收立竿見影之功。若與太衝參合，其效更著，蓋「肝藏血」、「肝主筋」，太衝屬肝經「原穴」，尚有調整肝經經氣，以達舒筋活絡，活血止痛之功。

來源　獻方人：山西針灸研究所呂景山；推薦人：新疆伊寧市解放軍第11醫院王學良。

方11　手三里、內關。

方法　火針治療。針刺2公分，快速出針。7次為1療程。

按語　用此方治療301例患者，一般1療程治癒，以瀉法為主。例：患者關××，女，59歲，右肩部疼痛2年，經服中藥、西醫治療無效，檢查，肩部疼痛劇烈，觸痛明顯，活動受限，經針灸治療3次，採用強刺激治療而治癒，活動範圍正常。

來源　獻方人：武警甘肅省蘭州市支隊衛生隊陳滿志；推薦人：新疆伊寧市解放軍第11醫院王學良。

方12　列缺、合谷。

方法　左側肩周炎取右側穴位，右側肩周炎取左側穴位，先針刺列缺穴不留針，再針刺合谷穴得氣後，留針10分鐘左右，並讓患者配合活動患側上肢及肩關節，即能達到治療目的。

按語　本法簡便可行，行之有效。臨床上1次治癒者屢見不鮮。

來源　獻方人：河南省洛陽白馬寺骨科醫院袁洪濤；推薦人：河南省洛陽正骨醫院袁軒。

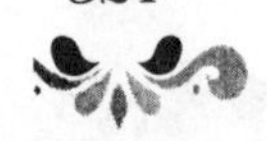

方13　肩6針（自定名稱）曲池、手三里、外關、合谷。

方法　以28號1.5寸毫針，先針肩、臂臑2穴，然後分別在這2個穴前後2寸各針2針，總共6針，稱為肩六針。再根據病情酌加刺餘穴。針畢在每根針尾插上1寸長的艾段點燃行溫針灸，一般燒1遍即可，亦可燒2遍。針畢取針拔火罐，留罐5分鐘，取罐後醫者站在患側，用雙手搓捏患部，再搖、抖局部結束治療。

按語　用本法治療肩周炎有較好的療效，一般1～3個療程獲癒。

來源　獻方人：新疆石河子市中醫院趙光；推薦人：新疆石河子市中醫院院長劉珀。

方14　天宗、肩外俞、曲池、肩髃、合谷、條口透承山。

方法　以上穴位均用28號毫針刺入，肩部穴位加灸，留針30分鐘，行針3次，每次行針（捻轉）30秒。每日1次，10～15次為1療程。

按語　手太陽、手陽明之經循行之肩臂外側，風寒外襲，則兩經循行部位出現疼痛不仁。針瀉天宗，肩外俞兩穴，可疏解手太陽經風邪，肩髃、曲池走而不守，兩穴相配有宣氣行血，搜風逐邪之功，兼針健側條口透承山，乃上病下治之法。局法加灸以祛風寒，故寒除脈通而疾病逐癒。肩周炎中醫稱肩凝症，凍結肩等。

來源　獻方人：北京西苑醫院針灸科閻潤茗；推薦人：新疆伊寧市解放軍第11醫院王學良。

方15　曲池、肩髃、足三里、三陰交。

方法　在患肘曲池穴上用投針速刺法進針，進針後將針感送至肩部，行搓針法以加強得氣；然後採用提插法、刮針

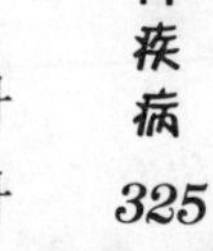

法行針 20 次後，患者感到針刺穴位酸楚甚重，局部（阿是穴）有熱感，繼續刮針，患者感到熱感上傳至肩。繼之用上法針兩側足三里、三陰交以補肝腎。每日 1 次，10 次為 1 療程。肩髃採用燒山火手法。

按語　該方法治療肩周疼痛，網球肘均有顯著效果。

來源　獻方人：黑龍江中醫研究院張縉；推薦人：新疆伊寧市解放軍第 11 醫院王學良。

方 16　外關、偏歷、列缺、豐隆、光明、飛揚、少澤、風池、陽陵泉。

方法　除少澤、偏歷、列缺 3 穴肌肉淺薄，針刺深度為 2～3 分外，其他諸穴均深刺 1～1.5 寸，得氣後作大幅度提插捻轉，以病人能忍受為度。在提插捻轉的同時，囑患者儘量活動患肩。留針 30～60 分鐘，在留針期間不再行針，每日 1 次，10次為1療程，休息5天，若病情不癒，再行第2療程。

按語　該方治療肩周炎總有效率為 99 %。

來源　獻方人：河南省工人溫泉療養院李文發；推薦人：河南省洛陽白馬寺正骨醫院袁軒。

方 17　肩髃、肩髎、肩前、巨骨、秉風、肩井、臂臑、曲池、肩貞、天宗、阿是。

方法　①採用藥棒點穴治療法，藥棒製作：用桑枝或九里香樹枝，製成長 1 尺，直徑 1.5 公分或 3 公分粗細不等的藥棒，將乳香、川烏、紅花、細辛、田三七等藥按比例浸泡在白酒中，10 天後、去渣取汁瓶裝備用。

②點叩方法：以右手拇指、食指持藥棒蘸藥液在穴位上採用點叩，單叩，直叩等手法。如病情重，體壯者每穴叩擊 180～200 下，體弱及病情輕者，每穴點叩 90～100 下，每次

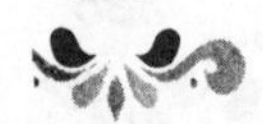

選用 3 個穴位，每日 1 次。次日更換 1 組穴位，7 天為 1 療程。在治療中出現點叩部位青紫斑塊，麻脹感，針刺感，全身灼熱感，均屬正常反應無需處理。

按語 經多年臨床應用，觀察 132 例，近期治癒 96 例，占 72.73 %；顯效 36 例，占 27.3 %。經 1 個療程治癒者 110 例，2 個療程治癒者 22 例。本治法適用肩周炎，腰肌勞損，挫傷及落枕等。注意：點叩用力要勻，避免受涼。

來源 獻方人：湖南省株洲市中醫院晏建立；推薦人：湖南省新田縣衛校蕭家凰。

方 18 極泉穴。

方法 患者取坐位，肩自然下垂，醫者站在患者背後，用手拇指或中指向外上方，壓迫極泉穴 2～3 分，以患者手指麻木，手臂有困重感覺為度。壓迫完畢後須配合功能鍛鍊，醫者用手托患臂肘部，作肩關節內收、外展、上舉等被動性活動，以病人疼痛能夠忍為度，時間以 30 分鐘為宜，不能粗暴。隔天 1 次，5 次為 1 個療程。治療期間，停止其他任何治療。

按語 用此法治療 31 例，總有效率為 96.8 %。余××，女，45 歲，幹部。自訴右肩疼痛 10 個月。夜間尤甚，喜用手扶捏患肢，肩關節活動受限。受涼後症狀加重，穿衣，脫衣均感困難。患肢稍活動即肩部疼痛如針刺，有時向肘部放散，經針灸、封閉、中藥治療療效不顯。查：患者痛苦表情，肩部活動受限，手前舉僅能觸及額，後伸僅能觸及患側臀部，內收僅能觸及健則肩部。隨採用指壓極泉穴配合功能鍛鍊，治療 3 次後疼痛消失，肩關節活動正常。

來源 獻方人：陝西省咸陽秦都區中醫醫院王俊錄；推薦人：武警安徽省總隊醫院何國興。

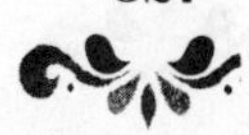

方19　推手三陽經。

方法　患者取坐位，肩臂放鬆，術者一手拇指對置肩髃穴處，其餘4指扶定上肢，自上而下沿上肢伸側經會至肘尖上方天井穴反覆推3～5遍。然後自腋後由上向下沿上臂臑推至肘尖後方少海穴3～5遍。再自肩止方的肩　穴起，自上而下經臂端五里至曲池穴反覆推3～5遍。1日2～3次。

按語　此法治療肩周炎，療效甚佳。

來源　獻方人：湖南省新田縣十字骨傷科門診部朱庭國；推薦人：新疆伊寧解放軍第11醫院王學良。

方20　肩中、肩井、肩髃、缺盆、天宗、曲池、秉風、手三里、陰郄、養老、合谷。

方法　①推揉肩部：患者坐勢，術者立於患側，一手握患側上臂，另一手用拇指推揉岡上肌、岡下股、斜方肌、三角肌、肱二頭股、肱三頭股、大小圓肌。然後合掌上下揉按肩前、肩後使肩部有溫熱及輕鬆感。②分筋理筋：術者以拇指指腹或者左右彈拔，然後順纖維韌帶垂直方向上下理順壓平。彈拔忌用力過猛。③平抬外展：術者立於患者背後肩側，一手壓在患肩上，另一手托肘關節逐漸將患者上肢外展抬高，再作向前向後活動3～5次。壓肩與托肘外展要協調一致。用力要緩和，外展抬高忌力猛，外展幅度以患者主動外展最大限度加5～10度為宜。被動外展時應將肩胛固定。④內收搭肩：術者立於患者背後，一手扶健肩上，另一手托患肘並用力使患肢手掌向健肩推行，讓手掌接近或完全碰到健肩。⑤旋臂拉肩：術者立於患背肩側，一手扶患者，另一手握住患側腕關節，使手臂旋向身後，且用力向下方牽拉，再屈肘並逐漸抬高，以患者能忍受為度。⑥合掌擠肩：患者取坐位沉肩，術者合掌擠壓患者肩部，手法由輕而重，重而復輕，反覆3次。擠壓時掌根用力微提肩部，術者運氣，患者即感輕鬆。⑦旋肩搖臂：術者立於患者背側一手穩定患肩，另一手托肘沿胸肋作旋搖肩關節動作3～5次。再令患者肢伸直作大幅度的搖臂旋肩3～5次。⑧滾揉肩臂：先肩鋒、肩胛、再揉肩前、上臂。用輕手法揉捏肩部和上臂。⑨點穴：用中指或拇指點按肩中、缺盆、合谷等。⑩搓臂舒筋法：術者雙手合掌置患臂於掌中自上而下搓揉，其頻率在500～700次／分鐘。⑪運氣溫經法：用運氣推拿按摩法（醫者調氣於勞宮，患者肌表有溫熱感，且有肌肉搏動感）於肩井、肩髃、天宗等穴。⑫搖肩抖臂：術者立於患肩側，一手扶肩，另一手握住患掌作搖抖動作3～5次。

按語 此法治療漏肩風（肩周炎）療程短，療效顯著。

來源 獻方人：安徽省合肥中醫推拿醫院院長徐際先；推薦人：安徽武警總隊醫院理療科王永明。

腦性癱後遺症

方1 以「三線」為主，尾椎至玉枕，天柱至八髎，足太陽膀胱經。

方法 用氣功按摩脊椎治療為主，患者俯臥，醫者調陰陽二氣於掌指時出現手麻脹熱方可施治，開始從督脈的尾椎至玉枕處點揉，捏推重複3次；再移至天柱至八髎，沿足太陽膀胱經兩線點揉，捏推3次；配以四肢關節疏和法，最後用外氣通調任、督二脈。每天治療1次，10次為1療程。

按語 筆者從1984年以來，用氣功按摩，結合脊椎節段治療學的觀點，對21例腦癱患者進行了治療，取得滿意效果，總有效率為100％。腦癱兒應早期發現，早期治療。恢復期的功能訓練應逐漸加大，小兒為稚陰稚陽之體，隨拔隨

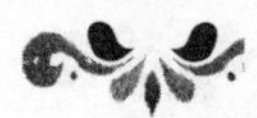

應，治癒率高。否則年齡增大、關節變型，肌腱廢萎可致終身功能殘廢。

來源　獻方人：遼寧省鐵嶺市業餘軍事體育學校衛生所李玉東；推薦人：湖南省新田縣衛校蕭家凰。

方 2　頭部運動刺激區、督脈、足太陽膀胱經、大敦、僕參、承山等經穴，運氣點穴法。

方法　醫者採用周文練功法，調氣循經運行至中指和勞宮。①中指點叩患兒頭部運動刺激區，以患兒體質虛實而採用點叩手法的刺激量和強度。②中指叩擊督脈及足太陽膀胱經以局部皮膚微紅為度，手法不宜過猛過量。③點按患肢外側（足少陽膽經穴位）。④點按大敦、僕參、承山等穴。⑤運氣後，術者勞宮對患兒運動區發氣 1 分鐘。

按語　此法無痛苦，患兒易接受，療效顯著，有效率達 92.4 %。

來源　獻方人：安徽省合肥市中醫推拿醫院徐際光；推薦人：武警安徽省總隊醫院理部科王永明

第三節　胸部外科疾病

肋軟骨炎

方 1　生蒲黃、五靈脂各 20 克。

方法　上藥共研細末，加米醋適量調成糊狀，每日 1 料，分 2 次外敷患處。

按語　該方係古方「失笑散」改為外敷，經用此法治療非化膿性肋軟骨炎，疼痛可在用藥後 1～2 天消失，6 天內腫

脹消隊，作者曾治療 7 例，均獲痊癒。

來源 獻方人：四川成都 841 信箱核工業 416 醫院楊德明；推薦人：吉林省長春中醫學院附院周建華。

方 2 鮮蘆薈（或鮮仙人掌）15 克。

方法 將上藥砸爛成泥狀，加地塞米松 2 片（壓碎面），敷於疼處，1 日 2 次更換。

按語 用上方治療肋軟骨炎數十例，療效非常顯著。

來源 獻方人：新疆伊寧市維吾爾醫院居來提；推薦人：新疆伊寧市解放軍十一醫院王學良。

方 3 手法治療。

方法 患者兩腿分開坐在椅子上，面向椅背，雙手手指交叉，置於枕後，全身放鬆，挺胸，雙肩儘量向後擴張。醫生站在患者背後，兩前臂放於患者腋下。令患者作 1 次深吸氣後屏氣，醫生即以雙臂向後上方上提起牽引約 2 分鐘，使患者雙肩關節呈 150°～160°，如療效不佳，可間隔 2 週或 1 月再行上法治療。

按語 本法治療 48 例中，治癒 21 例，顯效 14 效，有效 8 例，無效 5 例。病例介紹：卓×，女，36 歲，1986 年 6 月 27 日診：8 年前，勞動時右上肢過度後伸用力，引起胸部疼痛，經抗風濕、中藥，局部封閉，理療等治療，無明顯好轉。近 1 月加重，活動雙上肢時疼痛難忍，生活不能自理，且右前胸部有 1 圓形腫塊。查：左第 3 肋軟骨與胸骨接合部可見一個 2×1.5 公分之腫塊。壓痛明顯，叩擊痛甚，不活動，與皮下無黏連，膚色正常，予以手法治療，疼痛當即消失。隨訪 1 年未見復發。腫塊較前明顯縮小。

來源 獻方人：江蘇銅山縣青山泉醫院陳元才；推薦人：

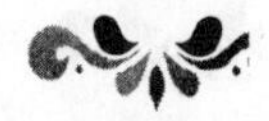

吉林省長春中醫學院附屬醫院周建華。

胸脇挫傷

處方 後谿穴。

方法 取健側後谿穴，快速進針 1～1.5 寸左右，此時病人大多有脹麻等感覺。醫者隨即用捻轉提插的強刺激手法行針，並囑病人由小範圍逐漸到大範圍，由慢漸快地活動患部，使疼痛或牽掣感消失或減輕後，留針 5～20 分鐘，少數可留 30 分鐘以上，留針期間按上法行針 2～3 次。

按語 該方治療急性腰扭傷及胸肋挫傷或肋間神經痛均有顯著效果。共治腰扭傷 115 例，胸肋挫傷 35 例，共 150 例，治療 1～7 次，全部治癒。見效快，療效高。

來源 獻方人：江西撫州市中醫院熊光天；推薦人：新疆伊寧市解放軍第 11 醫院王學良。

第四節　泌尿外科疾病

多囊腎

處方 太子參 15 克、生黃芪 15 克、茯苓 15 克、澤瀉 15 克、生地 10 克、丹皮 10 克、黃柏 10 克、知母 10 克、蒼朮 10 克、白朮 10 克、皂角 6 克、白芥子 10 克、桑寄生 15 克、澤蘭 10 克、丹參 30 克、石葦 15 克。

方法 水煎 30～40 分鐘，2 次共煎得藥汁 500 毫升左右，分 2 次早晚服，14 劑為 1 療程。

按語 該方治療多囊腎，有明顯的療效。

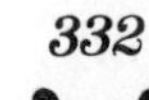

來源　獻方人：中國中醫研究院劉宏偉、齊文華；推薦人：新疆伊寧市解放軍第11醫院王學良

泌尿系結石

方1　威靈仙60克、白茅根60克、金錢草60克。

方法　取上藥加水2000毫升，水煎1500毫升，每日3次飯前服。

按語　用上方治療30例，一般服1～8劑即可見效，30例經中藥治療後全部排出結石而癒。

來源　獻方人：武警安徽省總隊醫院何國興；推薦人：安徽醫科大學汪秀華。

方2　精靈穴。

方法　定位，精靈穴位於手背第4、5掌骨間隙後緣，腕背橫紋與掌骨小頭連接之中點凹陷處，左右各一。針刺絞痛（患）側精靈穴，得氣時酸麻感覺至指尖。行中、強刺激，痛不減者留針10分鐘，並間歇加強刺激。

按語　用此方法治療輸尿管結石所致的絞痛，效果明顯。

來源　獻方人：江蘇省海安縣中醫院湯文學；推薦人：吉林省長春中醫學院附屬醫院周建華。

方3　核桃仁30克、黑芝麻20克、香油適量、複方石葦片5瓶。

方法　將核桃仁、黑芝麻用香油炒熟分3次食之，另服複方石葦片6片，1日3次。

按語　上方治療小結石及泥沙性結石療效顯著，固複方石葦片有利尿作用，故在服用過程中要注意補鉀（口服氯化

鉀適量，並用溫開水稀釋後服用），或多食香蕉。

來源 獻方人：新疆伊寧市解放軍第十一醫院王學良；推薦人：新疆伊寧市維吾爾醫院居來提。

腎盂積水

處方 黃芪、黨參、當歸、柴胡、川斷、木通、白茅根、車前草、川牛膝、澤瀉、牽牛子各30克，杜仲45克。

方法 使用熥療法半小時，每日2次，15天為1療程。

按語 袋中藥物5日換1次。該方治療輸尿管扭曲致腎盂積水3例，一般1～2療程即可治癒。

來源 獻方人：新疆石河子醫學院附院蔡鋼；推薦人：湖南省新田縣衛校蕭家凰。

乳糜尿

方1 穿山甲片100克。

方法 將穿山甲用砂炒酥，研末過篩，每日6克，分3次用開水服下，15天為1個療程。

按語 此方對患者絲蟲病引起的乳糜尿療效甚佳。六味地黃湯加炮山甲粉6克，每日1劑，效果更佳。

來源 獻方人：湖北省鄂西自治州民族醫院楊祖旺；推薦人：新疆烏魯木齊溫泉療養院王軍。

方2 白及30克。

方法 取白及研細末，早晚分2次沖服。10日為1個療程。

按語 經用此方治療37例，總有效率89％。

來源　獻方人：江蘇省贛榆縣歡墩醫院常綠；推薦人：武警安徽省總隊醫院何國興。

尿失禁

方1　白芷50克、白糖適量。

方法　白芷10克放適量白糖（有甜味就行），水煎當茶喝。

按語　獻方人的一位親戚87歲高齡，患尿失禁1年有餘，用上述方法治療5天後、病症消失，至今未見復發。

來源　獻方人：新疆烏魯木齊市溫泉療養院王軍；推薦人：新疆伊寧市解放軍第11醫院王學良。

方2　熟地20克、山茱萸15克、菟絲子15克、煆龍骨20克、人參10克、五味子10克、黃芪20克、炒山藥20克、雞內金10克、桑螵蛸20克、覆盆子15克、炙甘草10克。

方法　1日1劑，早晚各煎服1劑。

按語　尿失禁牽涉範圍較廣，它的成因不論內傷與外傷，總係膀胱失於制約所致，其病位在膀胱。然膀胱與腎互為表裏，腎主水，其氣下通二陰；肺主氣，能通調水道，下輸於膀胱；脾主運化，職司轉輸水液，因此與肺、脾、腎有密切關係。在肺脾多為氣虛，在腎多為陰虧或陽虛。年逾花甲、體弱多病、氣血虛少、臟腑要能衰退，腎虛精虧，因此本病老年人殊為多見。而且老年尿失禁呈現慢性進行性，多由遺尿、尿頻數、尿後餘瀝等發展而來，且病程較長，本虛為主要原因。故遵循此理，以補益法為主。方中參、芪、草、山藥以補脾，熟地、菟絲子、山茱萸填精益腎，桑螵蛸、五味子、覆盆子固腎縮尿，均為圖本治之。復加龍骨、

雞內金收澀止遺，以治其標。諸藥合用，益氣補腎固澀。共觀察5例，治癒8例，有效6例，無效1例，總有效率為93.3％。服藥量少20劑，最多57例。

來源 獻方人：吉林省人民醫院中醫科郭京麗；推薦人：吉林省長春中醫學院王中男。

方3 大椎、次髎、中極、三陰交。

方法 上述穴位均淺刺，快速撚轉，不提插，不留針。每日1次，10次為1療程。休息3天，再進行下1療程。

按語 根據《內經》「虛則補之」的原則，採用補的手法，筆者以督任2脈經穴為主，治療神經性尿頻14例，全部治癒。平均治療次數為15次。

來源 獻方人：河北省邢臺地區衛生學校甄德江；推薦人：湖南省新田縣衛生局蕭家凰。

尿瀦留

方1 蒺藜25克、蜀李花25克、方海25克。

方法 以上3味藥研細末，水煎溫服。

按語 本方具有逐水消腫，通小便之功能。主治小腹膨隆，小便閉止，急脹難解等症，服用10天可見效。

來源 獻方人：吉林省長春中醫學院附屬醫院景瑛；推薦人：吉林省長春中醫學院附屬醫院王中男。

方2 生蒲黃50克、新鮮蔥白（連葉）200葉、冰片3克、雄黃10克。

方法 先將蔥洗淨，入開水中煮2分鐘，取出與生蒲黃共搗成泥，再入冰片，雄黃拌勻乘熱敷關元穴。約半小時例

即通。

按語　蒲黃有活血化瘀之力，蔥白能行氣利竅，配以冰片雄黃利氣開竅之力更強，且取關元穴熱敷，有助藥力吸收，故奏效迅速，氣化得利，瘀散竅開而小便自通。

來源　獻方人：江西省宜春市中醫院黃炳初；推薦人：湖南省新田縣衛校蕭家凰。

方3　海金沙15克、白豆蔻15克、硇砂25克、天花粉25克、蒺藜10克、蝸牛100克。

方法　以上諸味藥共研細粉，開水沖浸溫服，成人每次服5克。

按語　本方具有逐水通便、利濕瀉熱之功能，主治小腹膨隆、小便不利、四肢浮腫等症。服用10天可獲效。

來源　獻方人：吉林省長春中醫學院附屬醫院景瑛；推薦人：吉林省長春中醫學院附屬醫院王中男。

方4　茵陳25克、白朮20克、茯苓20克、澤瀉20克、豬苓10克、肉桂10克。

方法　將以上幾味研為粗麵，水煎服，1日2次，每服30毫升。

按語　本方具有溫陽利濕之功能，主治陰黃小便不利之症，服用5天可獲效。

來源　獻方人：吉林省長春中醫學院附屬醫院景瑛；推薦人：吉林省長春中醫學附屬醫院王中男。

方5　河子10克、紅花10克、白豆蔻10克、五靈脂10克、地丁5克、黑大豆15克、枇杷葉10克、茜草10克、紫草茸10克、大青葉10克。

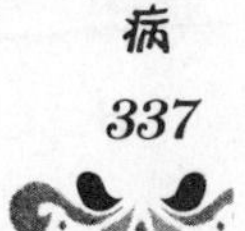

方法　將以上諸藥共為細麵，用白開水送服，成人每服5克，1日2次。

按語　本方具有健脾益腎之功能，主治腎氣不足之小便不利，腰膝酸軟等症，服用10天可獲效。

來源　獻方人：吉林省長春中醫學院附屬醫院景瑛；推薦人：吉林省長春中醫學院附屬醫院王中男。

方6　乾地黃12克、山藥30克、山萸肉12克、澤瀉12克、茯苓10克、丹皮10克、桂枝5克、附子5克。

方法　輕者去附子加赤芍15克、地龍15克、土元6克；重者加三棱12克、莪朮10克、土元10克、牛膝15克、桃仁12克，外加小茴香30克、食鹽適量。水煎上藥，坐浴薰洗前後陰之間部位，每日1次，1次20～30分鐘，5～7次為1療程。

按語　共觀察治療170例。方藥功能以補腎益氣、活血化瘀為主。因老年癃閉證多由前列腺肥大所致，所以臨床多表現為本虛標實證。170例中，經B超及肛門指診檢查，證實前列腺Ⅰ度腫大者128例；Ⅱ度腫大者29例；Ⅲ度腫大者13例。其病損在1月～1年者89例，1～2年者72例；2年以上者9例。治療結果：治癒率88.8%，總有效率96.4%。

來源　獻方人：吉林省人民醫院中醫科郭京麗；推薦人：吉林省長春中醫學院王中男。

方7　三陰交（雙）、照海（雙）、胞肓（雙）。

方法　毫針刺三陰交（雙）、照海（雙）、胞肓（雙），用平補平瀉手法，得氣後留針20～30分鐘，並每隔5～10分鐘行針1次，每日治療1～2次。

按語　本法適用於非阻塞性尿瀦留，療效均顯著，尤以

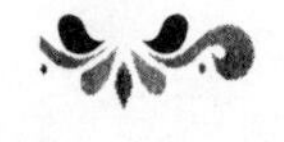

反射性尿潴留效果最為理想，用此法治療 12 例患者，療效滿意。李××，男，38 歲，術後開始出現排尿困難，服藥效果不佳，用灸治療後，尿即能排出，治療 6 次痊癒。

來源　獻方人：吉林省白城市中醫院針灸科吳煥生；推薦人：吉林省白城市中醫院戴景春。

方 8　太谿、復溜、陰陵泉、關元、中極。

方法　毫針刺太谿、復溜、陰陵泉（補法），留針 10～20 分鐘；指按關元、中極 5 分鐘；服趙武（湯）合五苓散加味，1 日 1 劑，水煎早晚分服。

按語　胡××，82 歲，男，退休工人。患肝硬化腹水住院 2 月，因尿潴留請陳老會診，經詳細檢查診為「隆閉」，屬年邁腎氣虛，氣化不利所致。急則治其標，故針藥並用。針 1 次即排尿 200 毫，10 次後方可自動排尿。針藥並治 40 天，腹水盡消，病勢大緩，可下地緩行。

來源　獻方人：北京中醫學院針灸推拿系陳子富；推薦人：新疆伊寧市解放軍第 11 醫院王學良。

方 9　氣海、關元、曲骨、三陰交。

方法　用毫針以平補平瀉手法刺入，得氣後留針 15～20 分鐘。年老體虛者加艾條灸 5～10 分鐘。

按語　本法治療尿潴留 50 例，47 例解除潴留，3 例效果不佳，其中 2 例為老年性前列腺肥大，1 例精神過度緊張。針刺治療外痔術後尿潴留，可減輕肛門術後疼痛，促進膀胱收縮，內壓上升而使小便排出。

來源　獻方人：中國中醫研究院廣安門醫院肛腸科王麗青、胡伯虎；推薦人：安徽省、縣中醫院汪軍。

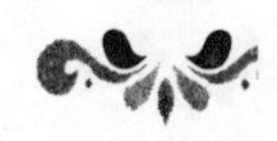

方 10 腎命、氣海、三陰交、丹田。

方法 患者取俯臥位，醫者用一指禪攤法在兩側膀胱經、腎俞和氣海穴之間緩慢推或停留往返施術 5～6 遍，以所推部位皮膚要淺紅，有熱感為度。然後囑患者改取仰臥位，用雙手拇指重按兩側三陰交穴，使病人有得氣感，持續 3～5 分鐘，再以掌根按揉丹田穴，按揉時動作要輕柔，力度逐漸增加，以病人能耐受為度。同時囑病人放鬆腹部，按摩 5～10 分鐘結束手法治療。

按語 此方簡便易行，療效顯著，對病人無痛苦，無副作用，筆者在臨床上，使用此法治療尿瀦留，特別是肛門手術所致的尿瀦留 50 例，均在 1～2 次內治癒。

來源 獻方人：安徽省中醫學院附院王健民；推薦人：湖南省新田縣衛生局蕭家凰。

方 11 照海穴。

方法 取雙側照海穴，直刺進針 0.3～0.5 寸，得氣後用平補平瀉手法，留針 30～40 分鐘，留針期間每隔 10 分鐘捻轉行針 1 次，或加電針。

按語 用此法治療 30 例，其中產後尿瀦留 10 例，直腸癌術後尿瀦留 16 例，疝氣術後尿瀦留 1 例，腦血管病後尿瀦留 3 例。經治療 1 次治癒 28 例，2 例 2 次後痊癒。

來源 獻方人：河北醫學院四院中醫科王勇；推薦人：武警安徽省總隊醫院何國興。

方 12 按壓、中極穴。

方法 患者仰臥，先按摩下腹部片刻，使腹肌鬆弛，然後左手掌自病人膀胱底部向恥骨聯合方向推壓。同時用右手大拇指（或食指、中指均可），按壓中極穴，進行順時針按

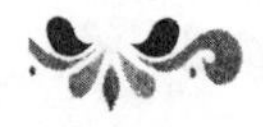

揉。由淺入深慢慢向脊背方向用力，施術 1～3 分鐘。

按語 本法透用於非阻塞性尿瀦留。在施術過程中，切忌用力過猛，以防損傷膀胱。若 1 次治療後未見尿液排出，可重複操作。

來源 獻方人：浙江省麗水地區醫院譚玲玲；推薦人：四川省遂甯市中醫院周智春。

第五節　神經外科疾病

顱腦損傷後遺症

方 1 人中、承漿。

方法 採用毫針刺法，留針 60～180 分鐘。每日 1 次，10 次為 1 療程。

按語 該方法治療腦震盪引起的抽搐、語澀、頭痛、走路困難等症均有較好地療效。

來源 獻方人：廣西南寧市針灸研究所許式謙；推薦人：新疆伊寧市解放軍第 11 醫院王學良。

方 2 健側運動區及足運感區。

方法 採用頭針刺法，進針快，撚轉快，起針快。一般留針 30 分鐘，每日 1 次，10 次為 1 療程。

按語 孔××，男，24 歲，山西省河津縣南午芹村人。於 11 天前左額部受傷，當即昏迷，搶救 7 天後、清醒。傷後 11 天檢查：神志清楚，問話時能理解其意，但不能用語言表達。左面鼻唇溝淺，右上肢全癱，右側霍夫曼氏徵陽性，右下肢伸曲正常，抬高 80 度，不能站立，左側肢體正常。共針

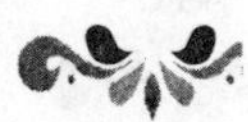

19 次痊癒出院，1985 年 5 月隨訪，精神及智力正常，說話流利，無頭痛頭暈現象，四肢活動正常，經常參加體力勞動。

來源 獻方人：山西省運城地區衛生局焦順發；推薦人：新疆伊寧市解放軍第 11 醫院王學良。

方 3 天應、外關、太衝。

方法 以三棱針刺天應穴出血，待其血流自然停止後，以消毒棉球輕輕擦淨，繼針外關、太衝，用瀉法得氣後接電針，留針 30 分鐘。1 日 1 次，10 次為 1 療程。

按語 瘀血頭痛，多見於外傷，又有肝膽鬱火見症，且病位膽經。刺絡祛瘀，使瘀除則絡脈通調。針外關、太衝以瀉少陽。臨床屢試有效。

來源 獻方人：江蘇省海門縣人民醫院沈召春；推薦人：湖南省新田縣衛校蕭家凰。

方 4 風池、天柱、太陽、頭維、百會、通天、上星、顱息、曲鬢、曲差、風府、內關、神門、膻中（點刺）、丘墟、行間、腎俞、照海。

方法 以上各穴輪流針刺，均用平補平瀉法，隔日針刺 1 次，10 次為 1 療程。

按語 頭為諸陽之會，精明之府。腦為髓海，腎主水主骨生髓通於腦。心主神明，主血，為君火。腦受損傷（震盪），氣亂神蕩，水火不濟，心腎不交，陰陽失衡，故見頭暈失眠諸症。取心包之絡穴內關，心之原穴神門配腎俞、照海以交通心腎，取頭部足太陽、足少陽、督脈之穴與氣之合穴膻中，膽之原穴丘墟，肝之原穴行間相配以安神調氣，清利肝膽之虛火，故屢治屢效。

來源 獻方人：北京西苑醫院針灸科趙玉青；推薦人：

新疆伊寧市解放軍第 11 醫院王學良。

方 5　四神聰、頭維、神庭、神門、三陰交、太谿。

方法　用半刺法，淺刺勿傷其氣，隨證可加安眠、絲竹空、大陵，仍用半刺，既淺又輕。1 日 1 次，15～30 次為 1 療程。

按語　「半刺」法取皮氣以應肺。此種方法用淺而快速進針。約針半分，不能深刺，以防傷及肌肉，適用於肌表淺層和肺臟有關的疾患。尤適用於氣弱久病或畏針的患者。對腦外傷引起的頭痛、頭暈、精神不振、噁心、反應遲鈍、記憶力減退等症均有顯著的見效。

來源　獻方人：北京中醫學院附屬醫院姜揖君；推薦人：新疆伊寧市解放軍第 11 醫院王學良。

坐骨神經痛

方 1　製川烏12克、烏梢蛇12克、烏梅12克、紫草12克。

方法　用白酒 750 克將上述藥浸泡 7 天後，早晚各服 15 克。

按語　用此方治療 500 餘例，輕者 2 劑，一般 3 劑，重者 6 劑即癒，均收到滿意效果。

來源　獻方人：山西省忻州市醫藥公司陳鶴美；推薦人：武警安徽省總隊醫院何國興。

方 2　大腸俞、秋邊、委中、陽陵泉。

方法　大腸俞針刺時，取俯臥位，直刺 2 寸，用提插瀉法，令針感向下傳導至足跟部，或足趾端。秩邊針刺時取俯臥位，直刺 3～5 寸，用提插瀉法，令針感後下傳導至足趾

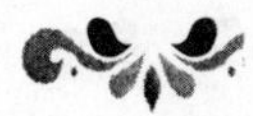

端，下肢抽動3次為度。委中針刺時，取仰臥位，抬腳取穴，令針感向下傳導至足趾端，用提插瀉法，令下肢抽動3次為度。陽陵泉針刺時，針尖向下斜刺，深2寸，用提插瀉法，令針感傳導足趾端。痛久不癒加人中，人中穴針刺採用雀啄法，以眼內充滿淚水為度。

按語 收治110例坐骨神經痛患者，治癒率為83.6%。

來源 獻方人：天津中醫學院一附院石學敏；推薦人：新疆伊寧市解放軍第11醫院王學良。

方3 秩邊、腰陽關、承山、環跳、陽陵泉、懸鐘。

方法 用毫針交替針刺上述穴位，以有酸麻脹或觸電感為好。10分鐘行針1次，也可用脈衝電針儀代替行針，每日1次，10次為1療程。

按語 該方法對各類坐骨神經痛均有一定療效，對梨狀肌損傷綜合症的治療效果尤佳。椎間盤突出，腰椎骨質增生引起的坐骨神經痛，配合推拿牽引治療效果更好。椎管狹窄，黃韌帶肥厚引起的坐股神經痛療效欠佳。

來源 獻方人：新疆伊寧市解放軍第11醫院王學良；推薦人：新疆伊寧市解放第11醫院何周智。

方4 外關、攢竹。

方法 取28號0.5～1.5寸的毫針，快速進針，強刺激，針感要強，出現感傳越遠越好。每日1次。

按語 坐骨神經痛屬於中醫痹證範疇，由風寒濕三邪侵入經脈或跌撲損傷致氣滯血瘀，經脈不通而引起；針刺攢竹可以疏通膀胱經脈之氣，針刺外關可疏通陽維脈之氣，而陽維脈循行於下肢的外側，又聯繫著膀胱經脈和膽經，所以針刺二穴無論對於太陽型還是少陽型的坐骨神經痛都可以取得

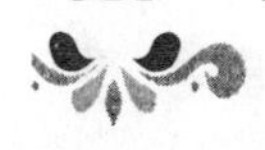

滿意的療效。

來源 獻方人：遼寧省大連市中醫醫院欒玉輝；推薦人：寧夏銀川鐵路醫院張光輝。

方5 ①大腸俞、秩邊、承扶、陽陵泉；②次髎、環跳、殷門、懸鐘。

方法 雙手齊刺法。腎虛型用補法，血瘀型用瀉法，針刺後接6805電針治療儀，電量以病人的耐受量為定。配合藥物穴位注射，選用骨寧注射液4毫升。腎俞、陽陵泉為第①組穴位；大腸俞、懸鐘為第②組穴位。每次每穴注射2毫升，兩組穴位交替使用，每日1次，10次為1療程。

按語 在針刺大腸俞時針尖橫向第4腰椎橫突下方，針環跳穴時針感須放射至足背或足趾。

來源 獻方人：安徽省安慶市立醫院針灸科周紅霞；推薦人：新疆伊寧市解放軍第11醫院王學良。

方6 養老、攢竹。

方法 取健側養老穴，沿皮刺入，與小腸經循行方向一致，針感從上肢外側後緣經肘部，至肩部為佳。刺患側攢竹穴，針尖與膀胱經循行方向一致。針養老後刺攢竹。

按語 本病為風寒濕邪客於經絡，致使經脈不通，不通則通。取養老穴、攢竹穴是根據扶正祛邪、下病取上，左病取右，右病取左的原則，可行氣活血，通經活絡疏散風寒，使經脈營衛調和，而風寒濕邪祛除，達到治癒的目的。

來源 獻方人：黑龍江省哈爾濱市鍋爐廠職工醫院高慶梅；推薦人：寧夏銀川鐵路醫院張光輝。

方7 上都、環跳、腎腧、配夾脊穴、承扶、委中、承

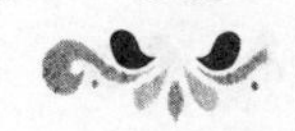

山、崑崙。

方法 以毫針針刺，主穴用溫補法，留針 25 分鐘，隔日 1 次，配穴適當選用，留針 3 分鐘。

按語 治療 135 例患者，治癒 64 例，顯效 47 例，好轉 14 例，無效 10 例。

來源 獻方人：新疆伊寧市解放軍第 11 醫院何周智；推薦人：安徽省歙縣中醫醫院汪軍。

方 8 下閃電穴（第21椎旁開6寸）腕骨、陽陵泉、崑崙。

方法 觸針徐進，深刺（直刺或斜刺），施瀉法。留針 30 分鐘。針刺 1 次後加用電針，每日 1 次，10 次為 1 療程。

按語 徐氏治療坐骨神經痛患者 48 例，痊癒 18 例，顯效 12 例，好轉 14 例，無效 4 例。總有效率為 92 %。

來源 獻方人：遼寧綏中縣中醫醫院徐彬；推薦人：新疆伊寧市解放軍第 11 醫院王學良。

方 9 次髎、環跳、足三里、陽陵泉。

方法 採用毫針刺針，平補平瀉，留針 30 分鐘，每日 1 次，10～15 次為 1 療程。

按語 該方法對梨狀肌損傷所引起的坐骨神經痛療效較好，其他原因引起的坐骨神經痛療效略差。

來源 獻方人：四川省成都中醫學院針灸教研室關吉多；推薦人：新疆伊寧市解放軍第 11 醫院王學良。

方 10 主穴：氣海俞；配穴：陽陵泉、絕骨。

方法 以 5 寸毫針，定好氣海俞，垂直稍向脊椎方向進針 3～4 寸，得氣後，行捻轉提插補瀉手法，使針感沿大腿後側傳導至足，即可出針。每日 1 次，7 天為 1 療程。

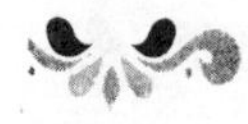

按語　200 例患者，痊癒 42 例，顯效 97 例，好轉 38 例，總有效率為 88.5％。注意進針深度、方向及手法，都能達到較好的療效。

來源　獻方人：遼寧中醫學院王耀斌；推薦人：安徽省歙縣中醫院汪軍。

方 11　足三里、陽陵泉、懸鐘、陽輔、解谿、太衝、商丘、環跳、殷門、秩邊。

方法　上述穴位，一般用輕中度刺激手法，留針 15～30 分鐘，再用加蘭他敏 1～2.5 毫克或維生素 B12 0.25～0.5 毫克。每次選上述穴位 2～3 個，緩慢注射，隔日 1 次，10 次為 1 療程。

按語　針灸結合藥物穴注治療股注誤傷坐骨神經後遺症 135 例，痊癒 76 例，占 56.3％；明顯進步 23 例，占 17％；進步 27 例，占 20％；無效 9 例，占 6.7％；總有效率為 100％。

來源　獻方人：董敖齊；推薦人：新疆伊寧市解放軍第 11 醫院王學良。

方 12　對應阿是穴。

方法　令患者背向醫者直立或取俯臥位，醫者以拇、食二指沿患者大腿外後側向上推壓，尋找壓痛點及過敏點；以健側（壓痛點或過敏點的對稱部位）為針刺穴位，按壓痛點或過敏點之多少，決定針刺部位之多少；如兩側皆有壓痛點或過敏點，則以較輕的一側為健側。所選穴位作好標記，嚴格消毒後，以毫針快速刺入穴位，針尖稍向患側傾斜，有酸麻脹感即可，留針 20～40 分鐘，起針時用消毒過的乾棉球壓迫穴位（針孔）片刻，以防出血。每日 1 次，3～7 次為 1 療程。

按語　筆者採用本方治療坐骨神經痛 41 例，針刺 1 次治

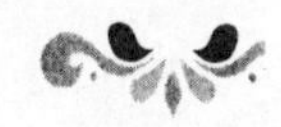

癒者 14 例，2 次治癒者 11 例，3 次治癒者 16 例。本方對梨狀肌損傷引起的坐骨神經痛效果尤佳。

來源 獻方人：新疆伊寧市解放軍第 11 醫院王學良；推薦人：新疆伊寧市解放軍第 11 醫院何周智。

方 13 腎俞、腰 2～5 椎夾脊穴（任選 1 穴）為主穴、環跳、委中、陽陵泉、絕骨、陽性反應點為配穴。

方法 ①埋線器械：醫用埋線針（上海生產）數支，鑷子 2 把（用於鑷羊腸線 1 把，用於皮膚消毒 1 把）。②醫用鉻製羊腸線 0 號、1 號、2 號，各備 1 瓶（剪成 4～5 公分長）。③選準穴位做好標記，以循經方向隔距離 0.6 公分處為埋線進針點。④常規消毒皮膚。⑤局麻：用 1 %～2 %鹽酸普魯卡因 1～2 毫升，打一皮丘，拔針後再用酒精消毒 1 次。⑥埋線：右手持埋線針。缺口向下壓線 1 根或 1 穴多線。較深的穴位要求同毫針進針方向和深度。夾脊穴向椎體方向刺入，深淺適度。⑦快速拔針，從針眼擠出 3～5 滴血。⑧用酒精小棉球、小膠布保護針眼 2 天即可。1 次埋線（30 天左右）為 1 個療程，少數患者吸收慢，根據吸收情況進行第 2 療程。

按語 此法適應證廣，作用長，見效快，凡針刺有效的病症，在短時間內不能治癒的慢性病、長期疼痛症、遠期療效好。治療 100 例，痊癒 80 例（占 80 %）；好轉 19 例（占 19 %）；無效 1 例（占 1 %）；總有效率 99 %。

來源 獻方人：吉林省延邊煤礦服務公司職工醫院金太浩；推薦人：新疆伊寧市解放軍第 11 醫院王學良。

方 14 舒筋活血、通絡止痛。

方法 病人俯臥位；先用輕、中度手法，反覆點痛線，然後用按壓、按撥法反覆施術於痛線、痛點，最後取受限姿

勢按壓痛點、痛線及緊張肌肉。麻木、無力重者，先用中度手法，點大趾間、小趾間、解谿、足三里、腱外、腓中、脛中、浮郄、陽下、臀外、腰眼，然後按壓麻筋。臀部歪斜者，按壓患側坐結。

按語 ①因腫瘤、結核引起本症者，禁用推拿治療。②注意保暖。

來源 獻方人：中國江蘇常州市太湖氣功診部研究所李梅；推薦人：江西省興國縣傑村鄉賢哲子診療研究所胡建華。

截 癱

方1 人中、太衝、合谷、命門、腰陽關、腎俞、大腸俞、飛揚、足三里、太谿。

方法 毫針刺法，太衝用瀉法，腎俞用溫針，其餘各穴施平補平瀉法。在督脈拔火罐5分鐘，經上法治療5次後，腰膝部選穴灸3～5壯，每日1次，10次為1療程。

按語 經治13例，療效比較滿意。

來源 獻方人：上海仁濟醫院中醫科秦亮甫；推薦人：新疆伊寧市解放軍第11醫院王學良。

方2 ①百會、風府、大椎、陶道、身柱、至陽、筋縮、脊中、懸樞、命門、陽關、長強。②由第2胸椎下緣兩側旁開3分，隔一椎一穴，直至第4腰椎，左右共計16穴。③八髎、環跳、承扶、殷門、委中、崑崙、湧泉。④氣衝、髀關、伏兔、犢鼻、足三里、上巨虛、下巨虛、解谿、陷谷、內庭、三陰交。⑤帶脈、居髎、風市、陽陵泉、陽交、光明、懸鐘、丘墟、足臨泣、俠谿、太衝。

方法 5套組方，交替使用，用補法，留針20分鐘或用

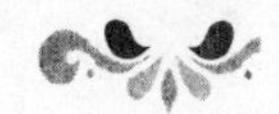

脈衝電針 15 分鐘，1 日 1 次，15 次為 1 療程。

按語 用本法治療外傷性截癱數例，療效顯著。

來源 獻方人：北京市中醫醫院王樂亭；推薦人：新疆伊寧市解放軍第 11 醫院何周智。

方 3 命門、腰陽關、腎俞、夾脊（腰 2）、關元、環跳、伏兔、梁丘、足三里。

方法 採用補法為主，先刺腰背部穴，每穴「得氣」感應中等偏弱，持續運針 1 分鐘出針，關元和下肢部俞穴，留針 15 分鐘，其間行針數次。每日上、下午各針 1 次，15～30 次為 1 療程。

按語 本病多為痿證，癃閉，乃係腎陽虛衰，選命門、陽關、腎俞、夾脊、關元、復溜等穴，具有利尿通閉之功；其餘各穴施用溫針灸，溫養下肢經脈，諸證得除。

來源 獻方人：浙江中醫學院針灸推拿系高鎮五；推薦人：新疆伊寧市解放軍第 11 醫院王學良。

腰椎椎管狹窄症

處方 舒筋活血通絡法。

方法 ①病人俯臥位，雙下肢自然伸直；術者立於一側，先用拇指推法、掌根推法，先輕後重施術於腰骶部 2～3 分鐘；然後用拇 指滾壓法、拇指揉法或肘揉法，施術於脊柱兩側骶棘肌 3～5 分鐘。重點在腰骶部。②體位同上，先用拇指推揉腎俞、大腸俞以及患側環跳、殷門、委中等穴區 2～3 分鐘；再用點穴法自上而下排點脊柱兩側膀胱經俞穴，重點是腎俞、大腸俞。③先橫擦骶部八髎穴，以透熱為度；然後用叩法施術於腰骶部及患側後側 2～3 分鐘。④病人側臥位，

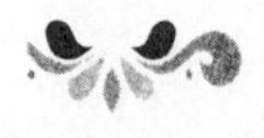

用斜搬法施術，左右各 1 次。⑤病人仰臥位，患肢屈膝屈髖；術者立於一側，一手按於患側膝關節前面，一手握拿踝關節上方，儘量使患者屈膝屈髖，然後沿順時針、逆時針方向搖轉髖關節各 5～10 圈；繼之將患肢伸直，再屈膝屈髖，一屈一伸，反覆施術 5～20 次。

按語 ①推拿治療腰椎管狹窄症，適用於無馬尾神經受壓症狀的病人，可使症狀有不同程度的緩解。②推拿時以腰骶部和患側下肢後側為重點。

來源 獻方人：江蘇省常州市廣化橋醫院李倩；推薦人：江西省興國縣傑村鄉政府賢哲子診療研究所胡建華。

腦 積 水

處方 龜板 15 克、鹿角膠 6 克、羚羊角 6 克、代赭石 10 克、牛膝 6 克、忍冬藤 6 克、絡石藤 6 克、麝香 0.2 克。

方法 上藥前 7 味加水 1000 毫升，用文水煎至 250 毫升，服時加入麝香，分 5～10 次服完。1 劑可服用 2 在，3～7 劑為 1 療程。

按語 筆者用本方治療小兒先天性腦積水 11 例，均獲顯著療效。

來源 獻方人：湖南省茶陵縣中醫院賀乾；推薦人：湖南省新田縣衛生局蕭家凰。

第六節　燒傷整形外科疾病

手術後併發症

方 1 脾俞、胃俞、大腸俞、中脘、天樞、章門、俞

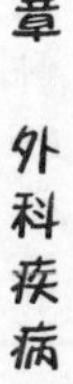

募、足三里、內關。

方法 每次選5～7穴，採用毫針刺法，每日1次，15～30次為1療程。

按語 該法簡便有效，經濟實用。對術後腸黏連有較好的療效。

來源 獻方人：河南中醫學院邵經明；推薦人：新疆伊寧市解放軍第11醫院王學良。

方2 太谿、絕骨、行間、伏兔。

方法 太谿，絕骨毫針刺法，行補法。行間、伏兔行瀉法，強刺激，留針15分鐘。每日1次。

按語 太谿為腎經原穴，絕骨為膽經經穴，又為「髓會」。腎主骨生髓，少陽主骨所生病，二穴相合滋腎充髓而治其本。行間為肝經滎穴屬火，合局部穴伏兔以清瀉毒熱而治其標。該方法治療「骨髓炎」術後疼痛效果較好，其他術後疼痛應根據病的部位，屬經，性質而辨證取穴施針為宜。

來源 獻方人：北京中醫學院楊甲三、楊天德；推薦人：新疆伊寧市解放軍第11醫院王學良。

方3 ①膻中、長強；②申脈、照海、公孫、合谷、外庭。

方法 第1組穴位放置皮內針，第2組穴位按穴位先後順序施針，右側點刺，左側留針30分鐘。1日1次，20次為1療程。

按語 治療左頂葉腦膜瘤，術後偏癱數例，療效較好。

來源 獻方人：遼寧中醫學院附屬醫院針灸科王品山；推薦人：新疆伊寧市解放軍第11醫院王學良。

方4 搖、牽、抖、提。

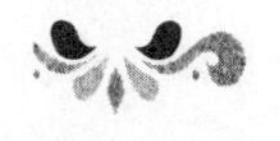

方法　治療均在再植術後 6～8 週開始，每日治療 1 次，每次 15～30 分鐘，15 天為 1 療程。早期以輕撫手法開始，並沿順時針方向點揉傷指上下兩側，如指有尚未癒合，可以一手拇、食指逐漸加大活動範圍。中期手法應適當加強，除施以早期手法外，同時用抖法牽拉捏壓患指，並加強活動各指間關節，晚期除用上述手法外，用較強手法活動患指各關節。各期手法需多次重複進行。

按語　治療早期或指骨尚未癒合者，應避免旅行暴力手法，注意保護骨折端。筆者曾治療斷肢再植術後功能障礙者數例，效果滿意。

來源　獻方人：遼寧鞍山市第三醫院于勇、安偉；推薦人：新疆伊寧市解放軍第 11 醫院王學良。

小腿潰瘍

方 1　蚯蚓 30～50 條、白糖 50 克。

方法　取大條活蚯蚓 30～50 條，以涼開水洗淨放入杯內任其吐出泥土，約 2～3 小時，再洗淨放於潔淨之玻璃杯內，然後撒白糖 50 克，放在冷暗處 12～15 小時，逐成淡黃色黏性液體。然後去蚯蚓，將溶液過濾消毒（煮沸或高壓蒸氣消毒）取成蚯蚓水（注意在放於冷暗處或冰箱內）。先用食鹽拭淨患部，然後用紗布放在蚯蚓水內浸透，以消毒後鑷子敷於瘡面上，同時外敷紗布 5～6 層，用紗布固定即可。每日或隔日換藥 1 次。

按語　無論潰瘍面大小，時間長短此法皆有良效。本法適用於小腿潰瘍（臁瘡）。

來源　獻方人：武警安徽省總隊醫院何國興；推薦人：安徽醫科大學汪秀華。

方2　桑根白皮60克、桐油100克。

方法　取新鮮的桑樹根一段（愈粗愈好），刮去表皮，取內層白皮，放在桐油中浸泡2天，搗爛成餅備用。用時先用淡鹽水洗淨瘡面，用消毒棉球拭乾，將桑皮餅放置在瘡面口上，再用消毒紗布覆蓋固定，1日更換1次，一般用5～7天即可痊癒。

按語　用此法驗證25例，其有效率達90％以上。藥源廣，使用方便，操作簡便，療效可靠。

來源　獻方人：武警安徽省總隊醫院何國興；推薦人：安徽醫科大學汪秀華。

方3　新鮮槐樹皮1塊（大於潰瘍面2公分）。

方法　在新鮮槐樹根皮內層塗少許桐油，置火邊烤熟後，將塗桐油面貼在潰瘍面上，上下左右輕輕移動樹皮，每次溫燙10～20分鐘，每日2次，7天為1個療程。

按語　如下肢靜脈曲張合併潰瘍，治療期間不能蘸濕瘡面，每到休息時間要注意把患肢適當墊高。

來源　獻方人：新疆烏魯木齊市溫泉療養院王軍；推薦人：新疆伊寧市解放軍第11醫院趙飛。

方4　枯礬1份、豬甲粉3份、海螵蛸粉1份、冰片少許。

方法　取新鮮豬蹄甲放鍋中炒黃研成粉，將用枯礬、豬甲粉、海螵蛸粉、冰片，用麻油或蜂蜜調成糊狀。創面用雙氧水清洗，去除膿性物，將藥均勻敷於瘡面上，外用紗布包紮。1週後換藥，此時可見新生肉芽組織，3天換藥1次，換2次後每日1次至痊癒。

按語　筆者用此法治療16例，均未復發，一般5～10次即可，首次敷藥局部可有疼痛，不需作其他處理。

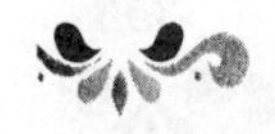

來源　獻方人：中國人民解放軍 54423 部隊醫院候志民；推薦人：武警安徽省總隊醫院何國興。

方 5　露蜂房 60 克、綠豆粉 120 克、米醋 50 克、蜂蜜 60 克。

方法　露蜂房切碎和綠豆粉一塊混勻，用文火炒黃，待涼後，用米醋，蜂蜜調製成膏狀外用。先將潰瘍局部常規消毒清潔潰瘍面，將藥膏攤在白布上或厚的軟紙上外敷於局部，大小可據潰瘍面而定，1 日換藥 1 次即可。

按語　此係師傳驗方，治療臁瘡腿及一切無名腫毒，療效好。已潰未潰均可外用，無不良反應。

來源　獻方人：河南省洛陽正骨醫院張愛文；推薦人：河南省洛陽白馬寺骨科醫院袁軒。

方 6　當歸 20 克，茵陳、葛根各 30 克，黃柏、苦參、連翹、豬苓各 12 克，炒蒼朮、防風、羌活、知母各 10 克，木瓜 25 克，升麻 3 克。

方法　本方曾用於 13 例患者，其中 6 例初期患者，平均服藥 15 劑，皆痊癒。7 例中期患者，平均服藥 23 劑，1 例好轉，6 例痊癒。

來源　獻方人：浙江省中醫藥研究所王德隆；推薦人：吉林省長春中醫學院附屬醫院周建華。

方 7　鉛丹 100 克、製爐甘石 200 克、血竭 30 克。

方法　上藥共研細末，過 100 目細篩，經高壓消毒後瓶裝備用。按常規清洗患部，然後撒以鉛石散，外蓋消毒敷料。每日或間日換藥 1 次，直至潰瘍癒合。若患部腐肉未脫，膿液稠黏者，可先用八二丹或九一丹蝕去腐肉。

按語 臨床人，尚需辨證使用，效果更佳。

來源 獻方人：江西省吉安衛校周緒彬；推薦人：吉林省長春中醫學院附院周建華。

方 8 黃柏、明礬各 15 克。

方法 加水 500 毫升煎至 200 毫升後溫敷，每日 2 次。

按語 適用於慢性皮膚潰瘍久治不癒者。

來源 獻方人：新疆烏魯木齊市中醫醫院外科楊立成；推薦人：新疆烏魯木齊市溫泉療養院王軍。

方 9 象皮松、乳香、沒藥、血竭、龍骨、兒茶各 3 克，冰片 0.9 克，赤石脂 3 克，珍珠粉 0.1 克。

方法 共研細末，然後兌入冰片，消毒後直接撒布於創面或配製成軟膏貼敷於創面上。

按語 此方為生肌散，有生肌活血止痛之功效，適用於下肢慢性潰瘍以及放射性潰瘍等。用此方時一定要注意，膿液未淨的創面勿用。

來源 獻方人：新疆烏魯木齊市中醫醫院外科楊立威；推薦人：新疆烏魯木齊市溫泉療養院王軍。

燒（燙）傷

方 1 生雞蛋清 1 個、白酒 25 克。

方法 將一個雞蛋的蛋清，加入 25 克白酒混合攪勻，抹塗患處，每日塗 3 次。

按語 有水泡者，可用消毒針頭刺破水泡，放出漿液後，再塗上藥。

來源 獻方人：四川省遂寧市中醫院周智春；推薦人：

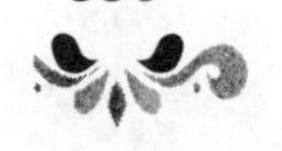

四川省遂寧市人民醫院高俊奇。

方2　熊膽1克、雞蛋清1枚。

方法　用少量溫開水化勻熊膽，與雞蛋清調和，塗於患部，1日2次。

按語　此方流傳民間，凡Ⅰ、Ⅱ度燒傷患者多用此方治療，效果甚好。

來源　獻方人：四川省鹽源縣衛生局李旦珠；推薦人：四川省鹽源縣衛生局辜勤、周智春。

方3　蜂蜜15克、大麻子油15克。

方法　將蜂蜜與大麻子油調勻，塗於患處。

按語　此方根據民間偏方而來，療效甚佳。如燙傷有水泡者，可用消毒針刺破水泡，放出漿液。

來源　獻方人：寧夏銀川市第二人民醫院針灸科張玉霞；推薦人：四川省遂寧市中醫院周智春。

方4　石膏50克、冰片8克、炒地榆30克。

方法　先將地榆切成細片，曬乾或烘乾，再放入鐵鍋內用武火炒至地榆發黑存性即可倒出，冷卻後，與石膏一同研末，過細篩，再將備好的冰片放入擂缽中，用擂棒不停的擂動至冰片全部成細末即可收貯備用。先將創面用溫開水洗淨後（必須將水泡用消毒針頭刺破），將備用的藥粉攔入凡士林中，用紗布塗上藥膏，敷上創面，1日1次，連用3～4日為1療程。

按語　本方治療近1000人數，均有較好的療效。

來源　獻方人：湖南省新田縣十字骨傷科門診部朱庭國；推薦人：新疆伊犁地區人民醫院趙淑華。

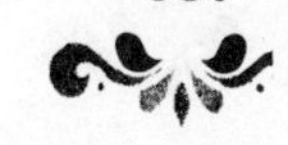

方5 童子尿。

方法 遇有燙傷（指1～2度燙傷），立即將患部浸入童子尿內5～10分鐘。如果發生於大面積或軀幹部燙傷，浸洗有困難，可用童子尿反覆淋洗患部5～10分鐘。

按語 治療越及時，效果越好。如能在5分鐘內治療，可使患部不起泡，不破潰，達到消腫止痛之效果，Ⅲ度燙傷局部皮膚破潰者不宜治療。

來源 獻方人：江蘇省無錫市王度生；推薦人：江蘇省無錫市機床電器廠毛秀琴。

方6 榆樹皮（去外層黑皮）3份、黃柏1份、地榆3份、紫草3份。

用法 將上3味藥烘乾研細為末，以10％酒精浸泡（浸液高出藥末2公分）1週後，用四層紗布濾過，藥渣用50%酒精浸泡，再以濾液混合裝瓶備用。對燒傷（不含呼吸道、消化道及化學、電、放射、毒氣燒傷）新鮮創面徹底清潔後，用0.1％新潔爾滅液消毒。如有水泡用消毒注射器抽吸淨水泡內滲出液，用喉頭噴霧器將上藥噴灑創面，1日6～8次，待形成痂膜後改為每日4次，創面暴露，嚴禁包紮。

按語 對已感染創面徹底清創消毒；創面先噴灑0.05％地卡因，再噴上藥；嚴重感染者，可選用維生素支持治療等。

來源 獻方人：內蒙包頭市蒙區中醫院潘碧軒；推薦人：湖南省新田縣衛校蕭家凰。

方7 蛇1條、酒精500毫升。

方法 將捕到的蛇裝入瓶內，加酒精500毫升，放置1週後用該酒塗創面。1日2次。

按語 本方對各種燒傷均有特效。

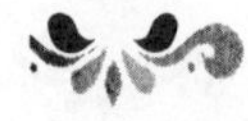

來源　獻方人：山西省雁北地區小峪煤礦醫院孟發業；推薦人：山西省雁北地區小峪煤礦醫院王繼元。

方8　過路黃50克、菜籽油250克。

方法　取過路黃根剔除粗皮，切碎研細，浸泡於菜籽油中7日後用，塗患部。

按語　此方從民間得來，臨床治療Ⅰ～Ⅱ度燙燒傷患者，療效滿意。

來源　獻方人：四川省鹽源縣衛生局辜勤；推薦人：四川省遂甯市中醫院周智春。

方9　黃連10克、地榆5克。

方法　共研細末，瓶貯。凡燒燙傷滲出物多者，撒布藥末於患部，結痂後可用菜籽油調敷患部。

按語　此方從師傳得來。經筆者20多年用於臨床，療效可靠。

來源　獻方人：四川省鹽源縣幹海鄉衛生站韓國才；推薦人：四川省鹽源縣衛生局辜勤。

方10　雞蛋10個。

方法　取雞蛋10個，洗淨冷水煮熟，取蛋黃，將其放入乾淨鐵鍋中搗碎，文火慢熬，待溢出抽液，冷後去渣汁，把油盛放入消毒器皿中備用。以生理鹽水洗淨創面，用消毒棉蘸油均勻塗於創面，敷蓋消毒紗布，每日3次。

按語　此法適用於小面積，Ⅰ～Ⅱ度燙（燒）傷，且全身症狀較輕者，氣溫高時可暴露創面，塗油時不需洗淨原有的油蹟。經治療200餘例，一般7天結痂，10天治癒，癒後大多不遺留疤痕。

來源　獻方人：武警安徽省總隊醫院何國興；推薦人：安徽醫科大學汪秀華。

方 11　活蚯蚓 20～30 條、白糖 50 克。

方法　先將活蚯蚓其腹內污泥擠淨後置於消毒過的茶杯中，加入白糖，用消毒鑷子攪拌約 30 分鐘後傾倒出浸出如蜂蜜樣的液體，盛於消毒瓶內備用。Ⅰ度燒傷、燙傷可用藥棉蘸溶液搽創面即可。Ⅱ度燒傷、燙傷，在每次塗藥之前，先用雙氧水或冷鹽水洗淨，若有水泡，可用剪刀剪破放出濁液，剪去皮後再塗搽藥液，不需包紮，每天 4～6 次。用藥 1～2 天後，創面上可結 1 層薄痂皮，但不要將其去掉，消毒後繼續塗藥。

按語　此方在製作中及貯存過程時，要儘量做到無菌操作，塗藥前患處一定要充分清洗、消毒，塗藥後不需包紮。凡燒傷、燙傷，伴有高熱時，除患處塗藥外，應抗感染治療。用本法治療療程短，不留疤痕，無不良反應等。經臨床治療燒燙傷 120 例，其中Ⅰ度、淺Ⅱ度 92 例，深Ⅱ度、Ⅲ度 28 例，均收到良好效果。

來源　獻方人：武警安徽省總隊醫院何國興；推薦人：安徽醫科大學汪秀華。

方 12　茅蒼朮、白芝麻油。

方法　取茅蒼朮適量，研成細末，用時與白芝麻油調成稀糊狀，用雞毛將藥糊薄薄地塗在燒、燙傷部位，每天 1～2 次，直至癒合為止。

按語　塗藥後不必包紮、讓其暴露；但應避免搔抓，以免引起感染。第 2 次塗藥時，對脫落或乾燥的地方，宜多塗一些，但不宜太厚。飲食以易消化食物為妥，禁油膩，乾炒

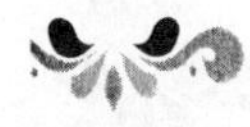

食物，對已合併感染者可給予清熱解毒中藥內服，或靜脈使用抗生素，以控制感染，加速癒合。

來源 獻方人：吉林省人民醫院郭京麗；推薦人：吉林省長春中醫學院王中男。

方13 生乳香、生沒藥、地榆各30克，輕粉6克，大黃20克，血竭、冰片各4克，蜂蠟15克，香油120克。

方法 先將香油熬開，入諸藥，熬開至10分鐘，去渣，將血竭、輕粉的一半放入，熬1～2分鐘，入蜂蠟待溶化後倒入杯內，稍停一會，再將剩下的血竭和輕粉攪入，待冷至30℃時，放入冰片，收藏備用。用時將藥塗於紗布或油紙上，厚約2毫米，貼於患處。一般每日換藥1次，微包紮或暴露均可。

按語 治療1～2度燒傷30餘例，效果滿意。

來源 獻方人：新疆伊犁地區人民醫院趙淑華；推薦人：新疆伊寧市解放軍第11醫院趙飛。

第五章　兒科疾病

新生兒黃疸

方 1　茵陳、薏苡仁各 6~9 克，連翹、麥冬、生地、銀花藤、車前草、玄參、六一散各 3~6 克。

方法　水煎服，每日 1 劑 2 次煎服，腹脹者加厚朴、枳實各 3~6 克。連服 6 劑為 1 療程。

按語　筆者自擬茵陳消黃湯治療嬰兒黃疸數 10 例，治癒率達 100 %。具有黃疸消退快，無副作用等特點。

來源　獻方人：四川省空軍成都醫院鄭世芸；推薦人：湖南省新田縣衛校蕭家凰。

方 2　白頭翁 3~6 克、黃芪、白茅根 10~15 克、黃芩、蒼朮各 5~10 克。

方法　上藥先煎後去渣再入大黃 1~2 克，酌加茵陳、蟬衣，每日 1 劑，早飯前，晚飯後各服 1 次。

按語　本方專治嬰幼兒黃疸，驗證 2 例，效果較好，值得推廣。

來源　獻方人：吉林省人民醫院中醫科郭京麗；推薦人：吉林省長春中醫學院王中男。

新生兒臍炎

方 1　蟬蛻翅足 10 克、粳米飯 20 克、蟬衣 5 克。

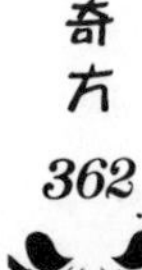

方法　先將蟬蛻翅足研末，和米飯搗成薄餅，貼於臍上，1日1次。或用蟬衣5隻，水煎內服，1日1次。

按語　用上方治療嬰兒臍炎，90％以上嬰兒可獲良效。配合蟬衣5隻、水煎服，療效更佳。

來源　獻方人：湖南省新化縣中醫院曾介綏；推薦人：湖南省新田縣衛校蕭家凰。

方2　雲南白藥1克。

方法　先用生理鹽水或新潔爾滅清除局部分泌物，然後於患處撒上雲南白藥粉，再用消毒紗布覆蓋後用繃帶包紮，每日換藥1次。

按語　用此法治療嬰幼兒臍炎患者47例，全部治癒，一般用藥4～5天即可痊癒。

來源　獻方人：武警安徽省總隊醫院何國興；推薦人：安徽醫科大學汪秀華。

新生兒破傷風

處方　全蠍1.5克、僵蠶6克、蟬衣6克、膽南星6克、鉤藤6克、鮮紅骨蓖麻根15克。

方法　水煎濃縮藥汁80～100毫升，每2小時鼻飼5毫升。病人有風熱表症者加連翹、桔梗、荊芥、薄荷；咳嗽痰鳴者加杏仁、浙貝母、桔梗、瓜蔞、陳皮；高熱不退，陽明熱盛者加生石膏、知母、梔子；便秘者加大黃。

按語　採用該方治療新生兒破傷風191例，治癒189例，明顯降低了嬰幼兒病死率。

來源　獻方人：湖南省懷化地區第一人民醫院陳展中、游于龍；推薦人：湖南省新田縣衛校蕭家凰。

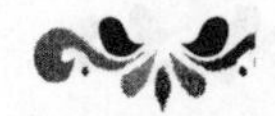

小兒發熱

方1 柴胡8～15克、黃芩9～15克、荆芥6～9克、石膏10～35克、蒲公英12～24克、板藍根12～24克、甘草3～6克。

方法 上方用量根據患兒年齡，體重情況而定。伴咳嗽加白前；喘者加地龍；惡寒甚加防風；咽喉紅腫者加牛蒡子；合併肺炎加魚腥草。每日1劑，水煎服。

按語 筆者自擬「柴石荊芩湯」治療小兒發熱44例，取得滿意效果。診前服感冒藥者28例，注射青黴素者12例。體溫38℃以上者23例，39℃以上者12例，服藥6劑痊癒者3例，服藥7劑以上者2例。此方是根據小兒臟腑嬌嫩，病情發展傳變迅速的特點而設。採用發散表邪以治衛，清解裏熱以治氣，清熱解毒助上之力而使衛氣同解而達到滿意的療效。

來源 獻方人：河北省滄州地區中醫院徐湘江、何秀川；推薦人：湖南省新田縣衛校蕭家凰。

方2 山楂9克、防風9克、滑石24克。

方法 先將滑石用2層紗布包好，入砂罐中與山楂、防風同煎，先武火後文火煎2次，取汁，分2次口服，每日1劑。

按語 作者用此法治療夏季發熱31例，顯效9例，治癒19例，有效率為90％，退熱最短2天，最長6天。

來源 獻方人：湖南省株洲市中醫院葉興萬；推薦人：湖南省洞口縣中醫院蕭家凰。

方3 吳茱萸50克、麵粉50克、雞蛋清適量。

方法 將吳茱萸磨成粉與麵粉、雞蛋清調成糊，製成餅

狀，外敷雙腳心湧泉穴，以退燒為度，如乾燥後重新調敷。

按語 用此法治療小兒高燒引起的抽搐效果良好，方法簡便，無副作用，注意勿食生冷，辛辣油膩食物。

來源 獻方人：湖南省望城縣中醫院周耀瑞、黃孟蘭；推薦人：湖南省新田縣衛校蕭家凰。

方4 鮮鴨蹠草150克。

方法 取上藥加水250毫升，煎開後去渣，加少量白糖，當茶飲服，每日1劑。

按語 用本法治療5例，均在服藥2日內燒退。

來源 獻方人：安徽醫科大學校醫院尹有學；推薦人：武警安徽省總隊醫院何國興。

方5 上星、大椎、十二井穴。

方法 取三棱針1具，速刺擠壓放血，1至2點，然後壓迫止血。

按語 嚴格消毒。該方可治療一切高熱，療效高，見效快。

來源 獻方人：山西省針灸研究所師懷堂；推薦人：山西省懷仁縣小峪煤礦醫院王繼元、彭潤蘭。

方6 十二井穴、合谷。

方法 第1天用毫針刺十二穴0.3公分，第2次刺合谷穴0.5公分，兩針之間隔12小時以後行針。

按語 本人用此方法治療小兒高熱、扁桃腺炎、疳積及各種高熱51例，一般2次見效，年齡在6個月至7歲之間。例：張×，男，3歲，近日由於受寒高熱，體溫39℃，邀本人診治，用上方1次治癒。

來源 獻方人：甘肅省蘭州武警支隊衛生隊陳滿志；推

薦人：新疆伊寧市解放軍第11醫院王學良。

方7 大腸穴、板門穴、大魚際、天河水。

方法 自食指端橈側邊緣至虎口成一直線推100次、板門穴、大魚際隆起處揉50次。天河水穴、前臂掌側正中，自腕橫紋直上至肘橫紋成一直線，先用推法、自腕部向上推至肘旁100次。然後再蘸30%酒精拍打3～5遍，又名趕馬上天河。推三關、前臂橈側邊緣，自腕橫紋上至肘橫紋盛紋成一直線推100次。推七節骨200次，第4腰椎至尾骶骨成一直線。肚角穴，肚臍下2寸旁開2開，強刺法拿3～5次。捏背，小兒尾椎處向上提捏至背心，提捏3～5次。拿風池、肩井穴各5次。每日2次，3～8次為1療程。

按語 治療小兒食積發熱30例，一般1～3日燒退身安。

來源 獻方人：四川省重慶市九龍地區第一中醫院李永江；推薦人：湖南省新田縣衛校蕭家凰。

小兒肺炎

方1 天突、膻中、肺俞、迎香、鼻通、豐隆。

方法 採用上海醫用雷射儀器廠生產的氦氖鐳射治療儀，功率為1～5毫瓦，波長6328埃光斑直徑為0.5～0.8公分，通過光導纖維直接在以上穴位上照射治療。每次照射5分鐘，每次取2～3穴，交替使用。每天1次，10次為1療程。

按語 我院近幾年來，應用鐳射（低功率）照射穴位治療30例肺炎患兒，14例單純接受鐳射治療，痊癒10例，好轉4例；16例接受抗生素治療，11例痊癒，好轉3例，無效2例。

來源 獻方人：上海醫科大學兒科醫院施炳培、林麗玉；推薦人：湖南省新田縣衛校蕭家凰。

方 2 補肺經、補脾土、運八卦、揉二馬、揉膻中、清天河水。

方法 ①補肺經：用食、中指指面，從指尖推向指根 300 次。②補脾土：患兒拇指微屈，術者用拇指橈側面從指尖推向指根 300 次。③運八卦：以拇指面自小指掌骨骨面運向坎至兌為一遍，在運至離時輕輕而過。④揉二馬：以拇指或中指在患者手掌背面第 4、5 掌骨小頭後陷中揉 200 次。⑤用拇指揉膻中穴 200 次，發熱者揉清天河水 200 次。

按語 筆者推拿治療小兒遷延性肺炎數 10 例，療效滿意。注意八卦部位：以手掌中心為圓心，從圓心至中指根橫紋久 2/3 處為半徑，畫一圓圈，八卦穴即在此圈上，近第 3 掌骨小頭外為離，順時針排列依次為坤、兌、坎、艮、震、巽八個穴。

來源 獻方人：山東省惠民地區中醫院蘇萍；推薦人：湖南省新田縣衛校蕭家凰。

小兒流涎

方 1 月石 12 克、兒茶 12 克。

方法 水煎服，1 日 1 劑，分 3 次服。

按語 臨床上可辨證用方，服 7～20 天，口水自止。

來源 獻方人：四川省遂甯市人民醫院高俊奇；推薦人：四川省遂甯市中醫院周智春。

方 2 製吳茱萸 30 克。

方法 將製吳茱萸研細末，加入陳米醋適量成餅形，外敷兩足湧泉穴，睡前敷上，白天取下，第 2 天晚再用陳醋調濕後敷上，3～7 次為 1 療程。

按語　多年來用此方治療小兒流涎導致口角發紅，下唇糜爛者47例，均收良效。

來源　獻方人：湖南省華容縣中醫院陳羅生、周漢章、推薦人：湖南省新田縣衛校蕭家凰。

小兒腹瀉

方1　雲南綠豆茶粉。

方法　每天1克，分3次溫開水或乳汁調服，連服1～4天為1療程。患者如有脫水及電解質紊亂，除口服雲南綠豆茶粉外，應給予補液和糾正電解質紊亂。

按語　用此方治療100例患者，治癒率為83％，有效率為91％。如：馬××，男，1歲，患兒腹瀉6天，每天大便7～8次，大便呈黃色蛋花樣稀便，經用克瀉痢寧，慶大黴素4天無效。查體：一般狀態尚好，大便常規，稀糊狀便，鏡查脂肪球（+++）。診為單純性嬰幼兒腹瀉，當即停用它藥，改用雲南綠茶粉治療。次日大便已呈黃色軟便，大便常規轉為正常。

來源　獻方人：河南省洛陽市第一人民醫院楊中學；推薦人：吉林省長春中醫學院附屬醫院周建華。

方2　山楂炭12克、青皮6克。

方法　將上藥磨研極細，混勻，用160毫升開水調成漿，加入紅糖適量，隔水蒸20分鐘，冷卻後，口服，每日4次，每次15毫升（約1湯匙）。

按語　嬰兒傷乳屬奶積停滯，腹瀉伴有腹脹，不乳。上藥消積導滯、除脹，效果顯著。

來源　獻方人：河南洛陽市第二人民醫院馬獻軍；推薦

人：河南省洛陽市白馬寺骨傷科醫院袁軒。

方3 炒蒼朮3～6克、炒山藥6～10克、車前子3～8克、炒雞內金3～6克、煨豆蔻4.5克、紅參3克。

方法 取清水350毫升，濃煎成150毫升，1天可分多次服用。

按語 本方臨床應用20餘年，觀察治療百餘例療效十分滿意。服藥1～2劑見效。此方對夏秋季嬰幼兒腹瀉以及受涼引起的腹瀉效果更為顯著。

來源 獻方人：新疆米泉縣人民醫院張玉霞；推薦人：新疆伊寧市解放軍第11醫院王學良。

方4 寒水石20克、訶子50克、黑雲香50克、紫草25克。

方法 共為細麵，用蜂蜜製成黃豆大丸，白糖水送服，2歲小兒每次3～9粒，每日2次。其餘小兒按年齡酌情服用。

按語 本方具有和中，止痢之功能，主治小兒赤痢之證。服用2天可獲效。

來源 獻方人：吉林省長春中醫學院附院景瑛；推薦人：吉林省長春中醫學院附院王中男。

方5 山藥10克、熟雞蛋黃1個。

方法 將山藥研極細末，與雞蛋黃調為糊狀，1日3次空腹服。

按語 此方治療156例患兒均獲痊癒。

來源 獻方人：山西省雁北地區小峪煤礦醫院孟發業；推薦人：山西省雁北地區小峪煤礦醫院王繼元。

方6 車前子30克、紅棗8枚。

方法　取水 150 克，將車前子用布包好，與紅棗一起放茶缸內煎煮 20 分鐘，取藥液 50～80 克口服，1 日 3 次。

按語　一般服藥 2 天即可痊癒。觀察 16 人有效率為 100%。服藥期間忌食生、冷、油膩。車前子利尿止瀉，紅棗補脾止瀉，二者相伍，共奏利水補脾止瀉之效。

來源　獻方人：新疆烏魯木齊市溫泉療養院楊定泰；推薦人：新疆伊寧市解放軍第 11 醫院王學良。

方 7　雲南白藥2克、麝香、虎骨膏或傷濕止痛膏1/4張。

方法　先將雲南白藥用適量醋調成糊狀，攤於膏上，外貼臍窩上面。12 小時換藥 1 次。

按語　此方治療小兒腹瀉療效甚佳。

來源　獻方人：河南省淮陽縣衛生局李慶友；推薦人：新疆伊寧市解放軍第 11 醫院王學良。

方 8　白胡椒 9 克、艾葉 15 克、透骨草 9 克。

方法　將上煎煮 3～4 沸，放溫後洗患兒雙足，每日洗 3 次，每劑藥可洗 3 次，一般連洗 2～3 天。

按語　對重型嬰兒腹瀉需配合補液，並適當延長洗足時間。

來源　獻方人：陝西省興平縣南位衛生院申忠傑；推薦人：新疆伊寧市解放軍第 11 醫院何周智。

方 9　川黃連、龍膽草各 15 克，車前 5 克，白芍、黨參、雲茯苓各 10 克，甘草 6 克。

方法　先將上藥各研細末，混合瓶裝備用，防止潮濕，1 歲以內每次 0.5～1 克，1～3 歲每次 1.5～2 克，每日 3 次，加適量白糖，開水沖服。

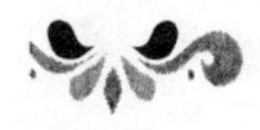

按語　嬰幼兒瀉泄綠便，臨床較為常見，由於肺膽濕熱所致，非止瀉，消積常法所能治癒，此方經百餘例臨床驗證，效果顯著。

來源　獻方人：河南省洛陽市第二人民醫院馬獻軍；推薦人：新疆伊寧市解放軍第 11 醫院王學良。

方 10　天樞（雙）、止瀉穴（臍下0.5寸）、足三里（雙）。

方法　先用平補平瀉手法針刺止瀉穴和雙側天樞穴，後用補法針雙側足三里。本方不留針，均為快針。

按語　本方為自擬「止瀉五針」，意在調理胃腸氣機、健脾止瀉。臨床治療 500 例小兒腹瀉病，收效神效。對多種原因引起的腹瀉一般只需 1～3 次即可痊癒，且止瀉後無腹脹納呆等副作用。

來源　獻方人：山西省太原市郝莊醫院馬金鳳；推薦人：山西省太原市南郊區衛生局長張冠英。

方 11　十二胸椎正中。

方法　艾絨點燃後放到艾灸盒內，用紗布（約 3 層厚）包好，置於施術部位（十二胸椎），均勻地朝上下方向反覆移動，至皮膚紅潤為度。

按語　共治療 560 例，痊癒 498 例，占 88.9 %；好轉 54 例，占 9.6 %；無效 8 例，占 1.4 %；總有效率為 98.6 %。

來源　獻方人：河南省周口地區人民醫院針灸科張馳；推薦人：新疆伊寧市解放軍第 11 醫院王學良。

方 12　陰陵泉下 0.5 寸。

方法　針直刺 1.5 寸，不留針，每日 1 次。

按語　用此法治療 30 名患者，少則 1 次，多則 2 次治

癒。王××，男，2 歲，腹瀉 4 天，每天 10 次以上，在當地醫院靜脈補液、服止瀉藥物等無效，改用針刺，治療 1 次即癒。

來源 獻方人：吉林省延邊煤礦服務公司職工醫院金太浩；推薦人：新疆伊寧市解放軍第 11 醫院何周智。

方 13 長強。

方法 患兒俯臥，醫生坐於（立）其旁，用大拇指（用滑石粉或少量薑蔥汁）在患兒的長強穴上，以順時針方向輕揉 200～300 次，見局部潮紅為止，每日 1 次。

按語 此法治療小兒單純性腹瀉，3～5 次痊癒。作者治療 300 餘例，除 1 例由於患兒家屬配合不好而中斷外，其餘均癒。

來源 獻方人：安徽中醫學院附屬針灸醫院按摩科駱祖亮；推薦人：武警安徽省總隊醫院理療科王永明。

方 14 臍中四邊穴、足三里。

方法 針刺四邊穴、足三里，施平補平瀉手法，不留針，1 日 1 次，3～5 次為 1 療程。

按語 用此方法治療嬰幼兒腹瀉 42 例，少則 1 次，多則 3 次痊癒。

來源 獻方人：吉林省白城市中醫院針灸科張淑蘭；推薦人：吉林省白城市中醫院內科戴景春。

方 15 拇指推法、分推法、掐法。

方法 ①體位：家長取坐位，同方向扶抱患兒成半臣臥位，醫者面對患兒進行操作。②部位：前額、左右耳垂、左右手背、上腹中部、下腹中部、左右足背。③手法：拇指推：拇指分推、掐、拿等法。④次數：除中下腹用拿法外其

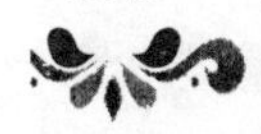

餘各部位用拇指推，分推法和掐法。拇指推或分推法均行九九八十一次，每推 9 次掐 3 次，以皮膚發紅為度。⑤心數法：配合操作，進行心數，其法：1、2、3、4、5、6、7、8、9、掐 3 次；21、22、23、24、25、26、27、28、29 掐 3 次；31、32、……餘數推，至 99，掐 3 次。⑥在運用本法的同時亦可酌輔傳統中醫小兒推拿手法和其他療法。每日 1 次，5 次為 1 療程。無副作用。

按語　本法對嬰兒腹瀉、嘔吐、便秘、疳積、感冒、發熱、咳嗽，夜啼、遺尿等病均可收到滿意的效果。

來源　獻方人：上海市金山縣中心醫院陳重陽；推薦人：湖南省新田縣衛校蕭家凰。

方 16　冬青15克、乾薑15克、華茇5克、古月5克、白豆蔻10克、蘋果15克、黑巨勝10克肉桂10克、紅鹽15克。

方法　將以上諸藥共為細麵，溫開水送服，成人每服 5 克，1 日 2 次。

按語　本方具有溫散脾寒之功能，主治脾胃虛弱，運化不力，消化不良等症，服用 10 天可獲效。

來源　獻方人：吉林省長春中醫學院附屬醫院景瑛；推薦人：吉林省長春中醫學院附屬醫院王中男。

鵝 口 瘡

處方　活蚯蚓 10～15 條、白糖 50 克。

方法　取大的活蚯蚓 10～15 條，用清水洗淨後置於杯中（不要弄斷），撒上白糖 50 克，然後用鑷子輕輕攪拌，使其與白糖溶化在一起呈黃色黏液。將蚯蚓白糖浸液盛於消毒瓶內備用。將此液塗在瘡面上，塗布範圍較瘡面略大些，3～5

分鐘後用鹽水棉球擦掉即可。每日 3～4 次，夜晚疼痛時可再外塗 1 次。一般 3～5 次可治癒。

按語 此病屬熱毒為患。方中蚯蚓性味鹹寒，功能清熱解毒，平肝通絡。白糖性味甘寒。二味相合，清熱解毒，潤燥之作用更強。經治 30 餘例，療效顯著。此法具有收效快、痛苦少、藥源廣、易配製、易保存、無副作用等優點，可供臨床推廣應用。

來源 獻方人：武警安徽省總隊醫院何國興；推薦人：安徽醫科大學汪秀華。

先天性斜頸

方 1 推揉、彈撥、提拿。

方法 ①令患兒側臥於其抱者懷中，患側向上。②醫者用拇、食、中指在自乳突部沿患側胸鎖乳突肌的胸鎖骨頭施用推揉法，重點在腫物周圍，反覆數次，以疏通經絡，行氣活血。③彈撥、提拿患側胸鎖乳突肌，重點在腫物周圍，手法不宜過重，避免造成新損傷，以分離黏連，散瘀消腫。④醫生一手扶住患側肩部，另一手扶住頭頸把患兒頭部轉向健側，使患側胸鎖乳突肌極度伸展，同時將頸屈向健側，反覆進行多次。⑤揉、拿患側斜方肌以緩解斜方肌反射性攣縮、拿風池、肩井結束操作。

按語 治療 770 例斜頸患兒，總有效率為 97.5 %，其中治癒 653 例，占 84.8 %。

來源 獻方人：天津市中醫學院第一附屬醫院按摩科沈偉梁；推薦人：新疆伊寧市解放軍第 11 醫院王學良。

方 2 按摩肩頸部股硬結等手法。

方法　①按摩揉捏：先用拇指指腹在患側肩、頸部輕輕按摩2～3遍，再交替使用揉捏法各2～3遍，以鬆弛患兒頸肩機群。②分筋揉拿：用拇指指尖深壓胸鎖乳突肌硬結及周圍組織分筋各3～4遍，再揉拿3～4遍，以鬆解肌肉黏連。③彈筋拔絡：在患側頸部，肩胛內緣，胸鎖乳突肌，頸肌，斜方肌及菱形肌等處用彈筋拔絡法。④扳正：側板，即輕微用力使患兒頭頂逐漸向健側部傾斜；斜扳，將患兒頭部施向患側肩，直至患兒能夠忍受的極點，停留1分鐘，再將頭部旋向健側、側板和斜扳可交替進行3～4次，以疏通經絡瘀滯、消除肌肉攣縮，最後在患側肩、頸部輕輕按揉2～4次，以鬆弛局部肌肉。以上各法每日按摩1次，10次為1療程。

按語　小兒所推拿穴位不僅有「點」狀，還有「線」狀及「面」狀的特點。均採用「推」「揉」為主，其間不接受藥物及其他療法。筆者收治53例患兒，總有效率為94.3%。最短治療20天而痊癒，最長治療3個月而痊癒。治療時機以周歲之內為好，治療愈早，恢復愈快。

來源　獻方人：山東省威海市立醫院院初信；推薦人：湖南省新田縣衛校蕭家凰。

方3　舒筋活血、軟堅消腫法。

方法　患兒仰臥位，術者立於患側。①先用輕柔的拇指撫法、拇指揉法，施術於患側胸鎖乳突肌處2～3分鐘，然後用一手拇指與食指、中指對稱用力提拿胸鎖乳突肌3～5次，再用兩手拇指在患側胸鎖乳突肌上施理順手法5～10次。②將患兒頭部輕輕向健側轉動數次，轉動幅度由小到大，但不得超出正常生理範圍。

按語　本法對嬰幼兒先天性斜頸有較好療效。手法操作時要輕快柔和。

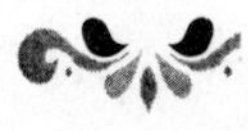

來源 獻方人：江蘇省常州市太湖氣功診療研究所李梅；推薦人：江西省興國縣傑村鄉賢哲子診療研究所胡建華。

支氣管炎

方1 攢竹、坎宮、太陽、乳根、三關、二扇門、肺經、清天河水。

方法 外感咳嗽：①風寒咳嗽，是由於風寒犯肺，肺氣失宣而引起咳嗽。治則以疏散風寒，宣通肺氣為主。推攢竹50次，推坎宮50次，揉太陽30次，揉乳根50次，推三關100次，掐揉二門3～5次。②風熱咳嗽，風熱犯肺，清肅之氣失常，痰液滋生，阻塞氣道，影響肺氣出入而引起咳嗽者，治則以疏風清熱，宣肺化痰為主。清肺經100次，清天河水100次，揉肺俞100次，分推肩胛骨100次，揉乳根50次。內傷咳嗽：③脾失健運，此症多由於脾臟健運失常，飲食不能分為精微，反而釀成痰濁，上犯於肺，肺失宣降，氣逆而咳嗽，治則以健脾燥濕，化痰止咳為主推補脾經100次，揉中脘200次，揉按足三里200次，推揉膻中50次，揉肺俞100次，捏脊3～5遍。④肺虛咳嗽：多由肺氣虛弱，肺氣不足，清肅無權所致。治則以溫肺止咳，固表溫裏為主。推補肺經100次，推補腎經100次，揉乳根100次，揉乳房100次，捏脊3～5次，揉腎頂100次，揉2馬9咳，固表溫裏為主。推補肺經100次，推補腎經100次，揉乳根100次，揉乳房100次，捏脊3～5次治療，揉腎頂100次，揉2馬9咳，固表溫裏為主。推補肺經100次，推補腎經100次，揉乳根100次，揉乳房100次，捏脊3～5次，揉腎頂100次，揉2馬100次。

按語 小兒咳嗽，對於小兒健康發育影響甚大。筆者運

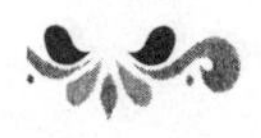

用推拿治療本症30例，療效滿意，一般經3～5天治療，症狀緩解，5～15次治療痊癒。

來源 獻方人：安徽中醫學院附屬醫院孫安達；推薦人：湖南省新田縣衛校蕭家凰。

方2 大杼、腎俞、肺俞、膻中。

方法 囑患兒俯臥，使背部充分暴露，醫者右手的食指與中指分別壓在左右大杼穴上，自上而下揉至腎俞。50次後用手掌在大杼至腎俞之間的穴位上揉3遍，結束時再用拇指和食指提拉該經皮膚2遍，再加揉肺俞100次，推揉膻中50次，運內八封50次，揉定喘穴100次。若新感加推攢竹，坎宮；若久咳加補脾經，揉中脘，運板門。

按語 咳嗽的治療除針對肺臟外，還應注意調治脾、肝、腎等臟。用上述穴位推揉可宣肺氣，調節臟腑功能，逼邪外出，療效頗佳。

來源 獻方人：山東煙臺市中醫院祁秀華、王維玉；推薦人：湖南省新田縣衛校蕭家凰。

方3 炙桑白皮10克、川貝母3克、甘草3克。

方法 水煎300毫升，1日1劑，早晚溫服。

按語 此方服後效果滿意，經筆者臨床觀察，對患有喘息性支氣管炎的12歲以下兒童，有顯著療效。

來源 獻方人：河南省淮陽縣衛生局李慶友；推薦人：新疆伊犁地區人民醫院趙淑華。

支氣管哮喘

方1 桃仁60克、杏仁6克、梔子18克、胡椒3克、

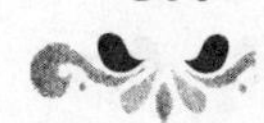

糯米 5 克。

方法 將上藥共研細末，用雞蛋清調成軟麵團狀，分成4等份，分別敷貼雙側湧泉穴及其足背相對應的位置。12小時取下，隔12小時可作第2次治療（敷貼時宜用塑膠薄膜或新鮮菜葉外包，以防藥團乾燥）。

按語 經治療36例支氣管哮喘患兒，顯效32例，有效4例。一般用藥5天左右見效，10天左右病情基本控制。

來源 獻方人：武警安徽省總隊醫院何國興；推薦人：安徽醫科大學汪秀華。

方2 脾經、肺經、膻中、肺俞。

方法 採用冬病夏治的原則，從夏季初伏開始，首先旋推脾經300次（脾經位於拇指末節羅紋面），旋推能健脾胃、補氣血。繼而用拇根向指尖方向直推肺經200次（肺經位於無名指末節螺紋面），清肺熱，止咳化痰，疏風解表。揉膻中以寬胸理氣。揉肺俞50次以調肺氣補虛損。自上而下捏脊3～5遍（從尾椎至大椎），以健脾和胃，強壯身體。氣虛加揉丹田5分鐘（以掌根揉為主），扶正升陽，溫調氣血。陰虛加揉腎頂，推腎經（腎經位於指頂端，腎經位於小指末節螺紋面），以固表止汗，滋陰降火。只推左手，4歲以上兒童補脾經加按揉足三里50次。

按語 推拿治療小兒咳喘，方法簡便，易行，效果好。本人收治學齡前兒童128例，從夏季初伏開始，每天施治1例，10次為1療程，休息3天作第2療程，一般治療2療程，咳喘盜汗，低熱消除，食慾增加，總有效率達90.6％。

來源 獻方人：廣西省桂林市中醫推拿科廖基城；推薦人：新疆伊寧市解放軍第11醫院王學良。

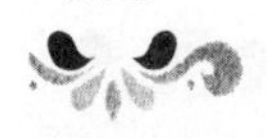

百日咳

方1 鮮蘿蔔汁50毫升、薄荷霜0.4克。

方法 取鮮蘿蔔（青、紅皮皆可，以辣為宜）切片榨汁，再將薄荷霜研為細末投入汁內，攪匀即可。早、晚各服1次，每次50毫升。

按語 本法療效顯著，均可在3～4天內獲效。例：白×，女，7歲。發病週餘，咳嗽頻作，咳後有回吼聲，反覆不已，入夜尤甚，痰多而黏，涕淚交流，嘔吐後陣咳暫停，神煩面赤，目胞浮腫，小便色黃，舌尖紅，苔薄黃，脈數有力，上方連服4天痊癒。

來源 獻方人：山東中醫學院中醫系七八級學生蔡蔚；推薦人：吉林省長春中醫學院附屬醫院周建華。

方2 紅糖5克、白糖5克、香油5克、蜂蜜5克。

方法 用開水將上藥烊化之後服之。每天1次，連服3天。

按語 此方為治療百日咳之妙方，一般服1次頓咳停止，3次治癒。

來源 獻方人：武警甘肅蘭州市支隊衛生隊陳滿志；推薦人：新疆伊寧市解放軍第11醫院王學良。

白喉

處方 白地龍9克。

方法 將白地龍焙乾研粉，分3次吹入喉間。

按語 本方治白喉效果較佳。

來源 獻方人：寧夏回族自治區里安縣醫院金林龍；推

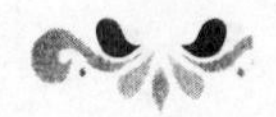

薦人：寧夏銀川市二醫院針灸科張玉霞。

急性腎炎

處方 阿膠9克、仙鶴草9克、蒲黃炭9克、三七末4.7克。

方法 阿膠烊化，三七末沖服，餘藥水煎服，1日1次，分2次服。

按語 此方為何老兒科協定處方之一，有育陰化瘀止血功效，對小兒腎炎（尤其急性、血尿明顯者）療效顯著。例子××，女，10歲，患急性腎炎經西藥抗菌素激素等治療，效果較差。查：尿蛋白（+），潛血（+++），鏡檢WBC（++），服上藥4劑，血尿全消，上方加減再服10劑，病告痊癒。

來源 獻方人：天津市原中醫學會會長何世英；推薦人：天津市中醫醫院沈偉梁。

腎病綜合症

處方 太子參9～12克、茯苓9～12克、白朮6～9克、陳皮6～9克、雞內金6克。

方法 水煎服，每日1劑。肺虛者加生黃芪12～15克，防風3～6克；腎虛者加生地6～9克，山藥6～9克，女貞子6～9克，旱蓮草6～9克。

按語 治療小兒腎病綜合症74例，緩解者55例（74.3%），部分緩解15例（20.3%），未緩解者4例（5.4%）。

來源 獻方人：北京中醫醫院蕭淑琴、鄭軍、陳萍；推薦人：新疆伊寧市解放軍第11醫院王學良。

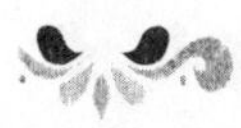

遺尿症

方1　硫磺3克、淮山藥6克、雞蛋1個。

方法　先將硫磺及淮山藥研末過篩。把雞蛋打1小孔，將硫磺淮山粉放入雞蛋內拌勻，用厚濕紙或黃泥包好放入火堆內煨熟後去殼，1次服完。每日1次。

按語　治療8例，均癒，服藥3～6劑，半年未見復發。

來源　獻方人：新疆伊犁地區人民醫院趙淑華；推薦人：新疆伊寧市解放軍第11醫院趙飛。

方2　益智仁10克、桑螵蛸10克。

方法　水煎服，連服3劑。

按語　可同時配合針灸中極、關元、三陰交效果更佳。

來源　獻方人：四川省遂寧市中醫院周智春；推薦人：四川省遂寧市人民醫院高俊奇。

方3　龍骨50克、紅皮雞蛋1個。

方法　先將龍骨加水500毫升煎湯做荷包蛋1個，吃蛋喝湯，每日1次，臨睡前服，10天為1療程。

按語　用此方治療20例，痊癒16例，好轉4例。一般治療1個療程，個別需要2個療程。

來源　獻方人：武警安徽省總隊醫院何國興；推薦人：安徽醫科大學汪秀華。

方4　向日葵瓤10克。

方法　上藥加200毫升水煎至100毫升，每日1劑，煎2次早晚分服。

按語 筆者採用本方治療遺尿療效顯著。

來源 獻方人：吉林省長春中醫學院附屬醫院景瑛；推薦人：吉林省長春中醫學院附屬醫院王中男。

方5 關元、百會。

方法 囑患者排空小便，取仰臥位，穴位局部常規消毒，用3寸毫針刺關元穴向下透刺中極穴，進針2寸5分。用2寸毫針斜刺百會穴，進針1寸5分深，中強刺激，平補平瀉手法留針30分鐘。要求有酸、沉、麻木、脹、痛、熱及觸電樣感覺。放射到下腹及會陰部，針感明顯者，效果顯著。

灸法 針刺後，自帶艾條回家，均由親屬幫助施灸，灸時將艾條對準「關元穴」，距離1寸左右，以溫熱度為度，局部穴位紅潤充血，防止燒傷皮膚。

按語 每日針灸治療1次，每次20～30分鐘，7～10次為1療程。中間休息3分天，再進行第2療程，一般都在1～2個療程治癒，經治療306例，8～10次治癒162例，11～14次治癒64例，15次以上顯效者56例，總有效92.2％。

來源 獻方人：河南省挾溝縣人民醫院王全仁；推薦人：武警安徽省總隊醫院何國興。

方6 素髎、關元。

方法 用右手拇指尖刺激素髎穴4～6次，爾後針刺關元穴，使其針感下達陰部，有向上收縮之感覺，留針30分鐘，10分鐘行針1次，15分鐘指針素髎1次，1日1次，6次為1療程。

按語 筆者採用指針治療小兒和遺尿症85例，病程1年以內者32例，1年以上者53例。經以上治療痊癒者78例，顯效6例，無效1例，總有效率達99％。

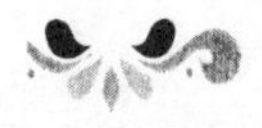

來源　獻方人：河南省漯河市第一人民醫院秦剛；推薦人：湖南省新田縣衛校蕭家凰。

方 7　硫磺 90 克、大蔥根 7 根、神闕。

方法　將上藥共搗爛為泥。每晚臨睡前，用酒精棉球將肚擠及其周圍腹壁常規消毒，然後將藥攤在臍周圍，再用綳帶纏腰固定，次晨取下並保持乾淨存放在潔淨的器皿中以備再用。第 2 天晚上仍依前法使用 1 次，1 劑可連用 2 次。

按語　本方係民間驗方，操作簡便，經治療 30 餘例均收到滿意的效果。

來源　獻方人：武警安徽省總隊醫院何國興；推薦人：安徽醫科大學汪秀華。

方 8　膀胱俞、腎俞、兌端穴。

方法　指針。重刺激膀胱俞，瀉膀胱鬱久之熱，輕則激「兌端」。「腎俞」，補腎氣並加強督脈功能。每日 1 次，10 次為 1 療程。

按語　曲氏體會兩寸主心肺，但亦與心腎關係極為密切。腎氣虛者，兩寸脈搏亦常見虛弱之象。蓋因經氣無力運行遠端。今患者雖寸脈沉弱，但亦無氣短、心悸、中氣下陷等情況，卻遺尿頻頻。曲氏據此診為腎氣虛。關於指標補瀉手法、兩手拇指尖輕輕點掐曰補，兩手拇指尖重刺前後移動曰瀉。先瀉而後補者，所謂祛邪以扶正。故該方對腎氣虛弱致遺尿者療效尤佳。

來源　獻方人：甘肅省新醫藥學研究氣針灸室曲祖貽；推薦人：新疆伊寧市解放軍第 11 醫院王學良。

方 9　足小趾（雙）、內橫紋中。

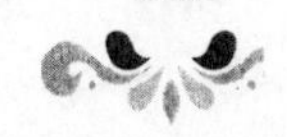

方法　強刺激，至小腹有熱脹感為度，留針 30 分鐘，中間再行針 1 次。隔 1 天針 1 次，1 週為 1 療程。

按語　經治療 11 例患者，一般 3～5 次痊癒。

來源　獻方人：四川省鹽源縣中醫院內科毛巫幾；推薦人：四川省鹽源縣衛生局辜甲林。

方 10　列缺。

方法　取列缺穴，局部消毒後行皮內針埋藏，每隔 3 天 1 次，左右兩側交替使用。針埋於皮內後，用手按壓，以局部產生酸、脹、麻感覺為好，有時針感可上下擴散。

按語　用此法治療 400 例患者，少則 2 次，多則 6 次治癒。黃××，女，5 歲。患兒從小尿床，每晚尿床少則 3 次，多則 4～5 次，午睡時亦尿床。夜間不易喚醒，喚醒後驚慌失措，納差神疲，面色無華。1979 年 2 月 25 日來我科就診，施行列缺穴埋針，1 次顯效，5 次痊癒。

來源　獻方人：湖北省中醫學院附屬醫院針灸科鄭自芳；推薦人：湖北省中醫學院針灸科康世英。

方 11　陰三交。

方法　取穴：①陰莖正面根部正中上 0.5 公分處。②陰莖背面系帶右側 0.5 公分。③陰莖背面系帶左側 0.5 公分。3 穴呈現等腰三角形。手法：直刺 3 個穴位，以沉脹麻木感為度。進針深度為 0.5 公分，留針 10～15 分鐘。起針後再對 3 個穴位分別施灸 2～3 分鐘。每日針灸各 1 次。14 歲以上患者連續針灸 7～9 次，兒童患者 14～15 次為 1 療程。

按語　用此法治療 58 例患者（其中成人 33 名，兒童 25 名），治癒率分別為 95 %和 81 %。此法對 14 歲以上的患者療效顯著，對 14 歲以下患者療效較難鞏固。為此，療程比成

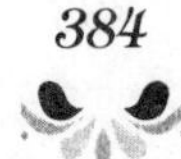

年人長一些。

來源 獻方人：武警安徽省總隊醫院何國興；推薦人：安徽醫科大學汪秀華。

過敏性紫癜

方1 桃仁15克、大黃10克（後下）、桂枝15克、黃芩10克、柴胡15克、白芍15克、紫草15克、芒硝5克（沖服）。

方法 水煎服，每日1劑分3次口服。

按語 筆者治療100例，以血瘀證論治，應用桃仁承氣湯加味治療，取得滿意效果。從臨床實用及藥理學研究證明活血化瘀方藥有抑制體液免疫反應，降低毛細血管通透性和改善毛細血管脆性等作用，故收良效。

來源 獻方人：中國醫科大學附屬第一醫院王慶顯、董秋燕；推薦人：湖南省新田縣衛校蕭家凰。

方2 川桂枝、炒白芍各9克，炮薑、陳阿膠、艾葉炭、當歸尾、川芎、香附、炙甘草、宣木瓜各6克，生薏苡仁15克，大紅棗10枚。

方法 上方水煎服，如發熱惡風，腹痛減輕，關節腫脹，酸痛好轉，不再新發紫癜，去生薏仁、木瓜、香附，加炙黃芪30克，白朮、茯苓各10克，繼服6劑，以鞏固療效。

按語 過敏性紫癜多為邪熱傷絡，脾不統血或風寒客絡，營衛失和。或營陰受擾，絡損，血溢而發紫癜；經上方治療，一般10劑而癒。

來源 獻方人：浙江省余姚市中醫院馬偉民、杜玉林；推薦人：湖南省新田縣衛校蕭家凰。

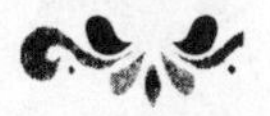

驚厥

方1 青蒿蟲5克、蜈蚣1克（炙）、牛黃1克、天然牛黃5克、黃連5克、僵蠶5克、麝香少許。

方法 共研細末，貯備。1歲兒童每次0.5克，每日2次。用量可根據年齡增減。

按語 本方為世代相傳之兒科經驗方。治療小兒因外感、驚嚇、食滯等引起的高熱、抽搐、昏迷等症狀，有可靠的療效。同時，亦廣泛應用於新生兒破傷風，痘疹瘡毒及時令熱病的預防和治療。如患兒賈××，女，3歲，患麻疹併發肺炎心衰入院。因其麻毒內陷、神昏抽搐，危在須臾。急投散劑3克，紫雪丹0.1克，人參湯送下。頃刻疹點復透，疹色轉紅，體溫下降，抽搐漸緩。4小時後單服本方藥。翌日，於本方去牛黃、蜈蚣、麝香，加入牛蒡子、桔梗、杏仁、木通水煎服。3劑後，疹點收沒，體溫正常，再以沙參麥門冬湯善後。

來源 獻方人：四川省鹽源縣衛生局辜勤；推薦人：四川省鹽源縣衛生局辜甲林。

方2 鷹足爪。

方法 焙黃研細，瓶貯。每次5～10次，溫開水送服。

按語 此方從一老藥農處秘傳得來，主治小兒急、慢性驚風。經筆者臨床使用多例，療效顯著。

來源 獻方人：四川省鹽源縣乾海鄉衛生站韓國才；推薦人：四川省鹽源縣衛生局辜甲林。

方3 朱砂25克、巴豆霜10克、蓽茇5克。

方法 將巴豆霜等藥研成細麵，用麵糊製成膏高粱粒大

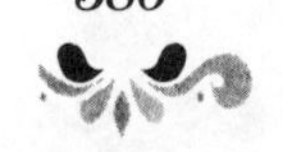

小丸，用母奶送服，1周歲小兒每次3粒，每日2次。

按語　本方具有瀉心火、鎮靜祛風之功能。本方治療小兒驚風，療效甚佳，用時應在醫師指導下服用。

來源　獻方人：吉林省長春中醫學院附屬醫院景瑛；推薦人：吉林省長春中醫學院附屬醫院王中男。

方4　大椎、身柱。

方法　每隔1天針刺1次，刺0.2公分，不留針，針後艾條灸10分鐘，5次為1療程。

按語　本方治療小兒驚風患兒15例，年齡在1至5歲之間，有效率為100％。治癒率為97％。例：患兒，吳×，男，2歲，1年來隔1至2月抽風1次，服藥無效，經用上方治療1療程痊癒。觀察半年未再復發。

來源　獻方人：武警甘肅省蘭州市支隊衛生隊陳滿志；推薦人：新疆伊寧市解放軍第11醫院王學良。

方5　神闕（肚臍）。

方法　鈉鹽於臍中，上置薑片，以艾炷灸治10～30壯，每日1次，3～5次為1療程，待患兒症狀明顯好轉後，加灸足三里10壯，調理脾胃功能以善其後。

按語　趙氏認為凡是陽氣欲絕之證，均屬灸治適應範圍。只要生機尚存，按上法灸治，即能轉危為安。

來源　獻方人：北京西苑醫院針灸科趙玉青；推薦人：新疆伊寧市解放軍第11醫院王學良。

夜　啼

方1　朱砂0.5克、五倍子1.5克、陳細茶適量。

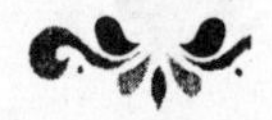

方法　先將2味藥研末，陳細茶嚼爛。混合後加水少許捏成小餅狀敷於臍中。外覆紗布，膠布固定。每晚換藥1次。

按語　用此法治療12例，一般3～6次，症狀消失。

來源　獻方人：武警安徽省總隊醫院何國興；推薦人：安徽醫科大學汪秀華。

方2　牽牛子7粒。

方法　將牽牛子搗碎，用溫水調成糊狀，臨睡前敷於肚臍上，用膠布固定。

按語　用此法治療30例，多在當夜就能止哭。

來源　獻方人：武警安徽省總隊醫院何國興；推薦人：安徽醫科大學汪秀華。

方3　燈芯草、香油適量。火燒成灰，再將灰搽於小兒兩眉毛上，每晚睡前搽1次。

按語　用此法治療96例，痊癒89例，無效7例。一般連搽1～2次見效，3～5次即癒。

來源　獻方人：遼寧省台安縣中醫院張化南；推薦人：武警安徽省總隊醫院何國興。

方4　足三里（單側）。

方法　快速進針，大幅度撚轉3～5轉，提插3～5次，得氣後患兒大哭即起針；刺後保持環境安靜；如短時復發，可在原穴重刺，方法同前。

按語　治療小兒驚嚇百餘例，對急性患者（1～2天內）治癒率達100%。慢性患者（3天以上）需配合手足心按摩，捏脊療法，治癒率達95%；注意治療後的安靜環境極為重要，切忌響動，否則易復發。

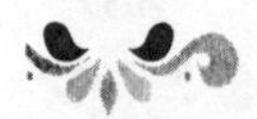

來源　獻方人：河南省洛陽白馬寺骨科醫院孫向旗；推薦人：河南省洛陽市馬寺骨科醫院袁軒。

喉炎

方1　青皮鴨蛋1個。

方法　把蛋殼擊破一小孔，取出一些蛋清於鋁湯內加入12粒白砂糖放入嬰兒口內吞下。1天內可服2～3次即癒。

按語　本病當地又叫石蒔子病。此方係家傳秘方，成人喉痛吞物困難也可服用，但必須多次並加大用量。

來源　獻方人：廣東省海康縣烏石鎮中學陳祥鳳；推薦人：四川省遂甯市中醫院郭廣喜。

方2　蘇葉、荊芥、防風、北細辛、蟬衣、炙甘草、桔梗、淡乾薑、杏仁、製半夏、陳皮、茯苓各3～6克。

方法　水煎服，1日1劑，分2次服完，若喉癢有異物感時加麻黃；聲帶充血水腫加膨大海，去乾薑；患兒平均服藥8劑痊癒。

按語　筆者運用溫肺宣肺，健脾化痰為主，收治40例小兒慢性喉炎，痊癒33例，有效4例，無效3例，總治癒率為83％。病程最長3年，最短20天。

來源　獻方人：北京市朝陽區關廂醫院徐克信；推薦人：湖南省新田縣衛校蕭家凰。

嬰兒手足抽搐症

處方　人中、湧泉。

方法　採用毫針強刺激提插捻轉，1日1次。

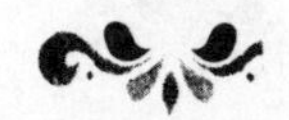

按語 人中、湧泉毫針強刺激提插捻轉至神清竅開搐搦得平，再配太衝、勞宮、足三里、內關、施瀉法以善其後。用此法治療數例，療效甚佳。

來源 獻方人：新疆伊寧市解放軍第11醫院何周智；推薦人：新疆烏魯木齊市溫泉療養院王軍。

小兒多動症

處方 ①耳穴：心、腎、腦幹、皮質下、胃、神門、肝；②體穴：百會、神門、三陰交。

方法 ①耳穴：採用王不留行籽貼敷，兩耳交替，3日更換1次，每次揉壓1～2分鐘，每日3～5次，以耳廓充血、發熱為度。②體針如心火熾盛加少府穴；痰熱憂心加大椎、豐隆；心肝火旺加太衝；心腎不交加太谿、少府。除百會、太谿2穴外，針刺其他穴位均用瀉法。加用電針，留針20～30分鐘。10次為1療程。隔日針刺1次。

按語 治療76例患兒中，近期治癒25例，顯效31效，進步17例，無效3例，總有效率96.1％。病程在1年以內4例，1～2年24例，3～4年27例，5年以上21例。說明針灸對控制多動，集中思維、平穩情緒等均有較好的療效，而且無副作用。

來源 獻方人：上海市天山中醫院郄玉蘭；推薦人：湖南省新田縣衛校蕭家凰。

小兒麻痹後遺症

方1 腎俞、秩邊、膏肓、環跳、承扶、髀關、風市、伏兔、解谿、丘墟、中封、太衝、內庭、八風、湧泉、足三里。

方法　以上穴位，每次取6～7次，每日針1次，採用淺刺多捻手法。

按語　馬氏治療小兒麻痹後遺症（脊髓灰質炎後遺症），均採用淺刺多捻手法，以調氣活血，潤肌通絡多能獲效。唯須早發現早治療。在治療期間要配合適當的功能鍛鍊。同時配合按摩，加強營養，療效更佳。

來源　獻方人：浙江省杭州市中醫院針灸科馬石銘；推薦人：新疆伊寧市解放軍第11醫院王學良。

方2　上、下閃電穴（為徐氏獨創，相當於扶突穴和第21椎旁開6寸附近的志室穴）、曲池、外關、合谷、髀關、足三里、陽陵泉、殷門、箕門、解谿、三陰交、肩髎、落地、太谿、崑崙、合陽、大椎。

方法　用觸針法進針，施補法或平補平瀉手法，留針20分鐘或配合電針。每日1次，10次為1療程。

按語　徐氏治療50例小兒麻痹後遺症患者，針刺最少5次，最多80次，痊癒15例，有效32例，無效3例，總有效率為94%。徐氏認為外翻針內側，內翻針外側。

來源　獻方人：遼寧省綏中縣中醫院徐彬；推薦人：新疆伊寧市解放軍第11醫院王學良。

方3　肩髎、曲池、合谷、外關、環跳、委中、足三里、陽陵泉、太衝。

方法　毫針點刺上述穴位，施以上、下、左、右環狀刺激手法，同時艾柱灸命門、腎俞以補先天之根，1天1次，15次為1療程。

按語　本方經治25例患者，治癒19例。一般3～5療程可癒。

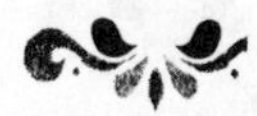

來源　獻方人：寧夏回族自治區銀川市二醫院針灸科張玉霞；推薦人：寧夏回族自治區人民醫院趙柯。

方4　風市、中瀆、足三里、條口、下巨虛、豐隆、膝陽關、陽陵泉、陽交、光明。

方法　①推摩腹部：患兒仰臥位，醫者先用一手拇指自劍突下的上脘穴直推至恥骨聯合上緣的曲骨穴，約推 10 遍左右，再以兩手四指交替在腹部環形撫摩，約 10 遍左右。②推揉患肢：術者一手托持患兒足尖，另一手拇指揉患肢各關節，推內外各肌群，推時兩手交替進行，如患肢股肉鬆弛，肢體過長者由下而上推之。如肢體因病而致短縮者則由上而下推之，推時重，回時輕，以患肢皮膚微紅發熱為度。③點按經穴；術者用拇指，中指點按風市、中瀆、足三里、條口、下巨虛、豐隆、膝陽關、陽陵泉、陽交、光明、丘墟、解谿等穴之後搖動踝關節 3～ 5 遍，再用食、拇指捏理足趾。然後叫患兒俯臥位，用兩拇指從脊柱兩側之膀胱經循行路線由上而下用力施行點、按等法，往返 2～3 遍。再點按環跳、腎俞、承扶、腰陽關、委中、承山、飛揚、跗陽、湧泉等穴。④推拿腰腿：醫者兩手拇指從脊柱兩旁之腎俞穴以下各穴向兩側分推，推至皮膚微紅發熱為度。再循大腿後側肌群至足跟用掌根推法推 5 遍，拿跟腱、推足底，最後用魚際從腰部至足跟施行揉摩、輕拍 2～3 遍結束。每日治療 1 次，7～15 次為 1 療程。

按語　筆者 20 年來，用中醫按摩手法治療小兒麻痹 50 例，認為按摩治療此症，首先應分清陰經陽經，依經絡的走行運用各種手法推經絡，走穴道、理筋、分筋、通關開竅，使營衛氣血通暢無阻，患肢得以康復。

來源　獻方人：吉林省吉林市中醫院辛伯臣；推薦人：

湖南省新田縣衛校蕭家凰。

小兒厭食症

方1　野棉花根15克、粳米30克、白砂糖60克。

方法　將野棉花根、粳米炒焦存性，研為細末，加入白砂糖和勻，於飯前服5克，每晚1次，7～12次為1療程。

按語　此係筆者收集使用的民間驗方。連續服用7～14日，能增強食慾，增加食量。

來源　獻方人：四川省鹽源縣雙河鄉衛生站黃國光；推薦人：四川省鹽源縣衛生局辜甲林。

方2　炒神麴10克、炒麥芽10克、焦山楂10克、炒萊菔子6克、炒雞內金5克。

方法　兼有乳食停滯者加陳皮6克、酒大黃5克；兼有脾濕困中加扁豆10克、薏苡仁10克；兼先天不足者加人參3克、乾薑5克、炙甘草6克；兼有脾胃虛弱加黨參10克、山藥10克、白朮6克；兼有噁心嘔吐加半夏6克、藿香6克、枳殼6克；兼有大便稀溏加蒼朮10克、訶子6克。將上藥共研細末，加澱粉1～3克，用白開水調成糊狀，臨睡前敷於患兒臍上，再用繃帶固定，次晨取下，每日1次，5次為1療程。不癒者，間隔1週，再行第2療程。

按語　本方具有消食和胃、散瘀化積、理氣化痰、補中健脾之功效，對小兒飲食停滯、脘痛脹滿、食慾不振、嘔吐泄瀉等症最為適宜。觀察122例，痊癒65例，不但飲食恢復正常，且半年內無復發；顯效34例；有效21例；無效2例，總有效率為98.4%。

來源　獻方人：吉林省人民醫院中醫科郭京麗；推

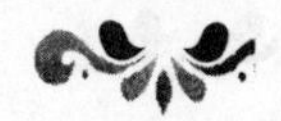

薦人：吉林省長春中醫學院王中男。

方3 雞蛋2個，紅糖5克。

方法 將雞蛋煮熟，去其清（蛋白層），取其黃（核），放入鐵勺內用文火煎成油，用紅糖調服，睡前1次，連服1週。

按語 此方對食積、乳積均有良效。用量嬰幼兒酌減。

來源 獻方人：吉林省白城市燃料公司衛生所關桂華；推薦人：新疆伊寧市解放軍第11醫院王學良。

營養不良症（疳積）

方1 雙側四縫穴。

方法 採用坐位，患兒兩手掌心朝上，定好穴位，常規消毒，男性先針左側四縫，女性先針右側四縫。用0.5寸或1寸的毫針對準穴位快速點刺，然後擠出少許黃白色液體，或淡血水，或白色顆粒狀物，然後再用75％酒精棉球消毒局部。一般3天1次，3次為1療程。

按語 筆者單用針刺四縫穴治療小兒疳積342例，療效較為滿意。病程最短者半個月，最長者為1年，顯效269例；好轉69例，無效4例，總有效率為98.83％。小兒疳積含小兒消化不良，小兒營養不良等症。

來源 獻方人：湖南省中醫藥研究院金紅、劉本立；推薦人：湖南省新田縣衛校蕭家凰。

方2 四縫、中脘、關元、足三里、三陰交。

方法 點刺四縫穴，出少許淡黃色黏液，艾條輕灸中脘、關元、足三里、三陰交。每日1次，10次為1療程。

按語　小兒疳積為兒科常見病，含小兒消化不良、小兒營養不良等症。採用上述方法治療，效果極好。

來源　獻方人：河北中醫學院針灸系高玉椿；推薦人：新疆伊寧市解放軍第 11 醫院王學良。

五　遲　症

方 1　百會、肝俞、腎俞、關元、太谿、四神聰、廉泉、天泉、風池、大椎、內關、合谷、太衝、足三里、陽陵泉、懸鐘、三陰交。

方法　用補法、進針得氣後出針。治療四個月後，其症顯著好轉，每日 1 次，20～30 次為 1 療程。

按語　四肢百骸失其濡養則全身軟弱無力，生長受阻，日久肌肉張力減退，骨軟不堪持重。故取肝俞、腎俞、關元、太谿以補養肝腎、益元固本為主穴，取三陰交、足以健脾胃，意在扶持後天之本。四神聰、大椎有益髓健腦之功。配廉泉治語遲、風池開竅益聰，諸穴共奏奇效。

來源　獻方人：中國中醫研究院針灸研究所程莘農；推薦人：新疆伊寧市解放軍第 11 醫院王學良。

方 2　少商、神門、中脘。

方法　用上方採用微補法，每次針刺 0.5 公分，不留針，10 次為 1 療程，每天 1 次。

按語　本方治療小兒發育遲緩的五遲症（立遲、行遲、髮遲、齒遲、語遲）效果明顯，在治療中配合推拿效果更好。使用本方臨床治療 11 例患兒，有效率 100％，一般 2 到 3 療程痊癒。例：蔡×，女，2 歲，站立不穩，不能行走，雙腿發軟，頭髮稀少，牙齒發育遲，使用上方治療 2 療程之

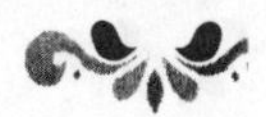

後，臉色紅潤，毛髮有光澤，半年之後發育正常。

來源 獻方人：武警甘肅省蘭州市支隊衛生隊陳滿志；推薦人：新疆伊寧市解放軍第 11 醫院王學良。

弱 智 兒

處方 八字按摩術（分、開、推、拿、2 掐、2 揉）。

方法 八字按摩術是指「分手陰陽，開天門，推脊，拿跟腱，掐少衝，掐太衝，揉百分，揉湧泉」。①分手陰陽：醫者用兩手拇指自患兒的後腕橫紋下向兩側分推陰穴太淵和陽穴神門穴 50 次；②開天門：醫者用兩手拇指自患兒眉心中站起，交替向上直推至前髮際 50 次；③推脊：醫者用食指與中指指腹向上而下直推大椎與長強穴，每推 20 次，④拿跟腱：醫者用拇指端對患兒內踝等點與跟腱之間太谿穴，食指端對患兒外踝高點與跟腱之間崑崙穴，2 指同時用力拿捏起足跟腱之後，再左右彈撥 20 次。⑤掐少衝穴 20 次。⑥太衝穴 50 次。⑦揉百會 50 次。⑧揉按湧泉穴 30 次，以足心發熱為度。每天按摩 1 次，1 個月為 1 療程。

按語 八字按摩術是筆者在長期臨床實踐中總結出的一套治療弱智兒童的有效方法。這套手法主要根據中醫小兒按摩的特定腧穴和經絡循行而創造出來的，無創傷性，不用針藥，簡便易行，療效獨特，易為小兒接受。

來源 獻方人：江蘇省南京市建鄴區中醫院小兒按摩科朱升；推薦人：湖南省新田縣衛校蕭家凰。

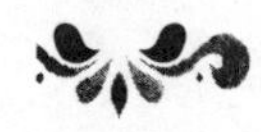

第六章　婦產科疾病

陰　道　炎

方 1　百部草 62 克、雄黃適量。

方法　將百部草煎成湯劑，沖洗陰道後將雄黃粉噴入陰道皺襞內。每日處置 1 次，5 次為 1 療程。

按語　採用本方法共治療滴蟲性陰道炎 60 例，全部治癒。滴蟲死滅平均 2～3 天；陰道分泌物明顯減少、外陰部瘙癢等自覺症狀完全消失平均 3～5 天。1 個療程治癒者占 80%，2 個療程治癒者占 18 %，3 個療程治癒者占 2 %。

來源　獻方人：新疆伊寧市解放軍第 11 醫院武繼華；推薦人：新疆伊犁地區人民醫院趙淑華。

方 2　苦參 30 克、黃柏 15 克、百部 15 克、生艾葉 15 克、花椒 15 克、明礬 10 克、蛇床子 15 克。

方法　將上藥放入 500 毫升水中，煎 20 分鐘，去渣，將藥液放入盆中，先薰 15 分鐘，然後用藥液沖洗陰道，每日薰洗 3 次，連用 7 天為 1 療程。

按語　本人與我院婦產科共治療 100 餘例滴蟲性陰道炎患者，有效率達 98 %，一般用藥 1～3 療程痊癒。用藥期間禁房事，夫妻雙方同時用藥療效更佳。

來源　獻方人：新疆米泉縣人民醫院張玉萍；推薦人：新疆伊寧市解放軍第 11 醫院王學良。

方 3　苦參 60 克、蛇床子、黃柏各 30 克，蒼朮、薏苡

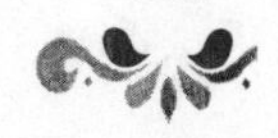

仁 15 克。

方法 水煎 1 小時左右，用細紗布濾出藥液，乘熱洗滌外用及陰道，每日 2～3 次。7 天為 1 療程，連用 3 個療程。

按語 經用本方治療 35 例陰道炎患者，均治癒。症狀消失的最短時間為 2 天，最長為 18 天。療程結束後白帶檢查，轉陰率為 99.5 %（以治療前後的細菌、滴蟲、黴菌「+」計算）。使用本方時注意：①未婚少女禁用；②老年性陰道炎慎用，如確需使用，須加入適量的潤滑之品如豬脂等，以防摩擦引起不適及損傷等。

來源 獻方人：西藏自治區人民醫院張選志；推薦人：吉林省長春中醫學院附院周建華。

方 4 蛇床子 30 克、生百部 15 克、地膚子 15 克、白鮮皮 15 克、龍膽草 15 克、川椒 15 克、黃柏 15 克、苦參 15 克。

方法 將上藥加水 2000～2500 毫升，煎煮 15～20 分鐘後帶渣薰洗，早晚各洗 1 次，每劑藥可用 1～2 天，6 天為 1 部程。

按語 用此法治療 140 例老年性陰道炎患者，其中 1 個療程症狀全部消失者 120 例，2 個療程症狀全部消失者 15 例，總有效率為 96.4 %。該方對滴蟲性陰道炎亦有良效。

來源 獻方人：武警安徽省總隊醫院何國興；推薦人：安徽醫科大學汪秀華。

方 5 虎杖根 100 克。

方法 取虎杖根 100 克，加水 1500 毫升，煎取 1000 毫升，過濾，待溫，坐浴 10～15 分鐘，每天 1 次，7 天為 1 療程。

按語 此藥具有清熱利濕，解毒散瘀作用。用本法藥源廣，方法簡單，止癢快，對陰道黏膜無刺激等特點。陳××，

女，36歲，已婚。外陰瘙癢、白帶多，如豆腐狀已1年餘。白帶塗片鏡檢黴菌（+++）。用上法治療1個療程，症狀減輕，至第3個療程症狀消失，陰道分泌物塗片復查黴菌（－）。

來源 獻方人：四川省蓬溪縣人民醫院李武忠；推薦人：武警安徽省總隊醫院何國興。

方6 關元、中極、曲泉、太衝、陰陵泉、三陰交、腎俞。

方法 關元、中極2穴用緊按慢提補法（務求針感下抵陰部），以調補沖任。曲泉、太衝2穴，以捻轉補法，補腎俞、陰陵泉，瀉三陰交。開始每天針刺1次，連續3天，以後隔日治療1次。

按語 針灸治療13例老年性陰道炎患者都取得良好效果，一般經7次治療後即可見陰部搔癢，灼痛等症，明顯好轉，最短者8次，最長者15次治癒。

來源 獻方人：上海市控江十字醫院蘇肇；推薦人：湖南省新田縣衛校蕭家凰。

方7 蠡溝穴。

方法 患者取仰臥位，由內踝至髕骨中間下三分之一處，自脛骨後緣進針。用1～1.5寸的毫針，用管針彈入或常規進針法進針後，再進5～6分深，然後提出4～5分，如此提插3次，根據針下感覺辨虛實來取九六數補瀉法。隔日1效，3次為1療程。

按語 採用該方法治療213例，治癒142例，占66.6％，其中1療程治癒106例。

來源 獻方人：新疆伊寧市解放軍第11醫院何周智；推薦人：新疆伊犁地區人民醫院趙淑華。

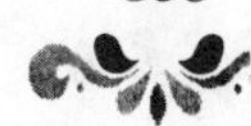

宮頸炎

方1　紫草根10克，黃柏、生大黃各15克，芝麻油150克。

方法　先將前3味藥物放入麻油中浸泡半天，再倒入小鍋中炸枯去渣，待藥油溫後裝瓶。另以消毒脫脂藥棉如荸薺大小之棉球10個，並以消毒棉線紮好，分別將棉球放入藥油中浸泡1日後備用。每晚臨睡時取藥棉藥1個，塞入陰道深部宮頸處，留長線在外，並用消毒藥棉堵住陰道口，以月經帶護之就寢，翌晨拉出藥棉，10次為1療程。

按語　用本方治療100例，全部治癒。

來源　獻方人：武警安徽省總隊醫院何國興；推薦人：安徽醫科大學汪秀華。

方2　七葉一枝花15克，生蛤粉15克，披麻草10克，麝香、冰片少許，田七10克。

方法　共研細末，用帶線棉球蘸上藥粉，放置於宮頸糜爛處，3小時後自己取出棉球，視病收輕重，每日1～2次，7日為1療程，月經期前後1週停藥。

按語　共治療宮頸炎39例，其中宮頸糜爛輕度者14例，中度者20例，重度者5例。經治療22例痊癒，17例好轉。例：某女，28歲，工人。經婦檢診為「宮頸炎」宮頸糜爛中度，經本方治療5個療程而癒。

來源　獻方人：四川省鹽源且縣衛生局辜勤；推薦人：四川省鹽源縣衛生局辜甲林。

慢性盆腔炎

方1　紅藤30克、敗醬草30克、蒲公英30克、紫地丁

30克、野菊花15克、銀花15克、莪朮15克、元胡15克。

方法 將上述方藥水煎濃縮至100毫升左右，用中號導尿管插入直腸內14公分，30分鐘內灌完，臥床休息30分鐘，每日1次，以晚上入睡前使用更佳。10次為1療程，經期暫停。

按語 用本法治療60例，其中痊癒40例，顯效12例，有效6例，總有效率96.7％。一般持續2～3個療程。

來源 獻方人：武警安徽省總隊醫院何國興；推薦人：安徽醫科大學汪秀華。

方2 生大黃15克、雞蛋5個。

方法 取生大黃研末，分5包。雞蛋敲1個洞，去蛋清，裝入生大黃末3克，煮熟服。每次月經淨後，臨睡前每晚服1個，連服5個為1療程。如患者體質較差，便瀉1日3次以上，大黃用量酌減。

按語 用上方治療30例，24例有效。服藥後小便有灼熱感，尿似濃茶，大便如魚腸狀腥臭，為有效反應。

來源 獻方人：武警安徽省總隊醫院何國興；推薦人：安徽醫科大學汪秀華。

方3 當歸15克、赤芍12克、蒲公英15克、銀花15克、敗醬草30克、三棱10克、莪朮10克、丹參15克、紅花10克、紅藤15克、野菊花20克。

方法 將上藥水煎至100毫升，溫度37℃時讓病人左側臥位，用導尿管插入直腸內14公分以上，15分鐘內灌完，臥床不動，儘量延長中藥在腸道中的時間。每晚1次，15天為1療程，療程時間休息10大，月經期暫停灌腸。

按語 共治療172例，治癒124例（症狀消失。婦科檢

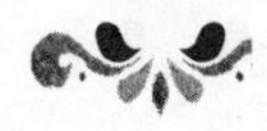

查：子宮、附件壓痛，子宮活動度受限、附件增厚、炎性包塊等，體徵消失評為治癒）；好轉 48 例，總有效率為 100％。

來源 獻方人：山東省青島市中醫院鞠文翰、蔡嘉興；推薦人：新疆伊寧市解放軍第 11 醫院王學良。

方 4 金銀花 15 克、紅花 10 克、夏枯草 20 克、魚腥草 30 克、敗醬草 20 克、牛膝 15 克、三棱 10 克、莪朮 10 克。

方法 將上藥用冷水 800 毫升浸泡 15 分鐘，首先用武火煎沸，繼用文火煎至 250 毫升，第 2 次煎法同上，共煎藥汁 500 毫升，分 3 次飯前服。

按語 此方臨床運用收效滿意。每日 1 劑，半月為 1 療程。如是急性盆腔炎，有大便秘結，煩躁者加香附、鬱金、大黃、芒硝、一般 1 療程可癒；如有慢性炎性包塊，患者體虛加黃芪、黨參、牛膝等。隨症加減，經多年用於臨床，均能收效。

來源 獻方人：湖南省湘西自治州人民醫院龍書雲；推薦人：湖南省新田縣衛校蕭家凰。

外陰血腫

處方 柴胡、丹皮、梔子仁、茯苓、白朮、乳香、沒藥、穿山甲各10克，當歸、赤芍各12克，水蛭6克，甘草梢5克。

方法 水煎服，每日1劑，早晚2次煎服，3劑為1療程。

按語 筆者近幾年來，在臨床上採用中藥治療外來暴力所致的外陰部血腫 30 例，收到滿意的效果。1 療程痊癒者 10 例，2 療程痊癒者 15 例；3 療程痊癒者 5 例，治癒率 100％。

來源 獻方人：湖南省益陽市中醫院周榮貴；推薦人：湖南省新田縣衛校蕭家凰。

子宮脫垂

方 1 木耳紅棗湯。

方法 將白木耳 6 克或黑木耳 10 克，清水泡 12 小時後取出，與小紅棗 10 枚，1 次加水適量，煮爛，再加冰糖調味，1 次服。一般每天早晨練功後服。重症者每日 2～3 次。

按語 滋養胃、腎、活血祛瘀。本方對男女更年期綜合症、痔、瘻、婦女白帶、子宮脫垂、月經不調，泌尿系疾病等皆有效。

來源 獻方人：江蘇省常州市太湖氣功診療研究所馬衡如；推薦人：江蘇省常州市天寧醫院氣功診療專家室王淑英。

方 2 五倍子 40 克。

方法 清水適宜，將五倍子放入水中煎煮，去渣，藥液放入盆中，患者蹲在盆上先薰後洗，並先服補中益氣丸（湯）數劑。

按語 本方治療子宮脫垂效神。

來源 獻方人：吉林省長春中醫學院附屬醫院景瑛；推薦人：吉林省長春中醫院附屬醫院王中男。

方 3 升麻 10 克（研末）、雞蛋 1 個。

方法 先將雞蛋頂端鑽一黃豆大圓孔，再將藥末放入蛋內攪勻，取白紙一塊蘸水將孔蓋嚴，口向上平放於蒸籠內蒸熟，去殼內服。早晚各 1 次，10 天為 1 療程。1 療程結束後，停藥 2 天再服。

按語 用此方治療 100 例患者，3 個療程內治癒者 90 例，顯效 8 例，無效 2 例，總有效率為 98 %。服藥期間忌重

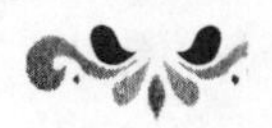

體力勞動及房事。

來源 獻方人：武警安徽省總隊醫院何國興；推薦人：安徽醫科大學汪秀華。

方 4 關元、子宮、三陰交、曲骨。

方法 關元、子宮穴，針尖向曲骨方向刺入，得氣後尋找抽搐針感，病人感覺子宮向上抽，三陰交針刺用熱補法。

按語 該方法治療子宮脫垂數 10 例，療效甚好。

來源 獻方人：北京中醫學院針灸科于書莊；推薦人：新疆伊寧市解放軍第 11 醫院王學良。

方 5 關元、大橫。

方法 灸關元、大橫。每日 1 次，連灸 1 月。

按語 子宮脫垂因中氣不足者，灸關元、大橫施補法，起到固托中氣的作用，長期堅持，療效較佳。

來源 獻方人：寧夏回族自治區銀川市第二人民醫院針灸科張玉霞；推薦人：寧夏回族自治區人民醫院趙柯。

方 6 五倍子、蓖麻子適量，百會穴。

方法 取五倍子，蓖麻籽等量，先將五倍子研細末，再加入蓖麻子搗爛做成餅，直徑 2 公分，厚 0.3～0.5 公分（每個重 10 克），置於百會穴上，用中號艾柱灸 10～20 壯，每日 1 次，6 次為 1 療程。

按語 田氏用此法治療子宮脫垂 30 例，胃下垂 10 例均獲良效。對美尼爾氏綜合症亦有一定的療效。本法操作時多取坐位，頭稍低，施灸時患者往往有一種似暈非暈的感覺，腦熱，身熱以致全身發熱，下焦上提感。如已有身熱之感即可停灸，不可拘泥 20 壯之數。

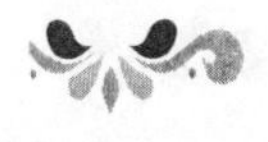

來源 獻方人：中國中醫研究院第2臨床研究所田從豁；推薦人：新疆伊寧市解放軍第11醫院王學良、何周智。

盆腔包塊

方1 子宮、曲骨、橫骨。

方法 子宮穴（雙）斜刺1寸，曲骨直針刺1寸，橫骨（雙）直刺0.8寸，針感應向陰部放散（術前排空膀胱，針刺深淺依患者腹壁厚薄適當掌握，以得氣為準）。中間行針2次，隔日1次，10次為1療程。

按語 該方治療子宮多發性肌瘤有顯著有效。

來源 獻方人：遼寧省空軍大連士官學校門診部郝德儒；推薦人：新疆伊寧市解放軍第11醫院趙飛。

方2 脾俞、腎俞、大椎、關元、足三里、三陰交。

方法 於每次月經淨後針8～10次，足三里與三陰交用交叉取穴法，左右交替針刺，連續治療4個月。

按語 應用扶正祛邪法，瀉大椎、關元；補三陰交，理督脈沖任；補脾俞、腎俞、足三里健脾胃益腎氣以扶正，使正復邪除而治癒。

來源 獻方人：吉林省長春中醫學院附屬醫院劉冠軍；推薦人：新疆伊寧市解放軍第11醫院王學良。

卵巢囊腫

方1 熟地、鹿角膠、當歸、菟絲子、肉桂、白芥子、麻黃、炒桃仁、三棱、莪朮、海藻、陳皮、夏枯草、乳香、沒藥各20克。

方法 如水500毫升，煎至300毫升，每次服50毫升，

每日 2 次，連服 10 天為 1 療程。

按語 若 1 療程未癒者，繼續進行下 1 療程，連服 4 個療程。月經期停服上藥，改服以祛瘀生新為主的生化湯加減方 3～5 劑。共治療 24 例，痊癒 14 例（含雙側 1 例），顯效 4 例（含雙側 1 例），有效 3 例，無效 3 例（其中 2 例經手術治療，均為囊性畸形瘤）。

來源 獻方人：山東省青島中醫醫院董世華；推薦人：新疆伊寧市解放第 11 醫院王學良。

方 2 生黃芪 12 克、生地黃 15 克、生山藥 18 克、白花蛇舌草 15 克、玄參 12 克、三棱 6 克、莪朮 6 克、雞內金 15 克、水蛭 5 克、天花粉 15 克、牛膝 10 克、桃仁 6 克、血竭 3 克。

方法 水煎服。每日 1 劑分早晚服，血竭不煎而兌服，雞內金宜炒黃搗碎，湯藥沖服。

按語 筆者認為卵巢巧克力囊腫、子宮腫瘤、卵巢腫瘤均屬中醫婦人症瘕範疇。作者用上方治療 5～6 公分大的卵巢囊腫多例，連服 20 劑，腫塊消失。

來源 獻方人：湖南省新田縣衛校蕭家凰；推薦人：四川省遂甯市中醫院郭廣喜。

外陰瘙癢症

方 1 地膚子 30 克、蛇床子 30 克、苦參 20 克、艾葉 20 克、風化硝 20 克。

方法 用清水 2000 毫升，文火先煎前 4 味濾過去渣取汁，將風化硝調和，待溫度降至 30 度時，用紗布蘸藥洗滌患處，1 日 2 次，早晚沖洗。

按語 此方可連續洗用 7～15 天，90 %以上病人可以獲

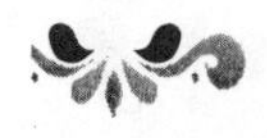

癒。用藥期間忌辛辣、忌房事。

來源 獻方人：湖南省新化縣人民醫院曾曉初；推薦人：湖南省新田縣中醫院曾介緩、蕭家凰。

方2 苦參觀、生百部、蛇床子、土茯苓、鶴虱、白鮮皮各30克，龍膽草、川花椒、川黃柏、地膚子各15克。

方法 上藥加水2000～3000毫升，煮沸20分鐘後，取汁薰洗外陰。每日1劑，早晚各1次，每次20～30分鐘。10天為1療程，最多用2個療程。

按語 用此法治療500例，治癒445例，好轉40例，無效15例，總有效率97％。

來源 獻方人：武警安徽省總隊醫院何國興；推薦人：安徽醫科大學汪秀華。

方3 大蒜頭4個、小薊（鮮）120克。

方法 大蒜切薄片，大薊洗淨，加水4000毫升，煎至2000毫升，溫洗，早晚各洗1次，3～7次為1療程。

按語 筆者採用本方治療外陰搔癢症患者142例，均在1～6次內顯效。未見明顯的毒副作用。

來源 獻方人：新疆伊寧市解放軍第11醫院武繼華；推薦人：新疆伊寧市解放軍第11醫院趙飛。

外陰白斑症

處方 炙黃芪30克、黨參30克、白朮15克、升麻10克、柴胡7克、當歸10克、陳皮6克、炙甘草7克、白果10克、薏仁10克。

方法 水煎服，每日1劑。

按語 本方連服7劑後顯效，連服半月痊癒。

來源 獻方人：湖南省婁底地區人民醫院顏耀東；推薦人：湖南省新田縣衛校蕭家凰。

月經不調

方1 黃芪、太子參各24克，焦白朮、升麻、香附各10克，女貞子、旱蓮草、鹿角片、菟絲子、烏賊骨各15克，葛根、補骨脂各12克。

方法 水煎服，1日1劑，早晚分服。

按語 經間期出血是指在兩次月經期之間，週期性陰道出血者。用上方補腎氣、調沖任和氣血、束帶脈，一般連服4劑而癒。囑病人平時服用補腎益氣之品以鞏固療效。

來源 獻方人：四川省溫江縣中醫院李志琪；推薦人：湖南省新田縣衛校蕭家凰。

方2 蓮子肉20克、肉桂15克、白豆蔻15克、華茇10克、石榴25克、紅花10克。

方法 上藥共為細麵，成人每服5克，溫開水送服，日服2次。

按語 本方具有補氣調經養血之功，主治月經不調，經血不止，經期腹痛等證，屢治屢效。

來源 獻方人：吉林省長春中醫學院附屬醫院景瑛；推薦人：吉林省長春中醫學院附屬醫院王中男。

方3 仙鶴草45克、側柏葉炭（鹽炒）15克。

方法 將上藥研細末，製成水丸，如桐子大小，每次服6克，1日3次，溫開水送服。

按語 一般服上方3週可癒，該方治療老婦月經復來效佳。

來源 獻方人：河南省淮陽縣衛生局李慶友、李體君；推薦人：新疆伊寧市解放軍第11醫院何周智。

方4 合谷、曲池、三陰交、中極。

方法 每次月經前1週針刺上述穴位，隔日1次，行補法，連續7天為1療程。

按語 用此方治療月經不調79例，多在1～2個療程治癒。患者李某，35歲，產後經量較多，每次月經量約500毫升，西藥治療無效，求針刺治療，1療程痊癒。

來源 獻方人：武警甘肅省蘭州市支隊衛生隊陳滿志；推薦人：新疆伊寧市解放軍第11醫院王學良。

方5 復溜、行間。

方法 補復溜，瀉行間，留針20分鐘，中間行針2次，1天1次。

按語 此法用於治療絕育術後引起的月經過多及勞累後引起的月經過多，療效顯著，常在10天左右收效，採用雀啄補法，瀉法常採用搖大孔法。

來源 獻方人：寧夏回族自治區銀川市二醫院針灸科張玉霞；推薦人：寧夏回族自治區人民醫院趙柯。

閉經

方1 益母草15克、紅糖30克。

方法 每日1劑，水煎服，連服2～4劑。

按語 筆者採用該方治療11例，行經者7例，4例其他症狀明顯改善。

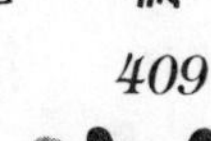

來源 獻方人：新疆伊寧市解放軍第11醫院武繼華；推薦人：新疆伊犁地區人民醫院趙淑華。

方2 熟地15克（砂仁拌）、白芍15克、川芎9克、當歸20克、菟絲子12克、覆盆子12克、五味子9克、枸杞子15克、仙靈脾12克、巴戟天9克、川牛膝12克、紅參5克、黃芪30克、茯苓15克、炒枳殼9克、焦三仙30克。

方法 每日1劑，水煎服，日分3次溫服。

按語 閉經一證，有實有虛，實者氣滯血瘀，虛者腎虛血少。而室女閉經，則多屬後者。近幾年來運用婦科專家劉奉驗方治療室女閉經6例，效果顯著。

來源 獻方人：湖北省咸寧地區中醫院孟繼民；推薦人：湖南省新田縣衛校蕭家凰。

方3 合谷、三陰交、太衝、崑崙。

方法 補合谷，瀉三陰交。留針20分鐘，中間行針2次，每日1次。

按語 用此法治療閉經，療效顯著，多則3次，少則1次而收效。補法用雀啄法，瀉理法用搖大孔法。

來源 獻方人：寧夏回族自治區銀川市二醫院針灸科張玉霞；推薦人：寧夏回族自治區人民醫院趙柯。

方4 腎俞、關元、三陰交。

方法 均用瀉法，針後各灸9壯，每日1次，10次為1療程。

按語 可配合按摩、中藥等療法，療效更佳。

來源 獻方人：北京西苑醫院針灸科趙玉青；推薦人：新疆伊寧市解放軍第11醫院王學良。

痛經

方1 當歸19克、北沙參13克、延胡（醋炒）9克、山楂核（醋炒）9克、懷牛膝9克、製香附9克、川斷（醋炒）9克、益母草9克、官桂6克、木香6克、肉豆蔻6克、甘草6克。

方法 共研細末，每服18～25克，用紗布包好，放在熱水瓶中，以滾開水沖入，將瓶塞塞好，等2～3小時即可服用。每日1次，3～7次為1療程。

按語 經前、經期和經後腹痛以及乳脹或腿痛者均可服用。共治療本病189例，有效169例。

來源 獻方人：新疆伊寧市解放軍第11醫院武繼華；推薦人：新疆伊寧市解放軍第11醫院何周智。

方2 蘇木40克、血竭25克、紅花25克。

方法 將以上3藥共為細末，溫開水送服，成人每次服5克，每日2次。

按語 本方具有活血通經之功能，主治痛經，月經不調等症，服用10天可獲效。

來源 獻方人：吉林省長春中醫學院附屬醫院景瑛；推薦人：吉林省長春中醫學院附屬醫院王中男。

方3 合谷、太衝、膈俞、至陽、下髎、腎俞、關元俞、維胞、三脘、氣海。

方法 ①開四關：病人取仰臥位，寬衣解帶，醫者坐於一側，以按揉手法於雙合谷、太衝四穴4分鐘。②點膈俞：患者取俯臥位，術者中指點按手法，點按血之會穴膈俞，同

時點按至陽穴，操作 4 分鐘。③滾按膝骶：體位同上，術者以滾法施於腰骶部，以膀胱經俞穴為主，重點在中、次、下髎、腎俞、關元俞，繼用點按手法刺激上述穴位。④掐點維胞：患者取仰臥位，醫者掐點維胞穴，使酸脹感向小腹放散。⑤摩腹開四門：令病人仰臥位，醫者於病人胃脘部點三脘，開四門，隨後改調氣海，補關元。最後摩腹 5 分鐘，使腹部產生溫熱感而收功。

按語　本方具有活血化瘀，祛瘀生新的作用。

來源　獻方人：安徽省淮北市中醫院陳培良；推薦人：湖南省新田縣衛校蕭家凰。

方 4　歸來、中極。

方法　採用毫針刺法，平補平瀉。月經週期前 1 週開始針治，日針 1 次，至經行停針，即為 1 療程，如未癒，第 2 次月經週期前 1 週接著針治。

按語　該方法治療痛經，屢治屢驗。歸來穴溫通氣血，中極穴調理沖任之氣，故針到病除。

來源　獻方人：浙江省針灸學會樓百層；推薦人：中國人民解放軍新疆伊寧市解放軍第 11 醫院王學良。

方 5　十七椎下、關元、三陰交、天樞、神闕。

方法　用毫針刺十七椎下，行瀉法；加溫針灸關元、三陰交；並用集束艾捲溫灸三樞、神闕、關元 20 分鐘。針刺穴位留針 30 分鐘，每日 1 次，10～15 次為 1 療程。

按語　該方法對寒凝血瘀所致痛經有較好地療效。一般 1 次見效，1～5 次痊癒。

來源　獻方人：浙江中醫學院附屬醫院針灸科嚴定梁；推薦人：新疆伊寧市解放軍第 11 醫院王學良。

方6　關元、中極、三陰交。

方法　取1.5寸或2寸30號毫針，針刺關元（加艾灸）、中極（加艾灸）、三陰交（加艾灸）疼痛尤甚者加氣海俞（艾灸）。每日1次。

按語　筆者門診治療30例痛經患者，均屬氣滯血瘀、經行不暢引起少腹疼痛，根據中醫「通則不痛，痛則不通」、「氣行則血行，氣滯則血瘀」之理，採用經前針刺加艾灸治療的方法，起到溫陽、理氣、化瘀、止痛之功效。一般在經前針灸2～3次即可痊癒。

來源　獻方人：安徽省安慶市立醫院針灸科周紅霞；推薦人：新疆伊寧市解放軍第11醫院王學良。

方7　關地、中極、三陰交、次髎、太衝。

方法　每逢月經來潮前3～5天，採用毫針刺上述穴位，留針30分鐘，在留針期間行針2～3次，每日針1次，30～60次為1療程。

按語　如月經來潮時仍痛，繼續針治，以不痛為止。關元、中極可調沖任，理下焦，活血化瘀；三陰交乃治療男女生殖、泌尿系統病變不可缺少之要穴；痛時配次髎、太衝疏肝理氣，調經止痛則療效更佳。五穴同用不但痛經有滿意效果，而且對婦科其他疾患也有一定療效。

來源　獻方人：河南中醫學院邵經明；推薦人：新疆伊寧市解放軍第11醫院王學良。

方8　中極、三陰交（雙側）、關元、合谷（雙側）。

方法　穴位常規消毒，針刺中極、三陰交（雙側）、關元、合谷（雙側）。交替使用，有酸沉麻脹感後，留針30分鐘，每隔5～10分鐘用鑷子挾持消毒棉球蘸麝香風油精塗在針眼周圍，接著提插撚轉其針，令其順針體而滲入其內，病人即感到有較強的刺激，反覆操作2～3次，啟針，用拇指按輕片刻。

按語　用本法治療30例患者，少則4次，多則10次治癒。每次月經前4～5天進行，每日或隔日1次，經潮時即停。下次月經來潮前，可視情況再治療，以鞏固療效。

來源　獻方人：武警安徽省總隊醫院何國興；推薦人：安徽醫科大學汪秀華。

功能性子宮出血

方1　茅膏菜全草12.5克、紅花4.5克。

方法　上味加水300毫升，煎20分鐘取汁，放入紅糖30克，在月經來潮的第2天上午服下，服藥後視患者酒量大小，飲適量白酒，臥床休息1小時左右。其藥渣加水200毫升煎汁，如法下午再服1次，每日1劑，連服3劑。

按語　經此方治療排卵性功能性子宮出血者58例（其中青春期12例，生育期32例，更年期14例）功血病人，療效可靠，止血效果好，總有效率可達100%。

來源　獻方人：安徽省廬江縣人民醫院中醫科程良靖；推薦人：武警安徽省總隊醫院何國興。

方2　三七參2克、蒲黃炭9克。

方法　將三七參放瓦上焙黃，研為細粉末，同蒲黃炭混勻備用。用白開水對黃酒沖服藥末，1次服下。每隔6小時服1劑，空腹服。

按語　服此藥無不良反應，一般止血較快，也可酌情增加藥量，血止即可停藥。

來源 獻方人：河南省洛陽市白馬寺骨科醫院王克倫、袁軒；推薦人：新疆伊寧市解放軍第11醫院王學良、武繼華。

方3 棕炭50克、田七30克、代赭石50克。

方法 將棕櫚用火燒焦後，與代赭石一同研末後，用細籮篩篩細即可，再將田七研末拌勻，收貯備用。患者1日服用3～4次，1次15克，用溫水送服。重者用鹿角膠（烊化）送服。

按語 本方具有活血止血之功，對功能性子宮出血有良效。

來源 獻方人：湖南省新田縣十字鄉中醫骨傷科門診部朱庭國、聶水芝；推薦人：新疆伊犁地區人民醫院趙淑華。

方4 生天門冬15～30克。

方法 取帶皮的生天門冬乾品15～30克或鮮品30～90克，水浸20分鐘，武火煮沸10分鐘。後改用文火煎20分鐘，取藥液100毫升，加入紅糖15～30克，每日早晚各服1次，10天為1療程。血止後再服3～5劑以鞏固療效。

按語 共治療7例，痊癒6例，好轉1例。

來源 獻方人：遼寧省撫順市中醫院楊明；推薦人：新疆伊寧市解放軍第11醫院王學良、何周智。

方5 當歸10克、川芎10克、白芍10克、黨參12克、桂枝9克、阿膠20克、丹皮10克、麥冬15克、製半夏9克、吳萸8克、大黃炭10克、生薑6克、甘草6克。

方法 水煎服，每日1劑。

按語 本方為筆者的經驗方，特別對中年婦女功能性子宮出血，效果極佳。

來源 獻方人：新疆烏魯木齊市溫泉療養院楊定泰；推

薦人：新疆伊寧市解放軍第11醫院王學良。

方6 生地10克、丹皮9克、梔子炭9克、白茅根12克、藕節20克、生側柏10克、阿膠10克、花蕊石10克、煅龍骨20克、煅牡蠣20克、生地榆9克、仙鶴草9克。

方法 將上藥水煎服，1日1劑，早飯前，晚飯後各服1次。

按語 本方對患再生障礙性貧血的年青女性月經來潮後經血不止，服用本藥7天，即可停止。共觀察9例病人，其中7例經血停止，2例配合輸血後停止出血。

來源 獻方人：吉林省人民醫院郭京麗；推薦人：吉林省長春中醫學院附屬醫院王中男。

方7 當歸10克、川芎9克、白芍10克、黨參12克、桂枝9克、阿膠20克、丹皮10克、麥冬15克、製半夏9克、吳茱萸8克、大黃炭10克、生薑6克、甘草6克。

方法 取水400克，將上藥放水中，煎煮20分鐘，取藥液150毫升內服，1日1劑，每日3次。

按語 觀察5例病人，一般服藥3天即可止血。此方為沖任虛寒兼有瘀血停滯者而設。

來源 獻方人：新疆烏魯木齊市溫泉療養院楊定泰；推薦人：新疆伊寧市解放軍第11醫院王學良。

方8 肉桂25克、熊膽25克、百草霜25克。

方法 以上3味藥為細麵，白開水送下，或用綿羊肉湯送服，每次5克，每日2次。

按語 本方主治經漏不止之症，屢治屢效。

來源 獻方人：吉林省長春中醫學院附屬醫院景瑛；推

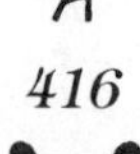

薦人：吉林省長春中醫學院附屬醫院王中男。

方9 炙黃芪30克、太子參24克、生地15克、炒黃芩12克、貫衆炭15克、烏賊骨15克、栝蔞30克。

方法 每日1劑，水煎2次分服。氣虛較著者，用潞黨參易太子參，加焦白朮、炙升麻，以益氣升脾統血；陰虛較著者配用二至丸，陳阿膠滋養肝腎，狀水以制陽；見瘀阻者配用煅花蕊石、蓮房炭、三七末；瘀滯已除，投煅龍牡、仙鶴草以收斂止血固沖。

按語 筆者收治50例，痊癒37例，有效11例，無效2例，總有效率為96%，其中服藥2～5劑血止者39例，6～10劑止血者6例。

來源 獻方人：江蘇省南通市中醫院姓寓；推薦人：四川省遂寧市中醫院郭廣喜。

方10 地南瓜根（又名款冬花根）100克。

方法 上藥（鮮品更佳）和糯米煮熟食用，每日2次。

按語 此為筆者臨床經驗方。除用於崩漏症外，對月經不調及帶下病亦有較好療效。一般連服3日獲滿意效果，有效率達90%以上。

來源 獻方人：四川省鹽源縣中醫院內科毛巫幾；推薦人：四川省鹽源縣衛生局辜甲林。

方11 龍骨50克、棕櫚炭15克。

方法 將龍骨與棕櫚炭共研細末，每次1劑，早晚各1次，用水沖服，也可配合四物湯水煎後用其湯劑沖服，療效更佳。

按語 此方可以連續用，大多數患者3～5劑即可見效，

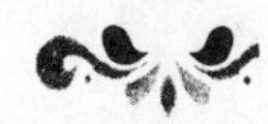

服用期間忌進生冷油膩食物。

來源 獻方人：吉林省白城市中醫院婦產科戴英華；推薦人：新疆伊寧市解放軍第 11 醫院康復科何周智。

方 12 雞血藤 50 克、木迷木葉 50 克、雞冠花 30 克、紅糖 50 克。

方法 水煎早晚分服，每日 1 劑，連服 5～10 劑。

按語 經治療 49 例，有效率為 97 %，一般用 3～5 天即可治癒。

來源 獻方人：武警安徽省總隊醫院何國興；推薦人：安徽醫科大學汪秀華。

方 13 當歸、黃連、阿膠各 500 克，乾薑炭 100 克，陳棕炭、地榆炭、女貞子各 200 克，烏賊骨 50 克，茜草根 250 克共研細末，裝入膠囊，每含藥粉 0.5 克。

方法 1 次口服 4 克，日服 3 次，整個月經週期連續服用，1～2 個月為 1 療程。

按語 用此方治療83例，療效滿意，總有效率為91.6%。

來源 獻方人：湖南省石門縣望羊醫院文湘銀；推薦人：湖南省新田縣衛校蕭家凰。

方 14 烏梅 1500 克。

方法 加兩倍於烏梅體積之水，用炭火煎熬，使水分蒸發大半，再加水至原量，煎至極濃，用乾淨紗布濾去渣，玻璃瓶密貯備用。同時每 100 毫升加香蕉精 10 滴以調味，再加白糖適量。成人每次服 5 毫升，溫開水調服，每日 3 次。

按語 筆者用本方治療崩漏、產後惡露不盡等症 27 例，均獲殊效。

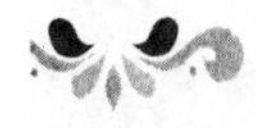

來源　獻方人：新疆伊寧市解放軍第 11 醫院武繼華；推薦人：新疆伊犁地區人民醫院趙淑華。

方 15　黃芪（蜜炙）、白朮（土炒）、生地、阿膠（蒲黃炒）、山萸肉各 15 克，升麻（炒炭）5 克，龍骨（煅後醋淬）30 克，仙鶴草 30 克，牡蠣（煅後醋淬）30 克，茜草 6 克，烏賊骨 12 克。

方法　水煎服，每日 1 劑。

按語　辨證加減：氣虛加人參；血熱加白芍；積熱加黃芩；肝鬱氣滯加柴胡、青皮；瘀血內阻加桃仁、大黃炭；腰痛甚者加續斷；心悸不眠者加棗仁、茯神。共收治 43 例，服 1 劑止血者 8 例，2～3 劑止血者 23 例，4 劑以上止血者 21 例，最多為 6 劑。

來源　獻方人：新疆伊犁地區人民醫院趙淑華；推薦人：新疆伊寧市解放軍第 11 醫院武繼華。

方 16　脾俞、胃俞、肝俞、腎俞。

方法　採用熱補手法（左手食指緊按穴位，右手持針迅速刺或捻轉刺入，先淺後深，慢提緊按，務令氣至，在酸脹感覺基礎上，持針下插 1～2 分，然後拇指向前捻轉 3～5 次或 9 次，多數患者就有熱脹感覺，出針後揉按穴位），隔日 1 次，10～15 次為 1 療程。

按語　該病中醫稱崩漏，是婦科常見病，多因氣血兩虛，脾不攝血或肝腎不足，瘀血內停所致。針刺治療效果滿意。鄭氏取脾俞等穴，針用熱補手法，使氣足血旺，病自除矣。

來源　獻方人：甘肅中醫學院鄭魁山；推薦人：新疆伊寧市解放軍第 11 醫院王學良。

方 17 隱白。

方法 先針後灸，留針 10 分鐘，灸 5 壯，每日 1 次，3～5 次為 1 療程。

按語 用該方法合膠艾地黃湯治療數例功能性子宮出血患者，取效神速。

來源 獻方人：北京中醫學院附屬醫院趙揖君；推薦人：新疆伊寧市解放軍第 11 醫院王學良、趙淑華。

方 18 隱白、關元、三陰交、次髎。

方法 採用毫針刺法，留針 30 分鐘，10 分鐘行針 1 次。每日 1 次，10 次為 1 療程。

按語 隱白穴是足太陰脾經之井穴，用於止血則有較好療效；配關元，可培腎固本，補益元氣，需針刺 2 寸左右，使針感向下放散至陰部；三陰交是肝脾腎三經之會穴，有健脾益腎養肝之作用，針刺 1.5 寸深，針下得氣後，行針使針感向上至膝或向下至足底；次髎是治婦科疾病之要穴，針刺 2 寸左右，使針感向前放散至前陰部，對月經失常、赤白帶下有較好的療效。

來源 獻方人：河南中醫學院主任醫師邵經明；推薦人：新疆伊寧市解放軍第 11 醫院王學良。

方 19 脾俞、腎俞、氣海、關元、三陰交。

方法 採用毫針刺法，撚轉行針（補法），留針 15 分鐘，同時加艾條灸。每日 1 次，10 次為 1 療程。

按語 脾俞乃脾之背俞，腎俞係腎之背俞，用補法以益氣攝血，補益腎氣；氣海為任脈經穴，以補中益氣，調補沖任；關元為肝、脾、腎與任脈之會穴，取之調三陰經並固沖任；三陰交乃肝、脾、腎足三陰經之交會穴，用之調補三陰。留針用時，重用灸療，共奏溫脾腎之陽，益氣攝血之功。姜氏曾觀察 250 例，總有效率為 90 %以上。

來源 獻方人：黑龍江省哈爾濱市癱瘓病研究所姜淑明；推薦人：新疆伊寧市解放軍第 11 醫院王學良。

方 20 中脘、神闕、隱白、膈俞、腎俞、脾俞、肝俞。

方法 患者取仰臥位，醫者用大拇指點按中脘穴，掌心對準神闕，小魚際按壓少腹，順時針揉法，振顫，壓放全腹部，再四指抱抄腹部一邊，另一手拇指抱抄腹部另一側，向相反方向用力抱抄合掌上提 3 次，即腹部手法完畢。中指微叩打隱白穴 300～500 次，點按膈俞、腎俞、脾俞、肝俞各 150～300 克，每日 1 次。急性者 1 日 2 次，配三棱針點刺十二井穴放血 1 次。10 次為 1 療程。

按語 筆者由補脾俞、固沖任，從全腹部揉按，振顫，壓放，上提而達到沖任二脈血流暢行、循環無阻，血循環不外溢，加強子宮收縮作用，點叩諸穴達到脾統血，肝腎封茂之功效。使全身陽氣旺盛，統攝氣血，而起到止血作用。筆者治療12例經其他方法治療無效者，採用此法治療 1～2 個療程而痊癒。

來源 獻方人：山西省永濟縣人民醫院趙衛新；推薦人：湖南省新田縣衛校蕭家凰。

絕經期綜合症

方 1 耳穴：腎、子宮、卵巢、皮質下、內分泌、神門。

方法 備王不留行籽數粒，正方形（邊長約 0.8 cm）醫用膠布數塊，以耳穴探測儀或血管鉗尖選擇穴位，用 75 %酒精或新潔爾滅棉球消毒耳廓，選好適合穴位大小的王不留行籽

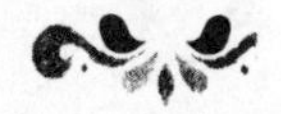

貼於膠布上，用止血鉗送至耳穴，對準穴位貼緊，並稍加壓力，使患者感到酸、麻脹或發熱感，主貼腎、子宮、卵巢、皮質下、內分泌、神門。貼壓穴後，囑患者每日自行按摩耳穴3～5次，每次使耳廓發熱為宜。隨症配穴：如腎陰不足，肝陽上亢，配脾、肝穴；如腎陰不足，心腎不交，配小腸、心穴；脾失溫煦，配脾、腎、內耳、心穴。腎陰陽兩虛配脾、膀胱、胃；如有高血壓，配肝、高血壓點、降壓溝。每次選穴5～7個，每貼壓1次穴位，保留3天，兩耳交替更換，6次為1療程，1療程完後休息1週，1～3個療程可獲痊癒。

按語　筆者近年來運用耳穴貼壓王不留行籽治療該病患者數例，療效滿意，總有效率達　83.8％。

來源　獻方人：四川省成都中醫學院教學醫院王明陵、王紅；推薦人：湖南省新田縣衛校蕭家凰。

方2　桂枝、白芍各9克，製附片6克，炙甘草5克，大棗5枚，生薑3片，煅牡蠣18克，黃芪、浮小麥各30克。

方法　上藥水煎溫服，每日1劑2煎早、晚服。

按語　本方治療更年期漏汗症，服藥3劑後，白天了汗量減少，飲食增加，藥已奏效，原方減附片3克，加山萸肉9克，白曬參9克，汗出而癒。

來源　獻方人：山東省泗水縣泗張鄉醫院尤昌厚；推薦人：湖南省新田縣衛校蕭家凰。

經前期緊張症

處方　中極穴。

方法　頭痛失眠者配太陽、百會、神門；胃脹納呆者配中脘、足三里；少腹脹痛者配關元。針刺多在月經前3～5日內，每日1次。月經後也出現症狀者，則經後針刺，6天為1療程，月經期停針。施以平補平瀉，留針30分鐘，得氣為度。

按語 506例病人，329例痊癒（占65%）；好轉111例（占21.6%）；無效66例（占14%）。為鞏固療效，堅持1～3個療程效果最佳。

來源 獻方人：吉林省永吉縣醫院鄧坦雲；推薦人：安徽省歙縣中醫院汪軍。

習慣性流產

方1 懷山藥150克、焦杜仲100克、酒炒川續斷100克。

方法 將上藥共研細末，每日早晨用米湯送服12克，連續服用2月。

按語 經臨床治療20餘例習慣性流產患者，有效率為93.6%。服藥期間一定要避孕。

來源 獻方人：新疆米泉縣人民醫院張玉萍；推薦人：新疆伊寧市解放軍第11醫院王學良。

方2 菟絲子100克、熟首烏100克、川斷75克、黨參120克、覆盆子90克、川杜仲90克、淮山藥90克、白朮90克、蓮子肉90克、芡實90克、金櫻子90克、當歸60克、白芍60克、春砂仁30克、陳皮30克。

方法 止方共研細末，煉蜜為丸如綠豆大，每次開水送服6克，每日可服2～3次，未孕之前及早孕期間均可常服，可服至懷孕的4～5個月，有感冒、發熱及月經來潮時則暫停服用。

按語 本方補腎健脾、益氣養血、固攝沖任而安胎，治療習慣性流產療效顯著。

來源 獻方人：吉林省人民醫院中醫科郭京麗；推薦人：

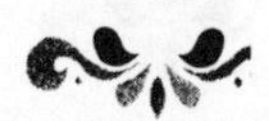

吉林省長春中醫學院王中男。

胎位異常

方 1 蘇葉、黃芩各 10 克。

方法 水煎服，1 日 3 次，或當茶喝。

按語 本方簡便、實用、效果獨到，無副作用，為日常應用方。早期效果好，一般 3～7 天可能轉為正常位。典型病例：胡××，女，24 歲，自始胎位不正，門診治療，開始服 3 副藥未見效，繼之又服 3 劑，胎位轉正。

來源 獻方人：湖北省漢川市計劃生育站李敏珍；推薦人：江蘇省常州市晨苗子診療研究所李志如。

方 2 北黃芪（炒）4.5 克、歸頭（炒）4.5 克、菟絲子（酒炒）4.5 克、大川芎 4.5 克、白芍（酒炒）3 克、枳殼（麩炒）2 克、川羌活 1.5 克、炙甘草 1.5 克、荊芥（炒）2.1 克、全紫蘇 2.1 克、川朴（薑汁炒）2.1 克、蘄艾葉（醋炒）2.1 克、川貝母 2.1 克。

方法 體虛加人參 6～10 克，上藥共研末，吞服。

按語 方中北黃芪即黃芪，歸頭即當歸頭也。筆者共治療胎位不正者 100 例，得到矯正者 77 例。

來源 獻方人：新疆伊寧市解放軍第 11 醫院武繼華；推薦人：新疆伊寧市解放軍第 11 醫院趙飛。

方 3 當歸 4.5 克、白芍 5 克、川貝母 3 克、黃芪 2.5 克、荊芥穗 2.5 克、菟絲子 4.3 克、厚朴 2.2 克、艾葉 2.2 克、枳殼 1.8 克、羌活 1.5 克、甘草 1.5 克。

方法 水煎服，每日 1 劑。一般服 1～2 劑，無效者停藥

7日可再服1劑。

按語　筆者採用該方治療60例胎位不正者，44例成功，有效率73％。其中50例服藥1劑，10例服藥2劑。

來源　獻方人：新疆伊寧市解放軍第11醫院武繼華；推薦人：新疆伊犁地區人民醫院趙淑華。

方4　太湖跪功。

方法　古人為祈求神靈的一種動作，如同現代醫學常用的胸膝位，但需用手掌接觸地面，支持身體，自然呼吸，同時入靜，一般至少練15分鐘。

按語　本法治療胎位不正一般1週見效。此外對子宮後傾、不孕症、脫肛、胃下垂均有不同程度的防治作用。

來源　獻方人：江蘇省常州市蘭園王天賜；推薦人：江蘇省常州市天寧醫院專家室李梅、劉志春。

妊娠雜症

方1　生地12.5克、當歸9克、白朮8克、黃芩6克、犀角6克、知母6克、天冬6克、麥冬6克、桔梗6克、栝蔞6克、紫菀4.5克、甘草3克。

方法　每日1劑，水煎服。

按語　筆者採用本方治療妊娠吐血患者17例，均獲痊癒。

來源　獻方人：新疆伊寧市解放軍第11醫院武繼華；推薦人：新疆伊犁地區人民醫院趙淑華。

方2　紅鯉魚1條（250克左右）、茯苓60克。

方法　先把紅鯉魚洗淨去鱗，除掉魚鰓和內臟。加入茯苓及清水1000毫升，用文火煎成500毫升，分2次溫服。每

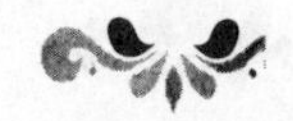

日 1 劑，連服 20 天。

按語 用此方治療妊娠水腫患者 135 例，治癒 50 例，顯效 50 例，好轉 30 例。總有效率達 96.2 %。

來源 獻方人：廣西壯族自治區人民醫院張達旭；推薦人：武警安徽省總隊醫院何國興。

方 3 雙側內關穴。

方法 選用 1.5 寸的毫針，直刺雙側內關穴 1 寸，施溫補手法。

按語 此法治療妊娠嘔吐和其他原因引起的嘔吐，均有很好的效果。筆者治療 50 餘例，均獲滿意效果。注意手法柔和，刺激不能太強，不留針，以防流產。

來源 獻方人：湖南省新田縣金陵醫院王學範；推薦人：湖南新田縣十字鄉骨傷科診所朱庭國。

方 4 三陰交、腎俞。

方法 患者取仰臥位或端坐位，醫者將兩手拇指分別置於兩側三陰交穴，其餘四指分別置於小腿外側與此穴相對應部位。以拇指與四指的合力，由內向外、上、下的方向揉按，手法由輕到重，產生酸脹感，以能耐受為宜，每隔 2～3 分鐘兩側交替間歇 10～15 秒，按摩 15～20 分鐘，然後用艾條一根，距腎俞穴 2～3 cm 處反覆循環薰烤，以患者感到皮膚發熱而為燒傷皮膚為宜。在每穴溫灸 5 分鐘，每日 1 次。

按語 共治療妊娠嘔吐 64 例，3 次治癒者 37 例，占 58 %，5～10 次治癒者 24 例，占 24 %。

來源 獻方人：中國人民解放軍山東省濟寧軍分區門診所張仲前；推薦人：新疆伊寧市解放軍第 11 醫院王學良。

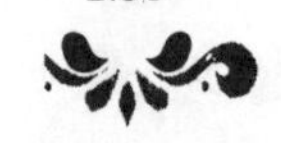

不孕症

方1 腎俞、肝俞、脾俞、足三里、次髎、關元。

方法 當歸注射液1毫升，每次注射2穴，艾灸關元。每日1次，12次為1療程。

按語 本方是治療子宮發育不全而致不孕。張氏認為調理沖任重在補益肝腎，尤重補脾益胃以暢生化之源。當歸注射液能補血，其穴位注射功效更強。曾治一吳姓患者，已婚數年不孕，經某院婦產科檢查診斷為：子宮發育不全，按上方治療20次受孕，9個月後產一女嬰。

來源 獻方人：貴州省貴陽中醫學院針灸教研室張和媛；推薦人：新疆伊寧市解放軍第11醫院王學良。

方2 氣海、關元、中極、天樞、膻中、華蓋、子宮、腰陽關、脾俞、腎俞、大腸俞。

方法 ①患者取仰臥位，醫者坐或站在患者右側。用中指從上至下輕壓膻中、華蓋穴3分鐘左右。用右手掌壓神闕穴，五指併攏，一手壓天樞、關元、氣海。上臂用力前臂放鬆，利於內功，內動外不動，病人感覺腹腔溫熱，元氣下行，有蠕動之感，施術5～7分鐘。然後，用點壓法按摩子宮區域約1～2分鐘，患者感熱流向兩腿放射，有酸、脹、麻熱之感。②患者取俯臥位，術者站於右側，腰背施推、按等常規手法，以直推和分推為主，時間大約6～10分鐘，用右手指推腰背肌肉，小推法屬內功，內動外不動，壓於腎俞、八髎等穴。然後，重壓八髎膀胱經，用小空捶法捶向下肢；患者有發熱之感。③下肢部：從腹部循胃經腰部循膀胱經向下揉按，至下肢及足部，約3～5分鐘，再重點按摩三陰交、血

海、足三里等穴。④加減治療：腎虛型：加三陰交、承山、腎俞、陽陵泉，手法宜輕；血虛型：加脾俞、氣海、足三里。血瘀型：加上脘、中脘、水分；肝俞型；加氣衝、承山、環跳、章門。痰濕型：加肩井、風池、中府、中脘。

按語 筆者根據中醫辨證的理論，運用四代家傳手法，收治 17 例經西醫治療無效的不孕症患者，進行推拿按摩治療，除 2 例有器質性病變者外，其餘 15 例均已受孕。

來源 獻方人：河南省長葛縣醫院郭全亭；推薦人：湖南省新田縣衛校蕭家凰。

胎盤滯留

處方 至陰。

方法 取雙側至陰穴；針橐 0.1～0.2 寸，刺激量由輕到重，留針 5～10 分鐘。

按語 該法治療胎盤滯留有立竿見影之功效。

來源 獻方人：山西省高陽煤礦職工醫院薛繼光；推薦人：新疆伊寧市解放軍第 11 醫院王學良。

催 乳

方 1 王不留行 100 克、冬葵子 50 克。

方法 將上藥研末過篩，取此藥粉 30 克，用蔥湯送服，1 日 3 次。

按語 婦女產後，乳汁不通（實證）者服之效佳。

來源 獻方人：湖南省新田縣十字鄉骨傷科門診部朱庭國、聶水芝；推薦人：新疆伊犁地區人民醫院趙淑華。

方 2 核桃仁 1 個、全蠍 2 個、白麵適量。

方法　將核桃仁及全蠍用白麵裹，煨存性，為細麵，白開水送下，為 1 次量，日服 3 次。

按語　此方治療乳汁不足療效佳。

來源　獻方人：長春中醫學院附院景瑛；推薦人：長春中醫學院附院王中男。

方 3　黨參、黃芪各 20 克，當歸、白朮、麥冬、王不留行各 10 克、桔梗、木通各 3 克。

方法　上藥水煎服，每日 1 劑。豬蹄為引，燉湯食用。如因氣滯或炎症回奶者，黨參、黃芪減半，加柴胡、赤芍、黃芍各 10 克，陳皮 6 克。

按語　本方擬名「參芪生乳湯」，曾治療產後缺乳者 50 例，其中服藥 2 劑痊癒者 20 例，4 劑痊癒者 23 例，6 劑痊癒者 4 例；效果不佳者 3 例。例：丁×，女，24 歲，產後 6 天乳汁點滴未下。隨予參芪生乳湯，囑其用豬蹄 2 個燉湯分兩日服完，2 劑後，乳汁大下。

來源　獻方人：河南省化工廠醫院劉淑診；推薦人：吉林省長春中醫學院附屬醫院周建華。

方 4　鹿鞭 10 克。

方法　煎湯，白開水送服。

按語　口服此方 3～5 天後，乳汁增加。

來源　獻方人：吉林省長春中醫學院附屬醫院景瑛；推薦人：吉林省長春中醫學院附屬醫院王中男。

方 5　路路通、穿山甲、王不留行各 10 克，白通草 9 克、鹿角霜、當歸身、漏蘆、鬱金、桔梗各 10 克，炒枳殼、全瓜蔞各 15 克，健七星豬蹄 1 對，赤小豆 30 克。

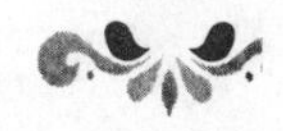

方法　先將七星豬蹄加水煮熟，以筷子穿之即透為宜，取出豬蹄，待湯涼後除去上面浮油，然後加入上藥同煎，每日 2 煎，每煎藥汁 300～500 毫升，趁熱頓服。並以盛放藥汁的 2 個碗置放於乳房，以乳房周圍微汗為適。

按語　用此法治療 300 餘例，一般用藥 2～3 劑，最多服 5 劑而癒。

來源　獻方人：武警安徽省總隊醫院何國興；推薦人：安徽醫科大學汪秀華。

方 6　胎盤 1 具。

方法　將胎盤清水洗淨，剪成小塊，用新瓦片焙乾，研細麵，用白開水送下，日服 3 次。

按語　服用本方 1 劑，有效率達 95%。

來源　獻方人：吉林省長春中醫學院附屬醫院景瑛；推薦人：吉林省長春中醫學院附屬醫院王中男。

方 7　生南瓜子 20 克。

方法　去殼取仁，搗爛成泥狀，加開水適量和服（亦可加入少許豆油或食糖攪拌），早晚空腹各服 1 次。

按語　經治療 30 例，一般連服 3～5 天即可見效。

來源　獻方人：武警安徽省總隊醫院何國興；推薦人；安徽醫科大學汪秀華。

方 8　丹參 30 克、黃芪 20 克、當歸 15 克、王不留行 15 克、漏蘆 15 克、路路通 10 克、穿山甲 15 克、通草 15 克、柴胡 15 克。

方法　將以上藥物常規煎熬後，1 日 1 劑，早晚備服 1 次，用藥時保持心情舒暢，食用易消化的飲食。如有條件；

可食豬蹄湯，效果更佳。

按語　本方用丹參 30 克為主藥，以達活血祛瘀之目的（我們觀察 1 味丹參就有較好的通乳作用）；黃芪、當歸均歸經於脾，二者合用使氣血生化之源充足，從而達到益氣生血之效；柴胡、通草理氣舒肝；穿山甲、漏蘆、王不留行、路路通諸藥合用，達活血通絡下乳之奇效。經臨床驗證 26 例，除 1 例未見明顯效果外，其餘均在服藥 1 週左右乳汁通暢。

來源　獻方人：吉林省人民醫院中醫科郭京麗、金萍；推薦人：吉林省長春中醫學院王申男。

方 9　蒲公英 15 克。

方法　每日 1 劑，水煎 2 次，早晚分服，連服 3 劑。

按語　筆者用本方治療初產婦 22 例，連服 2 劑，全部奶管通暢；治療經產婦 68 例，乳汁排出有效率為 92.22 %。該方簡便易行，無副作用。

來源　獻方人：新疆伊寧市解放軍第 11 醫院武繼垈；推薦人：新疆伊寧市解放軍第 11 醫院趙飛。

方 10　膻中、乳根（雙）、少澤（雙）、足三里（雙）。

方法　取仰臥位，針刺膻中、乳根（雙）、少澤（雙）、足三里（雙）。膻中紮 2 根針，分別向兩乳房方向針刺。乳根穴自下向上刺入，深度為 1.5～2 寸；少澤入 0.2 分；足三里施補法。胸部腧穴，至兩側乳房發脹，當即有乳汁湧出，起針後讓嬰兒吸吮。

按語　用本法治療 100 例，總有效率為 92 %。馮××，女，28 歲，幹部，產後因精神不快，乳汁分泌少，睡眠不佳，食慾不振，經中西藥治療未效。請求針灸治療，遂選乳根：膻中少澤足三里等穴，用平補平瀉法，經 5 次治療，乳

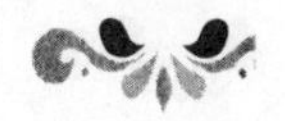

汁分泌增加，可供嬰兒食量。

來源 獻方人：黑龍江省伊春市第一人民醫院高井文，推薦人：武警安徽省總隊醫院何國興。

方 11 足三里、三陰交、肩井、太衝、乳根穴。

方法 太衝穴施瀉法，其他穴平補平瀉，乳根穴施灸，1天 1 次。如屬氣滯少乳，加臨泣。

按語 本方治療產後乳汁缺少，療效頗佳，常針 5 次見效。

來源 推薦人：寧夏回族自治區銀川市第二人民醫院針灸科張玉霞；推薦人：寧夏剛族自治區人民醫院趙柯。

方 12 乳根、中府、極泉、少澤穴等。

方法 患者取坐位，暴露其乳房，醫者坐於患者側對面施術。首先單手揉拿胸右肌，一手托扶乳房，另一手由乳房根部至乳頭 部做多指揉法；接著一手多指重點揉捏近乳頭部，拇指揉按乳根、中府、極泉、少澤穴每次施術約 10 分鐘。氣血虛弱者再加拇指輕揉脾俞，足三里和膻中穴。肝鬱氣滯者用拇指按揉肝俞、間使和外關穴各 1 分鐘左右。

按語 筆者對 10 例缺乳者進行治療。均獲痊癒，隨訪 6～8 個月療效穩定。

來源 推薦人：山西省盲人中級衛校附屬按摩醫院黃明河；推薦人：湖南省新田縣衛校蕭家凰。

退 乳

方 1 炒麥芽 100 克。

方法 水煎服，每日 1 劑，早晚煎服。

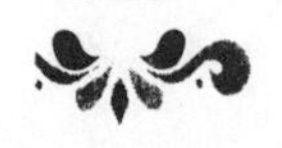

按語　可連服3劑，乳汁即可止。

來源　獻方人：四川省遂寧市中醫院周智春；推薦人：四川省遂寧市人民醫院高俊奇。

方2　番瀉葉10克。

方法　上藥加開水150～300毫升泡10分鐘後，燒開分2～3次服。

按語　用上法回乳56例，短則3天，最長7天，服藥期間可有輕度腹痛、便稀（惟脾胃索虛者忌用）。

來源　獻方人：甘肅省婦幼保健院李明；推薦人：吉林省長春中醫學院附屬醫院周建華。

方3　花椒10～20克。

方法　取上藥加水400～500毫升，浸泡後煎煮濃縮成250毫升，然後加入紅糖50～100克，於斷奶當天1次服下，每日服1次。

按語　用此方治療200例，絕大多數哺乳婦女服藥後6小時乳汁即顯著減少，第2天乳脹消失或脹痛緩解，一般1～3次即可回乳。

來源　推薦人：武警安徽省總隊醫院何國興；推薦人；安徽醫科大學汪秀華。

方4　芒硝200克。

方法　用紗布包裹，分置於雙側乳房上，用胸帶固定經24小時（天熱12小時）取下。如1次未見效，可繼續敷1～2次。

按語　據臨床報導用於退乳33例。用藥2天後退乳者占85％。其餘均於用藥3天後退乳。

來源　獻方人：武警安徽省總隊醫院何國興；推薦人：

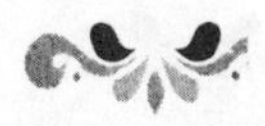

安徽醫科大學汪秀華。

乳頭皸裂

方1 辰砂、玄明粉、硼砂、冰片各10克、蜂蜜30毫升。

方法 將前4味藥研極細末後，與蜂蜜拌和，貯瓶備用。用時以棉籤蘸藥少許塗於乳頭裂口處，敷以小塊紗布即可。每日1次，3～5次見效。

按語 採用本方治療131例患者，用藥後3～7天全部治癒。

來源 獻方人：新疆伊寧市解放軍第11醫院武繼華；推薦人：新疆伊犁地區人民醫院趙淑華。

方2 黃柏20克、雞蛋黃2枚、香油50克。

方法 將黃柏入香油中煎炸至焦黃，去黃柏。再放熟雞蛋黃煎炸至焦，去蛋黃渣，待香油涼後塗於皸裂之乳頭。餵乳時擦乾，哺乳後即塗，如此反覆2～3日即可。

按語 乳頭皸裂為婦女產後多發症，取黃柏為君藥，燥濕解毒，清熱瀉火，雞蛋黃有滋陰養血之功，香油潤肌長膚，故療效極佳，對嬰兒無毒副作用。

來源 獻方人：武警安徽省總隊醫院何國興；推薦人：安徽醫科大學汪秀華。

帶　下

方1 芡實、山藥、茯苓各15克，生龍骨、煅牡蠣各30克，椿根皮、烏賊骨各12克，茜草根、白朮各10克。

方法 水煎服，每日1劑，每日3次。加減：脾虛濕陷者加黨參、蒼朮、川朴、砂仁；濕熱加黃柏、茯苓、知母、

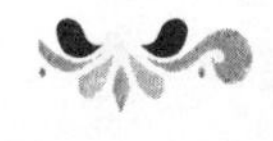

豬苓、車前子、蒲公英、白果；瘀滯者加澤蘭葉、當歸、桃仁、失笑散、益母草。

按語 本方治療月經過後自帶下注，綿綿不斷之症療效較佳。

來源 獻方人：上海寶山寶治醫院頤建雲；推薦人：湖南省新田縣衛生學校蕭家凰。

方2 曲骨。

方法 曲骨深刺2.5～3寸，直刺或稍斜向會陰部，針感至陰道為佳，每10分鐘捻針1次，用平補平瀉法，3天針1次。如為寒濕症用艾捲迴旋灸30分鐘，5～7次為1療程。

按語 該方治療帶下有顯著療效。

來源 獻方人：山西省高陽煤礦醫院薛繼光；推薦人：新疆伊寧市解放軍第11醫院王學良。

方3 耳穴：腎、內分泌、卵巢。

方法 毫針刺法，艾灸針柄，留針30分鐘，隔日1次，3～5次為1療程。

按語 張氏用該方治療帶下取得較好地療效，遠期療效也非常滿意。

來源 獻方人；貴州省貴陽中醫學院針灸教研室張和緩；推薦人：新疆伊寧市解放軍第11醫院王學良。

擴　宮

處方 子宮、卵巢、內分泌（耳穴）。

方法 用75％酒精棉球消毒耳穴後，刺入28～30號1寸毫針，進針直達耳廓軟骨，行針30秒，行針時患者應有發

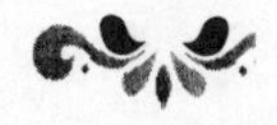

熱，脹痛感，耳廓充分發紅為度。也可輕輕捻轉，留針 1～3 分鐘。

按語 經 56 例觀察，47 例宮頸正常者，進針後 30 秒鐘內，即出現宮頸鬆弛、宮頸口擴張。55 例有效，1 例無效。

來源 獻方人：貴州省貴陽中醫學院針灸教研室張和媛；推薦人：新疆伊寧市解放軍第 11 醫院王學良。

難　產

處方 合谷、三陰交。

方法 補合谷，瀉三陰交。針刺不可太深，手法不宜太重。1 日 1 次，2 次為 1 療程。

按語 本方治療胎見不下 9 例，效果良好。例：王×，女，23 歲，足月產，初產婦，羊水破後胎兒 12 小時不下，孕婦疼痛難忍，但不願手術，遂以針刺治療 1 小時後順產 1 女嬰。

來源 獻方人：武警甘肅省蘭州支隊衛生隊陳滿志；推薦人：新疆伊寧市解放軍第 11 醫院王學良。

分娩併發症

方 1 丹參 60 克、尖桃仁 5 克、川紅花 5 克、製沒藥 9 克、製乳香 9 克、茺蔚子 15 克。

方法 將上藥加水 1000 毫升，煎至 500 毫升，每日 1 劑，分 2 次服。

按語 經用此方治療產後惡露不絕患者 69 例，全部治癒。一般服藥 3～5 劑即癒。

來源 獻方人：武警安徽省總隊醫院何國興；推薦人：安徽醫科大學汪秀華。

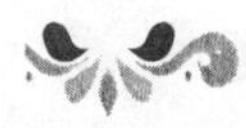

方 2 生蒲黃 60 克、食醋適量。

方法 先把食醋倒入鍋內煮沸，再放入蒲黃攪拌成稠糊狀，待涼後，團如彈子大（約重 9 克），每服 1 丸，用醋將丸藥化開後喝下，早晚各 1 次。

按語 用此方治療惡露不絕患者 46 例，總有效率為 97.8％。劉××，女，26 歲，足月順產後，惡露淋漓不斷近 2 月。曾服中西藥無效，婦產科又行手術清宮，惡露仍然不盡。伴小腹墜脹而痛，腰酸肢軟，舌淡，無苔，脈細數。經用上方 1 劑而惡露淨。

來源 獻方人：河南省遂平縣人民醫院張紅玉；推薦人：武警安徽省總隊醫院何國興。

方 3 生黃芪 15 克、五味子 6 克。

方法 將上藥共為細末，每日 1 劑，分 2 次用甜酒沖服，或開水沖服均可。

按語 本人臨床治療數 10 例產後溢乳患者，有效率為 95％。

來源 獻方人：新疆米泉縣人民醫院張玉萍；推薦人：新疆伊寧市解放軍第 11 醫院王學良。

方 4 全當歸 10 克、黃芪 50 克、五味子 6 克、柴胡 5 克。

方法 以上 4 味藥加水 500 毫升煎成 250 毫升溫服，每日 2 次，連用 5 天為 1 療程。

按語 此方係本人用當歸補血湯加五味子柴胡而來，五味子有補益五臟之功；柴胡引藥入肝，用於治療產後血虛症屢用屢效。

來源 獻方人：湖南省新田縣金陵醫院王學範；推薦人：湖南省新田縣衛枝蕭家凰。

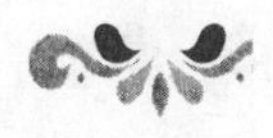

方5 香附子50克、當歸25克、甘草50克、丹參50克、製草烏30克、良薑15克、阿膠40克、白雲香20克、桂心15克。

方法 以上9藥共為細末，飯前溫開水送服，每次5克，5～7次為1療程。

按語 本方具有調氣解鬱，祛瘀生新之功能。主治產後虛弱，經水不滴，赤白帶下等症，屢治屢效。

來源 獻方人：吉林省長春中醫學院附屬醫院景瑛；推薦人：吉林省長春中醫學院附屬醫院王中男。

方6 大椎、肩井、肩髎、印堂、睛明、陽白、腎俞、委中、腰陽關。

方法 ①臀部麻痹：旋以輕柔的推、揉法從大椎循肩井、天宗、肩貞、肩髃等穴處往返操作約3分鐘。再用揉、捏、拿法從肩髃向下至曲池、手三里、外關、陽谿、合谷等穴位，上下往返數次，時間約8分鐘。然後配合輕微的患肢被動屈伸運動。②面麻痹：用輕柔的揉摩、按、推法在患側面部操作。先輕揉印堂、睛明、陽白、迎香、下關、頰車、地倉、合谷、風池等穴。並配以開天門，推坎宮等。時間約10分鐘。③下肢麻痹：用輕揉的推拿揉等法從患者尾骶，臀部循大腿後側往下至跟腱，上下往返數次，時間約6分鐘。配合輕按腎俞、委中、腰陽關穴等。再推拿股四頭肌至小腿前外側往返約5分鐘。配合髖、膝、踝關節等被動運動，手法要輕快柔和每天2次。

按語 產傷後麻痹往往是婦女在分娩過程中，產程延長，產科手術及分娩過程處理不當所引起的創傷。近年來，筆者收治15例患者，均獲得較好的療效。本組病例中，病程最短者10天。最長3年。出生時難產者11例，使用產鉗者

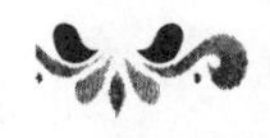

8例，使用吸引器者4例，臀位產6例，剖腹產者4例，其中20天治癒者3例，35天治癒者6例，治療最長的90天。平均治癒時間為42.7天。15例均獲痊癒。

來源 獻方人：湖北省咸寧市雙溪醫院徐全江；推薦人：湖南省新田縣衛校蕭家凰。

方7 右側三陰交、足三里。

方法 針具及局部消毒後，進針1.5～2寸，中強刺激，得氣後留針30分鐘，每3～5分鐘行針1次，每日2次。

按語 用此法治療產後尿瀦留患者50例，治療1次排尿者9例，治療2次排尿者24例，治療3次排尿者4例，治療4次排尿者5例。50例均獲良效。

來源 獻方人：武警安徽省總隊醫院何國興；推薦人：安徽醫科大學汪秀華。

方8 神闕穴。

方法 蔥白兩根，食鹽20克，艾絨適量。先將食鹽炒黃待冷備用。蔥白洗淨搗成泥，用手壓成0.3公分厚的餅1塊。將艾絨撚成蠶豆大小圓錐形艾炷，備1～4炷。先將鹽放入神闕穴填平，將蔥餅置於鹽上，再將艾炷放在蔥餅上、尖朝上，點燃，使火力由小到大，緩緩深燃，待皮膚有灼痛感時，即換1炷。直至溫熱入腹內時，即有便意，為中病。小便自解之後，可再灸1～2炷，以鞏固療效。

按語 隔鹽灸治療產後癃閉17例，經上法用艾灸1炷，治癒10例，艾灸2～4炷治癒5例，有效2例。總有效率為100％。

來源 獻方人：湖北省宜昌市第二醫院中醫科楊靈泉；推薦人：新疆薩寧市解放軍第11醫院王學良。

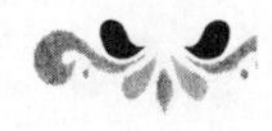

方 9　①中極、三陰交針；②中極、陰陵泉；③腎俞、大腸俞。

方法　採用毫針刺法，三組穴位交替使用。中極針 8 分～1 寸。用強刺激手法，灸 20～30 分鐘。三陰交 4～6 分深，用強刺激手法，灸 20～30 分鐘。腎俞計 5～8 分深，灸 10～20 分鐘。陰陵泉灸 5～6 分深，灸 3～5 分鐘。大腸俞針 8 分～1 寸深，灸 15～20 分鐘。

按語　用於產後排尿困難者 6 例，有效 5 例，常在針灸後數小時可自行排尿；無效 1 例。

來源　獻方人：新疆伊寧市解放軍第 11 醫院何周智；推薦人：新疆伊寧市解放軍第 11 醫院武繼華。

方 10　神闕穴。

方法　胎兒娩出後，在產婦的臍孔部（神闕穴）平平鋪上一層很薄的食鹽，然後將搓得很緊、形如綠豆大的艾絨放在鹽層的中央，灸 3～7 壯。

按語　該方治療產後出血 108 例，全部達到產後出血停止的目的。且無副作用，安全可靠。

來源　獻方人：新疆伊寧市解放軍第 11 醫院何周智；推薦人：新疆伊寧市解放軍第 11 醫院趙飛。

避　孕

處方　石門穴。

方法　患者取仰臥位，兩下肢伸直。在腹正中線臍下 2 寸選準石門穴，用 2 寸毫針快速刺入皮膚後，再緩緩進針。直至得氣，方可停止進針。行瀉法 30 秒，然後留針 30 分鐘。留針 15 分鐘時按上法行針 1 次，出針要快，用乾棉球壓

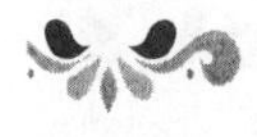

迫針眼片刻。每月針 1 次，連續 3 個月。

按語　針刺前對其進行內科及婦科的一般檢查，尤其注意子宮有無病變及月經週期。一般月經完畢第 2 天為最佳針刺時間。治療觀察 32 例，全部在 1～5 年以上獲得避孕的效果。

來源　獻方人：寧夏回族自治區人民醫院趙柯、陳文新；推薦人：新疆伊寧市解放軍第 11 醫院王學良。

引　產

方 1　合谷、三陰交、足三里、內庭、支溝。

方法　以上穴位均取雙側。採用興奮手法，一般留針 10～15 分鐘。每日 1 次。

按語　曾採用本法引產 55 例，有效 39 例。在有效病例中，大多數病例 1 次獲效。一般在針刺後 12～24 小時結束分娩。

來源　獻方人：新疆伊寧市解放軍第 11 醫院武繼華；推薦人：新疆伊犁地區人民醫院趙淑華。

方 2　阿魏 3.1 克、鉛粉 0.03 克

方法　將阿魏搗爛後入鉛粉研勻，用白麵糊與藥製成圓形藥錠，長 2.5 公分、直徑 0.6 公分，每個重 1.5 克。將藥錠塞入子宮，受孕 3～4 個月用藥 2 個，5 個月用藥 3 個。

按語　筆者採用本方外治法施行人工流產 120 例，用藥後一般在 2 天後、流產。該方安全可靠，無副作用。

來源　獻方人：新疆伊寧市解放軍第 11 醫院武繼華；推薦人：新疆伊犁地區人民醫院趙淑華。

方 3　流產穴。

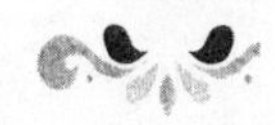

方法 臍下4寸旁開2.5寸處取穴，經外奇穴，子閫穴與子宮穴中點。消毒後，用7～9寸特製粗針，醫者右手持針，左後推按子宮於對側，快速刺入穴位皮下，聚精會神，意守丹田，意念集中於指力，撚轉推進達子宮內部，針尖下有沉重緊縮蠕動感，運氣於刺手指端，施「子午搗臼」手法，強烈而短促的手法約1～3分鐘，達到孕婦下腹腰骶部有酸脹下墜感。

按語 消毒嚴格，防止出血、感染、休克。嚴重心臟病，肝腎功能不全、貧血、急性傳染病，高熱，生殖器官有炎證者勿用本方。

來源 獻方人：山西省晉城市南大街44號中醫針灸診療所靳剛；推薦人；新疆伊寧市解放軍第11醫院何周智。

外陰潰瘍

處方 ①內服藥：當歸6克、川芎6克、杭菊花9克、白朮9克、柴胡9克、茯苓3克、梔子3克、甘草3克；②外用藥：珍珠15克、輕粉3克、爐甘石（水飛）9克、冰片2克。

方法 內服藥每日1劑，先服3劑，如無不適症狀，可連續服5～10劑。外用藥研成極細末，用油調膏，在敷藥前先用高錳酸鉀坐浴，再將藥膏塗於患處。

按語 採用本方治療外陰潰瘍7例，全部治癒。疼痛開始消失時間為4天，痊癒平均時間為25.6天。

來源 獻方人：新疆伊寧市解放軍第11醫院武繼華；推薦人：新疆伊寧市解放軍第11醫院何周智。

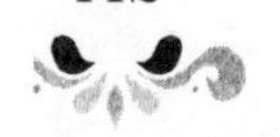

第七章　皮膚科疾病

帶狀疱疹

方1　鮮韭菜根100克、鮮地龍20條。

方法　先將韭菜根與地龍用水洗淨，去盡污泥，共搗爛呈糊狀，加入少量香油和勻置瓶內放陰涼處備用。用藥液塗患處。每日2～3次，外用紗布固定。

按語　用本方治療簡便易行，療程短，見效快，治癒後局部不留疤痕，無毒性及副作用。適合基層，農村推廣使用。

來源　獻方人：武警安徽省總隊醫院何國興；推薦人：安徽醫科大學汪秀畢。

方2　青黛10克、蜈蚣10～15條。

方法　將蜈蚣置於瓦片上，用文火焙乾，研為細末，再與青黛合研，加香油適量調成糊狀備用。外敷患處，每日2～3次。

按語　共治療30例，均在24小時內控制疼痛等症狀。3～5天脫痂痊癒。青黛性味鹹寒瀉實火，蜈蚣辛溫以攻濕毒，兩藥相輔相成。故本方治療帶狀疱疹見效快，療程短，簡便易行，適宜基層推廣使用。

來源　獻方人：武警安徽省總隊醫院何國興：推薦人：安徽醫科大學汪秀華。

方3　雄黃5克、蜈蚣1條。

方法　將以上2藥共研細末混入半兩雪花膏中備用。應

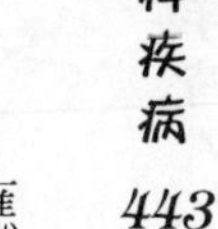

用時將藥膏塗於患處，每日塗 2 次。每次塗藥時用清水洗去上次所塗殘藥。3～5 次為 1 療程。

按語 注意患處潰破者或對雄黃、蜈蚣過敏者禁用。

來源 獻方人：吉林省白城市中醫院李姍姍；推薦人：新疆伊寧市解放軍第 11 醫院王學良。

方 4 虎杖 15 克、板藍根 20 克、丹皮 13 克、赤芍 13 克、蟬蛻 10 克、甘草 5 克 。

方法 水煎服，每日 1 劑，早晚各服 1 次。發熱者葛根、黃芩；繼發細菌感染者加金銀花、連翹。

按語 用此法治療 13 患者。全部治癒。其中 8 例 3 天內治癒。該方名為虎杖解毒湯，無毒副作用。

來源 獻方人：山西省臨汾市人民醫院蔣森；推薦人：吉林省長春中醫學院附屬醫院周建華。

方 5 當歸粉。

方法 將全當歸磨成細粉，每次0.5克，1日3次，內服。

按語 用此方後，一般 3～7 天痊癒，不必配合其他方法，或藥物治療，筆者臨床應用數 10 年，療效理想。特別對兒童所患帶狀疱疹療效尤佳。

來源 獻方人：江蘇省常州市晨苗子診療研究所李梅；推薦人：江蘇省常州市天宇醫院專家室陳彩見。

方 6 柴胡、防風、白鮮皮、生甘草、當歸各 6 克，赤芍、丹皮、桑葉、黃芪各 10 克，金銀花 15 克、連翹、土茯苓各 12 克，苦參 5 克、蒼朮 3 克。

方法 每日 1 劑，水煎，分 2 次服。直至痊癒。

按語 治療 20 例，平均治癒時間 5.8 天。

來源 獻方人：新疆伊寧市解放軍第11醫院武繼華；推薦人：新疆伊寧市解放軍第11醫院趙飛。

方7 蛇蛻、芝麻油適量。

方法 將蛇蛻炒微黃，研為細末，加芝麻油調成糊狀備用。用時，以毛筆或籤蘸藥塗患處，每日2～3次。為防污染衣物，可用紗布包紮。

按語 用上述方法治療13例，4天結痂痊癒。

來源 獻方人：新疆伊犁地區人民醫院趙淑華；推薦人：新疆伊寧市解放軍第11醫院王學良。

方8 華佗夾脊穴。

方法 病變局部常規消毒後，用梅花針叩刺疱疹及周邊皮膚，以刺破疱疹，疱內液體流淨，病變邊緣皮膚變赤為度。同時針刺病變區相應節段之華佗夾脊穴，每日1次，重症每日2次。

按語 肝膽濕熱，症狀顯著者佐以「龍膽瀉肝丸」口服效果更佳。

來源 獻方人：中國醫科大學一院中醫科李淑芹、石榮；推薦人：新疆伊寧市解放軍第11醫院王學良。

方9 支溝、章門、陽陵泉。

方法 支溝直刺6～8分，施以呼吸補瀉之瀉法，取其通瀉三焦之熱，行針3～5度，留針15分鐘後運針1次，反覆操作，共留針1小時。章門直刺5～7分，用捻轉結合提插之瀉法。留針時間同上。陽陵泉亦以呼吸補瀉之法瀉之，方法同前，留針1小時，瀉肝膽之邪。每日1次，10次為1療程。

按語 該方法止痛祛邪作用極好，治療帶狀疱疹，一般

1～2 療程可癒。

來源 獻方人：河北省中醫學院針灸系高玉椿；推薦人：新疆伊寧市解放軍第 11 醫院王學良。

方 10 合谷、支溝、陽陵泉。

方法 取雙側合谷，支溝（患側），陽陵泉（患側），局部病灶採用圍針，圍針多少依病變部位大小而定，最多圍 15 根，最少 4 根，離疱疹 0.5 寸處呈 15 度角刺入，均用瀉法。每日 1 次，每 5～7 次，為 1 療程。

按語 操作時，常規消毒，避免感染。

來源 獻方人：江蘇省南京醫學院第一附屬醫院針灸科徐靜夠；推薦人：新疆伊寧市鋸放軍第 11 醫院王學良。

方 11 風池、頭維、列缺、外關、合谷、足三里。

方法 針刺手法以瀉法為主，強刺激。每隔 10 分鐘行針 1 次，留針 40 分鐘。每日 1 次。

按語 帶狀疱疹為病毒感染所致，用針灸治療鎮痛作用快，療效好。

來源 獻方人：湖北省武漢市萬松社區 1053 信箱韋有根；推薦人：湖北省武漢市萬松社區韋綱診所韋綱。

方 12 大椎、心俞、膈俞穴和疱疹區。

方法 穴位皮膚常規消毒，將火針針尖燒至通紅發亮時迅速刺入穴位 1～3 毫米，不留針，隔 3 天針 1 次。小兒用點刺法，對重症患者用點灸法。

按語 熱盛配曲池；濕盛配脾俞；毒盛配肝俞。治療 18 例，痊癒 12 例，好轉 6 例。

來源 獻方人：遼寧省鐵東醫院（鞍山）鄭學良；推薦

人：新疆伊寧市解放軍第11醫院王學良。

尋 常 疣

方1 雞內金1枚。

方法 取鮮雞內金揉擦患部，1日數次。若1次未治癒，可連續治療。

按語 此方流傳於納日族民間，筆者曾用此方治癒2例。此方對皮膚良性小贅生物亦有效。

來源 獻方人：四川省鹽源縣衛生局李旦珠；推薦人：四川省鹽源縣衛生局辜勤、周智春。

方2 大蒜秸500克、天然雨水1000毫升。

方法 將大蒜秸洗淨去葉後切成段，然後和雨水一起盛於容器中浸泡7日，去掉蒜秸存液外搽。日搽2～3次，以局部發熱為宜。連續使用7～10天左右觀察3天再搽。

按語 一般7天左右均可治癒，扁平疣4～5天可使疣體變黑，7日左右脫落。

來源 獻方人：山東省萊州市中醫院杜玉勝、王亞坤，推薦人：新疆伊寧市解放軍第11醫院王學良。

方3 桑葉白筋。

方法 用溫水反覆浸泡揉洗局部，至疣變軟。用消毒小刀刮去疣的基底部真皮層，甩手指甲掐斷桑葉莖，將斷面白筋點在疣的基底部，反覆點。1日3次，7次為1療程。疣慢慢脫落，痊癒，亦不復發。

按語 桑葉筋治疣具有取材方便，操作簡單，療效快，不復發，等特點。

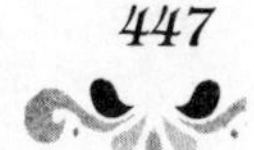

來源　獻方人：安徽省亳州市觀堂徐樓張懷山；推薦人：江蘇省無錫市第四人民醫院氣功科張傑。

方 4　木賊 30 克、三七參 6 克。

方法　將上藥加水 500 毫升，煎取藥液 100 毫升，用熱藥水擦洗患處 15 分鐘，每日 2 次。7～10 次為 1 療程。

按語　筆者用本法治療 14 例患者，均獲痊癒。

來源　獻方人：山西省雁北地區小峪煤礦醫院孟發業、梁秀梅；推薦人：新疆伊寧市解放軍第 11 醫院何周智。

方 5　母疣。

方法　局部常規消毒，取 0.5～1 寸銀針，選母疣（多發疣中最先發或體積最大者）於其平面橫徑、直徑交點垂直進針。術者左手捏緊疣基底部，使其色變蒼白以減輕針刺疼痛。快速進針至疣底部，重力快速撚轉 30 次，同時提插完成瀉法。然後提針至疣與皮膚表面交界處，使針尖在疣內繞 1 週擴大針孔，迅速出針放血 1～2 滴，然後壓迫止血。橢圓形或見規則之疣可沿其平面最長徑，於疣體皮面交界處加刺 1 針，穿刺對側，施同樣手法，4 天後、複針 1 次。

按語　針刺治疣 90 例臨床觀察，87 例痊癒，3 例無效，總有效率為 96.7 %。

來源　獻方人：廣東省湛江醫學院附院皮膚病研究室蘇敬澤；推薦人：新疆伊寧市解放軍第 11 醫院王學良。

扁 平 疣

方 1　木賊 50 克、香附 25 克、紫草 50 克。

方法　以上 3 味藥水煎去渣取汁 500 毫升，再將此液用

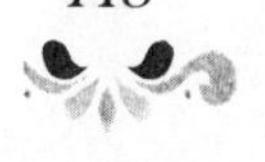

文火濃縮至 200 毫升，待溫後以棉籤蘸取反覆塗擦每個疣體，以不破為度，每日 5 次，5 天為 1 療程。

按語 本方適用於面部、手足部等處的扁平疣，一般 1 療程可癒。

來源 獻方人：吉林省德惠縣中醫院郭俊民；推薦人：吉林省售亳縣婦幼保健所王慶波、張玉棟。

方 2 印堂、陽白、太陽、顴髎、頰車、風池、曲池、合谷、血海、中渚、太衝。

方法 取 3～4 個穴位，選 30～32 號 1 寸毫針斜刺，針尖對準病損部位，行平補平瀉法。四肢穴直刺，用提插瀉法。留針 30 分鐘，留針期間每 10 分鐘行針 1 次，每日 1 次，風熱型 10 次為 1 療程，肝部型 20 次為 1 療程。

按語 針刺時應避開感染部位，本法治療面額部扁平疣，療效顯著。

來源 獻方人：江蘇省中醫院針灸科蔣彩雲、胡津麗；推薦人：新疆伊寧市解放軍第 11 醫院王學良。

傳染性軟疣

方 1 鴉膽子 40 克。

方法 取鴉膽子 40 克，連殼打碎，裝燒瓶加水 80 毫升，置酒精燈上煮沸。10 分鐘後去渣取煎液約 40 毫升，即成 100 %鴉膽子煎液。上有浮油，用時搖勻，以棉籤蘸藥液點塗軟疣，1 日 2 次。

按語 使用本藥後，紅暈加重，但無痛感。3 日後軟疣萎縮，逐個脫落，不留疤痕，暫有色素沉著。用此法曾治 11 例，均癒。

來源　獻方人：中國人民解放軍第 422 醫院徐誠；推薦人：吉林省長春中醫學院附屬醫院周建華。

方 2　蒲黃 5 克、兒茶 10 克、白芷 4 克、黃連 1 克、硼砂 5 克、甘草 2 克。

方法　將上藥共研細末。過 120 日篩，存於有包玻璃中密封。用 3% 雙氧水清洗外耳道（有耳毛者，應先剪去），將藥末均勻地撒布於尖銳濕疣上，再用 75% 酒精濕潤藥末。每日換藥 1 次，4～10 天為 1 療程。

按語　筆者採用本方連續外用治療外耳道尖銳性濕疣 10 餘例，均在 7～30 天內治癒。該方對健康皮膚無損害，不需內服其他藥物。本方對面部及其他部位的尖銳性濕疣也有較好的療效。

來源　獻方人：四川省遂寧市中醫院五官科郭廣喜；推薦人：四川省鹽源縣衛生局辜甲林。

膿　疱　瘡

方 1　黃連 6 克、大棗 10 枚。

方法　將大棗焙乾，燒黑，然後與黃連共研細末，用香油調勻，敷於患處。每日 1 次。

按語　禁食辛辣食物。

來源　獻方人，寧夏蒙陽縣桃墟鄉石立成；推薦人：寧夏銀川市第二人民醫院針灸科張玉霞。

方 2　乾黃瓜葉 30 克、大黃 80 克、陳皮 15 克、蒼朮 21 克、甘草 6 克、紫天葵 15 克。

方法　共為細末，過籮後兌青黛 2：1，再研為細粉，局

部流水者可撒乾粉，結痂者香油調敷之。每日敷3次。

按語　一般用4～6次即癒。

來源　獻方人：河南省淮陽縣衛生局李慶友；推薦人：新疆伊犁地區人民醫院趙淑華。

方3　大黃15克、黃柏30克。

方法　將上藥共研細末，外敷於患處。每日換藥1次，直到痊癒。

按語　該方法簡便易行，見療快，療效高。

來源　獻方人：山西省雁北地區小峪煤礦醫院孟發業、王繼元；推薦人：新疆伊寧市解放軍第11院王學良。

方4　青黛150克、黃柏120克、薄荷150克、冰片6克、人中白90克、黃連45克、硼砂60克

方法　將上藥研為細末，瓶貯備用。用時將藥與香油或菜油拌成糊狀。患處用75％酒精消毒，然後塗敷藥膏，蓋消毒紗布。隔日換1次。

按語　治療期間禁食辛辣食物。

來源　獻方人：武警安徽省總隊醫院何國興；推薦人：安徽醫科大學汪秀華。

方5　黃柏、石膏各50克、兒茶10克、枯礬20克。

方法　將上藥研細末，用麻油或食油調勻敷患處，每日1～2次，2～3天局部見新皮時，用量酌減，連用5～7天。

按語　輕者7天可獲痊癒。嚴重者，可同時服牛黃消炎丸或外用方劑中加輕粉10克。

來源　獻方人：吉林省白城市中醫院內科李明山，推薦人：吉林省白城市中醫院戴景春。

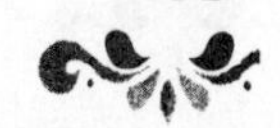

方 6　白帆15克、硼砂15克、冰片少許、地榆炭15克。

方法　以上 4 味共為細末，用香油調後塗於患處。

按語　此方治療膿疱瘡，療效佳，對黃水瘡療效尤佳。

來源　獻方人：吉林省永吉縣王敬忠；推薦人：新疆伊寧市解放軍第 11 醫院何周智。

方 7　苦杏仁適量。

方法　火炙成炭存性，研成細末，用香油或豆油熬開調成稀糊狀備用。用時，先用淡鹽水將汙物洗淨，然後將上藥塗患處薄薄一層，可用乾淨紗布或軟布覆蓋，以防藥物脫落和污染衣被，一般每日或隔日 1 次，1～2 次脫痂，3～4 次痊癒。

按語　40 例病人經過上述方法治療，痊癒者 36 人，好轉 4 人。

來源　獻方人：新疆伊犁地區人民醫院趙淑華；推薦人：新疆伊寧市解放軍第 11 醫院趙飛。

足　癬

方 1　公丁香粉 20 克。

方法　將患趾洗淨後，撒於腳趾縫內，每晚 1 次。

按語　此方連續用半用，90 %以上腳癬可顯效，簡廉實用，無副作用。

來源　獻方人：遼寧省新金縣第二人民醫院徐有餘；推薦人：吉林省長春醫院附屬醫院皮膚科景瑛；

方 2　柳樹花（不拘多少）。

方法　將柳樹花在成瓦上焙黃，研末，然後撒於患處，每日 1 次。

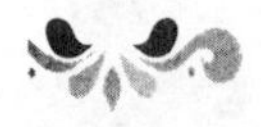

按語　此法主要用於腳癬，療效可靠。

來源　獻方人：寧夏城武縣城關公社魏信延；推薦人：寧夏銀川市第二人民醫院針灸科張玉霞。

方3　牛蹄甲30克、驢糞30克。

方法　分別將牛蹄甲及驢糞燒乾研末，用香油調勻，塗抹患處，每日1次。

按語　此方適用於各種癬症。對腳癬有特效。

來源　獻方人：寧夏蒙陽縣田莊楊文梁；推薦人：寧夏銀川市第二人民醫院針灸科張玉霞。

方4　斑蝥15克、70%酒精100毫升。

方法　用斑蝥15克加入70%酒精100毫升中，浸泡1週後，用棉棒蘸藥液外塗患處，塗藥後3小時左右即發生水泡。可將泡消毒後刺破，敷料包紮。經4～6天後，即結痂脫落而癒。如脫落不徹底仍有苔癬樣病變，可重複應用，至病變全脫為止。

按語　此方刺激性很大，凡皮膚薄嫩處禁用，特別是面部禁用。

來源　獻方人；湖南省中醫學院彭澤南；推薦人：湖南省洞口縣醫院方友生、蕭家凰。

方5　石榴果皮250、500克、50%冰醋酸120毫升。

方法　石榴果皮煎水3000毫升，盛入盆內，把50%醋酸120毫升加入盆內，二藥混勻，待溫洗患處後，用藥浸泡患處半小時，每週2次，連泡4～6次。

按語　此法適用於手足癬，在治療期間禁食辛辣食物，一般4～6次治癒。

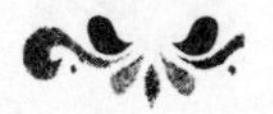

來源　獻方人：湖南省洞口縣中醫院方友生；推薦人：湖南省新田縣衛校蕭家凰。

方6　生半夏50克。

方法　取95%酒精150毫升，將半夏浸泡在酒精中，10天後、取藥液外擦手掌。每日2次，6天為1療程。

按語　本法適用於手癬，臨床療效滿意。

來源　獻方人：新疆烏魯木齊溫泉療養院王軍；推薦人：新疆伊寧市解放軍第11醫院王學良。

方7　花椒9克、艾葉10克、川牛膝9克、蛇床子20克、生甘草5克。

方法　將上藥加水5000毫升，煎至2500毫升，薰洗患處，每日2次。

按語　本方經筆者臨床觀察32例患者，用後，可立即止癢，一般連用3天即癒。

來源　獻方人：河南淮陽縣衛生局李慶友、林長軍；推薦人：新疆伊寧市解放軍第11醫院何周智。

方8　白礬60克、雄黃6克、冰片3克、黃連6克。

方法　將上方備兩份，一份研末外搽，一份煎湯泡洗雙腳。治療時先泡洗雙腳，後將粉劑撒於整個腳上，並摸搓數次。

按語　治療乾性腳氣病時，應將粉劑用凡士林調合後外搽，以防皮膚乾裂出血。

來源　獻方人：陝西省興平縣南位衛生院申忠傑；推薦人：新疆伊寧市解放軍第11醫院何周智。

方9　湧泉（患側）。

方法　將三棱針燒紅，迅速刺入湧泉穴，按壓酒精棉球，用膠布固定，隔日1次。

按語　用此治療有奇效，少則1次，多則5次治癒。體虛者、高血壓病人慎用。

來源　獻方人：吉林省延邊煤礦服務公司職工醫院金太浩；推薦人：新疆伊寧市解放軍第11醫院何周智。

疥瘡

方1　新鮮狼毒90克、食醋100毫升。

方法　取新鮮狼毒洗淨、搗爛，用紗布過濾去渣，擠出乳白色液體，加入食醋，儲存瓶中備用。先燒花椒水洗浴，然後將藥液外擦患處，每日2～3次。

按語　用此方治療疥瘡58例，療效顯著，一般用藥1天後、癢止，3～5天可癒。本藥有毒，切忌內服。

來源　獻方人：安徽省武警總隊醫院何國興；推薦人：安徽醫科大學汪秀華。

方2　桔梗100克、狀元紅100克、紅刺白菜根150克、對面針根70克、酒精500克。

方法　4味藥浸入酒精內7天後、可用，藥液擦患處，1日4次，3～7天為1療程。

按語　此方用於各種瘙癢性皮膚病，療效顯著。飲服不忌。

來源　獻方人：廣東省海康縣烏石鎮中學陳祥鳳；推薦人；四川遂甯市中醫院周智春。

方3　蒼朮、白芷、蛇床子、苦參、花椒、狼毒、荊芥、防風、綠豆各30克，硫磺60克，枯礬65克。

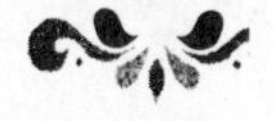

方法　上藥共為細末，過 200 目篩，將藥粉倒入熔化硫磺中，拌勻，然後再研成細粉，加入凡士林做成麵團狀備用。用細紗布將藥塊包好，在火上烤至藥液浸出。洗澡後塗擦皮疹部位，再塗全身，每日早晚各塗 1 次，連續 3 天，第 4 天洗澡，換洗席、被、衣，此為 1 療程。一般 1～2 個療程，停藥觀察 1 週，無復發即可停止治療。

按語　臨床治療數 10 例，有效率為 100 %。以上諸藥具有祛風、利濕、殺蟲、潤膚、止癢之效。

來源　獻方人：河南省汝南縣中醫院郭臣贊、郭延秀；推薦人：湖南省新田縣衛校蕭家凰。

接觸性皮炎

方 1　螃蟹、韭菜各適量。

方法　上 2 味搗汁搽患處，每日 1 次。

按語　若全身腫者，再用水楊梅樹根煎水洗澡，每日 2 次。或生杉樹內皮煎水洗澡。每日 2 次。該方對接觸皮膚病（漆瘡）有較好的療效。

來源　獻方人：湖南省洞口縣中醫院方發生；推薦人：新疆伊寧市解放軍第 11 醫院何周智。

方 2　金銀花 30 克、生甘草 9 克、生地 30 克、連翹 15 克、野菊花 15 克、赤芍 12 克、黃連 9 克、茯苓 15 克、薏米 30 克、秦艽 10 克、紅豆 30 克。

方法　水煎服，每日 1 劑，早、中、晚分服。同時外擦紫草油。每日擦 2 次，7 次為 1 療程。

按語　紫草油膏組成；紫草、白芷、忍冬藤、生地榆、當歸各 20 克，冰片 2 克，黃蠟 30 克，香油 500 克。上藥除冰片、黃蠟外，入香油內浸7天後，炸枯，濾去藥渣，再入黃蠟化盡，待微溫加入冰片拌勻備用。該方治療剝脫性皮炎。療效高，見效快。

來源 獻方人：河北中醫學院附屬醫院秦發中；推薦人：新疆伊市解放軍第11醫院王學良。

濕疹

方1 龍膽草10克、黃柏10克、苦參10克、大楓子40克、五倍子20克、龍衣10克。

方法 水煎洗患處，1日3次，10日為1療程。

按語 本方清熱祛濕，殺蟲止癢，一般治療3個療程可癒，無副作用。

來源 獻方人：四川省鹽源縣皮防站李茂清；推薦人：四川省鹽源縣衛生局辜勤、郭廣喜。

方2 苦參60克、豬膽汁適量。

方法 將苦參水煎取汁與豬膽汁溫勻，浸於紗布敷患處。每日1次，7～10次為1療程。

按語 該對急慢性濕疹皆有良效。

來源 獻方人：寧夏營縣醫院李榮田；推薦人：寧夏銀川市第二人民醫院針灸科張玉霞。

方3 廣丹、官粉、松香、枯礬各60克，銀珠17克。

方法 各研細末，混合再研極細。濕濁糜爛者，乾藥粉搽患處，每日2～3次，結痂乾燥者：用芝麻油或凡士林調膏敷患處，每日1～2次。

按語 此方可治療濕疹、黃水瘡、中耳炎、濕腳氣等，

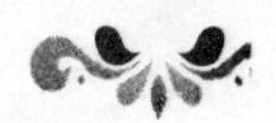

療效顯著。

來源 獻方人：河南省洛陽市藥品檢驗所周潔；推薦人：河南省洛市白馬寺骨傷科醫院袁軒。

方4 蔥白500克、豬腸200克、砂糖75克。

方法 先將蔥白、豬腸洗淨，和砂糖一併放入鐵鍋內，加菜油炒拌4分鐘左右，再加少許水後，用碗盛起，放在普通容器內蒸熟，湯和食物一起吃下。每日1劑，3～7劑為1療程。

按語 曾治療慢性濕疹108例，一般服藥3～5劑獲癒。

來源 獻方人：江西省金溪縣中醫院饒建躍；推薦人：武警安徽省總隊醫院何國興。

方5 苦參、蛇床子、白礬各30克，川椒10克。

方法 上藥水煎後，蘸藥水外洗患處，每日2次。

按語 筆者採用本方治療急性濕疹78例，慢性濕疹26例，共104例。其中處洗3劑痊癒者38例，外洗5～10劑痊癒者58例，好轉者8例。如李××男，48歲。陰囊兩側皮膚黯紅變粗變厚，皮紋深如織席狀，肛門周圍亦有散在丘疹，火欣 紅作癢，反覆治療不癒已一年餘。給予上方10劑，水煎坐浴，每次15分鐘，1日2次，15天後、患處皮膚恢復正常，癢止。

來源 獻方人：安徽省五河縣醫院楊承先；推薦人：吉林省長春中醫學院附屬醫院周建華。

方6 紫草100克。

方法 將紫草浸入乙醚中，待乙醚完全揮發，取出紫草再放入花生油中浸泡6～7天，用紗布濾出液出液備用。用時

將其塗於患處，每日 2 次。

按語 如無乙醚可省去，直接浸入花生油中。該法亦適用於尿布性皮炎，老年性陰道炎，慢性潰瘍炎等症，對嬰兒濕療效最佳。

來源 獻方人：四川省遂甯市中醫院周智春；推薦人：四川省遂市人民醫院高俊奇。

方 7 淨輕粉、炒官粉、枯礬、炒松香各等份。

方法 共研為細末，香油調敷患處。若患處疹點出水者，乾撒亦可。1 日數次。

處方 白鮮皮、兒茶、烏梅、五倍子、苦楝皮各 30 克，紫草茸柏、苦參各 9 克，枯礬 6 克。

方法 上藥加水 3 碗，文火煎成濃汁外洗，每日 1 劑，每劑洗 2～3 次。

按語 用本方治療 32 例，17 例痊癒，10 例顯效，5 例效果不明顯。

來源 獻方人：新疆伊犁地區人民醫院趙淑華；推薦人：新疆伊市解放軍第 11 醫院趙飛。

方 8 雄黃、樟腦、冰片、滑石粉各 3 克。

方法 混合研成細末，放入用布縫成的小包內，掛胸前（直接與皮膚接觸）。經約半個月，藥味散發完後，再換藥 1 包，一般用 2 包即可。

按語 用此法治療嬰兒濕疹 11 例，病位均在面部，1 週後明顯好轉 8 例，3 週好轉 2 例，無效 1 例。一般無副作用，個別患兒掛藥後，當晚煩躁哭鬧，這可能與上述藥味刺激性較大有關，繼續掛藥 3～5 天後則消失。

來源　獻方人：陝西省臨潼化工部化研所衛生所周倉珠；推薦人：武警安徽省總隊醫院何國興。

方 9　生大黃 20 克，白礬、艾葉、透骨草、蒼耳子、白芷、車前子各 15 克，炙山甲 10 克，蜈蚣 3 條，蜂房 3 克。

方法　水煎處洗患處。每日 3～5 次，每次處洗 15～20 分鐘，7～10 次為 1 療程。

按語　外耳濕疹中醫稱「旋耳瘡」。本方為自似方，具有清熱解毒，除濕止癢，活血化瘀生新之功，臨床運用療效甚好。

來源　獻方人：山東省立醫院王琴；推薦人：四川省省遂寧市中醫院郭廣喜。

蕁 麻 疹

方 1　白茄子根（乾品）50克、白酒（60度）300毫升。

方法　先將白茄子根（乾品）用清水洗淨，然後用切片機切成碎片，放入白酒浸泡 1 週備用，塗搽蕁麻疹處，每日 2 或 3 次。

來源　獻方人：吉林省白城市中醫院內科李姍柵；推薦人：吉林省白城市中醫醫院戴景春。

方 2　杭菊 30 克、石膏 30 克、浮萍 30 克、石菖蒲 12 克、小胡麻 12 克、甘草 10 克。

方法　水煎服，每日 1 劑，分 2 次服，3 劑為 1 療程。

按語　本方對反覆發作的蕁麻疹療效甚佳。

來源　獻方人：河南洛陽市口腔醫院閻金周、袁軒；推薦人：新疆伊寧市解放軍第 11 醫院劉環章。

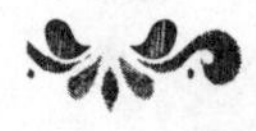

方3　當歸20克、黃芩15克、荊芥10克、防風10克、小茴香10克、蟬蛻10克、甘草10克。

方法　每日1劑，水煎2次，早晚各服1次。

按語　此方適用於各種原因引起的急慢性蕁麻疹，療效顯著。

來源　獻方人：河南省洛陽市老城醫院史洛根；推薦人：河南省洛陽市白馬寺骨科醫院袁軒。

方4　①內服方：生石膏、地膚子各30克，知母、粳米、白僵、蠶各9克，粉甘草3克。②處用方、生芝麻（搗爛）180克。

方法　①方，每日1劑，水煎服。②方，盛放布袋內，頻擦患處。如有形寒頭痛、舌白脈浮等表證者，須先服解表之劑，如防風解毒湯、桑菊飲、銀翹散等。待其表邪得透，方可用本方清理腸胃，消散隱疹。

按語　筆者臨床屢用屢驗，大多數病人連服3劑即可消失。

來源　獻方人：新疆伊寧市解放軍第11醫院武繼華；推薦人：新疆伊寧市解放軍第11醫院王學良。

方5　曲池、血海、三陰交（均雙側）。

方法　針刺，伴面部水腫者加合谷，伴腹痛者加足三里。每日或間日針1次，用平補平瀉法，留針10～15分鐘。

按語　筆者治療66例，近期觀察針治後皮疹及搔完全消失。

來源　獻方人：新疆伊寧市解放軍第11醫院王學良；推薦人：新疆伊寧市解放軍第11醫院趙飛。

方 6　神闕穴。

方法　患者平臥，常規消毒神闕穴，用快速閃火法，迅速將火罐叩在神闕穴上，5～10 分鐘拔 1 次，連續拔 3 次。每日 1 次，拔罐局部瘀血越顯著，效果越佳。若起水泡者，用消毒針頭挑破，塗以龍膽紫，用消毒紗布固定，防止感染。

按語　神闕穴拔火罐治療急慢性蕁麻疹，總有效率為 96.9 %。筆者用此法治療30例急慢蕁麻疹患者，痊癒21例，顯效8例，無效1例。如配合針灸曲池穴，雙側血海穴，療效更好。

來源　獻方人：湖北穀城縣人民醫院劉光崇；推薦人：湖南省新田縣衛校蕭家凰。

方 7　耳穴：肺、腸、神門、皮質下。

方法　每次取 3～5 穴，採用埋針法。3～5 天取焉消毒，次日再埋。5～10 次為 1 療程。兼熱者配小腸、心；兼濕者配腎上腺；兼風者配神門；氣虛配內分泌、胃。

按語　上法可治療蕁麻疹、扁平疣、痤瘡、皮膚瘙癢、過敏性皮炎等皮膚病，療效滿意。

來源　獻方人：貴州省貴陽市中醫學院針灸教研室張和媛；推薦人：新伊寧市解放軍第 11 醫院王學良。

神經性皮炎

方 1　楚樹葉筋。

方法　局部洗淨，用手指甲掐斷楚樹葉莖，立即將斷面白筋點塗患部，反覆塗超出患部邊緣。每日 3 次，10 天為 1 療程，連續 2 個療程。

按語　用楚樹筋治療神經性皮炎方便經濟，療效可靠。

來源　獻方人：江蘇省無錫市六中都師赫英；推薦人：

江蘇省無錫市紅十字醫院重陽。

方2　蝮蛇1條、香油500毫升。

方法　將活蝮蛇放2尺深地下，3個月後取出應用。外擦患處，每日2次。

按語　治療23例，163例痊癒，60例近癒，7例顯效，治療後無復發。

來源　獻方人：新疆伊犁地區人民醫院趙淑華；推薦人；新疆伊寧市解放軍第11醫院何周智。

方3　斑蝥（不去頭足）6克、雄黃1.8克、鮮山楂30克、95%酒精260毫升。

方法　雄黃研細末，前3味藥共浸入酒精，7天後、使用。用時取小棉籤蘸藥液均勻塗於患處，乾燥後再塗1次。每週2次，2週為1療程。第1次塗藥後約2～6小時起水疱，局部灼熱。放出疱內液體後即感輕快。間隔3～4日再塗第2次，刺激發疱反應輕微。

按語　治療40例，痊癒36例，顯著好轉4例。

來源　獻方人：新疆伊寧市解放國第11醫院武繼華；推薦人：新疆伊寧市解放軍第11醫院王學良。

方4　新鮮雞蛋30枚、好高粱醋5公斤。

方法　用小口大腹瓦罐1個盛雞蛋，浸醋後密封罐口，埋在陰坡牆下1米處（防腐）。經5～14天蛋皮變軟時取出，酒精消毒蛋皮後打開，將蛋白和蛋黃倒入滅菌的廣口瓶拌勻。以棉籤蘸蛋液直接塗患部，俟乾後再塗1次即可。每日1～2次。

按語　筆者治療32例，治癒率達70.8%。

來源　獻方人：新疆伊寧市解放軍第 11 醫院武繼華；推薦人：新疆伊寧市解放軍第 11 醫院王學良。

方 5　主穴：肺；配穴：神門、內分泌。

方法　耳針加鋅離子透入治療。病人取坐位，將 3%硫酸鋅液浸濕的襯墊（稍擰不滴水為度）對折 4 折，貼於欲治療的皮損上，將正極接電極扳於襯墊上，鋪上塑膠布並用膠布或繃帶固定。治療儀的負極導線接毫針，毫針和耳廓常規消毒，術者持針，刺入耳穴內的肺穴，神門，內分泌。每次必刺主穴，配穴交替使用。開機並逐漸增大輸出電流，直至治療的皮損處有麻脹感為止，再調脈衝次數在 40～70 次 / 分。治療 15 分鐘後，交換極性（正極換耳針，負極換極板），再治療分鐘為 1 次，每日 1 次，6 次為 1 療程。

按語　對皮損分佈於頸部、肘部、脛前者皆有效。

來源　獻方人：四川省蒼溪縣衛生進修學校王鵬渾；推薦人：湖南省新田縣衛校蕭家凰。

皮膚瘙癢病

方 1　當歸 12 克、川芎 12 克、白芍 12 克、生地 12 克、黃芪 15 克、白蒺藜 15 克、何首烏 15 克、荊芥 10 克、防風 10 克、甘草 10 克、生薏米 10 克。

方法　浸泡 30 分鐘，常規煎煮 15 分鐘，1 日 1 劑，早晚服。

按語　本方具有養血潤燥、祛風止癢之功效，對於老年和體虛患者的皮肢瘙癢療效顯著；且藥性平和，對於各種原引起的過敏性皮膚瘙癢也有很好療效。

來源　獻方人：山西省太原郝莊醫院馬金風；推薦人：

山西省太原市南郊區衛生局長張冠英。

方2 百部10克、蛇床子10克、冰片10克。

方法 75%酒精100毫升浸泡7日，外擦患處，每日2～3次。

按語 適用於各種原因引起的皮膚搔癢症。

來源 獻方人：四川省鹽源縣梅雨鄉衛生站劉培華；推薦人：四川省鹽縣衛生局辜勤。

方3 仙茅10克、仙靈脾10克、威靈仙15克、全蟲5克、蟬蛻10克、當歸10克、皂角刺10克、熟地20克、珍珠母30克、白鮮皮10克、甘草5克。

方法 每日1劑，水煎早晚分服。搔癢劇烈，徹夜難眠者加夜交藤、烏梢蛇；皮膚乾燥粗糙者加丹參、雞血藤；伴滲液、糜爛者加銀花、土茯苓、黃柏。

按語 此方治療老年性皮膚搔癢症療效顯著。以腎虛立方，蓋腎陽不足，則皮膚無以溫煦，導致氣血不暢，外風易侵，腎精不足，則肝血虧虛，因肝腎同源，則皮膚無以濡養潤澤，而易生內風。故用三仙二蟲湯加味，臨床有效率為94.6%。

來源 獻方人：吉林省人民醫院中醫科郭京麗；推薦人：吉林省長春中醫學院王中男。

方4 花檳榔30克、雄黃粉10克。

方法 取檳榔，加水200毫升，煎成30毫升，每晚保留灌腸；再以雄黃粉調糊狀後，外敷肛門口。以上為成人量，小孩減半。

按語 曾用上法治療50例肛門搔癢症患者，全部治癒，用藥3～5次痊癒者15例，6～10次痊癒者15例，20次以上

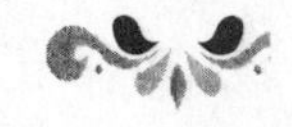

痊癒者 20 例。

來源 獻方人：浙江省中醫藥研究所楊必成；推薦人：吉林省長春中醫學院附院周建華。

方 5 阿是穴。

方法 用磁梅花針治療，隔日 1 次，6 次為 1 療程。

按語 本病亦叫真皮膠原纖維增生症，患處皮膚發亮，脫毛，變硬。曾用本方法治療一男性患者，4 次而癒。磁梅花針是磁療和梅花針療法相結合的治療方法。梅花針的局部叩打可以瀉邪驅毒，磁療可以擴張局部的血管，促進血液循環，從而促進了新的正常皮膚的再生。

來源 獻方人：山西針灸研究所師懷堂；推薦人：新疆伊犁地區人民醫院趙淑華。

銀悄病（牛皮癬）

方 1 蒲公英15克、板藍根15克、蚤休15克、白花蛇舌草15克、三棱10克、莪朮10克、龍膽草10克、甘草6克。

方法 每日 1 劑，水煎服。28 天為 1 療程。

按語 血熱甚皮損鮮紅加白茅根、生地；風盛癢甚，鱗屑較多者加馬蛇、僵蠶；風濕阻絡，關節痹痛者加秦艽、白鮮皮；血燥傷陰，皮損乾燥呈大斑塊者加當歸、丹參、女貞子。共治療 51 例，痊癒 26 例，好轉 22 例，無效 3 例。

來源 獻方人：北京市宣武區北線閣廣安門醫院劉瓦利；推薦人：新疆伊寧市解放軍第 11 醫院趙飛。

方 2 斑蝥 6 克、半夏 6 克、雞蛋油適量。

方法 前 2 味共研細末，用雞蛋油調和成糊狀塗搽患處。

每日 1 次，1 週為 1 療程。若用藥後患處現水泡及疼痛，可暫時停藥，待症狀消失後再行塗搽。

按語 用此法治療輕者 1 個療程，重者 2～3 個療程可獲痊癒。用藥期間禁用辛辣刺激性食物。

來源 獻方人：河南省中牟縣城關衛生院劉少梅；推薦人：武警安徽省總隊醫院何國興。

方 3 紅粉 25 克、明礬 50 克、川槿皮 50 克、杏仁克 50 克（去油皮）。

方法 將 4 味藥研細末，用唾液（口精）調和後，再加少量凡士林後外塗患處。

按語 此方可以連續外用 1 個月，90 %以上病人可以獲效，鱗屑消退快，無副作用。

來源 獻方人：吉林省長春中醫學院附屬醫院景瑛；推薦人：吉林長春中醫學附屬醫院王中男。

多形紅斑

處方 足三里穴、654-2 注射液 10 毫克。

方法 常規消毒足三里穴後注入 654 -2 注射液 10 毫克，每日 1 次。左右兩側交替封閉，7 天為 1 療程。

按語 此法治療 134 例寒冷性多形紅斑，痊癒 118，好轉 16 例，療程最短 5 天，最長 9 天，7 天治癒者達 80.3 %。

來源 獻方人：湖北省鄂州市第二醫院注循東；推薦人：吉林省長春中醫學院附屬醫院周建華。

痤瘡

方 1 枇杷葉、夏枯草各 10 克，銀花、黃芩各 8 克，桑

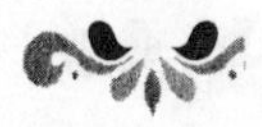

白皮12克，生甘草4克，連翹9克。

方法 每日1劑，水煎分2次服。24劑為1療程。

按語 治療近300例，系統觀察150例，1次而癒者20例，2次而癒者30例，好轉100例。

來源 獻方人：新疆伊犁地區人民醫院趙淑華；推薦人：新疆伊寧市解放軍第11醫院趙飛。

方2 刺蝟油。

方法 取刺蝟脂肪，入鍋，慢火熬油，涼後微微凝為淺黃色，塗於患處皮膚。每晚1次。

按語 本法對尋常痤瘡伴有結節或膿腫、破潰者療效欠佳。

來源 獻方人：吉林省長春中醫學院附院李磊；推薦人：吉林省長春醫學附院周建華。

方3 白果。

方法 每晚睡前用濕水將患部洗淨（不用肥皂或香皂），將去掉外殼的白果種仁用刀片切出平面，頻搓患部，邊搓邊削去用過部分，每次用1～2粒種仁即可。

按語 一般7～14次粉刺即可消失。此法治療數例刺患者，效果良好。用藥的次日早上洗臉後，可照常搽抹化妝品。

來源 獻方人：吉林省東北林學院醫務室邵忠文等；推薦人：吉林省長春中醫院附屬醫院周建華。

方4 赤石脂、密陀僧、硫磺、樟腦、天仙子、白果各10克，冰片3克。

方法 上藥共研細末，加入75％乙醇300毫升中密封5天後即可用之，用前先將藥物充分搖均勻未見沉澱，以棉籤

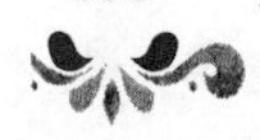

蘸藥外擦皮損處，早晚各1次，10天為1療程。

按語 痤瘡是青春期由性激素激發而引起的一種常見的慢性皮脂腺炎症，該法治療效果滿意。

來源 獻方人：湖南省懷化中醫院皮膚科張華；推薦人：湖南省新田縣衛生學校蕭家凰。

方5 心俞、膈俞。

方法 用梅花針扣刺對側心俞、膈俞，然後拔罐，使之出血約2毫升，隔日1次，5次為1療程。

按語 禁服辛辣油脂食物。

來源 獻方人：吉林省白城市中醫院高揚；推薦人：新疆伊寧市解放軍第11醫院王學良。

方6 肺俞、內分泌、皮質下、神門、耳炎、肝、腎。

方法 取0.5×0.5公分見方膠布，將光滑飽滿的王不留行籽貼於膠布上，送至耳穴，用手指加壓，每次貼單側，兩耳交替應用，每次取4～8個穴位，每週2次，10次為1療程。

按語 該法治療痤瘡，有效率在90％以上。

來源 獻方人：寧夏銀川市省軍區衛生所陳更業；推薦人：寧夏回族自治區人民醫院中醫院陳文新。

斑　禿

方1 新鮮生薑100克、骨碎補100克。

方法 ①將生薑切開、用切面塗擦患處每天4～5。②將骨碎補浸酒後切片外擦患處至皮膚發紅發熱，每天3～4。

按語 此方堅持外用，一般7天左右可見效，7～15次痊癒。

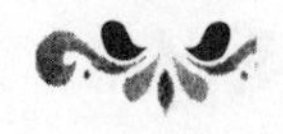

來源　獻方人：新疆烏魯木齊市溫泉療養院王軍；推薦人：四川遂寧市中醫院周智春。

方2　①何首烏、生地、全當歸各50克；②枸杞子30克、粳米60克。

方法　①將何首烏等3味藥物研末加紅糖適量，用開水浸泡不茶飲。②枸杞粥：將枸杞子、粳米加水適量煮粥，每日早晚各服2劑。

按語　斑禿透過處用方和內方相結合，堅持一段時間，斑禿部分就可長出新髮。首烏飲為1日劑量，最多不能超過2天即更換新藥。

來源　獻方人：新疆烏魯木齊市溫泉療養院王軍；推薦人：四川省遂寧市中醫院周智春。

方3　雞內金400克。

方法　炒黃研末，每服2克，1日3次。

按語　該方治療斑禿、遺精、早洩、遺尿、消化不良、小兒疳積等疳積等症無有殊效。

來源　獻方人：山東省高密縣化肥廠范立金；推薦人：新疆伊寧市解放軍第11醫院王學良。

方4　炙首烏30克，熟地20克，桑椹、黃精各15克，當歸枸杞、黃精、菟絲子各12克，防風、酸棗仁各10克，川芎3克。

方法　文火水煎，1日1劑內服。加減：頭昏無力、腹脹去熟地，加白朮、陳皮、神麴、山楂。頭昏、失眠、健忘、心悸者加柏子仁、茯神、龍眼肉等。

按語　用本方治滋補肝腎，養血祛風，故斑禿得癒。

來源 獻方人：湖南大學衛生科周蘭香；推薦人：湖南省新田縣衛校蕭家凰。

方5 補骨脂20克、紅花10克、白芷10克。

方法 將上藥加白酒500克浸泡1週，先用溫開水反覆擦洗患處，再用本藥酒反覆塗擦，每日早晚各1次；一般使用1週發根始生。

按語 用上方治療斑禿41例，均收到明顯效果，可配合內服「多斑維露」療效便佳。本方適用於少兒和青壯年。

來源 獻方人：山西省太原郝莊醫院馬金鳳；推薦人：山西省太原市南郊衛生局長張冠英。

白 癜 風

方1 馬齒莧20克、紅糖10克。

方法 將上藥加食醋70毫升，水煎，過濾，每100毫升加硼酸1克，裝瓶中備用，用時以棉籤蘸藥水許，塗患部，每日1～3次。亦可用適量馬齒莧，水煎服，1日3次。一般3～6個月為1療程。

按語 本法治療一般無不良反應。有條件者可配合日光浴，療效更佳。1～2療程可癒。

來源 獻方人：江蘇省常州市廣化橋衛生院李鳴；推薦人：江蘇省常州市鐘樓區醫院鄒回春。

方2 五倍子5克、麝香3克、烏梅10克、菟絲子10克、補骨脂15克、白芷5克、肉桂10克、山梔子10克。

方法 用75％酒精300克浸泡10天後備用。每日外搽患部3次，再用紅外線燈照射30分鐘，或日光照射30分鐘。

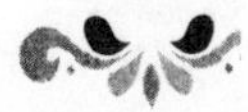

按語　此為臨床應用之經驗方。系統治療觀察 31 例，有效率 95 %，治癒率 80 %。

來源　獻方人：四川省鹽源縣皮防站李茂清；推薦人：四川省鹽源縣衛生幸勤、郭廣喜。

方 3　密陀僧15克、白附子15克、雄黃15克、枯礬15克。

方法　將以上 4 味藥研細末，沾水外塗。

按語　此方療效佳，夏天可用紫茄皮沾藥粉外塗。

來源　獻方人：吉林省長春中醫學院附屬醫院景瑛；推薦人：吉林少長春中醫學院附屬醫院王中男。

方 4　白蒺藜適量。

方法　將上藥去刺、研為細末，水泛為丸。每日 3 次，每次 9 克，白開水送下。兒童酌減。

按語　治療新、久白癜風 11 例，全部治癒。

來源　獻方人：新疆伊寧市解放軍第 11 醫院武繼華；推薦人：新疆伊寧市解放軍第 11 醫院王學良。

方 5　太湖鐵黑豆。

方法　將黑桃去殼，肉炒香，切碎，黑芝麻、黑豆炒香待用。將枸杞子、何首烏、生地加水適量煎煮成濃汁倒入容器後待用。將炒香的黑芝麻、黑桃肉、黑豆一起放入濃藥汁中再煎煮，直至黑桃肉和和黑芝麻煮爛，全部被黑豆吸收為度。隨後立即取出黑豆，置於竹篩中晾乾備用。每天早晚練功後空腹食用 9～10 克。

按語　黑芝麻、何首烏等食物中含有烏髮的黑素原及多種氨基酸，是製造毛髮及黑色素的重要材料。黑芝麻含有豐富的抗衰老物質維生素 E，何首烏補精髓、益氣血的功效，

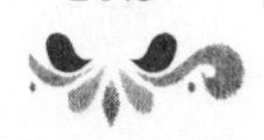

枸杞子有補腎、滋陰、養肝等作用。

本方對少年白髮、早老脫髮、斑禿、白癜風皆有殊效。

來源 獻方人：中國江蘇省常州市太湖氣功診療研究所馬衡如；推薦人：江蘇省常州市天寧醫院氣功診療專家室王淑英。

黃褐斑

處方 牛尾巴1條、柴胡12克、當歸9克、白芍9克、白朮9克、茯苓9克、薄荷6克、炙甘草9克、乾薑3克、蜂蜜30克（烏孜別克方）。

方法 牛尾巴同上述藥物一起煎熱，去藥渣加蜂蜜食用，牛尾巴除骨之，1日1劑，10劑為1療效。

來源 獻方人：新疆特克斯縣軍馬場衛生所梁友根；推薦人：新疆伊寧市解放軍第11醫院武繼華。

酒渣鼻

方1 生麻黃根80克、麻黃節30克、白酒1500毫升。

方法 煮30分鐘，涼後備用。每次服用25毫升，每日2次。10天為1療程。

按語 禁辛燥脂肪食物。

來源 獻方人：吉林省人民醫院中醫科郭京麗；推薦人：吉林省長春中醫學院王中男。

方2 斑蝥50克、蜈蚣20條、蟾酥10克、冰片15克、地膚子50克、硫磺50克、百部25克、雄黃25克、松香20克、蛇床子15克、煙膏30克、白鮮皮50克、土槿皮150克、大楓子50克、鎮江醋2.5公斤、95%酒精若干斤。

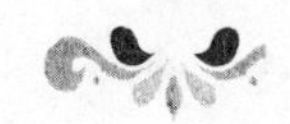

方法　將斑蝥、蟾酥、蜈蚣、雄黃用布袋裝好，其餘10味先放入鎮江醋中浸泡10天，再將布袋裝好的藥放入，浸泡3～5天，然的取出布袋，將袋內的藥物搗碎後入袋，放入酒精內浸泡2～3星期，棄藥取液，二液合併，裝瓶備用。用時，用小毛筆蘸藥液在皮損處連續塗抹，每次用量不能超過8毫升，生隔2星期塗1次，塗後局部疼痛、發麻、起泡、流水（淌出的水防止流經好的皮膚，否則會起泡。）淌水後不要撕破皮膚，待其自然結成皮痂而自行脫落，脫落後再進行第2次塗藥。如此塗抹，直至痊癒為止。

按語　本藥命名為「脫皮液」，痊癒後皮膚無疤痕，經用於1195例酒渣鼻患者，痊癒488例，基本痊癒654例，無效53例。本藥有劇毒，禁內服及入口眼。上述患者中，用藥後發熱22例，怕冷29例。頭痛6例頭暈10例，口乾23例，眼刺激感1例，噁心2例。一般不影響治療。病例：黃×，男，55歲，患酒渣鼻已20年，經中西醫藥治療均無效。來診時患者鼻准部紅色病變顯著，並已擴大到兩頰及下頜部，鼻部有丘疹，粗糙肥大，有瘢痕、囊腫、結節、萎縮凹陷，診為酒渣鼻贅期。經脫皮液塗藥9次後痊癒，隨訪時鼻患部皮膚無疤痕，光滑細潔。

來源　獻方人：上海市盧灣區中心醫院朱澤霖；推薦人：吉林省長春中醫學院附屬醫院周建華。

手掌蛻皮症

方1　側柏葉250克、艾葉60克、桐油適量。

方法　先將側柏葉、艾葉2味藥加水至3000毫升左右，蒸煮致沸備用，然後將桐油適量搽抹於患手，再用紙浸桐油用火點燃薰灼患處，待熏灼約1分鐘左右，可將患手置於側

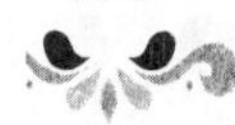

柏葉，鮮艾湯上薰洗，待藥溫稍低再將患手置湯中浸泡至藥涼為止。1日1次。

按語　輕者1次即癒，重者3～5次可癒。癒後忌用酸性、鹼性肥皂洗手及接觸腐蝕性藥品1月。

來源　獻方人：河南省鄧縣王良鄉衛生院王方；推薦人：新疆烏魯木齊商業醫院方銘、楊定泰。

方2　丁香25克、白鮮皮20克。

方法　先將白鮮皮泡在洗米水內5天；丁香泡300毫升75％酒精中，3～7日後，兩液混合塗患處，每日2次。

按語　此方各種原因引起的手脫皮，均有良效，塗臉亦可，既有香氣，又能治病。

來源　獻方人：吉林省延邊煤礦服務公司職工醫院周葉紅；推薦人：吉林省延邊煤礦服務公司職工醫院金太浩。

手足皸裂

方1　甘草50克、75％酒精200毫升、甘油200毫升。

方法　將甘油浸泡於酒精內24小時後，取浸液去甘草加甘油即成。用時將患處洗淨後用本藥塗抹，每天3～4次。

按語　經用此方治療200例，經隨訪基本痊癒172，顯效22例，無效6例。用藥後一般5天好可見效。

來源　獻方人：武警安徽省總隊醫院何國興；推薦人：安徽醫科大學汪秀華。

方2　太湖美容餅。

方法　取淨米糠與麥麩加山芋粉製成餅，每個30克。練功後吃1個，每日1～3次。

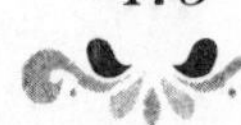

按語　本法能防止皮膚皸裂、皺紋和皮膚變色，還可以治療更年期皮膚病，如顏面落屑、濕疹、老年斑、頭部糠疹等症。

來源　獻方人：中國太湖氣功診療研究所馬衡如；推薦人：常州天寧醫院王淑英。

狼瘡性脂膜炎

處方　陳皮12克、僵蠶12克、浙貝母10克、銀花15克、連翹12克、製香附10克、黨參10克、黃芪10克、蜈蚣1條、川牛膝10克、橘絡6克。

方法　水煎服，1日1劑，局部貼黃連膏，四周用紫金錠外塗，1日2次。

按語　該方法對狼瘡性脂膜炎有較好地療效。用生脈散為主方善後。

來源　獻方人：湖北省武漢市中醫醫院皮膚科徐宜厚；推薦人：新疆伊寧市解放軍第11醫院王學良。

汗　腳　症

處方　白礬（打碎或用枯礬）、乾葛（打碎）各25克。

方法　將上藥水煎2次，藥液混合，大約1500毫升，放盆內備用。把腳浸泡在藥液內，每日3次，每次不得少於30分鐘，浸泡前加溫藥水，以不燙為度。2日1劑，6天為1療程。

按語　藥液不得用鐵器盛裝。用藥期間禁食生蔥、生蒜、生薑等辛辣之品。該方療效顯著。

來源　獻方人：新疆烏魯木齊軍區司令部門診部宋江華；推薦人：吉林省長春中醫學院附院周建華。

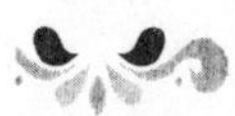

第八章　眼科疾病

麥粒腫

方 1　鮮鴨蹠草莖 1 段。

方法　用手夾持成 45 度角，置於酒精燈上燃燒上段，即可見下段泡沫液體沸出，隨即將沸出的液體滴於臉結臉緣（麥粒腫之局部腫脹處及周圍），臉皮表面也可趁熱塗之。滴眼前結膜囊先用生理鹽水沖洗，每日 3 次。

按語　用此法治療麥粒腫患者 80 例，其中痊癒 59 例，好轉 18 例，無效 3 例。部分患者 1 天見效，第 2 天痊癒。塗藥後患者有舒適事感，無需沖洗或作其他處理。《品匯精要》云鴨蹠草「去熱毒，消疽」，麥粒腫亦屬熱毒之類，故治之有之效。

來源　獻方人：武警安徽省總隊醫院何國興；推薦人：安徽醫科大學汪秀華。

方 2　雙足中趾尖正中。

方法　用針將雙足趾尖正中點刺出血即可。每日 1 次，2～4 次為 1 療程。

按語　筆者用本法治療 20 例患者，均在 4 天內痊癒。

來源　獻方人：河南省唐河縣馬振扶鄉醫院曲良義；推薦人：新疆伊犁地區人民醫院趙淑華。

方 3　曲池穴。

方法　取患眼對側的曲池穴，令患者屈肘拱手位，行常

規消毒後，醫者右手持三棱針，左手固定病人肢體，點刺曲池穴。然後用手輕輕擠壓，使其流出小滴血液即可。每天1次。

按語 用此法治療麥粒腫患者102例，均1～2次獲得痊癒。如不癒者，第2天如上法再刺血1次。

來源 獻方人：武警安徽省總隊醫院何國興；推薦人：安徽醫科大學汪秀華。

方4 合谷、太陽、攢竹。

方法 進針後大幅度捻轉10～15次，出針後用手指擠壓攢竹穴，使之出血少量。每天針刺1次，連續治療2天。

按語 用本法治療20例，痊癒17例，有效3例。

來源 獻方人：安徽醫科大學校尹有學；推薦人：武警安徽省總隊醫院何國興。

方5 後谿。

方法 取健側後谿穴，將純艾絨搓成圓錐狀，大如麥粒，放置此穴位上。燃點艾炷頂端，待患者感到灼痛時，更換艾炷，複灸1壯。以局部皮膚充血起紅暈為度。每天施灸1次，一般灸1～2次可癒。

按語 共治療60例，1次治癒者40例，2次治癒者19例，無效1例。治癒率為98.33％。

來源 獻方人：廣西省壯族自治區防城縣中醫院針灸科楊顯新；推薦人：廣西防城縣第一人民醫院王子梅。

結膜炎

方1 羌活10克、桑葉10克、黃連15克。

方法 將上方常規水煎，每日1劑，早晚各服1次。

按語　此方治療急性結膜炎，一般在2天即可明顯見效，作者曾治療12例，無1例失敗。注意：服藥時忌食辛辣、蛋類及魚類食物。

來源　獻方人：吉林省人民醫院郭京麗；推薦人：吉林省長春中醫學院王中男。

方2　熟地、生地、當歸、赤芍、僵蠶、蠶砂、山梔各10克，荊芥5克，防風、丹皮各8克，川芎、蟑衣、蕤仁霜各6克。

方法　水煎服，每日1劑，分2次服用。

按語　本方治療結膜癢感症100例，全部治癒。病例介紹：吳×，女，18歲，1988年8月3日診：結膜癢感6年，曾用硫酸鋅眼藥水等治療均無療效。予以本方治療，服3劑，症狀消失，隨診2年未見復發。該症可見於急性細菌性結膜炎等症。

來源　獻方人：吉林省六安市第二人民醫院隗立有、陳君；推薦人：吉林省春中醫院附屬醫院周建華。

方3　會陰。

方法　掐捏並施瀉法，以耐受為度，每次15分鐘，7日為1個療程。

按語　不同其他藥物和療法，單用按摩掐穴治療急性結膜炎5例，均獲滿意療效。

來源　獻方人：四川省鹽源縣衛生局辜勤；推薦人：四川省鹽源縣衛生局辜甲林。

方4　晴明穴。

方法　常規消毒穴位及針具，用三棱針，迅速向耳尖穴

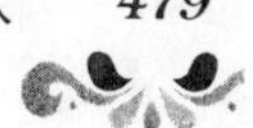

刺進 1 分深，快速退出，擠出 3～5 滴血即可。

按語　點刺耳尖穴治療紅眼病 112 例，針 1 次者 54 例，針 2 次者 58 例，1 例改用中藥治療痊癒 75 例，好轉 36 例，無效 1 例，總有效率為 99.1 %。

來源　獻方人：湖北省鄂州市二醫院針灸科胡宏英；推薦人：新疆伊寧解放軍第 11 醫院王學良。

方 5　陷谷、湧泉。

方法　常規消毒穴位及針具，用 1.5 毫針分別刺入雙足背之陷谷穴並透湧泉穴。施用透天涼手法，反覆針行 3 次後，留針半小時，每隔 10 分鐘行針 1 次，5～7 次為 1 療程。

按語　該方治療急性治膜炎，療效甚佳。

來源　獻方人：湖南中醫學院第一附屬醫院針灸科王松榮；推薦人：新疆伊犁地區人民醫院趙淑華。

角膜潰瘍

處方　肝俞、膽俞、膈俞、太衝、丘墟、中渚。

方法　諸穴皆用瀉法，留針 30 分鐘，出針後，於所刺穴上聚擠出血，背部俞穴出針後拔罐，隔日 1 次。

按語　角膜潰瘍有細菌性、真菌性、沙眼性、蠶食性之分。本方對各類均有良效。曾治療 1 女性患者，診見右眼角膜混濁，如覆雲翳。左眼角膜混濁較右眼為重，並於處上方有黍米大白斑，其下有綠豆大蝕剝一處，中心凹陷。唇赤乾燥，湯不欲飲，自覺午後身熱，前額及兩顳脹痛，納食減少，大便乾，小便短赤，舌赤苔白，脈弦有力。診斷為角膜潰瘍，屬肝膽鬱熱，毒瘀血滯。治宜清泄肝膽活，血化瘀。經上法 3 次治療炎症全消，8 次雲翳、白斑蝕剝皆退，囑服黃連羊肝丸 1 月善後。隨訪 18 年，未見再患眼病。

來源 獻方人：內蒙古自治區中蒙醫研究所馮潤身；推薦人：新疆伊犁地區人民醫院趙淑華。

維生素 A 缺乏性眼病（夜盲症）

方 1 羊肝、豬肝各 500 克，牛肝 250 克，雞肝、鴨肝各 100 克，雞內金 15 克。

方法 先將 5 種肝臟蒸熟，然後烘乾同研細末，加入紅糖，芝麻適量。每次 10～15 克，飯前服。每日 1 次，10～15 次為 1 療程。

按語 經用此法 20 餘例，療效顯著。申××，男，10 歲，1981 年 10 月 18 日就診。患兒視力減退 3 個月，每到夜晚即看不清人物，診為夜盲症，服用上方 10 天，視力提高，連續服用數月，視力逐漸恢復正常。服藥期間忌用蘿蔔、茶葉等食物。

來源 獻方人：安徽省合肥市郊區醫院中醫科張孟林；推薦人：武警安徽省總隊醫院何國興。

方 2 石決明、車前子、茅朮片（鹽水拌，曬乾）各 6 克、決明子（炒煅）12 克、豬肝 18 克（不落水）、兒童酌減。

方法 將上藥共研細末，把豬肝切一條縫，納入上藥，用線紮住，放入鍋煮熟。令患者兩目趁熱薰之，然後服下。

按語 筆者用本方治療夜盲症，效果迅速可靠，輕症 1 劑即癒，重者 3 劑即癒。

來源 獻方人：新疆伊寧市解放軍第 11 醫院武繼華；推薦人：新疆伊寧市解放軍第 11 醫院王學良。

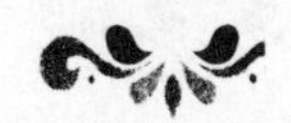

青　光　眼

處方　肝俞、腎俞、風池、太陽、睛明、合谷、三陰交。

方法　採用毫針刺入上述穴位，補腎俞、肝俞、合谷、三陰交，瀉風池、太陽、平補平瀉睛明。留針 30 分鐘。每日 1 次，10～15 次為 1 療程。

按語　本病中醫稱為「綠風內障」、「青風內障」，多因肝腎不足所致，治以補肝腎，益精血，祛風通絡之法，痛止眼清而癒。

來源　獻方人：北京西苑醫院針灸科閻潤茗；推薦人：新疆伊寧市解放軍第 11 醫院王學良。

中心性視網膜炎

處方　風池、球後、翳明、合谷、中渚、太衝、光明、足三里、三陰交。

方法　針兩側球後穴均要求用 30 號以上毫針沿著眶下緣緩慢進針 1～1.5 寸後，行微的撚轉，不提插，以兩眼球發脹為度；針風池和翳明穴均要求針感傳至眼部；足三里、三陰交均用平補平瀉法；合谷、中諸、太衝用瀉法，每日 1 次。

按語　本病屬中醫「視瞻昏渺」範疇，為黃斑區毛細血管痙攣所致。筆者運用針灸療法治療病收到滿意效果。

來源　獻方人：江蘇省南京中醫學院馬小平；推薦人：湖南省新田縣衛校蕭家凰。

視網膜剝離

處方　金剛搗碓。

方法　兩足立正，兩手抱拳，停於腰間。動作：①向右半轉體，並向右前方跨一步，呈現右半弓步，即右腿屈膝蹲平，左腿伸直，右臂屈時上提，拳停於眼前，左拳屈肘向後停於髖關節後，上體稍向前傾，目視前方，收功還原。②向左半轉體，並向左前方跨一步，呈左半弓步，即左腿屈膝蹲平，右腿伸直，右臂屈肘上提，拳停於眼前，右拳屈肘向後停於髖關節後，上體稍向前傾，目視前方，收功還原。③向左半轉體，並向左前方跨一步，呈左半弓步，即左腿屈膝蹲平，右腿伸直，左臂屈肘上提，拳停於眼前，右拳屈肘向後停於髖關節後，目視前方，收功還原。左右各重複 6～12 次。每日早晨練功 1 次，10～20 次為 1 療程。

按語　練功時必須注意：①胸部要舒鬆自然。②跨步要輕靈。③動作開始時吸氣，還原時呼氣。④意能搗礁，力大無比。氣由丹田上發百會，下走尾閭。

來源　獻方人：江蘇省常州市太湖氣功診療研療所李居軍、馮玉良；推薦人：江西省興國縣太湖氣功健身院張文英。

視神經萎縮

方 1　熟地、女貞子、桑椹子、菊花各 15 克，白芍、當歸、葛根、枸杞、菟絲子、黨參各 12 克，麥冬、川芎、五味子、茯苓各 10 克，生黃芪 18 克，丹參 30 克，陳皮 6 克。

方法　水煎服，每日 1 劑，連服 30 劑為 1 療程。

按語　此病往往是氣血素虛，加之病久元氣衰憊，肝腎不足，故目竅失養，神光衰微。因目為肝竅，瞳神屬腎，所以用補益肝腎，益氣養血為主之驗方，收到良好的效果。

來源　獻方人：山東中醫學院附屬醫院鄭新青；推薦人：湖南省新田縣衛生學校蕭家凰。

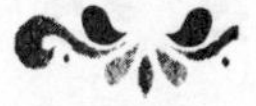

方2 風池、太陽、攢竹、合谷、神門、光明、蠡溝、內睛明。

方法 採用毫針刺法，施熱補手法，針風池穴務使熱脹感傳到眼區。每日1次，15～30次為1療程。

按語 李氏曾先後治療本病64例，有效率75.45%。風池、太陽穴不要刺得過深，以免損傷腦內組織及血管。

來源 獻方人：北京廣安門醫院針灸科主任醫師李志明。推薦人：新疆伊犁地區人民醫院趙淑華。

方3 雙眼球後、翳明、三陰交。

方法 採用毫針刺法，針球後時，患者即有眼球酸脹及突出感，這時立即出針，同時按壓針孔3分鐘，其他穴位留針或加電針20～30分鐘。每日1次，15～20次為1療程。

按語 崔某，女，36歲，工人，1970年4月27日初診。高燒後第2天，發現雙眼視物不清，某醫院眼科檢查診斷為「視神經萎縮初期」。經口服大量維生素、肌注ATP治療，未見好轉。眼科檢查：雙眼視力已恢復至1.0，8年後追訪，又眼視力已達1.2。

來源 獻方人：空軍瀋陽醫院針灸科徐笨人；推薦人：新疆伊寧市解放軍第11醫院王學良、何周智。

方4 ①風池、肝俞、腎俞、合谷、太淵、飛揚、太谿；②合谷、足三里、三陰交、復溜、太衝。

方法 採用毫針刺法，先針①方，靜止留針30分鐘，共7次，再針②方，靜止留針30分鐘，每日1次，10～15次為1療程。

按語 此病應以肝腎為主，腎虛可導致肺虛，方以①方調補腎肝肺。②方用合谷、足三里、三陰交，健脾胃，強生

化之源，助復溜生水補腎，太衝以補肝，使肝上榮於目，礦奏良效。

來源 獻方人：四川華西醫科大學一附院黃聖源；推薦人：新疆伊寧市解軍第11醫院王學良。

眼底出血

方1 ①荊芥5克、防風5克、側柏葉5克、藕片15克、生地15克、淮山藥15克、茯苓9克、澤瀉9克、②側柏15克、藕片15克、白茅根15克、黑梔子9克、大典6克、石膏9克、歸尾5克。

方法 每日1劑，水煎2次服。可連服數劑。兩方辨證服用，或先服①方6劑，再服②方6劑。

按語 筆者認為肝陰虧損，腎水不足，水不涵本所致者多先①方。因外傷血瘀入睛等實證者多選②方。

來源 獻方人：福建省福州市盧鏡清；推薦人：湖南省新田縣衛生學校蕭家凰。

方2 大椎、風池、肝俞、腎俞。

方法 毫針刺法，施以燒山火手法。可選配顱息、角孫、中院、天樞、氣海、足三里等穴，每日1次，16次為1療程。均需治療10個療程。

按語 本病屬於中國醫學「暴盲」、「雲霧移睛」範疇。一般取肝俞、腎俞用「燒山火」手法，調肝補腎、養血明目。但眼底瘀血停留，高度混濁時配以風池、角孫，使眼內產生熱感，使瘀血化散吸收；血小板減少，取大椎、膈俞、肝俞，用補法，以強身養血。共治療例，患眼188隻、治癒50隻、顯效43隻、進步74隻、無效21隻、有效率88.83％。

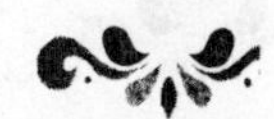

來源　獻方人：甘肅省中醫學院醫師鄭魁山；推薦人：新疆伊寧市解放軍第 11 醫院王學良。

外傷性眼肌麻痹

處方　魚腰、睛明、合谷、承泣、陽白、太陽、足三里。

方法　除合谷、足三里取雙側穴外，餘穴均取患側。仰臥位：睛明、承泣、太陽等穴直刺 0.4～0.7 寸；魚腰透陽白，合谷、足三里等穴直刺 0.7～1 寸，用平補瀉法，得氣後留針 15～20 分鐘，其間行針 1 次，1 每日針刺 1 次，6 次為 1 療程，療程間隔 2～4 天。

按語　治療 31 例，痊癒（眼肌功能完全恢復或復正常，複視消失者）25 例，占 80.7 %，好轉（眼肌功能完全恢復或殘存複視，或上午正常，下午有輕微下垂症狀者）5 例，占 16.1 %，無效 1 例。

來源　獻方人：浙江省麗水地區醫院譚玲玲；推薦人：新疆伊寧市解放軍第 11 醫院王學良。

電光性眼炎

處方　新鮮人乳。

方法　將新鮮人乳直接擠入消毒過的滴眼瓶內，點入兩眼外眥部球結膜上。每隔 5～15 分鐘 1 次，每側 2～3 滴，滴後閉眼片刻。

按語　用此方治療電光性眼炎患者 30 例，滴入眼後，一般自覺症狀可在 3～15 分鐘減輕或基本消除，其他症狀在 8～16 小時完全消失。

來源　獻方人：武警安徽省總隊醫院何國興；推薦人：

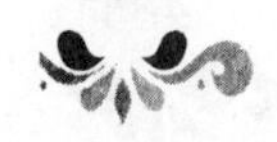

安徽醫科大學汪秀華。

近視眼

方1 眼、心、肝、腎、目$_1$、目$_2$、鼻眼淨。

方法 每次治療前作裸眼視力檢查，並記錄。耳廓皮膚用 75 %酒精消毒，將中藥五王不留行籽用 7×7 毫米的膠布固定在所選穴位上。囑患者將拇指放在耳廓背面，食指和中指放在耳廓前面，每天按壓所貼耳穴 3～4 次，每次每穴 100 下左右，使之產生酸脹或熱痛感覺，此為得氣。隔 2 天治療次，兩耳交替使用，治療 10 次為 1 療程，療程之間隔 5～7 天。

按語 共治療 236 例，468 隻眼，治癒或顯效 98 例；有效 239 例，無效 21 例，總有效率為 95.5 %。

來源 獻方人：新疆伊寧市解放軍第 11 醫院王學良；推薦人：四川省鹽源縣衛生局辜甲林。

方2 二間、曲池、臂臑、晴明、風池、肝俞、上關、翳風等穴。

方法 用氣功針點穴防治。①患者端坐，含胸拔背，全身放鬆，兩眼微閉，意守上丹田（兩眉之間）。②術者氣沉丹田，氣通過手厥陰心包經運入中指指尖。意守中衝穴，對患者左右手陽明大腸經經穴，二間穴、曲池穴、臂臑穴用鳳凰點頭式點穴，對以上穴位強刺激 2～3 次。③術者氣沉丹田，氣通過手太陰肺經運入拇指指尖，意守少商穴，對患者晴明穴、風池穴、肝俞穴點壓 2～3 遍，待按至眼球有脹及突出感為止。④術者氣沉丹田，氣運食指、中指、拇指通過針刺患者足少陽膽經經穴，上關穴稍後 0.5 寸，向後或向下平刺 0.5 刺患者足少陽膽經經穴，上關穴稍後 0.5 寸，向後或向下平刺 0.5～0.8 寸。針向左右旋轉直到傳入眼部，至眼球產生突脹感為止，再直刺足少陽三焦穴、翳風穴稍上 0.5 寸處 0.8～1.2 寸，針向左右旋轉，直到氣達眼球，使眼球周圍有脹感為止。每天治 1～2 次，20 天為 1 療程。

氣功療法：本功法採用面向東方，南方或東南方均可，左腳向左邁出小半步比肩稍寬，兩眼微閉，左手按下丹田處，右手按在左手背上，採取自然呼吸，意守上丹田約 10～20 分鐘左右。按穴：用兩食指按在上關穴及翳風穴，到眼球有脹突感為止。轉眼：兩眼球向右轉 1 圈後，擠眼 1 次，再向左轉 1 圈後，擠眼 1 次，反覆 20～30 次。揉眼：用雙手勞宮穴對準眼球，輕輕自左旋轉揉按 10～20 次，再向右旋轉揉按 10～20 次，眺遠視物：兩眼平視前方，選擇 1 點，盯住不合眼，直到眼瞼不可忍受為止，反覆 5～10 分鐘左右，再眺望遠處 30 秒鐘收功。

按語 本功法能疏導肝氣，使肝血上行而濡目，解除睫狀肌的過度緊張，減輕眼內壓力，減少眼球疲勞，從而起到增強視力的作用。

來源 獻方人：四川重慶市江北師範學校童立；推薦人：湖南省新田縣衛校蕭家凰。

方 3 「8」字運轉動。

方法 坐、臥、立均可。全身放鬆，舌抵上腭，將左（或右）手緊握拳，拳心向前，把食指掌指關節突起處放在山根穴，以此為起止點，即橫「8」字交叉處，先後沿兩側眼眶旋轉，順逆時針各運轉 50～80 個「8」字，每轉一個「8」字呼吸 1 次。一般左右拳交換各做 1～2 次。另一手放在大腿上，掌心向下。

按語 此功治療近視眼有特效，對其他眼疾也有很好的

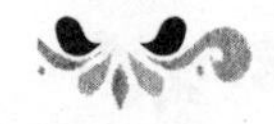

療效。功中調息，運氣均應深長細勻穩悠。

來源 獻方人：黑龍江省氣功培訓中心徐守科；推薦人：江蘇省常州市永紅醫院錢祖根。

方4 陽白、四白、太陽、球後、上明、瞳子髎、睛明、承泣等，耳壓眼、心、肝、目$_1$、目$_2$

方法 ①將中藥王不留行籽用 7×7 mm^2 的膠布固定在耳穴眼、心、肝、腎、目$_1$、目$_2$，鼻眼淨上。囑患者每天按壓所貼藥粒 3～4 次，每次每穴 100 下，使之有酸、脹、痛、熱等感覺，此為得氣，隔 2 天治療 1 次，兩耳交替使用，治療 10 次為 1 個療程。②穴位貼敷麝香膏，每次每側選取用 2～4 穴，以上穴位輪換使用，將麝香膏剪成 2×2 mm^2 的小方塊，分別貼在穴位上，兩側對應穴位同時貼敷，每日換藥 1 次，30 天為 1 療程。

按語 收治 534 隻眼，顯效 141 隻，有效 371 隻，無效 22 隻，總有效率 95.9 %。注意：在治療的同時，配合改正不良用眼習慣，療效更理想。

來源 獻方人：安徽省阜陽紡織廠醫院來心平；推薦人：湖南省新田縣衛校蕭家凰。

方5 肝、腎、眼、新眼點、目$_1$、目$_2$、交感、按八卦方位在眼周選取 24 穴（雙）。

方法 ①用 75 %酒精擦淨一側耳廓，以 0.6 平方公分麝至耳廓發熱，每日 5～8 次，隔 1～2 日換貼對側耳穴。②按八卦方位（乾、砍、艮、震、巽、離、坤、兌）在眼周篩選取穴。以瞳孔為中心作縱、橫兩條座標並向眼周延伸，再經瞳孔作兩條交叉線並向眼周延伸。將眼分成八個等份後，將 0.5 平方公分麝香虎骨膏貼敷於 4 條直線的延伸部位，距臉緣

約 0.3 公分處，囑患者輕輕按摩，24 小時後取下，與耳穴埋壓同時更換。

按語 可配合食指點按雙側風池和頸部夾脊穴，注意糾正變異頸椎的位置，疏理肩背部肌肉。從第 5 次治療加針刺雙側風池穴。共治療 98 隻眼，總有效率 7.9 %；其中假性近視 16 隻，全部恢復（屈光）正常，混合性和真性近視 82 隻，治癒 14 隻（30.6 %），顯效 45 隻（45.9 %），好轉 21 隻（21.4 %），無效 2 隻（2.1 %）。

來源 獻方人：貴州省軍區貴陽南廠幹休所彭立華；推薦人：新疆伊寧市解放軍第 11 醫院王學良。

方 6 睛明、攢竹、魚腰、承泣、腎俞、肝俞、足三里、光明、翳明、足三里等穴。

方法 ①囑患者正坐位，令其全身放鬆，舌抵上腭，呼吸自然，以配合治療。醫者調息運氣於食、中二指端，分別點按睛明、攢竹、魚腰、承泣等穴，患者施術穴位局部有酸脹、麻感或熱感，並向遠處放散。接著醫者以大拇指和食指點拿風池各若干分鐘。②患者俯臥位，醫者站於一側，用一指禪點按腎、俞、肝俞、足三里、光明、翳明穴，雙側交替各 20 次。③患者仰臥位，兩手平放兩側，分別揉睛明、印堂、球後穴，反覆 20 次而收功。

按語 筆者近年來臨床運用中國醫學經絡腧穴理論，辨證循經取穴，以練就的指功「少林內功一指禪點穴法」，用於青少年近視 84 例的治療上，收效理想。

來源 江蘇省紹興市中醫院孫妙發；推薦人：湖南省新田縣衛校蕭家凰。

眼眶假瘤

處方 龍膽草10克、柴胡15克、黃芩15克、銀花30克、連翹15克、地丁草30克、半邊蓮20克、夏枯草15克、露蜂房12克、半夏10克、橘紅10克、膽南星6克、當歸12克、生地15克、川芎10克、赤芍10克、澤瀉15克、木通6克、車前子15克、豬苓20克、陳皮6克、白芍10克。

方法 水煎服，每日1劑，1月為1療程。

按語 眶內假瘤是發生於眼眶的慢性非特異性增殖性炎症，病因仍不十分清楚。經多年臨床實踐，擬早方，清熱化痰除濕治療該病收到良好效果。

來源 獻方人：山東中醫學院附屬醫院鄭新青；王靜波；推薦人：湖南省新田縣衛校蕭家凰。

失　明

方1 ①攢竹、瞳子髎、風池、合谷、外關、足三里、②百會、大椎、支溝、中渚、光明、太衝。

方法 每日用1組穴，交替使用，留針20～30分鐘，每日1次，10次為1療程。

按語 皮質盲多為小兒高燒驚厥所致，常為流腦、病毒性腦膜炎、細菌性腦膜炎、新生兒破傷風以及先天性腦發育不全等病之後遺症，病位在腦。按上治療15例患兒，2例痊癒，9例顯效，4例有效，病程在1月內者收效尤快。

來源 獻方人：四川華西醫科大學附屬一院黃聖源；推薦人：新疆伊寧市解放軍第11醫院王學良。

方2 肝俞、腎俞、命門、風池、光明、攢竹、睛明、翳風、行間、玉枕、三陰交、球後、太谿、太衝、四白。

方法 每次選用4～5穴，交替使用，光明、肝俞、太衝先瀉後補，餘用補法。每日1次，10次為1療程；第2療程隔日1次，均用補法。

按語 鏈黴素中毒，一般以聽神經受損為多，亦有腎氣素虛（瞳孔屬腎），故眼亦受累而致失明者。取肝、腎二經穴位，配合局部取穴，調理肝腎、氣血，視力可漸復正常。

來源 獻方人：廣西省壯族自治區桂林市針灸學會顏幼齋；推薦人：新疆伊寧市解放軍第11醫院王學良。

第九章　耳鼻咽喉口腔科疾病

鼻前庭炎

處方　黃柏、青黛、石膏、紅花各5克。

方法　共研細末，和香油擦患處，每日1次。

按語　共治27例，均痊癒。此方亦可用於其他濕熱壅盛之瘡瘍。

來源　獻方人：四川省源縣衛生局辜勤；推薦人：四川省鹽源縣衛生局辜甲林。

鼻出血

方1　血餘炭3克、白茅根20克、蜂蜜50克。

方法　用白茅根煮水沖蜂蜜口服，血餘炭叫病人從鼻孔吸入。

按語　用此方法治療各種原因引起的鼻衄33例，一般1～2劑可痊癒。

來源　獻方人：湖南省道縣中醫院何進院何進階；推薦人：新疆伊犁地區人民醫院趙淑華。

方2　丹皮6～9克、仙鶴草6～12克、香附子6～9克、阿膠6～9克。

方法　每日1劑，水煎服，5天為1療程。

按語　共治療鼻出血88例，經治療出血停止，臨床檢查正常，隨訪6個月未復發，臨床治癒87例，點98.9％，隨訪6個月復發1例，且出血量及次數較前明顯減少。

來源 獻方人：河北省石家莊市飲食公司武承軒等；推薦人：新疆伊寧市解放軍第11醫院王學良。

方3 白木槿花10克、生石膏30克、白豆腐250克、白砂糖30克。

方法 先煎生石膏，再入白木槿花、白豆腐，文火煎至豆腐有小孔狀即入白砂糖，喝湯，吃白豆腐，文火煎至豆腐有小孔狀即入白砂糖，喝湯，吃白豆腐，宜冷服，每日1劑。

按語 本方清熱瀉火而不傷脾胃，涼血止血而不留淤，諸藥合用使火降血止。經治療80例，治癒70例，好轉8例，無效2例。適用於乾燥性鼻炎，鼻中隔彎曲糜爛，鼻黏膜乾燥，潰瘍者出血。

來源 獻方人：武警安徽省總隊醫院何國興；推薦人：安徽醫科大學汪秀華。

方4 韭菜根不拘多少。

方法 搗汁後用涼水沖服，每日1次。

按語 本方治療鼻衄、齒衄神效。

來源 獻方人：吉林省長春中醫學院附屬醫院景瑛；推薦人：吉林省長春中醫學院附屬醫院王中男。

方5 大蒜1～3枚。

方法 將蒜頭去皮搗爛如泥，作餅子如幣大，左鼻出血敷貼右足心，右鼻出血敷貼左足心，兩側鼻出血敷貼雙足心（大蒜頭3枚）。用紗布包裹，配合冷水拍打頸後兩側入髮際凹處（風池穴）。

按語 經用24例，均在數分鐘至1小時內血止。

來源　獻方人：武警安徽省總隊醫院何國興；推薦人：安徽醫科大學汪秀華。

方6　鮮生地30克、白茅根30克。

方法　濃煎後，1日內分2次服，服1～2劑即可。

按語　治療20例，有效率94%以上，顯效率80%以上。

來源　獻方人：新疆伊犁地區人民醫院趙淑華；推薦人：新疆伊寧市解放軍第11醫院趙飛。

方7　隱白、至陽、少商、商陽、關衝、上星。

方法　用毫針刺入上述穴位，留針20分鐘。一般1日1次，5～15次為1療程。

按語　用此治療一般1次即可治癒。經常性鼻出血者治療1個療程為好。

來源　獻方人：山西針灸研究所師懷堂；推薦人：新疆伊寧市解軍第11醫院趙飛。

方8　兌端。

方法　將針向上斜刺，捻轉行針，留針30分鐘。

按語　用本法治療7名患者，均1次痊癒。

來源　獻方人：遼寧省北鎮縣中醫院針灸科王會生；推薦人：遼寧中醫學院馬瑞林。

鼻息肉

處方　杏仁粒、甘遂各3克，輕粉6克，枯礬4.5克，草烏4.5克。

方法　將上藥研成細末，用浸透甘油直徑1公分大小的

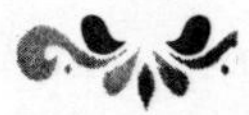

棉花團沾藥後敷於息肉病變部位，約1小時後由患者用擤鼻涕的方法去掉，每日1次。

按語 治療20例，少數病例治1～2次即可奏效。一般20～3見效，少數病例息肉大，數量多，上藥50次以上才有效。

來源 獻方人：武警安徽省總隊醫院何國興；推薦人：安徽醫科大學汪秀華。

鼻 炎

方1 蒼耳子。

方法 將蒼耳子40～50個，輕輕捶破，放入小鋁杯中，加入麻油50克，用文火炸蒼耳子，待蒼耳炸枯時，去蒼耳，每晚睡前塞於鼻腔內，每日1次。

按語 共治療急性鼻炎360例患者，效果滿意。其中女性183例，男性177例。療程：5～10天者93例，11～15天者126例，16～20天者93例，21～30天者48例。

來源 獻方人：武警安徽省部隊醫院何國興；推薦人：安徽醫科大學汪秀華。

方2 上迎香、通天、風池。

方法 採用毫針刺法，施用撚轉瀉法，每日1次，10次為1療程。

按語 上迎香為治療鼻炎之要穴（位於鼻骨下凹陷中，鼻唇溝上端之盡處），針刺時可立即引起噴嚏而鼻頓通，再合風池、通天諸穴，共奏疏風利竅之功。對慢性單純鼻炎有良效。

來源 獻方人：浙江針灸學會樓百層；推薦人：新疆伊寧市解放軍第11醫院王學良、樓星煌。

方3　迎香穴、擦摩法、冷水浴面。

方法　晨起將雙手搓熱，爾後面部鼻部皮膚擦摩至熱，再用兩拇指按揉迎香穴數10次，然後用冷水浴鼻，每日晨起1次，堅持數年。

按語　根據現代醫學的觀點：鼻面部血管豐富，先用摩擦使其血管擴張，後用冷浴使血管收縮。一張一弛改善面部的血液循環，以達到提高抗病能力，促進炎性吸收之功。並可預防其他鼻病，有美容健膚之效。對各類鼻炎皆有效。

來源　獻方人：湖北省中醫學院臨床教研室向賢德；推薦人：新疆伊寧市解放軍第11醫院王學良。

方4　內鼻、外鼻、肺、腎上腺、額穴。

方法　常規消毒耳廓，取綠豆分成兩半，將綠豆平面貼於0.8×0.8 cm的膠布中間，固定於穴位上，雙耳均貼，按壓使耳部產生脹、重、痛的感覺。每日3次，每次30餘下，5天換豆1次，休息2～3天，再行第2次治療次為1療程。

按語　治療慢性單純性鼻炎196例，痊癒者12例，顯效者121例，進步者61例，總有效率為99％。

來源　獻方人：四川省西昌農校劉助民、呂平；推薦人：安徽省歙縣中醫院汪軍。

方5　①白芥子、細辛、甘遂、麝香、生薑汁；②肺俞、風門、大杼、膏肓、腎俞、脾俞

方法　按白芥子50％、細辛30％、甘遂205的比例稱取藥物，共研細末，用生薑法調和，分做成直徑1公分大小的藥餅，藥面放入麝香少許，用5×5公分大小膠布，將藥物固定於穴位上。每次貼藥選取3個俞穴，均取雙側，穴位交替使用，每次貼藥1～3小時，小兒貼藥半小時，每日1次，

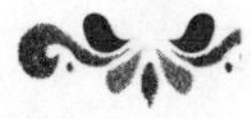

5～7 次為 1 療程。

按語　筆者用本方治療過敏性鼻炎 2～3 週開始見效。部分病人貼藥後，皮膚出現潮紅或起小水疱是正常現象，可塗萬花油或敷以消毒紗布，防止感染；治療期間禁食生冷，避免感冒，忌房事。孕婦、血證及時顯實熱證者禁用。

來源　獻方人：廣東省中醫院劉柄權、劉長波；推薦人：新疆伊寧市解放軍第 11 醫院王學良。

方 6　黑附片 20 克、蔥白適量、湧泉穴。

方法　取蔥白適量，與黑附片合在一起搗碎，貼敷在湧泉穴上，24 小時 1 換。5～10 次為 1 療程。

按語　筆者用此法治療過敏性鼻炎 4 例，1 次見效，3～5 次痊癒。

來源　獻方人：新疆烏魯木齊溫泉療養院王軍；推薦人：新疆伊寧市解放軍第 11 醫院王學良。

方 7　（耳穴）肺、氣管、肩、指、內外鼻、大腸、過敏點、腎上腺。

方法　用 75 %酒精棉球擦淨雙側廓，在 0.6 平方公分麝香虎骨膏上粘王不留行籽 1～2 粒，貼於上述穴位上。脾胃虛弱者加脾、胃、三焦；陰虛內熱加肝、腎、交感、神門。隔 2 日換藥 1 次，10 次為 1 療程。囑患者每日早、中、晚各按捏 3 次，輕按輕捏與重按重捏交替進行。

按語　治療過敏性鼻炎 337 例，痊癒 151 例（44.8 %），顯效 130 例（38.6 %），有效率 96.7 %。

來源　獻方人：貴州省軍區貴陽南廠幹休所彭立華；推薦人：新疆伊寧市解放軍第 11 醫院王學良。

鼻竇炎

方1 蒲公英30克、野菊花12克、黃芩15克、魚腥草15克、敗醬草15克、板藍根10克、白芷15克、辛夷15、蒼耳子10克、蔓荊子10克、赤芍10克、川芎6克、桔梗10克、藁本6克、生甘草3克，便溏者加酒大黃3~6克（後下）。

方法 以上為1次劑量。每日1劑，水煎2次，分2次早晚飯後1小時服。

按語 服用本品，共觀察治療慢性鼻竇炎患者100例，顯效71例；有效23例；無效6例；總有效率為94%。見效病例，一般在服藥3～5劑後，先見排出大量膿涕，隨之諸症減輕，繼服10～15劑而獲顯效。服本方5劑如無較多膿涕排出，症狀無改變者，即可認為無效而停服本方。方中重用公英、野菊花、魚腥草、敗醬草、黃芩等清熱解毒、抗菌消炎為主，兼佐辛夷、蒼耳、白芷、桔梗、藁本等排膿，止痛為輔，因病久入絡，鼻黏膜呈慢性充血肥厚，故加赤芍、川芎以活血消腫。本方隨症加減，療效確切，無不良反應。

來源 獻方人：吉林省人民醫院中醫科郭京麗；推薦人：吉林省長春中醫學院王中男。

方2 金銀花15克、白芷15克、川芎15克、薄荷15克、辛夷15克、黃芩15克。

方法 將藥物放入較大水杯內（可裝水500～800毫升），用開水沖泡，將水杯蓋嚴。5分鐘後打開杯蓋，杯口周圍用手捂嚴，中間留出空隙將鼻孔對準空隙處，取其熱氣薰鼻，間斷深吸氣，將氣霧吸入鼻腔內。待無熱氣後治療停

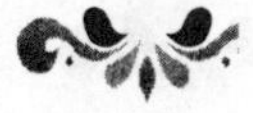

止，一般薰 10 分鐘左右，每天 2 次，7 天為 1 療程。

按語 此方治療急性副鼻竇炎26例，顯效18例，占69.2%；有效8例，占30.8%。治療慢性副鼻竇炎34例，顯效16例，佔有47.1%；有效17例，占50%；無效1例，占2.9%。

來源 獻方人：中國人民解放軍空軍北京總醫院張金蘭；推薦人新疆伊寧市解放軍第 11 醫院王學良。

方 3 牛黃 0.5 克、麝香 0.5 克、菊花心 1.5 克、雄黃 1.5 克、鵝不食草 15 克、冰片少許。

方法 將鵝不食草、菊花心研成極細麵。然後用乳缽將諸藥研細調勻，裝入瓷瓶封嚴備用。選用塑膠或麥稈一段，將藥面裝入一頭，對準鼻孔，從另一頭吹之，使藥進入患鼻內，每日 1 次。

按語 該方治療鼻竇炎，療效顯著，筆者曾驗證 18 例，效果均佳。

來源 獻方人：新疆伊寧市解放軍第 11 醫院武繼華；推薦人：新疆伊犁地區人民醫院趙淑華。

方 4 ①千里光（花葉）100 克、蒼耳子 45 克、柏葉 45 克、荊芥穗 30 克、白芷 30 克、辛夷 30 克、生石膏 100 克加減；②蒼耳子 10 克、白芷 10 克、辛夷 10 克、鮮青苔適量。

方法 方①諸藥為末，加熱醋適量調糊，裝入布袋。貼敷患部，不時更換維持溫度，日數 2～3 次。方②前 3 味為末過篩，取粉少許放入錐型圓紙筒尖部吹入鼻腔，後用紗布包青苔做成球型塞入鼻腔，兩側鼻孔輪換治療 1 日 3 次。

按語 本方對鼻竇炎均有良效，以上兩法結合應用效果更佳。

來源 獻方人：河南省洛陽市白馬寺骨科醫院劉金鑒；

推薦人：中國人民解放軍第 11 醫院王學良。

方5 鮮側柏葉、豬脾 1 條。

方法 鮮側柏葉 50 克與豬脾 1 條（不切碎）煎湯服用。1 日 1 劑，連服 3 日。

按語 側柏葉須是野外生長或古寺院種植的側柏樹葉。現公園人工培育的側柏葉無效。

來源 獻方人：廣東省海康縣烏石鎮中學陳祥鳳；推薦人：四川遂寧市場預測中醫院郭廣喜。

方6 蒼耳子 1000 克、辛夷、茜草、菊花、金銀花各 60 克。

方法 上藥加水用瓦鍋煎 3 小時，然後過濾，濾渣再連續加水煎 3 次，每次 1 小時，最後將全部濾液混合濃縮，乘熱切入蜂蜜 500 克，裝瓶待用。每日 3 次，每次 5 毫升，連服 1～2 個月（總量達 1000～2000 毫升）。15 天為 1 療程，隔 5 天後、再服 1 療程。

按語 筆者治療 21 例（均做上頜竇穿刺有膿液者），病程最長 6 年，最短 1 年。其中雙側者 17 例。用藥後，鼻塞，頭痛減輕，膿性分泌物減少，鼻黏膜潮紅也減少，穿刺復查，21 例中僅有 5 例仍有膿，且膿液比原來明顯減少。

來源 獻方人：新疆伊寧市解放軍第 11 醫院何周智；推薦人：新疆伊寧市解放軍第 11 醫院王學良。

方7 合谷、內關、足三里、內庭。

方法 針刺不必過深，手法宜輕。進針後加用電針治療儀，採用密波，頻論 280～320 次 / 分，電流為中等度激，不宜過大。每次治療時間為 1 小時。每大或隔日 1 次。一般需 2～3 個療程即可痊癒。

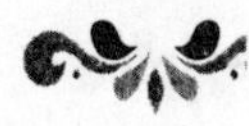

按語　該方治療副鼻竇炎療效顯著。

來源　獻方人：上海文教用品公司醫務室艾享貽；推薦人：新疆伊寧市解放軍第11醫院趙飛。

咽　炎

方1　金銀花15克、菊花12克、桔梗10克、麥冬10克、玄參10克、甘草6克、木蝴蝶3克、膨大海3枚、蜂蜜30克。

方法　先將上藥用冷水500～1000克毫升浸泡15分鐘，再用文火煎20～30分鐘為第1煎，第2煎再加水500～1000毫升，煮15～20分鐘。每日1劑，兩次煎法混合，分3～4次飯後溫服。蜂蜜等湯藥熬好後沖服。

按語　本方諸藥配伍，有抑制細菌、病毒之作用。具有消炎、抗過敏、減輕黏膜水腫之功效。本方使用方便、藥源廣泛、費用低廉，療效可靠。

來源　獻方人：武警安徽省總隊醫院何國興；推薦人：安徽醫科大學汪秀華。

方2　冰片、硼砂、青黛、黃連、煅人中白、僵蠶、馬勃。

方法　上述諸藥均取相同等份研細過篩，貯存備用。用管直接吹入咽喉部，每日3～4次。

按語　以上諸藥均有清熱利咽，涼血解毒化痰通竅之功。直接用於患部可見顯效。該法治療急慢性咽炎數10例均獲痊癒。

來源　獻方人：湖北省中醫學院臨床教研室向賢德；推薦人：新疆伊寧市解放軍第11醫院趙飛、王學良。

方3　蜂膠酊適量。

方法　洗淨膠10克放入95%酒精100毫升中浸泡2週，

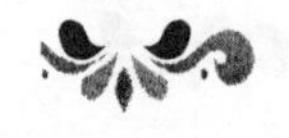

每日振盪3次，每次15分鐘。用雙層紗布過濾即得10％蜂膠酊。用蒸氣霧化吸入器，藥杯內放1～2毫升10%蜂膠酊加蒸餾水至20毫升作蒸汽霧化吸入，每日1次。

按語 臨床治療急慢性咽炎186例，治癒122例（咽痛、咽癢、異物感，聲嘶全部消失、咽部充血及咽後壁淋巴濾泡消退），顯效44例（症狀體徵大部分消失或明顯減輕），好轉16例，無效4例，總有效率為98.15％。蜂膠具有抗菌、消炎、止癢、鎮痛、脫敏等作有，採用蜂膠酊蒸汽霧化吸入治療急慢性咽喉炎具有蜂膠和熱蒸汽的雙重效能，未見副作用和過敏反應。

來源 獻方人：廣東省廣州市同和第一軍醫大學中醫系陳恕仁；推薦人：新疆伊寧市解放軍第11醫院王學良。

方4 食鹽3克、去痛片3片、複方新諾明3片。

方法 將去痛片、複方新諾明片分別研細末，加食鹽拌勻。用筷子先在涼開水中浸泡5秒鐘後醮藥粉點於充血之咽喉部，或用麥穗（塑膠管更好）醮藥吹入患者咽喉部，每日1～3次，3～7次為1療程。

按語 該方為筆者自擬方，臨床應用方便，療效甚佳。

來源 獻方人：新疆伊寧市解放軍第11醫院武繼華；推薦人：新疆伊寧市解放軍第11醫院何周智。

方5 草河車、玄參各10克，桔梗、牛蒡子各6克，甘草5克，薄荷3克。

方法 上藥用水3杯煎取1杯半，復煎用水2杯煎取1杯，混合後徐徐服之。

按語 治療32例，治癒31例，好轉1例。

來源 獻方人：新疆伊寧市解放軍第11醫院武繼華；推

薦人：新疆伊寧市解放軍第 11 醫院王學良。

方 6　喉乾穴。

方法　此穴為經外奇穴，在前臂前面，肘橫紋下兩橫指，橈、尺骨之間（兩側）。以直刺緩慢捻入法刺入 5～8 分深，留針 5～15 分鐘，其間酌情加入「搗」的手法，進針後出現酸麻感，上傳至肩或傳向指端。

按語　用本法治療急性咽炎（不伴有扁桃體炎者）120 例，其中 85 例針刺當時可以使咽痛減輕。

來源　獻方人：新疆伊寧市解放軍第 11 醫院何周智；推薦人：新疆伊寧市解放軍第 11 醫院王學良。

方 7　天突穴。

方法　患者取正坐位仰頭，選準穴位。先直側 0.2～0.3 寸，然後沿胸骨柄後緣緩慢向下刺入 0.5 寸，留針 20 分鐘，每 5 分鐘行平補平瀉手法 1 次，以針感氣流下行為度。

按語　用針刺天突穴治療梅核氣，一般 1 次冶癒。筆者治療23例慢性咽炎（梅核氣或稱咽異感症）患者，均1次成功。

來源　獻方人：山西運城市人民醫院楊春普；推薦人：安徽省歙縣中醫院汪軍。

方 8　人迎、水突。

方法　針人迎、水突穴時取坐位，頭微後仰，避開頸總動脈，用 1 寸毫針從外向內斜刺，進針深度為 0.5～0.8 寸，以有似魚骨卡喉的脹感及異物感為度。用彈入進針法，中度捻轉，平補平瀉，留針 30 分鐘，間隙行針 2～3 次。風寒感冒音啞不揚者配合谷，用瀉法；痰濕內阻者配魚際、豐隆，用瀉法；咽喉腫痛者少商點刺放血；聲啞重者配廉泉。每日

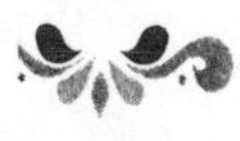

1次，3～7次為1療程。

按語 筆者採用本方治療慢性咽炎患者60例，治癒54例；顯效4例；好轉1例；無效1例，總有效率98％。

來源 獻方人：福建師範大學醫院陳靜；推薦人：安徽省歙縣中醫院汪軍。

方9 魚際、少商、風池。

方法 3穴均行瀉法。魚際、少商三棱針放血。風池中等刺激，不留針，每日1次，5～10次為1療程。

按語 按五俞穴的辨證運用，取其滎穴魚際，以清熱利咽，取井穴少商以疏風散結，加取風池，共奏疏風解表、消腫止痛之功。筆者用該治療慢性咽炎21例，均獲痊癒。

來源 獻方人：北京中醫學院楊甲三；推薦人：新疆伊寧市解放軍第11醫院王學良。

方10 天突、通里、太衝、三陰交。

方法 毫針針刺天突、通里（雙）、太衝、三陰交後留針30分鐘，中間行針2次，1天1次。7次為1療程。

按語 用此治療慢性咽炎68例，1個療程左右可獲良效。如：王××，女，30歲，工人。自訴咽部梗塞，胸悶。伴有心煩少寐，煩躁易努，脇肋脹痛等症狀，經針治6天痊癒。

來源 獻方人：寧夏回族自治區銀川市第二人民醫院針灸科張玉霞；推薦人：寧夏回族自治區人民醫院趙柯。

急性扁桃體炎

方1 雞內金5克。

方法 將雞內金洗淨，晾乾（或曬乾），磨成粉。用鵝筆管 1 根，剪成馬蹄口狀，攝上藥粉少許噴吹於患側扁桃體上，每日 3 次。

按語　用此法治療急性扁桃體炎 100 例，均在 2～4 天治癒。早期治療，效果更佳。

來源　獻方人：湖南省華容縣中醫醫院師陳羅生、周漢章；推薦人：四川省遂甯市中醫院郭廣喜。

方 2　膨大海。

方法　取膨大海 4～8 枚，放入碗內，沖入沸水，悶蓋 30 分鐘左右，徐徐服完。間隔 4 小時，如法再泡服 1 次。

按語　用此方治療 200 例，治癒 176 例，顯著好轉 20 例，效果不佳者 4 例。部分患者服藥 2～3 天即癒。

來源　獻方人：武警安徽省總隊醫院何國興；推薦人：安徽醫科大學汪秀華。

方 3　壁虎 2 份、枯礬 1 份、冰片少許。

方法　將壁虎捕捉後，立即去內臟曬乾研粉加入枯礬、冰片拌勻裝瓶備用。將上藥 1 克裝進一條 4 公分長的空心塑膠管的一頭，囑患者先用鹽水漱口，張口充分暴露兩側扁桃體。然後醫生將裝有藥粉的管子伸入口腔、距扁桃體 1 公分處把藥粉吹散覆蓋於病灶上，每日用藥 3～5 次，3～7 天為 1 療程。

按語　吹藥粉時，囑病人憋住氣，以免將藥粉吹入氣管而引起嗆咳。一般急性者 2～3 日可癒，慢性者治療 1 週則腺體變小，炎症消退。

來源　獻方人：新疆烏魯木齊溫泉療養院王軍；推薦人：新疆伊寧市解放軍第 11 醫院王學良。

方 4　雙花、蒲公英各 180 克，黃芩、山豆根、桑葉、

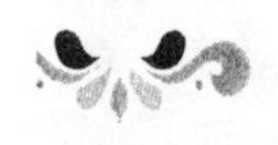

黃柏、桔梗各 90 克，大青葉 135 克，甘草 63 克。

方法 共研細麵，加冰片粉 6 克，煉蜜為丸，每丸重 9 克。每次 1 丸，每日服 3 次。

按語 治療急慢性扁桃體炎 300 餘例，一般 2～3 天即可痊癒。

來源 獻方人：新疆伊犁地區人民醫院趙淑華；推薦人：新疆伊寧市解放軍第 11 醫院趙飛。

方 5 桔梗、生甘草、防風、炒僵蠶各 6 克，荊芥穗、薄荷各 9 克。

方法 聲音嘶啞加蟑螂 6 克，葛根、蘇葉各 3 克，咳嗽加杏仁浙貝各 9 克；發熱加黃連、黃芩各 6 克；頭痛加川芎 3 克，白芷 2.5 克；便秘及小便短赤加鬱李仁 6 克，木通 3 克。每日 1 劑，水煎服。

按語 本方治療急性扁桃體炎、扁桃體周圍炎、急性咽炎、共 53 例，治癒 48 例，好例 5 例。一般服藥 1～4 劑。

來源 獻方人：新疆伊寧市解放軍第 11 醫院武繼華；推薦人：新疆伊寧市解放軍第 11 醫院王學良。

方 6 雄黃 30 克、白礬 30 克、牙皂（去皮）30 克、藜蘆（去心）30 克。

方法 將以上諸藥共研細粉，先令病人含水 1 口，用藥少許吹入鼻內，即令患者將水吐出。每日 1次，3～5 次為 1 療程。

按語 此方屬世代流傳，治療咽部周圍組織感染而致的吞咽困難，滴水難入屢用屢效。此方用於急救。

注意：必須令患者含水在口中，才能用藥，以免藥末誤入支氣管及肺部。忌食辛、辣、魚肉及勞腥煎炒之食。

來源 獻方人：湖南省新田縣衛校蕭家凰；推薦人：四

川省遂甯市中醫院郭廣喜。

方7 少商、商陽、合谷。

方法 少商、商陽穴用三棱針點刺放血，深 0.5～1 分，擠 3～5 滴血。再針刺合谷，用瀉法。囑患者用淡鹽水漱口，保持口腔清潔。每日 1 次，3～7 次為 1 療程。

按語 急性扁桃體炎是由風熱邪毒侵襲，引動肺胃火熱上升，內外邪毒鬱結而成，點刺放血具有解表退熱，清肺利咽，醒腦開竅的作用，故本法治療急性扁桃體炎療效尤佳。

來源 獻方人：黑龍江省綏化市商業職工醫院陳建華、苗軍；推薦人：寧夏銀川鐵路醫院張光輝、趙柯。

方8 角孫、翳風。

方法 取患側角孫、翳風兩穴，常規消毒，用火柴一支點燃後對準穴位迅速點穴，手法要輕，霎時離穴，聽到響聲即可。灸後有米粒大斑痕，一般不需處理。

按語 治療 118 例急性扁桃體炎患者。痊癒 102 例；好轉 10 例；無效 6 例。

來源 獻方人：遼寧省遼陽縣醫院王玉順、王明善；推薦人：安徽省歙縣中醫院汪軍。

聲音嘶啞

處方 廉泉、人迎、扶突、合谷、魚際等穴。

方法 患者取端坐位，醫者與其相對，以食指、拇指的指腹輕揉其穴位處，頻率一致，每次 5 分鐘，反覆操作 4～5 次。治療中囑患者發「長音」，並做吞咽動作，促其喉部及聲帶運動。每次選用 3～4 個穴位，交替使用，每日 1 次，

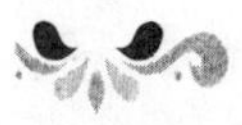

10 次為 1 療程。

按語 甲狀腺摘除手術後聲音嘶啞是由喉返神經損傷所致。筆者近年來採用指針療法治療因手術後喉返神經麻痹導致的聲音嘶啞患者29例，年齡最大53歲，最小29歲；病程最長1年以上，最短2個月。經3個療程治療後，總有效率達93.1%。

來源 獻方人：黑龍江中醫學院附屬醫院候惠先、崔尚忠；推薦人：湖南省新田縣衛校蕭家凰。

聲帶肥厚

處方 人迎、水突。

方法 患者取正坐位，避開頸動脈搏動處，以特小號毫針，採取雀啄進針法。進針後撚轉補瀉的幅度要小，刺激量約其他穴刺激量的 1/2。留針 15～30 分鐘。每日 1 次，7 天為 1 療程。

按語 針刺人迎、水突穴治療因唱歌引起的聲帶肥厚者 50 例，痊癒 14 例，占 28 %；顯效 24 例，占 48 %例；有效 12 例，占 24 %；總有效率為 100 %。

來源 獻方人：湖南省歌舞團醫務室皮健；推薦人：新疆伊寧市解放軍第 11 醫院王學良。

軟腭癱瘓

處方 魚際、照海、廉泉。

方法 魚際穴直刺，針深 0.5～1 寸，用平補平瀉手法。照海穴針尖稍向下斜刺 0.5～0.8 寸，用補法，得氣後留針 20 分鐘。廉泉穴針尖向上斜刺 0.5～1 寸，平補平瀉，以得氣為度，不留針，1 日 1 次，7 天為 1 療程。第 2 療程以後，除廉泉穴同原法外，魚際、照海穴左右交替，1 日 1 次，5～7

天為 1 療程，各療程間停針休息 3 天。

按語 本方治療因患白喉致軟腭癱瘓者 31 例，全部治癒。1 個療程治癒 6 例；2 個療程治癒 21 例；3 個療程治癒 4 例；治癒率 100 %。

來源 獻方人：陝西省勉縣人民醫院張喻；推薦人：安徽省歙縣中醫院汪軍。

外耳道炎

處方 蜂膠酊適量。

方法 將蜂膠酊放冰箱冷凍後搗碎，倒入蒸餾水中攪拌，把漂在上層的雜質分離出去，將沉澱在下面的蜂膠晾乾，即得精製蜂膠。取精蜂膠 30 克，加入 95 %酒精 100 毫升，浸泡兩週，每日振盪 3 次，每次 15 分鐘。用雙層菌紗布過濾，即得 30 %蜂膠酊。選擇確診為外耳道炎的患者，先用 75 %酒精清潔外耳道，用棉花蘸取 30%蜂膠酊貼敷於外耳道紅腫處，每日換藥 1 次，3～6 次為 1 療程。

按語 經臨床試用 72 例，全部治癒。3 天內治癒 66 例，6 天治癒 6 例，無副作用。治療期間停用其他藥物。

來源 獻方人：廣東省廣州市同和第一軍醫大學耳鼻喉科李文源；推薦人：廣東省廣州市同和第一軍醫大學中醫系陳恕仁。

化膿性中耳炎

方 1 黃柏 9 克、苦參 9 克、冰片 2 克、枯礬 3 克、芝麻油 60 克。

方法 芝麻油放入鐵鍋內燒乾，將黃柏、苦參放入麻油內

炸成黑炭即撈出，待油冷，再將已研為細粉的冰片、枯礬裝入清潔瓶內，把冷卻的麻油倒入瓶內攪拌均勻，備用。先用雙氧水將患耳膿液及分泌物洗淨，棉籤試乾，用乳頭滴管或棉籤蘸取藥液滴入患耳，1次2～3滴，1日3次，3～7次為1療程。

按語　筆者用此方治療急慢性中耳炎68例，61例3～7天痊癒，11例在12天內治癒。其中單純型42例，痊癒42例；複雜型26例，痊癒20例，好轉4例，無效2例。用藥期間禁食辛辣厚味生冷油膩食物。

來源　獻方人：山東醫學院梁兆；推薦人：湖南省望城縣中醫院黃孟蘭、周耀端。

方2　紫草10克、冰片2克、菜油100毫升。

方法　上述諸藥用菜油浸泡1週後便可使用。若耳內有膿或分泌物時，先用棉籤將其擦乾，然後將藥油點1滴耳即可，每日1次。

按語　紫草涼血活血解毒，冰片通諸竅散鬱火，菜油活血消腫潤膚潤腸解毒。三者同用，共奏涼血活血、解毒開竅之功。藥物直接作用於耳竅，故對急慢性中耳炎、外耳道炎均有較好療效。上藥浸泡1週後，將油燒開，使紫草炸焦後撈出棄之，待油放涼後滴耳。

來源　獻方人：湖北中醫學院臨床教研室向賢德；推薦人：新疆伊寧市解放軍第11醫院王學良、趙飛。

方3　石榴花30克、冰片2克。

方法　先將乾石榴花研粉再加入冰片，一起研碎混合後裝瓶備用。用藥前先用雙氧水沖洗外耳道，將藥1克左右吹患耳內即可。1日1次，10次為1療程。

按語　此法簡單可行，藥源豐富配製方便，每遇化膿性中耳炎患者，凡投本方，屢屢見效。

來源 獻方人：河南省洛陽市正骨醫院張愛文；推薦人：河南省洛陽市白馬寺骨科醫院袁軒。

方4 豬膽囊1個（含膽汁約60～70克）枯礬60克、黃連20克、青黛15克、五倍子15克、冰片5克。

方法 先將豬膽汁與煅白礬混合，攪拌均勻待陰乾後再加入黃連、青黛、五倍子、冰片，共研為細粉120目篩混合攪拌均勻裝瓶備用，防潮。用時先用3％雙氧水滴入耳內沖洗膿液，再用細棉籤擦乾，然後用麥穗或紙管將藥粉吹入耳內，每日1～2次。

按語 筆者治療化膿性中耳炎60例，其中急性化膿性中耳炎43例，慢性化膿性中耳炎（急性發作）17例。用藥最短者2天，最長5天，全部治癒。諸藥配伍，具有清熱解毒開竅止痛，防腐收斂的作用，治療化膿性中耳炎方法簡便，療效好，無副作用。

來源 獻方人：武警安徽省總隊醫院何國興；推薦人：安徽　醫科大學汪秀華。

方5 雞蛋10個。

方法 取雞蛋10個煮熟，留蛋黃去清，將蛋黃放入鐵鍋中，用文火熬至油出，取出蛋黃油貯放清潔容器中備用。先用雙氧水滴入耳中，沖洗患處，膿液洗淨後，再將雞蛋油滴入耳中（如天氣寒冷，蛋黃油凝固，可加溫溶化後使用）每日早晚各1次，每次3～4滴。

按語 用此方治療慢性化膿性中耳炎50例，痊癒40例，好轉8例，無效2例。連用4～6天症狀減輕，一般7～15天痊癒。徐××，男，32歲，工人，右耳間斷流臭穢膿汁年餘，

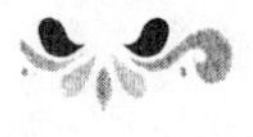

聽力減退，屢用藥物無效。用本方劑滴耳5天，膿液顯著減少，治療8天獲癒。隨訪年餘，聽力正常，未見復發。

來源 獻方人：武警安徽省總隊醫院何國興；推薦人：安徽醫科大學汪秀華。

方6 蛇蛻灰30克、枯礬4.5克。

方法 將蛇蛻放入碗內，用明火燒存性，即成蛇蛻灰，再加入枯礬，研極細末，瓶貯。用時先將耳內膿液洗淨擦乾，然後將藥粉搽入耳內，1日1次。

按語 筆者治療130例，療效甚佳。

來源 獻方人：新疆伊寧市解放軍第11醫院武繼華；推薦人：新疆伊寧市解放軍第11醫院王學良。

內耳眩暈症（美尼爾氏綜合症）

方1 天麻、鉤藤、半夏、僵蠶、竹茹、澤瀉。

方法 痰濕交阻，上蒙清竅者加白朮、陳皮、茯苓；氣虛自虧、髓海失養者加黃芪、黨參、當歸、川芎；瘀熱攻沖、上擾神明者加黃連、黃芩、山梔、赤芍；陰虛風動，肝陽浮越者加生白芍、枸杞子、五味子、菊花，水煎服，每日1劑。

按語 筆者用上方治療80例，痊癒40例，顯效24例，進步11例，無效5例，總有效率為93.75％。

來源 獻方人：河南省禹州市中醫院白福全、牟秀芳；推薦人：新疆伊寧市解放軍第11醫院王學良。

方2 澤瀉45克、生白朮20克、龍骨30克、牡蠣30克、茯苓12克、半夏12克。

方法 每日1劑，水煎2次，早、晚各空腹分服。

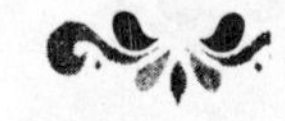

按語 筆者用本法治療28例美尼樂氏綜合症患者，效果甚佳。

來源 獻方人：山西省雁北地區小峪煤礦醫院孟發業；推薦人：山西省雁北地區小峪煤礦醫院王繼元。

方3 半夏20克、白朮12克、生南昌1.2克、澤瀉12克、石菖蒲20克、桂枝10克、菊花15克。

方法 水煎服，每日1劑。加減：頭痛甚者加蔓荊子；肝火甚者加龍膽草、丹皮；氣虛者加黃芪、黨參；嘔吐甚者加生薑、赭石；耳鳴重聽加鬱金、蔥白；脘悶不食者加砂仁。

按語 耳源性眩暈，為臨床常見病。筆者採用擬化痰通竅湯治療耳源性眩暈114例，痊癒103例，占90.35％；有效11例，總有效率為100％。一般眼服藥1～2劑症狀明顯減輕，服藥最少3劑，最多9劑痊癒。

來源 獻方人：山東省淄博市張店區人民醫院劉志軍；推薦人：湖南省新田縣衛校蕭家凰。

方4 仙鶴草100克。

方法 將上藥加水1500毫升煮沸10～15分鐘，分2次空腹服，每日1劑。

按語 採用上方治療美尼樂氏綜合症50例，全部有效。治癒時間為1～6日，平均3.2日。

來源 獻方人：武警安徽省總隊醫院何國興；推薦人：安徽醫科大學汪秀華。

耳　鳴

方1 翳風、聽宮、百會、足三里、陽陵泉、三陰交、

復溜。

方法 除百會穴外，其餘穴位均為雙側。翳風、聽宮均刺入1寸，加針麻儀（低頻率）。中三里刺入2寸，雙側補法，留針30分鐘；陽陵泉雙側補法刺入1.6，留針30分鐘；三陰交、復溜穴刺入1寸，施補法，留針30分鐘；百會穴向後刺0.5寸，溫補法留針30分鐘。

按語 本方對肝腎陰虧兼有脾虛的患者療效達98％，因百會升舉元氣，足三里、三陰交、復溜溫補脾腎，陽陵泉疏肝利膽，故療效殊佳。

來源 獻方人：河南省洛陽市口腔醫院閆金周、袁軒；推薦人：新疆伊寧市解放軍第11醫院趙飛、王學良。

方2 腎俞、三陰交、聽會。

方法 用1～2寸毫針刺入上述穴位，施以補法，每日1次，留針20分鐘，7～10次為10次為1療程。

按語 腎俞乃本經經氣輸注之穴，善治本經臟腑病症，且走而不守，以利行氣引血；三陰交為足三陰交會之穴，滋補陰血；聽會乃手足少陽，陽明之會穴，善治耳疾，故3穴伍用，亦本根於臟腑達及症所之意。該方對腎虛耳鳴有較好地療效，因膽實證引起的耳鳴應選加太衝、中諸、懸鐘、陽陵泉等穴治之。

來源 獻方人：河南針灸學會畢福高、陳佃夫；推薦人：新疆伊寧市解放軍第11醫院王學良、趙淑華。

方3 耳門穴、按摩。

方法 先用大拇指順時針方向揉耳門12下，再逆時針方向揉耳門12下。然後用食指和中指併攏叩拍耳門2下，大拇指按1下，兩扣一按為1次，連續12次。

按語　筆者患耳鳴 12 年，耳內如蟬鳴，1 米左右的聲音都聽不清楚。醫治兩年治療未見好轉，用此方法治療一年後，聽覺恢復正常，耳鳴也消失了。

來源　獻方人：新疆伊寧市解放軍第 11 醫院王學良；推薦人：新疆烏魯木齊市溫泉療養院王軍。

耳　聾

方 1　雙側暈聽區。

方法　採用頭針快速刺法，每天1次，10～15次為1療程。

按語　該方法治療神經性耳聾，一般 5 次見效，10 次左右痊癒。

來源　獻方人：山西省運城地區衛生局焦順發；推薦人：新疆伊寧市解放軍第 11 醫院王學良。

方 2　合谷、風池、上迎香、上星、聽會。

方法　按「納子法」，先取合谷、風池，用燒山火手法，使熱感傳到前額而使全身出汗，點刺上迎香、上星、聽會用平補平瀉手法，留針 30 分 鐘。每日 1 次，10～15 次為 1 療程。

按語　上法對風寒上擾、濕濁內停、阻閉少陽、壅遏清竅所致的「耳咽管阻塞」性耳聾療效殊佳。

來源　獻方人：甘肅中醫學院鄭魁山；推薦人：新疆伊寧市解放軍第 11 醫院王學良。

方 3　聽宮、翳風、啞門、廉泉、外關、中渚或合谷。

方法　用直徑 0.28 毫米不銹鋼毫針，施以弱刺激手法，90 度角緩慢捻 15～30 秒鐘出針。每日 1 次，20 次為 1 療程。

按語　該方法對熱病後遺留聾啞療效最好，對其他原因

引起的聾啞也有顯著療效。以上諸穴分屬手太陽、陽明、少陽經脈，三經均與耳有密切的聯繫；啞門、廉泉分屬任、督二脈，能疏導舌部經氣。該法適合小孩，病程癒短療效癒好。

來源 獻方人：浙江中醫學院針灸推拿系高鎮五；推薦人：新疆伊寧市解放軍第11醫院王學良。

方4 ①風池、曲池、支溝、合谷、足三里、復溜、太谿，②風池或翳風、聽宮、支溝、中渚、絕骨、復溜，③②方加百會、風府、啞門。

方法 ①②方交替使用，毫針刺法，並配合梅花針打叩背部夾脊，①方輕針快出，②方靜止留針30分鐘，針治2月，易③方，加藥線點灸三陰交、關元各90次（相當於灼灸9壯），每日1次，10～15次為1療程，休息3日再針。

按語 該方對鏈黴素等藥物中毒所致耳聾療效尤佳，對其他原因導致的耳聾亦有較好地療效。

來源 獻方人：四川省華西醫科大學一附院黃聖源；推薦人：新疆伊寧市解放軍第11醫院王學良。

齲 齒

處方 熊膽少許。

方法 取熊膽末少許量於齲齒洞內。

按語 此方流傳於納日人民間，多在24小時內齲齒碎為小塊，達到自然驅除病齒的目的而無任何痛苦，筆者臨床應用此法曾治癒數例。

來源 獻方人：四川省鹽源縣衛生局李旦珠；推薦人：四川省鹽源縣衛生局辜勤、周智春。

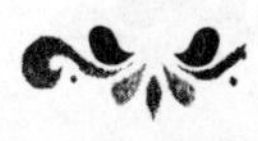

牙髓炎

處方 銀花30克、蒲公英15克、夏枯草15克、荊芥10克、赤芍12克、生甘草10克。

方法 取清水400毫升，將上藥放入水中，煮煎20分鐘後，取出藥液150毫升，飯後口服，每日3次。

按語 一般服藥2天即可痊癒。觀察32例，治癒率為93.7%，有效率100%。對牙髓炎急性期效果甚為滿意。對牙齦炎、牙周膿腫、根尖炎也有較好的療效。

來源 獻方人：新疆米泉縣人民醫院張玉萍；推薦人：新疆伊寧市解放軍第11醫院王學良。

牙周炎

方1 挖耳草3克。

方法 搗爛或嚼爛敷於患部。

按語 此方從民間採集得來，經臨床數10例患者治療觀察，具有極強的消炎、固齒作用。

來源 獻方人：四川省鹽源縣衛生局辜勤；推薦人：四川省鹽源縣衛生局辜甲林。

方2 阿是穴、四白、下關、頰車。

方法 病人仰坐位，洗必泰漱口劑漱口3次後，醫者用消毒三棱針刺紅腫牙齦，快速進針直至牙槽骨面，然後緩慢退出，見局部出血，血量多者效果顯著，用消毒棉棒擦去出血。隨後用消毒毫針刺足、手陽明經穴位，斜刺0.5寸得氣後提插捻轉5次，留針5分鐘。每週針刺2次，6次為1療程。

按語 一般治療2個療程統計療效，121例中痊癒35

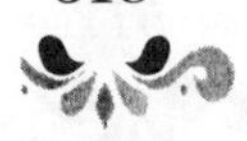

例，占 28.9 %；顯效 69 例，占 57.0 %；進步 12 例，占 9.9 %；無效 5 例，占 4.2 %。總有效率 95.7 %。

來源 獻方人：遼寧中醫學院附屬醫院口腔科傅蘊英；推薦人：新疆伊寧市解放軍第 11 醫院王學良。

方 3 鮮藿香葉 200 克。

方法 鮮藿香葉，洗淨，加水適量，武火煎 5～10 分鐘，每日服 2 次。

按語 本方治療牙周炎及其他口腔疾病引起的口臭症 10 餘例，服藥 2 劑口臭消除。

來源 獻方人：四川省遂寧市醫藥總公司唐玲；推薦人：四川省遂寧市中醫院郭廣喜。

牙 痛

方 1 玄參、生地、生石膏各 30 克。

方法 將石膏用紗布包好，然後連同其他兩味藥一同放入砂鍋中，加水 500 毫升，文火煎至 200 毫升，去渣，每日服 3 次。

按語 本方係家父已故老中醫閆濟普臨床經驗方。胃炎牙痛，臨床屢見，其主證為牙齒疼痛難忍，甚則涕淚俱下，夜不能寐。牙齦紅腫或出血膿，腫連腮頰。伴有頭痛，口渴有臭氣，大便乾結，舌苔乾黃，脈象洪數。臨床屢用屢效。

來源 獻方人：河南省洛陽市口腔醫院閻金周；推薦人：河南省洛陽市白馬寺骨科醫院袁軒。

方 2 生石膏 50 克、牛膝 30 克、生地 30 克、黃連 10 克、丹皮 15 克、細辛 2 克、大黃 6 克、甘草 6 克。

方法 水煎 2 次，分 3 次服用，每日 1 劑。

按語　本方適用於胃火熾盛、齒齦腫脹、出血的牙痛。筆者用此法治療牙痛 96 例，全獲卓效。其中服藥 1 天治癒者 81 例，服藥 2～3 天治癒者 15 例。

來源　獻方人：新疆烏魯木齊市商業吳鴻亮；推薦人：新疆烏魯木齊市溫泉療養院王軍。

方 3　蜂房 10 克、松朵（松樹花朵）10 克。

方法　先將上藥放入茶缸內，加入 200 毫升酒精，熬成 30～50 毫升，酒味基本上揮發後，溫熱漱口（含一會就吐出來），反覆多次，不要咽下，每日漱口 3 次。

按語　此方為家傳秘方。筆者用此方法治療牙痛 462 例，有特殊效果。臣××，25 歲，懷孕個月，牙痛 7 天，某醫院因孕婦不宜用藥，未能止痛。採用此方，疼痛立即消失，感覺舒服，1 次即效。

來源　獻方人：吉林省延邊煤礦服務公司職工醫院金太浩；推薦人：新疆伊寧市解放軍第 11 醫院王學良。

方 4　桂花樹白皮 30 克。

方法　用水煮沸，待溫後含嗽 1～2 分鐘即可，每日嗽 1～2 次。

按語　本法對各種牙痛、齲齒等均有良效，且見效快，一般只需 1～2 次，痛止如常。

來源　獻方人：湖北省中醫學院臨床教研室向賢德；推薦人：新疆伊寧市解放軍第 11 醫院王學良、趙飛。

方 5　神門穴。

方法　取雙側神門穴（前臂內側，腕橫紋尺側盡端），常規消毒後，用 0.5 或 1 寸毫針快速刺入。疼痛劇烈者略加捻轉或加用電針。一般留針 10～20 分鐘，1 日 1 次，1～5 次為 1 療程。

按語 用該治治療牙痛，止痛快，療效好，對牙齦炎，牙周炎所致牙痛療效最好，齲齒之牙痛療效欠佳。

來源 獻方人：新疆伊寧市解放軍第 11 醫院王學良；推薦人：新疆伊寧市解放軍第 11 醫院何周智。

方 6 定痛穴（手撐向上，在食指和中指歧縫之站上 8 分取之）。

方法 局部常規消毒進針，針 3～5 分後，強捻轉 3 次，每日 1 次。

按語 若無針，用火柴棒亦可代之；同樣可到收立竿見影的效果。

來源 獻方人：新疆烏魯木齊市溫泉療養院楊定泰；推薦人：新疆烏魯木齊市溫泉療養院王軍。

方 7 崑崙。

方法 針刺健側崑崙穴，旋捻轉瀉法，留針 20 分鐘，每日 1 次。

按語 用此法治療 40 餘例患者，均 1 次治癒。患者田桂雲，女，26 歲，患牙痛 3 天，確診為神經性牙痛。口服中西藥物無效，改用針灸 1 次治癒。

來源 獻方人：吉林省白城市整骨醫院內科沈慧娟；推薦人：吉林省白城市中醫院戴景春。

方 8 聽宮、太衝。

方法 採用毫針刺法，旋捻轉瀉法。每天 1 次，7 次為 1 療程。

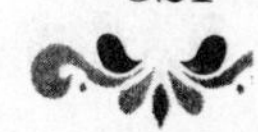

按語　本方治療各種牙痛320例，治癒率為100％。患者楊××，女，42歲，牙痛10天，口服西藥，中藥效果不佳，本人患胃潰瘍3年，不能大量服藥，經上方治療5次而癒。

來源　獻方人：武警甘肅省蘭州市支隊衛生隊陳滿志；推薦人：新疆伊寧市解放軍第11醫院王學良。

方9　顴髎、大迎、頰車、合谷。

方法　上牙痛取患側頰車透顴髎、合谷，下牙痛取患側頰車透大迎、合谷。平補平瀉，留針30～40分鐘。每日1次。

按語　筆者採用上方治療牙痛止痛效果好，一般1～3次獲癒。

來源　獻方人：四川省鹽源縣中醫院曾月桂；推薦人：四川省鹽源縣衛生局辜甲林。

方10　固齒功。

方法　小便時緊咬牙，圓睜眼，目上視，便畢徐徐收功。

按語　此功可消炎止痛固齒，20多年指導練此功法者無不見效。

來源　獻方人：四川省鹽源縣雙河鄉衛生站黃國光；推薦人：四川省鹽源縣衛生局辜甲林。

舌縮症

方1　蒲黃2克、白礬2克。

方法　將上藥研細末，搽於舌根處。

按語　用此方治療縮舌語症67例，搽後5分鐘即可痊癒。

來源　獻方人：河南省淮陽縣衛生局李慶友、李秀蘭；推薦人：新疆伊寧市解放軍第11醫院何周智。

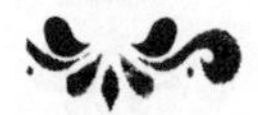

方2　廉泉、金津、玉液、風府、復溜、行間。

方法　透刺廉泉，毫針刺其餘穴位，留針 20 分鐘。金津、玉液捻轉瀉法，不留針。每日 1 次，3～7 次為 1 療程。

按語　縮舌症是臨床上較少見的一種怪病。以經絡而言，少陰腎經係於舌根，散於舌下，厥陰肝經上循喉嚨，由於腎水不足，肝火過盛而見頭脹，口乾，舌不能伸，針上述穴位以激發舌部之經氣，專治舌強語蹇，故其效神速。

來源　獻方人：上海第二醫科大學附屬仁濟醫院中醫科秦亮甫；推薦人：新疆伊寧市解放軍第 11 醫院王學良。

方3　太衝、通里。

方法　瀉太衝，補通里，留針 10 分鐘後，遂用 28 號 0.5 寸針在舌尖部連刺 2 針，患者驚叫一聲，舌即縮回，言語復常，舌體活動自如。

按語　《靈樞・經脈》篇「肝者，筋之合也……而脈絡於舌本也。」故瀉原穴太衝，疏調肝氣。該篇又說「手少陰之別，名曰通里……虛則不能言。」補通里，寧心安神。該方治療舌縱症，見效神速。

來源　獻方人：雲南省昆明市 200 信箱醫院管遵惠；推薦人：新疆伊寧市解放軍第 11 醫院趙飛。

重舌症

處方　內關、足三里。

方法　針刺內關、足三里，用補法，1 日 1 次，10 次為 1 療程。

按語　《靈樞・經脈》篇：「脾足太陰之脈連舌本，散舌下。」脾失健運，濕鬱蘊熱生痰，結陰舌下形成重舌，管

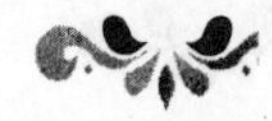

氏採用該方法，治療重舌有較好的療效。

來源　獻方人：雲南昆明市200號信箱醫院管遵惠；推薦人：新疆伊寧市解放軍第11醫院趙飛。

口腔潰瘍

方1　生地15克、熟地15克、沙參15克、天冬10克、石斛10克、知母10克、玄參10克、銀花10克、桔梗10克、生石膏20克、甘草5克。

方法　水煎服，每日1劑，早晚2次煎服。

按語　本方具有養陰清熱，解毒排膿生肌之功效，對口腔潰瘍有較好的療效。

來源　獻方人：海南省海口市中醫院張運豐；推薦人：四川省遂甯市中醫院郭廣喜。

方2　雞蛋黃3個。

方法　將雞蛋3個煮熟，取蛋黃放入鐵勺內。先用文火烤至蛋黃變成深黃色，再用武火烤至出油，裝瓶中備用。局部先用1：5000高錳酸鉀溶液輕輕洗淨潰瘍面，再用淡鹽水把局部壞死組織及高錳酸鉀液沖洗乾淨，然後把配好的蛋黃油塗搽患處，每日1～2次。

按語　本法取材方便。曾治療20餘例，療效滿意。如溫×，男，2歲，唇內，舌，頰，腭等處出現大小不等之潰瘍，口角潰破，影響吸吮和進食，曾用龍膽紫、維生素B_2等治療無效。改用本方法治療2天痊癒。

來源　獻方人：中國人民解放軍39041部隊蕭志安；推薦人：吉林省長春中醫學院附院周建華。

方3　白礬12克、白糖8克。

方法　將上藥放入瓷器皿內，置文火上加熱，待其溶化成膏後稍冷即可使用。氣候寒冷時易凝固，須加溫溶化再用。使用時用棉籤蘸藥膏塗於潰瘍面上，每日1次。使用此藥後潰瘍處疼痛增劇，口流涎水，一般3～5分鐘即可消失。

按語　用本方治療100餘例，1次治癒者90％以上，一般不超過4次。本方向民間驗方，具有見效快，療程短，無不良反應之特點。

來源　獻方人：武警安徽省總隊醫院何國興；推薦人：安徽醫科大學汪秀華。

方4　兒茶。

方法　研末塗潰瘍處。

按語　輕者塗3次痊癒，重者塗6次痊癒。塗藥後潰瘍處痛感重者療效佳。

來源　獻方人：吉林省白城市中醫院何沛坤；推薦人：吉林省白城市中醫院戴景春。

方5　細辛10克、吳茱萸10克、肉桂6克、冰片1克。

方法　將上藥混勻研細末，用前將神闕穴擦拭乾淨，敷藥末至臍眼滿，外用塑膠紙包紮，膠布固定，24小時換藥1次。

按語　一般貼2次即癒。本方簡便易行，療效滿意。

來源　獻方人：寧夏軍區後勤部楊倉良；推薦人：新疆伊寧市解放軍第11醫院何周智。

方6　青黛60克、冰片12克、薄荷冰2.4克。

方法　上藥共研末混合密閉保存。用時以消毒棉籤蘸藥末少許，塗於潰瘍部位，以能覆蓋潰瘍面為宜，每日塗藥

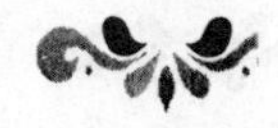

4～5 次。

按語 作者曾用此方（青黛粉）治療 86 例口腔潰瘍的患者，其中復發性口腔潰瘍 57 例，均用藥 1～3 天即癒，但不能防止復發。對於其他口腔潰瘍，如細菌性、病毒性、鵝口瘡、扁平苔癬等，均有促進癒合的作用。

來源 獻方人：河北省醫院口腔科溫麗華；推薦人：吉林省長春中醫學院附院周建華。

方 7 細辛 10 克、丁香 2 克。

方法 將藥研成細末，用蜜調成糊裝，攤在紗布上，貼於肚臍，膠布固定，每天 1 次。

按語 用此方治療頑固性口腔潰瘍，連續貼敷 3 次，即可痊癒。

來源 獻方人：吉林省延邊煤礦服務公司職工醫院金太浩；推薦人：新疆伊寧市解放第 11 醫院王學良、趙飛。

顳下頜關節功能紊亂綜合症

處方 下關、頰車、天應。

方法 採用針灸治療，取穴下關為主，輔以頰車，天應穴，時間 20 分鐘，每日 1 次，10 次為 1 療程。

按語 用針灸方法治療本病 50 例，痊癒 13 例，顯效 21 例，有效 13 例，無效 3 例，總有效率為 94 %；治療 1～2 次有效者 14 例，占 29.7 %，3～5 次有效者 20 例，占有效病例的 42.55 %。能達到傳統針灸相似的療效，是一種患易接受無疼痛的治療方法。

來源 獻方人：上海市紡織工業局第三醫院黃慧芬、陸雯豔；推薦人：湖南省新田縣衛校蕭家凰。

第十章　男性科疾病

早泄

方1　五倍子20克。

方法　取五倍子以文火煎煮半小時，再加入適量溫開水，趁熱薰洗陰莖龜頭數分鐘，待水溫下降至40℃左右，再將龜頭浸泡到藥液中約5～10分鐘。每晚1次，15～20天為1療程。

按語　採用此方治20療例，一般治1～2個療程後，龜頭皮膚黏膜變厚，粗糙，即達到治療目的。

來源　獻方人：武警安徽省總隊醫院何國興；推薦人：安徽醫科大學汪秀華。

方2　細辛20克、丁香20克、95%酒精100毫升。

方法　將上2藥浸泡入酒精中半個月。用此浸出液塗擦陰莖之龜頭部位，經1.5～3.0分鐘後即可行房事。

按語　用此法治156療例，療效顯著。且對雙方性器官無明顯刺激作用，卻有抑菌消炎和簡、便、廉的良好特點。

來源　獻方人：江蘇省如皋縣人民醫院周午平；推薦人：武警安徽省總隊醫院何國興。

方3　細辛50克、公丁香50克、海馬50克、蛇床子30克、淫羊藿30克、75%酒精500毫升。

方法　將上述中藥浸泡入酒精內30天，爾後過濾倒入有噴嘴的瓶中，每次房事前，向龜頭部塗擦或噴灑香露1～2次，2～3分鐘即可房事。

按語　據研究，細辛、公丁香所含揮發油具有表面麻醉

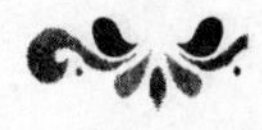

使用；海馬、蛇床子、淫羊藿的提取物有類似雄激素樣作用。全方具有補腎壯陽、固精止遺的功效。此方一般 1 次有效，用 5 次可以治癒。

來源 獻方人：新疆烏魯木齊溫泉療養院王軍；推薦人：新疆伊寧市解放軍第 11 醫院王學良。

方 4 人參、黃芪、熟地 、肉蓯蓉各 6 克，鹿肉 250 克，生薑 3 克。

方法 先將上述中藥煎湯，去渣取汁，再加入洗淨，切塊後的鹿肉，加入適量的蔥、酒、鹽等調料和水，以文火煨燉 2～3 小時，待鹿肉熟爛後食用。每晚 1 劑，9 天為 1 療程。

按語 該方為補氣壯陽之良方，治療腎陽虛虧，老年體虛，畏寒乏力，腰膝酸軟，陽痿早洩有顯著的療效。青少年慎用。

來源 獻方人：新疆伊寧市民族醫院卡德爾；推薦人：新疆伊寧市解放軍第 11 醫院王學良。

方 5 白頸蚯蚓（地龍）11 條。

方法 取韭菜地白頸蚯蚓 11 條去泥，洗淨，加韭菜汁，細搗，用酒送服，1 日 1 劑，1 次服完。

按語 本方為民間秘方，治療早洩療效甚佳。

來源 獻方人：新疆伊寧市解放軍第 11 醫院武繼華；推薦人：新疆伊寧市解放軍第 11 醫院何周智。

遺 精

方 1 刺蝟皮 1 個。

方法 用兩塊半圓筒形的瓦合複，把刺蝟皮放在裏面，

用泥密封。放在木炭火上灼燒，存性。灼到刺蝟皮可以研碎的程度，取出研為細麵。1個刺蝟皮的細麵，分為3等份，夜間睡前用黃酒送服，連服3夜。

按語　有此方12人，效果顯著，一般服1個刺蝟皮，連服3次，即不遺精。

來源　獻方人：中國名醫疑難病研究所特約研究員，武警安徽省總隊醫院何國興；推薦人：安徽醫科大學汪秀華。

方2　川黃連10克、雞蛋2個。

方法　黃連研末，裝入破小口的雞蛋內，外用白麵包裹蒸熟食用，2日1個，2～4個為1療程。

按語　用本方治療78例患者，治癒率為100％。

來源　獻方人：武警甘肅省蘭州市支隊衛生隊陳滿志；推薦人：新疆伊寧市解放軍第11醫院王學良。

方3　黃芪20克、山藥25克、生杜仲（淡鹽水炒至焦黃）20克、生蒺藜（炒至焦黃）15克、附子（先煎1小時）15克、巴戟天（淡鹽水炒黃徽黑）15克、黃精（黃酒蒸）10克、歸身9克、製首烏50克、續斷（淡鹽水炒焦）20克、白朮（麩皮炒黃）9克、炙甘草6克、肉桂（火局、服）9克。

方法　每日1劑，水煎分2次，早晚各服1次。

按語　偏陰虛者加鹽黃柏9克，製龜板16克。本方為民間驗方，療效殊佳。

來源　獻方人：新疆伊寧市解放軍第11醫院武繼華；推薦人：新疆伊寧市解放軍第11醫院何周智。

方4　腎俞（雙）、太谿、太衝、三陰交。

方法　補太谿，灸腎俞，餘穴平補平瀉。

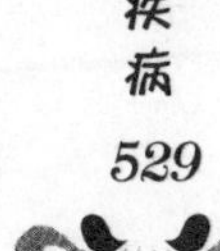

按語　筆者採用此法治療遺精、滑精等症150餘例，療效明顯，需堅持治療，才可鞏固療效。

來源　獻方人：寧夏銀川市第二人民醫院針灸科張玉霞；推薦人：寧夏回族自治區人民醫院趙柯、陳文新。

方5　氣海、中極、神門、腎俞、三陰交、湧泉、足三里、志室。

方法　用手指尖按壓所選穴位，作環形順時針輕揉，每穴揉120～180次，然後點壓按摩穴位49下。每日1次，10次為1療程。

按語　指壓時，手法要輕，不可過重，以產生酸麻脹感即可，每穴只按壓2～3分鐘即可。該方法簡便實用，療效可靠。

來源　獻方人：新疆烏魯木齊溫泉療養院王軍；推薦人：新疆伊寧市解放軍第11醫院王學良。

陽　痿

方1　陽起石、蛇床子、香附子、韭子各3.8克，螻蛄（去翅去足）7隻，大楓子（去皮）、麝香、硫磺各1.9克。

方法　共研細末，蜜調為丸，如拇指大小，放肚臍、覆蓋油紙，繃帶包紮即可。每次1粒，2天換藥1次

按語　方中螻蛄也叫土狗。本方治療陽痿療效甚妙。

來源　獻方人：新疆伊寧市解放軍第11醫院武繼華；推薦人：新疆伊犁地區人民醫院趙淑華。

方2　蜈蚣18克、當歸60克、白芍60克、甘草60克。

方法　曬乾，共研極細末，分作40包備用。每天各服半包，15天為1療程。

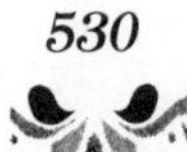

按語　服藥期間，忌食生冷之物，禁房事。本方為民間驗方，筆者用此方治療 6 例陽痿患者，均獲殊效。

來源　獻方人：新疆伊犁地區人民醫院趙淑華；推薦人：新疆伊寧市解放軍第 11 醫院王學良。

方 3　熟地 20～40 克、製首烏 40 克、枸杞子 20 克、山藥 15 克、陽起石（布包煎）15～30 克、淫羊藿 5～10 克、麻黃 1～3 克、黃狗腎粉 1 克（臨睡前吞服）。

方法　以上 7 味水煎服，1 日 1 劑，若服藥 8 劑不顯效者，每晚睡前黃狗腎粉增服至 2 克。1 5 天為 1 療程。

按語　本方為民間驗方，療效甚妙。服藥期間禁忌房事、忌菸酒、忌食辛辣刺激性食物。

來源　獻方人：新疆伊寧市解放軍第 11 醫院武繼華；推薦人：新疆伊犁地區人民醫院趙淑華。

方 4　當歸 50 克、牛尾巴 1 條。

方法　共煮，待牛尾巴煮熟後食用，隔日 1 次。

按語　該方療效好，見效快，無副作用。

來源　獻方人：四川省遂寧市人民醫院高俊奇；推薦人：四川省遂寧市中醫院周智春。

方 5　腎俞、環中上（會陽）。

方法　針腎俞用補法，環中上穴以 5 寸毫針斜向前陰進針，氣至前陰，不捻轉，進針4寸，每日1次，15次為1療程。

按語　環中上穴治療生殖系統疾患，泌尿系統疾患均有較好療效。

來源　獻方人：河北省針灸學會畢福高、陳佃夫；推薦人：新疆伊寧市解放軍第 11 醫院王學良、趙淑華。

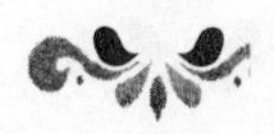

方 6　關元、腎俞、次髎、太谿、神闕、氣海、命門、三陰交。

方法　以上前 4 個穴位用提插補法，使關元針感傳導至陰莖部，留針 15 分鐘，加艾條溫灸後 4 穴。隔日 1 次，15 次為 1 療程。

按語　陽痿多為肝腎虛虧所致。針刺以上穴位，使腎氣作強，陽痿自癒。

來源　獻方人：江蘇省南通醫學院附屬醫院張慰民；推薦人：新疆伊寧市解放軍第 11 醫院王學良。

方 7　中極、關元、三陰交（雙側）。

方法　病人取仰臥位，消毒穴位。採用夾持進針法，撚轉瀉法進針，待得氣後，留針 15 分鐘。每間隔 5 分鐘撚轉補瀉法加強 1 次（約 10 秒鐘）。每日 1 次，20 天為 1 療程。停 7 天進行第 2 療程。

按語　治療男子性功能障礙 100 例（陽痿 66 例，遺精 4 例，早洩 5 例，精子成活率低下 21 例，不射精 4 例）。治癒 87 例，好轉 13 例，總有效率 100 %。已生育或懷孕者 48 例。

來源　獻方人：湖南省新化縣氣門廠曾合林；推薦人：安徽歙縣中醫院汪軍。

方 8　次髎。

方法　深刺 3～4 寸，雙手同時進針或行針，針感一般可放散至會陰或前陰。留針 20 分鐘，一般 12～15 次為 1 療程。

按語　該方治療陽痿、遺精、痛經、附件炎、小兒遺尿等均有較好地療效。

來源　獻方人：湖北中醫學院針灸科魏風坡；推薦人：新疆伊寧市解放軍第 11 醫院王學良。

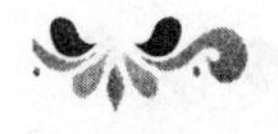

方 9 氣海、關元、三陰交、中極。

方法 針尖均向上刺，使針感向上傳導或上下走串，留針 30 分鐘。針刺後用艾條灸 10 分鐘，每日 1 次。10～15 次為 1 療程。

按語 陽痿一症，多由腎氣虛損，元陽不振所致。該方對治療陽痿有顯著療效。一般 1～2 療程可恢復性生活。

來源 獻方人：河南省開封市中醫院韓明、河北省孟樹回族自治縣中醫院白金良；推薦人：安徽歙縣中醫院汪軍。

方 10 頭針：足運感區、生植區。

方法 採用毫針刺法，每日 1 次，10 次為 1 療程。足運感區，生殖區均取雙側。

按語 該方治療陽痿數 10 例，療效顯著。

來源 獻方人：山西省運城地區衛生局焦順發；推薦人：新疆伊寧市解放軍第 11 醫院王學良。

方 11 活蜜蜂螫針散刺（相似於梅花針、七星針）陰莖上的經絡穴位。

方法 用小止血鉗從蜂箱上取出活蜜蜂（義大利蜂、中華蜜蜂均可）將螫針連同蜜蜂腹部尾節取下，用針輕快準確沿常規消毒後的陰莖經絡穴位散刺。1 隻蜜蜂針所刺 5～6 個穴位，有的所刺 10 多個穴位，每日或間日 1 次，每次 1～3 隻蜜蜂，7 天為 1 療程。

按語 蜂針散刺法是集蜂針機械刺激。蜂毒藥理作用及針後局部繼發充血兼具溫灸效應，即針、藥、灸三位一體的複合針灸法。臨床應用治療功能性陽痿 103 例，治癒 77 例，顯效 15 例，好轉 5 例，無效 6 例，有效率達 93.2 %。

來源 獻方人：廣州市同和第一軍醫大學中醫系陳恕仁；

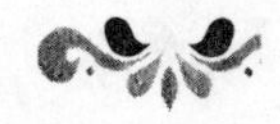

推薦人：新疆伊寧市解放軍第11醫院王學良。

方12 擦、滾、揉、推拿、按摩。

方法 ①病人仰臥位，術者立於右側，先用掌摩法、掌揉法，施術於病人小腹部3～5分鐘；然後推揉太淵、太谿、神闕、氣海、關海、關元、中極、足三里、三陰交、太衝等穴區3～5分鐘。②病人俯臥位，術者立於一側，先用掌根推法、揉法、拇指滾壓法、滾法，施術於病人脊柱兩側膀胱經5～10分鐘，然後用點穴法自上而下排點脊柱兩側揉命門，橫擦穴，直擦湧泉穴3～5分鐘。

按語 ①推拿治療主要適用於功能性陽痿。②患者在治療時，應該積極配合治療均能取得較好的療效。

來源 獻方人：江蘇省常州市太湖氣功診療研究所李梅；推薦人：江西省興國縣傑村鄉賢哲子診療研究所胡建華。

不射精症

方1 ①炙馬錢子0.03克、蜈蚣0.05克、冰片0.1克、②生麻黃90克、石菖蒲90克、蜂房120克、虛杖150克、杭白芍60克、當歸60克、生甘草60克、白糖150克。

方法 將①方藥物共研細末，充分混勻，每晚睡前1.5個小時吞服。再將②方藥物煎成50立升，每晚睡前1.5個小時服50毫升，40天為1療程。

按語 中醫對本症的病因病機還不十分明瞭，有的學者認為，本症以腎陰虧損、腎陽衰弱及化源不足、精虧不泄的虛證為主。而吳氏認為，本症多屬實證，蓋早洩和遺精是精室通降太過，而遲泄和不射精則為精室通降功能不足一種表現，郭氏運用該治療不射精症99例，年齡均在40歲以下，

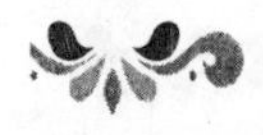

體質多壯實，無陰虛，陰虛的脈證。因此可以認為，痰瘀阻竅，肝鬱化火，木火相煽，心火亢盛應是引致本症精關開啟失調的主要病機，而採用馬錢通關散治療，治癒70例（占70.7%），好轉3例（3.0%），無效26例（占26.3%），總有效率為73.7%。

來源 獻方人：吉林省人民醫院中醫科郭京麗；推薦人：吉林省長春中醫學院附院王中男。

方2 黃芪20克、滑石10克、茯苓10克、車前子10克、菟絲子10克、肉蓯蓉10克、扁豆花10克、王不留行10克、甘草6克。

方法 每日1劑，水煎2次，早晚分服，40天為1療程。

按語 本方治療不射精症療效較好。服藥期間節制房事，食清淡食物。

來源 獻方人：新疆伊寧市解放軍第11醫院武繼華；推薦人：新疆伊寧市解放軍第11醫院何周智。

方3 關元、三陰交、腎俞、大腸俞、足三里、合谷。

方法 針刺上述各穴，留針30分鐘。10次為1療程。

按語 該方治療不射精症10例，有效7例。

來源 獻方人：遼寧省鞍山市第二醫院郭洪奎；推薦人：新疆伊寧市解放軍第11醫院王學良。

男性不良症

方1 花靈寶（由全天然98.8%破壁蜂花粉、靈芝、甜菊精製成片劑）。

方法 每日3次，每次5～6片。30天為1療程，一般

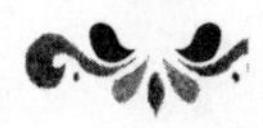

服用3～6個療程。

按語 蜂花粉是蜜蜂從蜜粉源植物雄性花蕊上採集的精細胞，輔以靈芝、甜菊，為含任何防腐劑，人造色素、化學激素。治療被確診為前列腺炎所致男性不育（如精液偏酸，激化時間延長，精液太稀，精子密度低，活動能力差等）423例，治癒114例（已使女方懷孕）；顯效230例；好轉45例；無變化34例；有效率達91.96%。因藥源豐富服用方便，療效好，無任何副作用，頗受男性不育患者的歡迎。

來源 獻方人：廣東省廣州市同和第一軍醫大學中醫系陳恕仁；推薦人：新疆伊寧市解放軍第11醫院王學良。

方2 枸杞子15克。

方法 每晚15克紅杞果（枸杞子）嚼碎咽下，連服1個月為1療程，一般精液常規檢查正常後再服藥1個療程。服藥期間適戒房事。

按語 用此法治療42例，一般服藥1～2個療程後精液常規檢查正常，2年後隨訪精液轉正常，33例均已有後代。李××，男，28歲，於1979年11月4日初診。自述婚後5年未育查精液常規成活率25%，計數2，400萬／毫升，活動力弱。吃紅杞果500克，並囑其戒房。12月7日查精液成活率62%，活動力一般，計數7，200萬／毫升，再服杞果500克，其妻子於次年11月21日生一男嬰。

來源 獻方人：河南省項城縣第一人民醫院董德衛；推薦人：武警安徽省總隊醫院何國興。

方3 丹參30克，當歸、枸杞各8克，紅花、赤芍、棗皮、沙苑子、菟絲子各15克，淮牛膝、益母草、台烏各12克。

方法 水煎服，每日1劑。

按語　精子異常是男性不育的根本原因，與肝腎關係最為密切，治療多從補腎著手。瘀血阻滯腎經，精液不能正常滋生，以致不育，治以活血化瘀為主，通其阻滯，佐以補肝腎之品，則精生而能種子。該方治療不育症療效較好。

來源　獻方人：四川省夾江縣醫院唐藝凱；推薦人：湖南省新田縣衛校蕭家凰。

方4　枸杞子、菟絲子、覆盆子、五味子、車前子、韭菜子、女貞子、桑椹子、巨勝子。

方法　上藥各等分，共為細末，作蜜丸，每次9克，每日夜半、下晡2次服藥，淡鹽湯送下。3個月為1療程。

按語　本方曾治療210例少精症患者，痊癒175例，好轉29例，無效6例，以辨證屬先天腎氣不足、真陰真陽失濟，或後天失調，生精功能低下者療效尤佳。

來源　獻方人：河南省新野衛生職業中專附院男科王廣見；推薦人：吉林省長春中醫學院附屬醫院周建華。

方5　益智仁9克、胡桃仁30克、車前仁12克。

方法　每日1劑，分2次文火常規煎服。辨證加味；腎陽虛者加仙茅、鎖陽、淫羊藿、巴戟天；腎陰虛者加女貞子、旱蓮草、龜板、知母；心脾兩虛者加五味子、酸棗仁、白朮、山藥；下焦濕熱者加蒼朮、黃柏、蓽撥、滑石；瘀阻精竅者加冰片、田三七、丹參、沉香等；痰結精室者加法半夏、貝母、海藻、昆布。

按語　作者近10年來用此方治療男性不育症58例，治癒率70.7％，總有效率94.9％。治癒時間，最短35天，最長半年，平均45天。

來源　獻方人：湖南省耒陽市中醫院謝雲桂；推薦人：

湖南省新田縣衛校蕭家凰。

方 6　生地 15 克、赤芍 15 克、萆薢 15 克、肉蓯蓉 15 克、菟絲子 15 克、黃柏 10 克、丹皮 10 克、車前子 12 克、仙靈脾 12 克、枸杞子 12 克。

方法　1 日 1 劑，水煎服。1 個月為 1 療程。變可製成蜜丸，每丸重 10 克，每次服 1 丸，每日 2 次。

按語　本方是民間治療死精症的驗方，有效無毒，安全可靠。

來源　獻方人：新疆伊寧市解放軍第 11 醫院武繼華；推薦人：新疆伊犁地區人民醫院趙淑華。

方 7　白茯苓（去皮）500 克，大紅棗（煮去皮核）250 克，胡桃肉（去殼）180 克，綿黃芪（蜜炙）、人參、白朮（去蘆）、當歸、川芎、炒白芍、生地黃、熟地黃、小茴香、覆盆子、陳皮、沉香、木香、甘草、乳香、沒藥、北五味子各若干。

方法　將白蜂蜜3000克入鍋熬滾，先將前 3 味調勻，用徽火熬膏，傾入瓷壇內，再加南燒酒1000毫升，糯米白酒500毫升，入蜜壇內。再將後20味藥為細末，共入蜜壇內和勻，竹葉封口，面外固，入鍋內，大火隔水煮40分鐘，取出，埋於土中3日，去火毒。每日早、午、晚各飲數杯，勿使大醉。

按語　該方安魂定魄，改易容顏，添髓駐精，補虛益氣，滋陰降火，保元調經，壯陽種子，潤肌烏髮，益壽延年。原方出自《壽世保元》。

來源　獻方人：新疆伊寧市解放軍第 11 醫院武繼華；推薦人：新疆伊寧市解放軍第 11 醫院王學良。

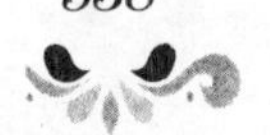

方8 人参（曬乾，酒浸透）60克，古墨（愈久愈佳）48克，破故紙（鹽水泡，炒香）、肉蓯蓉（酒浸一宿去甲蒸）、山藥（鹽水炒）、米仁（炒）、當歸身（酒浸洗）、茯苓（乳拌蒸曬）、遠志肉（甘草水浸一宿，曬乾）各30克，沉香（不見火）9克，畢澄茄3克，何首烏（黑豆拌蒸9，去豆）、巴戟天（酒浸一宿，曬）24克，北細辛（洗，去土）15克，淫羊藿（油少許拌炒，油乾為度）24克，土木鱉3個。

方法 共為細末，煉蜜為丸，桐子大。每日酒或淡鹽湯空心送下15克。

按語 該方始見於《惠直堂經驗方》一書，具有溫腎壯陽，強骨種子之功效。

來源 獻方人：新疆伊寧市解放軍第11醫院武繼華；推薦人：新疆伊寧市解放軍第11醫院王學良。

方9 ①命門、腎俞、志室、太谿；②關元、氣海、足三里、三陰交。

方法 採用毫針淺刺、提插撚轉補法。以上兩組處方交替使用，每日1次，10～15次為1療程。

按語 治療期間夫婦分床就寢，保養腎氣。症狀好轉後，囑本人每一自灸關元、氣海20分鐘。本病乃天稟賦不足，後天房事不節所致。故重灸命門，針刺腎俞、志室、太谿穴，以溫補腎陽。關元為人體元氣之門戶，男子藏精，女子至月水，灸之，可使元氣充足，虛損得復。配以氣海、足三里、三陰交可健脾之氣，以補氣血生化之源。病久體虛，故淺刺，並用補法。

來源 獻方人：北京國際針灸培訓中心教學組袁九棱；推薦人：新疆伊寧市解放軍第11醫院王學良。

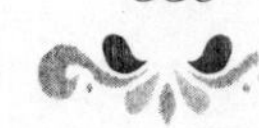

縮 陰 症

方1 柴胡、枳實、烏藥、甘草各10克，小茴香、橘核、赤白芍各20克，沉香、肉桂各3克（後下），當歸15克，丹參30克。

方法 加減：冷痛較重，病程長者加吳茱萸、胡盧巴各10克；形寒肢冷，勃起不堅者加狗脊、補骨脂各20克。水煎服，1日1劑，早晚空腹服。藥渣水煎坐浴，每日1次，每次20分鐘。2週為1療程。

按語 筆者以四逆散與暖肝煎加減，用疏肝散寒法治療縮陰症11例，治癒9例，有效2例。本病與受寒後下腹部神經血管調節失常有關。故本方治療該症效果顯著。

來源 獻方人：天津中醫學院第一附屬醫院王新光；推薦人：湖南新田縣衛校蕭家凰。

方2 柴胡15克、枳殼12克、白芍20克、穀麥芽12克、當歸12克、熟地12克、山藥12克、淫羊藿20克、附子（先煎）10克、杜仲10克、肉桂15克。

方法 每日1劑，水煎2次，早晚分服。

按語 本方治療陰縮症有明顯療效，無副作用。

來源 獻方人：新疆伊寧市解放軍第11醫院武繼華；推薦人：新疆伊寧市解放軍第11醫院何周智。

方3 製片15克、炒乾薑10克、上肉桂10克、吳茱萸10克、炙甘草10克、酒白芍20克。

方法 水煎服，每日1劑，煎2次，早晚分服。

按語 陰縮指陰部內縮，包括男子陰莖和陰囊內縮，也

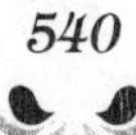

包括婦女陰道及外陰內縮。本方治之有效。

來源　獻方人：新疆伊寧市解放軍第11醫院繼華；推薦人：新疆伊寧市解放軍第11醫院何周智。

方4　針刺穴位：氣海、關元、三陰交；外用藥方：乾薑50克，蔥頭5個。

方法　採用平補平瀉手法，5分鐘左右行針1次，留針15分鐘，且可配合刺人中，1日1次。將乾薑、蔥頭共搗爛如泥，用少許人乳或蜂蜜調勻敷於臍周，外加繃帶縛緊，1日1次。

按語　《內經・熱論篇》云：「厥陰脈循陰器而終於肝，故煩滿而攣縮……在女子則陰戶急痛到少腹。」本病男女皆可發生，亦須及時擇法救治。治則以散寒通陽，益血復肺，溫腎納氣為主。筆者用本法治療例患者均獲痊癒，1天癒者6例，2天癒者3例。

來源　獻方人：湖南省桃源縣政協中區醫院劉日升；推薦人：湖南省新田縣衛校蕭家凰。

精索精脈曲張

處方　丹參15克、莪朮15克、川牛膝15克、柴胡10克、生牡蠣30克、生黃芪30克。

方法　每日1劑，水煎分2次溫服。3個月為1療程，一般1～2個療程可痊癒。

按語　該方治療精索靜脈曲張有顯著療效。配合其他方法，如針灸等，效果更佳。

來源　獻方人：新疆伊寧市解放軍第11醫院武繼華；推薦人：新疆伊寧市解放軍第11醫院何周智。

陽　強

處方 生地12克、炙百合12克、知母9克、黃柏9克、橘紅9克、茯苓9克、膽星9克、竹茹9克、鉤藤12克、遠志9克、甘草3克。

方法 每日1劑，水煎2次，早晚分服。

按語 本方為治療陽強的常用方，療效佳，無毒副作用。

來源 獻方人：新疆伊寧市解放軍第11醫院武繼華；推薦人：新疆伊寧市解放軍第11醫院何周智。

睾丸冷痛

處方 白朮（炒）60克、肉桂60克、茯苓30克、薏苡仁30克、橘核30克。

方法 每日1劑，水煎服，早晚各煎1次。

按語 本方治療睾丸作痛，遇冷即發，疼痛難忍者效佳，一般1～3劑可癒。

來源 獻方人：新疆伊寧市解放軍第11醫院武繼華；推薦人：新疆伊寧市解放軍第11醫院何周智。

睾　丸　炎

方1 馬鈴薯（土豆）、麵粉、生薑汁。

方法 取馬鈴薯1～2個，去皮，搗爛，加等量麵粉，再加入1/10的生薑汁，拌和成馬鈴薯餅，紗布包裹，敷睾丸處，每隔6小時換敷1次，1日敷4次。

按語 本方為民間驗方，筆者採用本方治療睾丸炎10餘

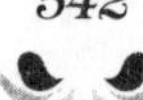

例，有明顯療效。

來源 獻方人：新疆伊寧市解放軍第 11 醫院武繼華；推薦人：新疆伊寧市解放軍第 11 醫院何周智。

方 2 生薑 1 塊。

方法 肥大老者為佳。用水洗淨，橫切成約 0.2 公分厚的均勻薄片，每次用 6～10 片外敷患側陰囊，並蓋上紗布，兜起陰囊，每日或隔日更換 1 次，直至痊癒為止。

按語 共治 28 例，敷藥第 2 天 15 例自覺墜脹疼痛及觸痛減輕，睪丸腫脹顯著消退；第 3 天有 12 例痊癒，自覺症狀消失；5 例在敷藥後 5 天痊癒。治癒天數平均為 3.09 天。

來源 獻方人：新疆伊寧市解放軍第 11 醫院武繼華；推薦人：新疆伊寧市解放軍第 11 醫院王學良。

前列腺炎

方 1 麝香 0.15 克、白胡椒 7 粒。

方法 將白胡椒研為細末，瓶裝密封備用。患者取仰臥位，用水將肚臍洗淨，將麝香粉倒入肚臍內，再將胡椒粉蓋於上面，覆蓋圓白紙後，用膠布固定，每隔 7～10 天換 1 次，10 次為 1 療程間休息 5～7 天。

按語 筆者採用本方治療前列腺炎患者 12 例，有效 11 例，無效 1 例。該法簡便安全，療效肯定，易推廣。

來源 獻方人：新疆伊寧市解放軍第 11 醫院武繼華；推薦人：新疆伊寧市解放軍第 11 醫院何周智。

方 2 中極、氣穴（雙）、三陰交。

方法 進針用平補平瀉手法，得氣後均勻地提插、捻轉，

留針30分鐘，加紅外線燈照射下腹部，留至15分鐘時，仍以上述手法行針1次。每日或隔日1次，10次1療程。

按語　本方中極穴是任脈與足三陰經的交會穴，又是足太陽經交會穴；整方治則取之以陰，調補肝脾腎，充益腎氣，固攝下元，治療前列腺炎效果甚佳。如屬慢性前列腺炎，可配合吳茱萸5克研細用食醋調成糊狀，文火煮黏呈熱敷於會陰部，每晚睡前敷至次日晨起。

來源　獻方人：山西省太原市郝莊醫院馬金鳳；推薦人：山西省太原市南郊區衛生局長張冠英。

方3　秩邊、命門、腰奇、八髎。

方法　用毫針針刺雙側秩邊穴，留針20分鐘，針感須傳至睾丸、尿道；留針10分鐘。再用鋒鉤針鉤割命門、腰奇、八穴。每日1次，10次為1療程。

按語　慢性前列腺炎是常見的泌尿系疾患，屬中國醫學的「癃閉」範疇。該法治療泌尿生殖系統疾病均有一定的療效。

來源　獻方人：山西省針灸研究所師懷堂；推薦人：新疆伊寧市解放軍第11醫院王學良、何周智。

前列腺肥大症

方1　黃柏、知母、赤芍、牛膝、王不留行、桃仁各10克，紅花6克，肉桂3克，生黃芪20克，甘草6克。

方法　水煎服，1日1劑。

按語　老年性癃閉多屬於現代醫學的前列腺肥大症，張景岳謂此症為「最急最危之症，數日不通，則奔迫難堪，必致危殆。」小便不通的病因不一，然膀胱之氣化不行則為其重要病因之一。故治法應根據不同的病因分別施治。但下焦

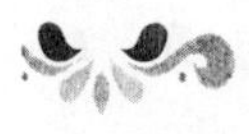

積滯，氣血瘀阻者多見，故以滋腎活血之法而癒。

來源 獻方人：湖南省綏寧縣中醫院劉繼春；推薦人：湖南省新田縣衛校蕭家凰。

方2 次髎、白環俞、腰俞、陰陵泉。

方法 平補平瀉法，留針15分鐘。每日或隔日1次。10～15次為1療程。

按語 次髎、白環俞均是足太陽膀胱經俞穴，足太陽經別「別於入肛」與會陰聯繫密切；腰俞為督脈經穴，其脈出於會陰，針刺此三穴可以疏通會陰部經氣；陰陵泉為脾經之合穴，具有利尿祛濕之功。會陰經氣通暢，濕邪祛散，小便自利矣。

來源 獻方人：浙江中醫學院針灸推拿系高鎮五；推薦人：新疆伊寧市解放軍第11醫院王學良。

陰囊濕疹

方1 雞蛋清、核黃素。

方法 用雞蛋清1個，核黃素100毫克成細末，調勻後塗於患處，每日2次。

按語 勤洗，不要搔抓。一般4～10次可癒。

來源 獻方人：四川省遂寧市人民醫院高俊奇；推薦人：四川省遂寧市中醫院周智春。

方2 苦參50克、地膚子30克、黃柏30克、蛇床子25克、烏梢蛇25克。

方法 將上藥加水2000～2500毫升，煮沸30分鐘，待溫度降至適宜後擦洗局部，每日1次，1劑藥可用2～3天。

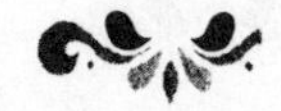

按語 用此方治療40例急、慢性陰囊濕疹，均癒。一般用藥6天即癒。

來源 獻方人：武警安徽省總隊醫院何國興；推薦人：安徽醫科大學汪秀華。

方3 蛇床子、地骨皮各12克、川椒、白礬各10克。

方法 上藥水煎薰洗，每日1～2次，每次10分鐘。

按語 此方有除濕止癢功效，薰洗後即刻止癢。治療陰囊濕疹多獲良效。

來源 河南省洛陽市第二人民醫院馬獻軍；推薦人：河南省洛陽市白馬寺骨傷科醫院袁軒。

方4 大郭、太衝、蠡溝、急脈、中極。

方法 除中極外，均勻雙側穴位。由上而下懸灸以上穴位，重灸蠡溝穴3分鐘，囑自灸3日，1日3次。灸後遂取風濕膏煎成$20mm^2$大小貼以上穴位。

按語 蠡溝穴屬十五別絡，隸足厥陰肝經主病，實則陰器挺長，虛則陰器暴癢，懸灸，不按為瀉，持久溫和，按之則補，灸時順經滑動至上穴；灸1～3分鐘為補，逆經而行為瀉，筆者據此辨證施治5例皆癒。

來源 獻方人：四川省成都市外東成華區保和衛生院鄺振慶、唐志高；推薦人：湖南省新田縣衛校蕭家凰。

男性乳腺增生症

處方 膻中、合谷、屋翳、肝俞。

方法 諸穴採用毫針刺法，施瀉法，每日1次，15次為1療程。

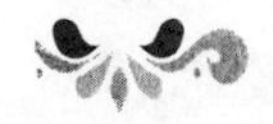

按語 一般認為男性乳房發育症（即男性乳腺增生病），易於癌變。但郭氏近幾年共診治 10 餘例男患者，最小的 14 歲，最大者 60 歲，未發現 1 例癌變。所以遇此疾病，切勿驚慌，應立即針刺治療，一般 2～3 療程即可痊癒。

來源 獻方人：陝西省針灸學會郭誠傑；推薦人：新疆伊寧市解放軍第 11 醫院王學良。

第十一章　腫瘤科疾病

鱗狀上皮癌

處方　海帶、鮮豬肉。

方法　將海帶浸泡半日，洗淨切碎成塊狀或條狀，同時將鮮肉洗淨切碎，兩物等量，加八角、茴香、桂皮等調味品，文火煨成爛泥狀，再加入適量的鹽拌勻，倒入方盤中，俟冷成凍，吃時切成條片狀，蘸糖、醋食用，味香可口，常吃不厭。

按語　海帶含有「海藻多糖」。具有強力的抗腫瘤效果，其中所含「磺醯基」，有殺滅癌細胞的功能，久用之，致使肌體的腫塊日漸消失。

來源　獻方人：江蘇省常州市太湖氣功診療研究所馬衡如；推薦人：江蘇省常有州市天寧醫院氣功診療專家室王淑英。

肱骨尤文氏瘤

處方　麥冬 20 克、花粉 20 克、沙參 15 克、桂枝 15 克、桑枝 15 克、薑黃 15 克、肉桂 15 克、乾薑 15 克、桃仁 15 克、香附 15 克、牡蠣 15 克、穿山甲 10 克、斑蝥 4 個、滑石 15 克、祁蛇 10 克。

方法　每日 1 劑，水煎 2 次，早晚分服。

按語　治療多例，均有效。配合化療，口服環磷醯胺，

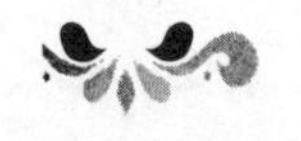

每日 100 毫克，用 50%葡萄糖 20 毫升沖服，療效服佳。

來源 獻方人：新疆伊寧市解放軍第 11 醫院武繼華；推薦人：新疆伊犁地區人民醫院趙淑華。

神經纖維肉瘤

處方 白芷 10 克、花粉 10 克、生黃芪 30 克、黨參 10 克、熟地 30 克、山藥 15 克、遠志 15 克、蒲黃 10 克、茯苓 10 克、烏賊骨 15 克、桔梗 10 克、炮山甲 6 克、破故紙 10 克、扁豆 10 克、白蘞 15 克、炮薑 15 克、肉桂 15 克、附子 10 克、珍珠母 15 克、陳皮 10 克、天葵子 15 克。

方法 每日 1 劑，水煎 2 次，早晚分服。

按語 曾治療胸壁神經纖維肉瘤一例，患者姓揚，名世深，男，29 歲。經手術治療 2 次，仍復發，門診號 185119，經孫氏用上方治療後，恢復健康，上班工作。

來源 獻方人：新疆伊犁地區人民醫院趙淑華；推薦人：新疆伊寧解放軍第 11 醫院何周智。

腦　瘤

方 1 川芎 10 克、白芷 10 克、芥穗 10 克、蔓荊子 10 克、當歸 10 克、莪朮 10 克、枳殼 10 克、蟬衣 10 克、僵蠶 10 克、全蠍 10 克、蜈蚣 5 個、烏蛇 10 克、斑蝥 15 克、滑石 15 克、乾薑 30 克、肉桂 30 克、附子 30 克、熟地 30 克、黨參 10 克、二丑 30 克、檳榔 30 克、川軍 15 克、元粉 15 克（沖）。

方法 每日 1 劑，水煎 2 次，早晚分服。

按語 該方加減治療腦瘤，療效顯著。

來源　獻方人：新疆伊寧市解放軍第 11 醫院武繼華；推薦人：新疆伊寧市解放軍第 11 醫院王學良。

方 2　老生薑 20 克、雄黃 20 克。

方法　取老生薑除掉叉枝，挖一洞，掏空，薑心內留約半公分，然後裝進雄黃粉末，再用挖出的生薑末把洞口封緊，放在陳瓦上，用炭火慢慢焙乾，約 7～8 小時，薑呈金黃色，脆而不焦，捏之即碎時，即可研粉，過 80 目篩成極細末，瓶裝密封備用。1 日服 3 次，每次服 3 克。

按語　筆者用此方治療腦瘤數例，均獲較好的療效。可配合真武湯內服，療效更佳。

來源　獻方人：新疆伊寧市解放軍第 11 醫院武繼華；推薦人：新疆伊寧市解放軍第 11 醫院何周智。

腦垂體腫瘤

方 1　小川芎 5 克、枸杞 15 克、當歸 9 克、丹参 15 克、炙遠志 9 克、紅花 9 克、桃仁克、淫羊藿 30 克、太子參 24 克、桔貝半夏麴 9 克、炙蜈蚣 5 克、製豨薟草 15 克。

方法　水煎服，長期服用，每日 1 劑。

按語　可隨證加減，方中川芎、枸杞、當歸、丹參、紅花、桃仁、蜈蚣藥理實驗證明有抗癌活性。筆者曾採用本方治癒該患者 1 例。

來源　獻方人：江蘇省南京中醫學院鄒雲翔；推薦人：武警安徽省總隊醫院何國興。

方 2　當歸 15 克、赤芍 10 克、桃仁 15 克、紅花 10 克、莪朮 15 克、白蒺藜 15 克、川芎 10 克、枸杞子 15 克、菊花 10

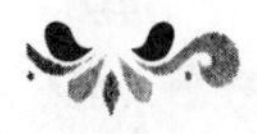

克、天蟲15克、花粉15克、瀉葉10克、女貞子15克。

方法　每日1劑，水煎2次，早晚分服。

按語　該方治療腦垂體腫瘤有明顯的療效，筆者曾用此方治療腦垂體中瘤1例，效果較好。

來源　獻方人：新疆伊寧市解放軍第11醫院武繼華；推薦人：新疆伊寧市解放軍第11醫院王學良。

血管瘤

方1　牙硝、明礬、青礬各150克，砒石、斑蝥各100克，食鹽75克，水銀150克。

方法　將上藥研末放入罐內加適量清水拌勻，然後加入水銀慢慢加熱熔化，並用竹筷不斷攪拌，使水銀不見星點。如發現罐內藥物鼓起，則將罐移開熱源，使藥物慢慢下沉，如此反覆至藥物快乾時（達到滴水成珠的程度），將罐移快熱源，加入50～70克米粥調成糊狀即成。先進行常規消毒，然後根據血管瘤的部位及大小，用消毒棉籤蘸上藥膏均勻塗在患處。待乾後用冷開水或生理鹽水輕輕擦藥掉藥膏。患處變白5～10分鐘後，繼續進行第2、第3次塗藥，直到患處變黑或有少許滲液時，不再塗藥。應使患處自然暴露，不宜用紗布包紮。7～10天為1療程。一般只需1療程血管瘤即開始脫落，然後視其消失情況，再決定是否繼續第2或第3個療程。

按語　筆者採用此治療法各種類型的血管瘤54例，治癒率為70.3％，總有效率為86.9％。尤其對海綿狀血管瘤、草莓狀痣、蔓狀血管瘤療效佳，一般用藥1～3個療程即可結痂，經隨訪無復發。本藥具有腐蝕性和刺激性，切勿塗流到正常皮膚處。嚴禁口服，以防中毒。

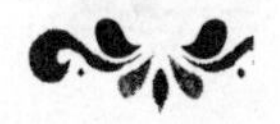

來源　獻方人：湖南省溆浦縣人民醫院中醫科周高龍；推薦人：武警安徽省總隊醫院何國興。

方 2　蛋黃油。

方法　將雞蛋打破，取蛋黃置小盤內，文火煎至黑褐色呈膠狀，溢出黑褐色油液，便是蛋黃油，用無菌小瓶裝放，將無菌紗條浸入蛋黃油內待用。先用 3%雙氧水清洗創面，繼用 0.9 %生理鹽水濕敷，然後用紅外線燈烤乾創面，再將浸有蛋黃油紗條敷蓋在創面上，用無菌紗布包紮創面，每天換藥 1 次。

按語　筆者收治 25 例海綿狀血管瘤潰瘍患者均獲痊癒。治療次數5～52次，平均11次。治療天數6～59天，無復發。

來源　獻方人：黑龍江省哈爾濱市解放軍 211 醫院張利、孫玉潔、王春香、徐豔平；推薦人：湖南省新田縣衛校蕭家凰。

方 3　洋金花全草（又名蔓陀蘿）。

方法　取夏季或秋季洋金花全草（包括花莖葉）切為 10 公分長短，放鐵鍋內武火熬煮 2 小時，用紗布濾渣取液再入鍋內繼續用文火濃縮為膏，離火加適量泥泊金放腐。用時攤紗布塊上貼患處每日 1 次。

按語　此方係祖傳秘方，可迅速使血腫吸收。無禁忌及過敏。對神經瘤亦有較好地療效。

來源　獻方人：河南省洛陽市老城醫院中醫外科史洛根；推薦人：河南省洛陽市白馬寺正骨醫院袁軒。

方 4　神門、內關、太衝。

方法　取雙側穴位，採用毫針刺法，留針 15～20 分鐘。

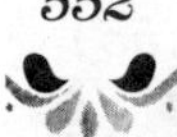

每日針刺 1 次，10 次為 1 療程。

按語　舌為心之苗，心又主脈，因此在心經有病的情況下，其病變可反映於舌尖。心血瘀阻者，於舌尖或舌邊可見有瘀與肝的調節功能在關，故加刺肝經原穴太衝，以增強肝對血液之調節，收效甚捷。陳氏採用上方治療 1 例舌尖海綿狀血管瘤（舌腫），11 次腫塊消失，隨訪半年，未見復發。

來源　獻方人：上海鐵路中心醫院針灸科陳作霖；推薦人：新疆伊寧市解放軍第 11 醫院王學良。

方 5　火針、瘤體中心出部位。

方法　用酒精燈一盞，大小縫衣針數隻，常規消毒後，根據瘤體膨脹部位大小選用適宜針具。燒紅針尖，立即垂直插入瘤體中心部 0.1～0.2 公分，隨即拔出術後 2～3 天內勿洗患處，以免感染。

按語　筆者有採用本法治療血管瘤 50 例，完全消失者 45 例，顯效 4 例，有效 1 例，總有效率 100％。絕大部分治癒後不留瘢痕。採用火針刺後，主要使血漿蛋白凝固和動脈血管相繼形成瘢痕，阻斷動脈血流向周圍的微小分支，從而體瘤體消失，達到治癒目的。對蜘蛛狀血管瘤療效尤佳。

來源　獻方人：山東省臨沂地區皮膚病防治所汪維亭；推薦人：安徽歙縣中醫院汪軍。

唾液腺腫瘤

處方　白花蛇舌草 30 克、蜀羊泉 30 克、半枝連 30 克、金銀花 15 克、連翹 15 克、地丁 15 克。

用法　上藥水煎 2 次，分 3 次服，如同時用藥汁沖服犀黃丸 3 分效果更好。

按語 該方療效較佳。均為抗癌的常用中草藥，無明顯的毒副作用。

來源 獻方人：新疆伊寧市解放軍第 11 醫院武繼華；推薦人：新疆伊寧市解放軍第 11 醫院王學良。

唇癌

處方 蟾酥 1.5 克、沒藥 15 克、乳香 15 克、潮腦 3 克、朱砂 6 克、輕粉 9 克、麝香 0.3 克、巴豆霜 6 克。

方法 共研為細末，以陳醋調勻，調敷癌瘤處，每日 1 次。

按語 該方治療唇癌有明顯的療效，使用方便，無毒副作用。

來源 獻方人：新疆伊寧市解放軍第 11 醫院武繼華；推薦人：新疆伊寧市解放軍第 11 醫院王學良。

喉癌

處方 天葵子 15 克、桔梗 10 克、蜈蚣 3 條、僵蠶 10 克、蜂房 6 克、蟬蛻 6 克、射干 10 克、訶子 10 克、生地 30 克、元參 30 克、麥冬 20 克、花粉 20 克、知柏 20 克、沙參 15 克、銀花 15 克、土茯苓 15 克、百部 15 克、竹茹 10 克、赭石 30 克、山藥 15 克、大棗 15 克。

方法 每日 1 劑，水煎 2 次，早晚分服。

按語 根據本方可治療喉癌。配合消瘤丸新丹等藥治療喉癌數例，均治癒。

來源 獻方人：新疆伊寧市解放軍第 11 醫院何周智；推薦人：新疆伊寧市解放軍第 11 醫院武繼華。

鼻咽癌

方1 蜈蚣3條，炮甲、地鱉、地龍、田三七各3克。

方法 前4味藥為細末，再加入三七粉和適量米醋，每日服3次。

按語 該方對鼻咽癌有較好的療效，筆者驗證2例，均獲顯效。

來源 獻方人：新疆伊寧市解放軍第11醫院武繼華；推薦人：新疆伊寧市解放軍第11醫院王學良。

方2 浙貝母9克、野菊花9克、黨參12克、白芍15克、藁本12克、連翹9克、木通12克、黃芩12克。

方法 水煎日服2次，每日1劑。

按語 該方是治療鼻咽癌的常用方藥，療效肯定，簡便實用。

來源 獻方人：新疆伊寧市解放軍第11醫院武繼華；推薦人：新疆伊寧市解放軍第11醫院王學良。

方3 端坐搖櫓功。

方法 坐位，口微閉，目視前方。調勻呼吸，意守上丹田，兩手握拳舉起與耳同高，但不能碰擊耳殼。以此姿勢向前推，呼氣，腳掌用力。向上位，吸氣，腳跟用力。每分鐘10～20次。男性多立位，一腳在前，一腳在後。每1分鐘交換1次。向前推時，後腳跟抬起，向後仰拉時，前腳尖蹺起。

按語 此功法有清除體內濁氣之功效，同時可增加肺活量，加速肺部氣體交換，對鼻咽癌有較好的療效。

來源 獻方人：廣東省海康縣烏石鎮中學醫務室陳祥鳳；

推薦人：江蘇省常州市太湖氣功診療研究所李志如。

甲狀腺瘤

方1 海藻30克、昆布30克、海蛤殼30克、海螵蛸30克、海浮石30克、三棱15克、莪朮15克、桔梗20克、細辛5克、香附15克、木香20克、半夏10克、生牡蠣50克、鬱金10克、焦梔子20克、丹皮15克。

方法 每日1劑，水煎2次，早晚分服。

按語 此方係天津市中醫醫院根據《神農本草經》和《儒門事親》、《備急千金要方》等文獻結合臨床經驗研製而成，療效顯著，無毒副作用，不留硬結疤痕。應用時可根據病情隨證加減。

來源 獻方人：天津市中醫醫院外科黃壽鵬；推薦人：天津市中醫醫院沈偉梁。

方2 夏枯草、海藻、玄參、牡蠣各30克，浙貝母12克，三棱、莪朮、黃藥子、炮山甲各10克，僵蠶、白芥子、當歸、香附各12克。

方法 水煎服，1日1劑，分2次服。12劑為1療程。

按語 甲狀腺瘤多發於中青年女性，目前西醫多採用手術摘除的方法，筆者用該方治療甲狀腺瘤115例，療效滿意，服藥1～6個療程後，痊癒98例，顯效13例，無效4例，總有效率為96.5％。

來源 獻方人：山東省淄博市張店區人民醫院劉志軍；推薦人：湖南省新田縣衛校蕭家凰。

方3 天柱、大杼、內關、曲骨、腫塊局部。

方法 均以 32 號毫針，刺入得氣，運針使氣至病所，再施平刺法，局部刺入 6～8 針，均至基底，輪流提插撚轉共 20 分鐘。每日 1 次，15～20 次為 1 療程。

按語 所用穴均匀為有效點，用此法曾治療良性甲狀腺腫瘤 78 例，用觸診判斷近期有效率為 94.86 %。遠期有效率為 83.33 %，用超聲波攝片判斷，近期有效率為 86.54 %，遠期有效率為 77.4 %，而且在停針後腫塊繼續好轉者占 34.15 %，其中有 24.39 %達到基本痊癒標準。

來源 獻方人：中國中醫研究院針灸研究所針灸室郭效宗；推薦人：新疆伊寧市解放軍第 11 醫院王學良。

方 4 水突、天鼎、天突。

方法 上述穴位均取患側，毫針刺法，得氣後，運用平補平瀉手法 1～2 分鐘後即出針。每日針治 1 次，連續 10 次為 1 療程。

按語 本病取分佈於頸部的水突、天鼎、天突等穴，以通調所屬經脈之後，使其氣血運行通暢，而奏化瘀散結之功。

來源 獻方人：浙江針灸學會樓百層。推薦人：新疆伊寧市解放軍第 11 醫院王學良。

甲狀腺癌

處方 海藻 12 克、昆布 12 克、海浮石 12 克、海螵蛸 12 克、黃連 3 克、黃芩 6 克、忍冬藤 12 克、當歸 12 克、黃芪 30 克。

方法 水煎 2 次，用藥液沖服海藻軟堅丸。每次 1 丸，日服 2 次。

按語 該方為民間治療甲狀腺癌的常用方劑，療效佳。

筆者驗證3例，療效顯著。

來源　獻方人：新疆伊寧市解放軍第11醫院武繼華；推薦人：新疆伊寧市解放軍第11醫院王學良。

中耳癌

方1　蛇衣（草花蛇）9克，小蜘蛛3克，梅片0.3克。

方法　將前2味藥煅存性，研為細末，再與梅片混合，研細。將藥粉吹入耳內，每日1次。

按語　該方對中耳癌有一定的治療作用，耳內用藥，安全方便，無副作用。

來源　獻方人：新疆伊寧市解放軍第11醫院武繼華；推薦人：新疆伊寧解放軍第11醫院王學良。

方2　豬膽汁30克、黃連30克、明礬15克。

方法　先將黃連、明礬研為極細末，加入豬汁陰乾後研為細末，取適量吹入耳內。每日1～2次。

按語　筆者採用該方治療中耳癌3例，均有良效，無毒副作用。

來源　獻方人：新疆伊寧市解放軍第11醫院武繼華；推薦人：新疆伊寧市解放軍第11醫院王學良。

肺癌

方1　白花蛇舌草30克、杏仁10克、白茅根15克、乾薑10克、五味子10克、細辛3克、海藻15克、牡蠣15克、破故紙15克、小茴香15克、蛤蟆1個、竹茹15克、藿香10克、滑石10克、藤梨根20克、黨參15克、百部20克、百合15克。

方法　每日1劑，水煎2次，早晚分服。

按語　該治療肺癌等有較好地療效，如配合環磷醯胺，1日2片（100毫克）療效更佳。

來源　獻方人：新疆伊犁地區人民醫院趙淑華；推薦人：新疆伊寧市解放軍第11醫院何周智。

方2　玉茭子葉60克、桑葉15克、竹葉6克、棗葉30克、大青葉15克。

方法　新鮮玉茭子葉先煎，再和其他葉同煎，文火煎10分鐘，或開水泡當茶飲。每日2～5次，每次100–150毫升。

按語　玉茭子葉經現代科學研究，含具有抗癌作用的多糖類物質，動物實驗證明有抑制癌瘤生長的作用，尤其對肺癌有效。此方五葉，以葉治葉，寓意深刻。筆者曾治療肺癌數例，均見殊效。

來源　獻方人：新疆伊寧市解放軍第11醫院武繼華；推薦人：新疆伊寧市解放軍第11醫院何周智。

方3　沙參、麥冬、生地、百部、地榆各12克，五味子6克，炒山梔、王不留行各9克，公英15克，石見穿、紫草根各30克，橘核30克。

方法　每日1劑，水煎2次，早晚分服。

按語　該方是治療肺癌的常用方劑，療效較好，如配合化療或放療效果更佳。

來源　獻方人：新疆伊寧市解放軍第11醫院武繼華；推薦人：新疆伊寧市解放軍第11醫院王學良。

方4　白花蛇舌草、白茅根、薏米、夏枯草各30克，橘核橘紅各9克，麥冬、海藻、昆布、生牡蠣、芙蓉花、蚤休

各15克，生地、元參各12克。

方法 每日1劑，水煎2次，早晚分服。

按語 該方是民間治療肺癌及其他腫瘤的有效方劑，無毒副作用，安全實用。

來源 獻方人：新疆伊寧市解放軍第11醫院武繼華；推薦人：新疆伊寧解放軍第11醫院何周智。

方5 太湖功。

方法 立位，先將左腳向前邁一步，伸直。右下肢向後坐，髖、膝、踝關節各成60度角，同時右上臂向前上甩，伸掌心向下，左上臂向後甩，掌心向上，上身前俯，挺胸，頭向左看，同時呼吸，吸後呼氣。然後交換另一側。共交換50次。每分鐘在12次以下。

按語 此功有利於胸廓的擴展，能使肺的換氣功能加強，特別對肺的「非呼吸功能」有明顯的促進作用，有其他功所不及的效果。

來源 獻方人：江蘇省常州市晨苗子診療研究所趙榮金；推薦人：江蘇省常州市紅十字醫院腫瘤科淩陽。

縱隔腫瘤

處方 夏枯草30克、昆布12克、海藻12克、牡蠣、土貝母、桔梗各15克、桔葉9克、丹參15克、丹皮15克、赤芍9克、生地15克、山藥15克。

方法 將壁虎15克，地龍9克，僵蠶6克，共研究細末，煉蜜為丸，每丸1.5～3克。然後，再將以上草藥水煎，用所煎湯藥沖服上述丸藥，每次丸藥1/2～1丸，湯藥1劑，每日服2次（湯藥1劑煎2次分服）。

按語 該方據報導可治療縱隔腫瘤，對其他腫瘤也有明顯療效。

來源 獻方人：新疆伊寧市解放軍第11醫院武繼華；推薦人：新疆伊寧市解放軍第11醫院何周智。

乳腺癌

方1 製馬錢子360克、甲珠180克、僵蠶180克、乳香90克、沒藥60克、川貝60克、明雄黃36克、輕粉6克、狗寶15克、猴棗45克、蟬蛻60克、蛇蛻60克、陳皮60克、半夏60克、麝香4.5克。

方法 共15味，研細末，另用銀花120克，公英120克，打成小水丸。每服3～4.5克，每日2次。

按語 本方對乳腺癌、食道癌、宮頸癌、無名腫毒等症有較好的療效。服藥期間忌食辛辣魚腥等物。

來源 獻方人：新疆伊寧市解放軍第11醫院武繼華人；推薦人：新疆伊寧市解放軍第11醫院趙淑華。

方2 兩頭尖30克、土貝母30克、煅牡蠣60克、毛慈菇60克、海浮石30克、鬱金24克、桔核60克。

方法 共研為細末，生麥芽60克煎湯，取湯泛如桐子大丸，桔葉煎湯送服，每日服2次，每次6～9克。

按語 該方治療乳腺癌療效顯著，無毒副作用。經濟實用。

來源 獻方人：新疆伊寧市解放軍第11醫院武繼華；推薦人：新疆伊寧市解放軍第11醫院王學良。

方3 紫金錠12克、王不留行、貓眼草、金銀花各30

克，冰片 0.6 克。

方法　將王不留行、貓眼草、金銀花製成浸膏，加入紫色金錠、冰片，研細和勻，每次　5 分～1 錢，每日服 4 次。

按語　該方為抗癌良藥，對乳腺癌等療效較佳。部分藥物有毒，用量切勿過大。

來源　獻方人：新疆伊寧市解放軍第 11 醫院武繼華；推薦人：新疆伊寧市解放軍第 11 醫院王學良。

方 4　牡蠣 30 克，夏枯草 30 克，海藻、昆布、蜂房各 9 克，元參 15 克，花粉 9 克，土貝母 15 克，蜈蚣 2 條。

方法　水煎服，每劑煎 2 次，早晚分服。

按語　該方為民間抗腫瘤良方，經筆者驗證，治療乳腺癌，效果尤佳。

來源　獻方人：新疆伊寧市解放軍第 11 醫院武繼華；推薦人：新疆伊寧市解放第 11 醫院王學良。

食　道　癌

方 1　黃連 1.5 克、瓜蔞仁 3 克、半夏 6 克。

方法　以水 5000 毫升，先煎瓜蔞仁取 350 毫升，再入另 2 味煎取 250 毫升，分 3 次溫服。若咳嗽痰飲，宜兼服南呂丸（由礞石、沉香、黃芩、大黃組成）每日 3～6 克，分 2 次服。

按語　本方對咽下困難的症狀極為有效。但從筆者臨床實踐來看，上述藥物劑量太小，最低應增加五倍才可能奏效。而且應隨證加味，辨證施治。

來源　獻方人：日本名醫吉益南涯先生；推薦人：武警安徽省總隊醫院何國興。

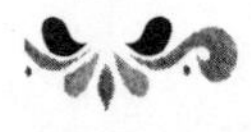

方 2 僵蠶 15 克、玄參 30 克、夏枯草 30 克、紅棗 150 克、麥冬 30 克、莪朮 10 克、金銀花 15 克、壁虎 5 條、甘草 10 克。

方法 每劑煎成約 200 毫升，兩天分多次隨意呷服。每次服藥時用藥液沖服鮮竹瀝 5 毫升。另用犀牛黃 0.3 克、麝香 1 克、生大黃 4 克，抗癌 6 號藥粉 6 克、（由人參、三七、蜈蚣、壁虎、黃芪、巴戟天、枸杞、肉桂、乾薑、莪朮、當歸、香菌、橘紅、砂仁、川貝、浙貝、三麴、檳榔等組成，綠豆 5 倍，小火煎煮，如中藥西製之法製成顆粒狀），上藥共碾為極細末，每次含用 0.5 克，每天 3～4 次。

按語 用該方治療例食道癌，加減服藥 20 餘劑後諸證好轉，能小聲講話，食慾增加，神情已有喜色，隨訪 9 月，發音如常人，每餐進食在 150 克左右。

來源 獻方人：湖北中醫學院朱曾柏；推薦人：新疆伊寧市解放軍第 11 醫院王學良、何周智。

方 3 紫硇砂 6 克、礞石 15 克、火硝 30 克、沉香 10 克、冰片 10 克、硼砂 60 克。

方法 紫硇砂放入瓷器內研成細末（避金屬），加水煮沸，過濾取汁加醋，再用火煎乾至灰黃色晶體，與上藥共研細末，並與蜂蜜混合加工製成丹劑，每丹 1 克重。含化後（不可吞嚥），輕者 1 日 2 丸，重者 30～60 分鐘 1 丸。每當含化有粘沫黏液稠性物則吐出。在能進食後改為 3 小時服 1 丸，連服 3 天。

按語 該方為廣勝寺一位老道所傳，名祛噎丹。據山西高允旺大夫報導，曾用該方治療食道癌 15 例，均被鋇餐造影證實有效。具有使瘤體縮小，內膜脫落，管腔增寬等作用。

來源 獻方人：新疆伊寧市解放軍第 11 醫院武繼華；推

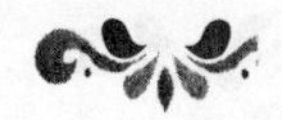

薦人：新疆伊寧市解放軍第 11 醫院趙飛。

方 4 遠志 9 克、川斷 9 克、扁豆花 9 克、黨參 15 克、白芍 9 克、枇杷葉 9 克、九香蟲 2 對、鉤藤 9 克、雞內金 9 克、沙苑 9 克、海浮石 9 克、柿蒂 9 克、砂仁 9 克、桃仁克、代赭石 9 克、天門冬 30 克。

方法 每日 1 劑，水煎服。

按語 本方治療食道癌有較好療效，孫氏常配合嚴靈丹、新瘤丹、化瘤丹等治療 4 食道癌，常收到滿意的療效。

來源 獻方人：新疆伊寧市解放軍第 11 醫院武繼華；推薦人：新疆伊寧市解放軍第 11 醫院何周智。

方 5 沙參 30 克，丹參 30 克，白朮、茯苓各 15 克，砂仁、鬱金各 3 克，香附 12 克，土貝母 9 克，烏蛇 12 克，蜈蚣 9 克，全蟲 9 克，甘草 3 克。

方法 每日 1 劑，水煎分 2 次，早晚分服。

按語 該方治療食管癌療效顯著，對其他腫瘤亦有較好的療效，對消化系統腫瘤效果尤佳。

來源 獻方人：新疆伊寧市解放軍第 11 醫院武繼華；推薦人：新疆伊寧市解放軍第 11 醫院王學良。

胃 癌

方 1 陳皮 10 克、良薑 10 克、蓽茇 10 克、炮薑 25 克、肉桂 25 克、檳榔 30 克、三棱 15 克、莪朮 15 克、厚朴 15 克、枳殼 15 克、海藻 15 克、牡蠣 15 克、烏賊骨 20 克、二丑 30 克、川軍（大黃）15 克、熟地 20 克、黨參 15 克、元明粉 15 克。

方法 水煎服，1 日 1 劑，早晚分服。

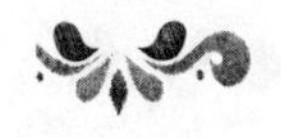

按語 本方為北京中醫腫瘤研究基金孫秉嚴老師的獨特驗方，臨床用於胃癌（潰瘍型腺癌）療效甚佳。筆者驗證11例，有效9例。

來源 獻方人：北京市中醫腫瘤研究基金會孫秉嚴；推薦人：新疆伊寧市解放軍第11醫院武繼華。

方2 茵陳20克、莪朮15克、三棱15克、海藻15克、牡蠣15克、附子15克、肉桂15克、黨參15克、熟地15克、山藥10克、雞內金10克、仙鶴草10克、斑蝥5個、滑石20克、二丑30克、檳榔30克、川軍（大黃）15克、元明粉（沖）15克。

方法 水煎服，每日1劑，早、晚分服。

按語 本方為孫秉嚴老師常用方，主治胃大彎惡性淋巴肉瘤（網織細胞肉瘤）伴淋巴結轉移者。筆者驗證6例，均獲良效。

來源 獻方人：北京市中醫腫瘤研究基金會孫秉嚴；推薦人：新疆伊寧市解放軍第11醫院武繼華。

方3 太子參、半夏、石斛、丹參、鬱金、赤芍各9克，製鱉甲、夏枯草、木饅頭各12克，陳皮9克，廣木香6克，生牡蠣30克。

方法 水煎，日服2次，同時服攻堅丸10粒，每日2次。

按語 本方治療胃癌及消化系統其他部位腫瘤均有明顯療效，無毒副作用。

來源 獻方人：新疆伊寧市解放軍第11醫院武繼華；推薦人：新疆伊寧市解放軍第11醫院趙飛。

方4 馬錢子0.5克、活蝸牛0.5克、蜈蚣1.5克、乳香

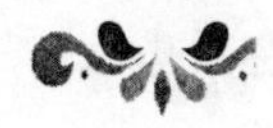

0.1克、帶子露蜂房0.5克、全蠍0.5克、山豆根0.5克。

方法 上藥總量為4.1克，按此比例配方。馬錢子在開水中浸泡10天，每天換1次水，再去皮曬乾。用麻油炒黃，去毒，再用麻紙去油，將藥研細末與全蠍、蜈蚣、露蜂房均炒黃研末，蝸牛搗爛曬乾研末，諸藥末和乳香調和散劑，裝12個膠囊，1日服2次，每次3服粒，隔3天服1劑。

來源 獻方人：新疆伊犁地區人民醫院趙淑華；推薦人：新疆伊寧市解放軍第11醫院王學良。

方5 核桃樹寄生200克、雞蛋清2枚。

方法 先將核桃樹寄生煎成濃汁，再將雞蛋清乾炒熟，與寄生汁相拌，每日分3次溫服。1個月為1療程。

按語 此方係筆者臨床經驗方，除對胃癌有效處，對直腸癌、宮頸癌、淋巴結核等均有療效。此方可單獨使用，亦可配合其他療法和藥物。服藥期間禁食生冷油膩辛辣食品。

來源 獻方人：四川省鹽源縣中醫院內科毛巫幾；推薦人：四川省鹽源縣衛生局辜甲林。

方6 「8」字旋轉功。

方法 立位，兩腳比肩略寬，兩手內外勞宮穴相疊，捂在心窩部（劍突下），以此為起止交叉點，繞氣海穴與膻中穴呈「8」字旋轉。每個「8」字呼吸1次，手心距皮膚始終1～2公分，順逆時針各旋10～20圈，每分鐘在10次以下。

按語 此功法有利於血運行，有舒通經絡，改善微循環，增強新陳代謝，增進胸腺功能等作用。特別適應免疫缺陷性疾病。同時，有條件者可配合其他方法，療效更佳。

來源 獻方人：江西省興國縣傑村鄉賢哲子診療研究所胡建華；推薦人：江蘇省常州市五宮醫院腫瘤科沈漢玉。

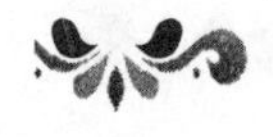

肝癌

方1　白花蛇舌草90克、白茅根30克。

方法　加白糖適量，水煎，日服3次。

按語　本方為民間驗方，治療肝癌有較好的療效。方便實用，無毒副反應。

來源　獻方人：新疆伊寧市解放軍第11醫院武繼華；推薦人：新疆伊寧市解放軍第11醫院何周智。

方2　茵陳30克、山枝10克、柴胡10克、川楝子20克、三棱10克、莪朮10克、桃仁10克、蜈蚣3條、僵蠶10克、山甲10克、桂枝15克、肉桂10克、附子10克、寸冬20克、花粉20克、天葵子15克、自然銅20克、磁石15克、生芪30克、黨參10克、熟地30克、神麴15克、竹茹10克、赭石30克、川軍8克、元明粉8克（沖）、大棗15克。

方法　每日1劑，水煎2次早晚分服。

按語　本方治療肝癌有較好的療效，孫老師採用本方，配合化堅液（日服100毫升）、化結丸、化毒片、開關丸、和肝丸、和劑丸等治療肝癌數10例，療效顯著。

來源　獻方人：新疆伊犁地區人民醫院趙淑華；推薦人：新疆伊寧市解放軍第11醫院武繼華。

方3　當歸10克、白芍15克、三棱15克、桃仁15克、紅花10克、柴胡10克、鱉甲30克、牡蠣30克、斑螯5個、滑石15克、肉桂30克、乾薑20克、附子30克、生熟地15克、黨參15克、二丑30克、檳榔30克。

方法　每日1劑，水煎2次，早晚分服。

按語　孫氏用該方配合爭光黴素，每日1支（3萬單位）、和肝丸、化毒片等治療肝癌，效果顯著。如陳××，男，52歲。天津×醫院診斷為肝癌，三個醫院檢查胎甲球均為陽性（檢號為979、44、63）。經上方治療獲近期治癒。

來源　獻方人：新疆伊犁地區人民醫院趙淑華；推薦人：新疆伊寧市解放軍第11醫院何周智。

方4　活癩蛤蟆1隻（去內臟）、雄黃30克。

方法　將雄黃放入癩蛤蟆腹內加溫水少許調成糊狀，敷在肝區疼痛明顯處（癩蛤蟆腹部貼至痛處），然後固定。

按語　一般敷15～20分鐘後即可產生鎮痛作用，並可持續12～24小時，夏天敷6～8小時換1次，冬天可24小時換1次，敷2小時後癩蛤蟆變成綠色，無不良反應。

來源　獻方人：湖南省湘潭江南職工醫院傳染科付丹；推薦人：武警安徽省總隊醫院何國興。

腹部腫癌

方1　半支蓮60克、野菊花30克、當歸15克、穿山甲9克、蜈蚣3條、全蠍3克。

方法　每日1劑，早中晚各煎服1次。

按語　本方為民間治療腫瘤的常用方，療效佳，副作用小。

來源　獻方人：新疆伊寧市解放軍第11醫院武繼華；推薦人：新疆伊寧市解放第11醫院何周智。

方2　乾薑15克、肉桂15克、附子15克、桃仁15克、莪朮30克、三棱15克、海藻15克、牡蠣15克、黨參

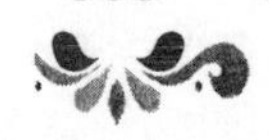

15克、熟地30克、枸杞15克、檳榔30克、川軍15克、蜈蚣5條、阿膠12克（沖）、元明粉15克（沖）。

方法 每日1劑，水煎2次，早晚分服。

按語 服藥後，隨大便排發出許多爛肉狀物，身輕有力食增。同時口服化療藥（5一氟尿嘧啶片，每日1片，每片125毫克）效果更佳。治療小腸網織細胞肉瘤3例，均獲良效。

來源 獻方人：新疆伊寧市解放軍第11醫院武繼華；推薦人：新疆伊寧市解放軍第11醫院何周智。

方3 陳皮10克、良薑10克、烏藥10克、肉桂20克、炮薑20克、附子15克、黨參30克、黃芪30克、熟地30克、三棱15克、莪朮15克、木香10克、香附15克、二丑30克、檳榔30克、川軍15克、元粉15克（沖）、車前子20克、豬苓15克、澤瀉15克。

方法 每日1劑，水煎2次，早晚分服。

按語 可同時服用5-氟尿嘧啶片1支（250毫克），每日1次，效果更佳。對腸系膜腫瘤有殊效。

來源 獻方人：新疆伊寧市解放軍第11醫院武繼華；推薦人：新疆伊寧市解放軍第11醫院王學良。

方4 地榆15克、槐花角20克、黃藥子30克、天葵子15克、藤梨根15克、乾薑15克、肉桂15克、附子15克、寸冬10克、花粉20克、二丑30克、海藻15克、皂角6克、牡蠣15克、蜈蚣3條、蟑螂10克、斑蝥3個、滑石15克、黨參15克、生黃芪30克、陳皮10克、半夏15克、大棗10克。

方法 水煎服，每日1劑，煎2次早晚服。

按語 本方治療直腸癌療效顯著。採用內服灌腸均可。

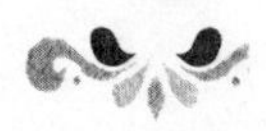

無毒副作用。

來源 獻方人：新疆伊寧市解放軍第 11 醫院武繼華；推薦人：新疆伊犁地區人民醫院趙淑華。

方 5 魚腥草、白花蛇舌草、地丁各 30 克，薏米仁 15 克，半支蓮 10 克。

按語 本方為民間驗方，治療闌尾腫瘤，有特殊療效。

來源 獻方人：新疆伊寧市解放軍第 11 醫院武繼華；推薦人：新疆伊寧市解放軍第 11 醫院趙飛。

方 6 藤犁根 60 克、蚤休 15 克、槐耳 24 克、貫衆 12 克、茯苓 9 克、蓖麻子 6 克、白茅根 30 克、香附 12 克、山豆根 30 克。

方法 每日 1 劑，水煎，日服 2 次。

按語 本方是民間驗方，治療結腸癌等腫瘤均有明顯療效。

來源 獻方人：新疆伊寧市解放軍第 11 醫院武繼華；推薦人：新疆伊寧市解放軍第 11 醫院趙飛。

膀胱癌

方 1 當歸 10 克、生地 15 克、知母 15 克、黃柏 10 克、斑蝥 4 個、滑石 15 克、蟬衣 10 克、半支蓮 15 克、海金沙 10 克、苦丁茶 15 克、木通 30 克、牛膝 10 克、陳皮 10 克、半夏 15 克。

方法 水煎服，每日 1 劑，早晚分服。

按語 該方為孫老師治膀胱癌常用方劑，筆者隨證加減，治療膀胱乳頭癌 8 例，有效 7 例。

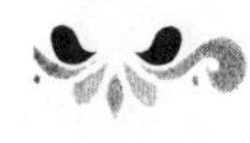

來源 獻方人：北京市中醫腫瘤研究基金會孫秉嚴；推薦人：新疆伊寧市解放軍第11醫院武繼華。

方2 土茯苓30克、百部30克、斑蝥3個、滑石15克、乾薑15克、肉桂15克、牛膝15克、莪朮15克、蟑衣10克、二丑30克、檳榔20克、生薑5片、大棗5枚、木通15克。

方法 每日1劑，水煎2次，早晚分服。

按語 該方治療膀胱癌（多發性），舌、腮印（+），甲印偏寒類，胃脘及臍左側壓痛（+），苔薄白，脈弦細者效果甚佳。筆者曾採用本方加減治療膀胱癌13例，均獲良效。

來源 獻方人：北京中醫腫瘤研究基金會孫秉嚴；推薦人：新疆伊寧市解放軍第11醫院武繼華。

腎　癌

方1 黃藥子9克、半邊蓮30克、白茅根15克、糯米15克、野葡萄根30克。

方法 每日1劑，水煎，每日服2次。

按語 本方治療腎癌及其他部位腫瘤，均有顯著的效果。方中半邊蓮可加至120克。

來源 獻方人：新疆伊寧市解放軍第11醫院武繼華；推薦人：新疆伊寧市解放軍第11醫院何周智。

方2 川斷10克、生薑10克、杜仲10克、沙苑子10克、海藻10克、牡蠣10克、山藥15克、肉桂15克、蜈蚣3條、全蟲6克、蜂房10克、僵蠶10克、穿山甲10克、天葵子15克、自然銅20克、賊骨15克、生芪30克、黨參15

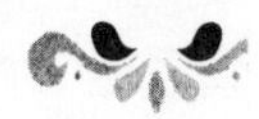

克、熟地30克、砂仁6克、麥冬15克、當歸10克、阿膠10克、破故紙10克、肉蓯蓉20克、大棗15克。

方法 每日1劑，水煎2次，早晚分服。

按語 本方治療腎癌療效佳，無毒副作用。孫老採用本方治療腎癌取得較好的療效。

來源 獻方人：新疆伊寧市解放軍第11醫院武繼華；推薦人：新疆伊犁地區人民醫院趙淑華。

方3 天葵子10克、女貞子10克、穿山甲10克、五味子10克、川斷15克、破故紙15克、沙苑10克、杜仲炭10克、熟地30克、寸科20克、花粉20克、知柏20克、蒼朮10克、生芪30克、黨參15克、炮薑10克、肉桂10克、山藥15克、砂仁6克、茯苓15克、澤瀉10克、大棗15克。

方法 每日1劑，水煎2次，早晚分服。

按語 本方除治療腎癌、多囊腎有效外，對多囊肝、多囊脾等均有良效。忌食魚蝦等腥物。

來源 獻方人：新疆伊寧市解放軍第11醫院繼華；推薦人：新疆伊犁地區人民醫院趙淑華。

宮頸癌

方1 當歸15克、川芎10克、莪朮10克、三棱10克、茜草10克、炮薑10克、丹參12克、賊骨10克、牡蠣15克、鱉甲10克、桃仁12克、二丑30克、檳榔30克、川軍10克、元明粉10克（沖）。

方法 每日1劑，水煎2次，早晚分服。

按語 該方治療宮頸癌療效甚佳，筆者驗證5例，均有殊效。

來源 獻方人：新疆伊寧市解放軍第 11 醫院武繼華；推薦人：新疆伊寧市解放軍第 11 醫院何周智。

方 2 生鱉甲、人參各 18 克，花椒 9 克。

方法 上藥共研為細粉，分為 6 包，每晚服 1 包，開水送下。

按語 服 3 包後腹痛可減輕，連服 24 包為 1 療程。王老除此方外，尚可同時並用外洗方：茄根、馬蘭花、蛤螞草（注釋：薔薇科植物委陵菜，報告對癌性出血有效）各 15 克，生枳殼、大戟各 30 克，大典、五倍子、苦參、皮硝、瓦松各 9 克。水煎後，薰洗陰道，每天 1 次。方中的藥物 90％以上均已證明有抗癌活性，若配合前內服方堅持使用，可收到事半功倍的效果。其有效成分或借蒸氣直接薰至病灶，或借浸洗直接觸腫瘤細胞，可加速度腫瘤細胞的壞死，脫落。

來源 獻方人：河北省名老中醫王鴻儒；推薦人：武警安徽省總隊醫院何國興。

方 3 山豆根 30 克、板藍根 30 克、白花蛇舌草 60 克。

方法 將上藥製成浸膏，乾燥研末過篩裝膠囊，每丸裝 0.3 克，每次 3 粒，每日內服 3 次。

按語 該方治療宮頸癌有特效，筆者驗證 5 例，均有明顯療效。

來源 獻方人：新疆伊犁地區民醫院趙淑華；推薦人：新疆伊寧市解放軍第 11 醫院趙飛。

卵巢癌

方 1 陳皮 10 克、乾薑 30 克、肉桂 30 克、小茴香 10

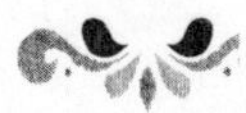

克、烏藥10克、莪朮15克、三棱15克、二丑30克、檳榔30克、蛤蟆2個、竹茹15克、菟絲子30克、熟地30克、黨參15克、黃芪50克、川軍（大黃）15克、元明粉（沖）15克。

方法　每日1劑，水煎2次，早晚分服。

按語　本方主治卵巢「顆粒細胞癌」，舌質淡，苔白微膩，脈沉細而微，10指全無甲印，舌、腮印（+），胃脘及臍左側壓痛（+）者。筆者驗證4例，均有效。

來源　獻方人：北京市中醫腫瘤研究基金會孫秉嚴；推薦人：新疆伊寧市解放軍第11醫院武繼華。

方2　當歸10克、赤芍15克、生熟地30克、莪朮15克、三棱15克、桃仁15克、牡蠣15克、桂枝15克、炮薑15克、附子15克、麥冬20克、花粉20克、急性子15克、二丑30克、檳榔30克、川軍10克、元明粉15克（沖）。

方法　每日1劑，水煎2次，早晚分服。

按語　服藥半年後，可見腫瘤明顯縮小，服藥8～12個月，卵巢腫物可基本消失。

來源　獻方人：新疆伊寧市解放軍第11醫院武繼華；推薦人：新疆伊寧市解放軍第11醫院何周智。

第十二章　其　他

砒霜中毒

處方　當歸 90 克，大黃、白礬各 30 克，生甘草 15 克。

方法　水煎數碗飲之。

按語　該方始見於《瘍醫大全》卷 39 引雷真君方，後世用之神效，故名瀉毒神丹，《串雅外編》說：「砒霜中毒，瀉毒神丹水煎飲之，立時在瀉，則；否則毒入於臟，無可救矣。」該症危重急，用條件時應中西醫結合搶救為佳。

來源　獻方人：新疆伊寧市解放軍第 11 醫院王學良；推薦人：新疆伊寧市解放軍第 11 醫院何周智。

起死回生

處方　全蟲 15 克，自然銅 9 克，乳香（每 30 克用燈芯草 7.5 克，同炒枯，共研細，吹去燈芯草，得淨末）、血竭、朱砂、巴豆（去油）各 6 克，麝香 0.9 克。

方法　上藥共研細末，收入小口瓷瓶，用蠟密封，不令洩氣。成人每次 0.45 克，小兒每次 0.21 克，酒中服；若牙關緊閉者，灌服。

按語　該方治療跌傷、壓傷、打傷、刀傷，並用於自刎、上吊、受驚、溺水等待死之疾。本方始見於《驗方新編》卷 13、《神效仙方》等書。確有起死回生之效。

來源　獻方人：新疆伊寧市解放軍第 11 醫院武繼華；推薦人：新疆伊寧市解放軍第 11 醫院何周智。

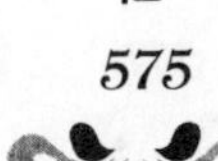

戒菸

方1 地龍12克、魚腥草12克、遠志15克。

方法 取清水約500毫升，煎者待水煎至250毫升即可，早晨空腹時1次服下。

按語 服藥後，即可停止吸菸。經臨床驗證有效率達85%以上。服完上藥後，可產生一種厭菸感覺，並有輕微的噁心，不治可自行消失。

來源 獻方人：新疆米泉縣人民醫院李玉萍；推薦人：新疆伊寧市解放軍第11醫院王學良。

方2 耳穴：肺、胃、神門、壓痛點。

方法 針刺時，先常規消毒皮膚，以左手固定耳廓，繃緊埋針處皮膚，右手用鑷子夾住撳針式皮內針的針環，準確刺入選好的反應點內，貼上小塊圓形膠布固定。留針5～7天，每日按壓3～5次。

按語 耳穴反應點埋針戒菸27例，經過1～6次戒菸治療後，多數療效顯著。戒菸近期有效率為85%。其中完全戒菸者16例，吸菸量減少2/3以上者2例，在治療期間，如出現吸菸要求時，便立即按壓埋針處，抑制吸菸要求。埋針期間，要保持耳部乾燥和衛生。

來源 獻方人：四川省中醫研究所李伯甯；推薦人：新疆伊寧市解放軍第11醫院王學良。

解酒

方1 葛花1.5克，赤小豆花、綠豆花各60克，家葛根240克（搗碎，水澄粉），真柿霜120克，白豆蔻15克。

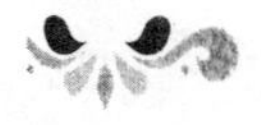

方法　上藥共為細末和勻，用生藕汁搗和作丸，如彈子大。每次 1 丸，嚼而咽之。

按語　酒，少飲可以行氣和血，助食慾，禦風寒，壯精神；多飲所傷脾胃，傷於形，亂於性，顛倒是非，醜態畢露，疾病叢生，可見貪飲杯中之物有害身體。本方以葛花、葛根解肌發表，使酒濕之邪從肌表而出，赤小豆花、綠豆花淡滲，使酒濕之邪從小便而去。更以白豆蔻調氣溫中，醒脾消濕。柿霜清熱、潤燥、化痰，全力共奏解酒祛濕之功，實為解酒、醒酒之特效藥。

來源　獻方人：新疆伊寧市解放軍第 11 醫院王學良；推薦人：新疆伊犁地區人民醫院趙淑華。

方 2　白果仁 240 克、葡萄 240 克、薄荷葉 30 克、側枝枝 30 克、細辛 1.5 克、細茶 120 克、當歸 15 克、丁香 1.5 克、官桂 1.5 克、砂仁 30 克、甘松 30 克。

方法　上藥共為細末，煉蜜為丸，如芡實大。細嚼，清茶送下。

按語　該方出自《壽世保元》，名解酒仁丹。本方適用於素體胃脾虛寒，中陽不振，濕從寒化者，則宜增加溫燥之品為妥。故用上方解酒立醒。尤適合於脾胃虛寒者。

來源　獻方人：新疆伊寧市解放軍第 11 醫院何周智；推薦人：新疆伊犁地區人民醫院趙淑華。

方 3　南薄荷 15 克、乾葛 30 克、桂花 9 克、白梅 15 克。

方法　研末為丸，龍眼大，含一枚於舌下。

按語　每遇喝酒過量，含上藥 1 丸於舌下，即可解酒，再喝下易醉也。

來源　獻方人：新疆伊市解放軍第 11 醫院武繼華；推薦

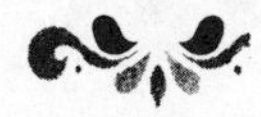

人：新疆伊寧市解放軍第11醫院何周智。

過 瘦

方1 番茄（番茄）汁250毫升。

方法 每餐飯後服一杯番茄汁約250毫升。

按語 據報導，番茄汁，含有大量的酵素成分，能使不消化的脂肪和蛋白質轉化為易消化的物質，故本方能增進食欲，幫助消化，治療過瘦效果較佳。

來源 獻方人：新疆伊寧市解放軍第11醫院武繼華；推薦人：新疆伊寧市解放軍第11醫院何周智。

方2 蓮子肉120克，炒麥芽、炒扁豆、芡實各6克，山藥、茯苓、薏苡仁各120克，柿霜30克，白糖60克。

方法 共為細末，入粳米粉6000克蒸餅，曬乾。隨意食用，米飲送下。

按語 本方出自《串雅外編》卷3。從補益後天脾胃入手，而達扶虛羸，養精氣，延年益壽之功。諸藥配伍科學，平補而無傷陰助熱之弊。從而達到養元氣、益脾胃，延年駐顏之目的。最適合中老年人消瘦虛弱者食用。

來源 獻方人：新疆伊寧市解放軍第11醫院王學良；推薦人：新疆伊寧市解放軍第11醫院何周智。

明 目

處方 蔓荊子3克、陳皮（去白）15克、人參24克、炙甘草30克、白芍藥30克、黃芪60克。

方法 共為細末，每服15克，水2盞煎至1盞，去渣，

臨臥稍熱服。每晚 1 次。

按語 本方出自《蘭室秘藏》，主治渾身麻木不仁、頭面手足麻，兩目緊急縮小，羞明畏日，隱澀難開；或視物無力，睛痛昏花；或目少精光；或目中熱如火等症。

來源 獻方人：新疆伊寧市解放軍第 11 醫院武繼華；推薦人：新疆伊寧市解放軍第 11 醫院何周智。

螞蟻入耳

處方 精豬肉 1 塊。

方法 將精豬肉炙香，放耳邊引出。或用穿山甲炒，研末調水灌之。

按語 本方為民間治療螞蟻或其他小蟲入耳，以誘即出。

來源 獻方人：新疆伊寧市解放軍第 11 醫院武繼華；推薦人：新疆伊犁地區人民醫院趙淑華。

蜈蚣入耳

處方 雞肉 1 塊。

方法 將雞肉切小塊炒香，放耳邊滲出，或以薑汁灌之，蜈蚣即出。

按語 本方為民間驗方，用之效佳。

來源 獻方人：新疆伊寧市解放軍第 11 醫院武繼華；推薦人：新疆伊犁地區人民醫院趙淑華。

怪　病

方 1 茯苓 16 克、胡黃連 10 克。煎 1 次。

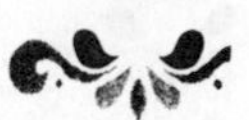

按語　本方原出於（夏子益奇疾方），後載於清人吳世昌所著《奇方類編》，為竟陵王遠帶抄存。據說能活血餘怪病。病者手十指節斷壞，唯有筋連，無節，內蟲出如燈芯，長數寸，遍身綠毛卷，名曰：血餘。以茯苓、胡黃連煎湯飲之即癒。此怪病罕見，與現代氣性壞疽，血栓閉塞性脈管炎、骨髓炎等有無相似之處，讀者可作研討，舉一反三，以求有益。

來源　獻方人：新疆伊寧市解放軍第 11 醫院武繼華；推薦人：新疆伊寧市解放軍第 11 醫院何周智。

方 2　芝麻油 3000 克、大麻子汁 2000 克。

方法　將芝麻油坐浴（溫熱），飲大麻子汁，每晚 1 次。

按語　據《奇方類編》引《夏子益奇疾方》云：大腸頭出寸餘，痛苦難堪，乾則自落，落後日出，名為：截腸病。用上方治療可癒。該病與現代直腸脫垂相似。古人所說截腸不知有無，同道如臨床遇見可用本方治之，定有良效。

來源　獻方人：新疆伊寧市解放軍第 11 醫院武繼華；推薦人：新疆伊寧市解放軍第 11 醫院何周智。

方 3　人參、龍齒、赤茯苓各 3 克，朱砂 3 克。

方法　水煎調飛過朱砂，睡時服。每晚 1 服。

按語　據《奇方類編》引《夏子益奇疾方》云：有人坐臥行走，覺身外有身，一樣無別，但不語。蓋人臥則魂歸於肝，此由肝虛邪襲魂不歸舍，名曰：離魂。用上方治療，一般 3 次見效，3～5 次而癒。此症為病家身體虛弱所致，幻覺，加之古人注重迷信，此症有之，現代科學發展，破除迷信，故罕見矣。

來源　獻方人：新疆伊寧市解放軍第 11 醫院武繼華；推薦人：新疆伊犁地區人民醫院趙淑華。

方4 白米粉。

方法 用白米粉撲之，每日2次。

按語 受胎未足，初生無皮，色赤，但有紅筋，白米粉撲之，肌膚自生。本方出自（聖濟方），載於《奇方類編》，據說效佳。

來源 獻方人：新疆伊寧市解放軍第11醫院武繼華；推薦人：新疆伊寧市解放軍第11醫院趙淑華。

烏髮護髮

方1 龜板30克、肉桂10克、黃芪30克、當歸40克、生地15克、黨參15克、白朮15克、麥冬15克、五味子12克、陳皮15克、山萸肉15克、枸杞子15克、川芎15克、防風15克、羌活12克。

方法 以上各藥研為粗末，放入布袋，浸在酒內，酒的多少，以淹住布袋為宜，封閉半天。早午晚各飲1杯，連服2劑。

按語 除用該方外，要堅持每日用十指尖叩打頭部1～3次，再用手指梳理頭髮，摩擦頭皮，或用鮮薑擦之。本方據說是道光皇帝路過大寧縣時贈給縣官的偏方，流傳到大寧縣野雞垣村一位賀姓老人手中。賀氏常飲此酒，每次1杯，每日3次（3餐），《山西日報》特約通訊員採訪他時，老人家已108歲高齡，身體仍十分健康。

來源 獻方人：新疆伊寧市解放軍第11醫院武繼華；推薦人：新疆伊犁地區人民醫院趙淑華。

方2 菟絲子、金鈴子、枸杞子、覆盆子、五味子、蛇床子、何首烏各30克，地骨皮、熟地黃、牛膝各9克，炒

茴香 60 克。

方法　上藥 11 味共為細末，酒糊為丸，如梧桐子大，每服 50 克，空腹溫酒送下，第日 1 次。

按語　該方烏鬚髮，延年益壽。《御藥院方》云：「若服此藥，百日內白，黃髮變如黑漆。常服養精神氣血，壯筋骨，補腎水，滑肌膚，駐容顏，黑髭髮。」

來源　獻方人：新疆伊寧市解放軍第 11 醫院武繼華；推薦人：新疆伊犁地區人民醫院趙淑華。

方 3　當歸、荊芥、黑牽牛、白芷、威靈仙、側柏葉、訶子各等分。

方法　上藥為細末，隔夜將藥撒入髮中，次早梳理去。

按語　此方是明代及明以前婦女護髮美容的有效方藥，故收錄於明官方文獻《永慶大典》「閨妝」一章中。諸藥同用，有去風屑、除垢膩、潔髮護髮之功效。《衛生簡易方》主張以當歸、荊芥、蔥白煎湯沐浴，亦可收到護髮香髮之效果。

來源　獻方人：新疆伊寧市解放軍第 11 醫院武繼華；推薦人：新疆伊寧市解放軍第 11 醫院何周智。

方 4　川芎、桔梗、白芷、荊實、辛夷、杜蘅、白朮、藁本、木蘭、蜀椒、桂枝、乾薑、防風、人參、當歸、白芷、肉蓯蓉、飛廉、柏實、薏苡仁、款冬花、白衡、秦椒、蘼蕪、烏頭、附子、藜蘆、皂角、茵草、礬石、半夏、細辛各 30 克。

方法　以上 32 味藥，皆磨碎。取柏木做枕，長 0.4 公分，中間容積約 15 公斤，以柏木中心赤者做成蓋，厚 0.6 公分，蓋上要嚴密，又要開閉方便。蓋上鑽三排孔，每排 49 孔，共 147 孔，孔約小米大小。把前 24 味藥放在枕的中下

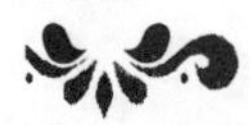

層，把後8味藥放在上層，再用布皂包裹作枕。

按語　上方即現在的「藥枕」，由頭與枕的朝夕接觸，以治療疾病，烏髮延年為目的。

來源　獻方人：新疆伊寧市解放軍第11醫院武繼華人；推薦人：新疆伊寧市解放軍第11醫院王學良。

美　容

方1　白菊花30克、梨汁250毫升、白果30克、白蜜30克、人乳15毫升、白酒15毫升。

方法　先將白菊花、梨汁以好酒煎濃汁，再白果搗爛，並蜜乳研在一處，臥時擦面上，次晨洗之。

按語　本方美容駐顏、潤膚澤皮。為古人推崇之養顏良方。

來源　獻方人：新疆伊寧市解放軍第11醫院繼華；推薦人：新疆伊犁地區人民醫院趙淑華。

方2　絲瓜水。

方法　把正在生長著，高出地面60公分處的絲瓜藤，攔腰切斷，棄上面的藤不用把下面這段藤切口朝下置於一玻璃瓶口中（不要滲入雨水土石及鑽入蟲子），瓶子在土裏埋半截，以免傾倒，即可採集其汁液。採得的絲瓜水要放置一夜，用紗布過濾，然後直接擦於面額部，也可加適量甘油硼酸和酒精，每日早、晚各擦1次。

按語　該方源於日本東京大學野龍教授所傳。具有清熱化痰、涼血活血、解毒益肺的作用，美容去皺，療效獨特。

來源　獻方人：新疆伊寧市解放軍第11醫院武繼華；推薦人：新疆伊寧市解放軍第11醫院何周智。

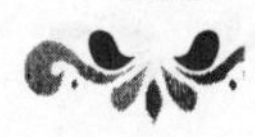

方3　黑砂糖20克、牛奶15毫升。

方法　將黑砂糖加熱熔化，加入牛奶，充分攪拌均勻待用。用時，將備好的黑砂糖牛奶直接塗於臉上，經10～15分鐘，再以溫水洗淨。每天1次，連續30～50天，臉上的黑色素就會脫落一層，面色就會漸漸變白。

按語　黑砂糖能漂白皮膚，牛奶使皮膚白嫩，兩者結合變得既白又光滑。據說一位外商製了一種黑砂糖肥皂，暢銷東南亞各國。

來源　獻方人：新疆伊寧市解放軍第11醫院武繼華；推薦人：新疆伊寧市解放軍第11醫院何周智。

方4　禹餘糧、半夏各等份。

方法　上藥共為細末，雞蛋黃調勻，貯瓶備用。先以消毒紗布拭瘢令赤，以藥塗之，每日1次。

按語　該方治臉上瘢痕疙瘩。30天可見效。始見於《華佗神醫秘傳》，民間常用於美容，效果甚佳。

來源　獻方人：新疆伊寧市解放軍第11醫院何周智；推薦人：新疆伊寧市解放軍第11醫院王學良。

方5　桃花、雞血不拘多少。

方法　搗爛桃花，和以雞血，貯瓶備用。溫水浴面後，將上藥塗敷於面上，2～3天後、以溫水洗去，或夜塗晨洗。

按語　本方為美容佳方，《醫方集錦》謂：「三二日脫下，則顏面色光華如仙」。故名之「仙光散」。據《醫方類聚》引《瑣碎錄》云，此方「乃太平公主秘法」，太平公主乃武則天的么女，可見該方的珍貴。

來源　獻方人：新疆伊寧市解放軍第11醫院武繼華；推薦人：新疆伊寧市解放軍第11醫院王學良。

方6　益母草不拘多少。

方法　上藥研成細末，用粉30克、泡水或蜂蜜中，塗患處，每日早、晚各1次。

按語　本方主治粉刺、面部黑斑。據傳，武則天在宮中使用的美容品，即為此物，故有「仙人秘之，千金不傳」之說。此藥開始使用時，感覺面部皮膚滑膩，顏色光澤，經一月後面生血色，紅鮮光異於常人。益母草用於美容，主要取活血之功。

來源　獻方人：新疆伊寧市解放軍第11醫院武繼華；推薦人：新疆伊寧市解放軍第11醫院王學良。

養生延年

方1　枸杞（天之精）、熟地（地之精）、乾菊花（日月之精）、山藥（土之精）、川椒（火之精）、肉蓯蓉（木之精）、菟絲子（水之精）、柏子仁（千年老翁之精）、白茯苓（千年老母之精）。

方法　以上各等份為末，煉蜜為丸，如梧子大，每服40～50丸，晚睡前20分鐘溫開水或茶酒送服。

按語　本方養生延年、祛病益壽、補五臟、壯六腑、功難盡述矣。

來源　獻方人：新疆伊寧市解放軍第11醫院武繼華；推薦人：新疆伊犁地區人民醫院趙淑華。

方2　青鹽90克（用水2500毫升，煎至1500毫升，澄清聽用）、黑豆1500克（肥者，聽用）、何首烏2500克（米泔水泡，鋼刀刮去皮，將黑豆並青鹽水對酒各半，同煮何首烏，乾，去筋）、白茯苓240克、赤茯苓240克、歸身240克（酒洗）、白扁豆（薑汁浸，酒、水各半煮乾）240克、芡實（去殼炒）240克、薏米仁（炒）240克、天冬240克（去心）、麥冬240（去心）、知母240（酒炒）、枸杞240克（酒）、菟絲子240克（酒浸）、蓮肉（去心）240克、牛膝240克（酒浸）、冬青子240克（酒蒸）、黑芝麻240克（酒拌炒）、覆盆子30克（酒蒸）、川巴戟240克（酒浸）、人參500克。

方法 以上共為細末，煉蜜為丸，如梧桐子大，每服6～9克，早晚各服1次，白開水送下（空腹）。

按語 本方名長生不老丹，滋陰健脾，補氣養血，須暢三焦，培補五臟，烏鬚髮，固齒牙，其功不能盡述。

來源 獻方人：新疆伊寧市解放軍第11醫院武繼華；推薦人：新疆伊寧市解放軍第11醫院何周智。

方3 牛膝肉、枸杞了、地骨皮、遠志內、石菖蒲、生地黃各30克，乾菊花30克。

方法 牛膝肉、枸杞子、地骨皮、遠志肉均用酒浸，晾乾焙黃（勿焦）共為細末，煉蜜為丸，梧子大，每服5～6丸，溫酒送下。

按語 本方為古代秘方，具有養生延年，返老還童，益腦增智等作用。常服可醫治頭痛眼花，眩暈神昏、記憶力減退等症。

來源 獻方人：新疆伊寧市解放軍第11醫院武繼華；推薦人：新疆伊犁地區人民醫院趙淑華。

方4 乾地黃、熟地黃各150克，川椒300克，牛膝90克，黑大豆1500克，山藥150克，赤白、何首烏各300克，肉蓯蓉、枸杞子各150克，藁本300克。

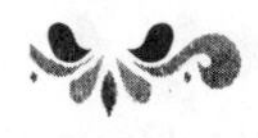

方法 先將赤白首烏研末，旦晨蒸，日出曬，夜間露，如此九蒸九曬九露，再與諸藥同搗為末，酒糊為丸，如梧桐子大，每服 30 丸，空腹溫酒或鹽湯送下，每日 1 次，常服。

按語 該方始見於《壽親養老新書》，民間常用於養生延年。據說有延年駐顏，氣力倍常，齒落再生，髮白再黑之功效。

來源 獻方人：新疆伊寧市解放軍第 11 醫院武繼華；推薦人：新疆伊寧市解放軍第 11 醫何周智。

方 5 人參、巴戟天、當歸、菟絲子各 60 克，牛膝、杜仲各 45 克，生地黃、熟地黃、柏子仁、菖蒲、枸杞子、地骨皮各 30 克。

方法 上藥 12 味，慢火焙、風乾研細，蜜丸如梧桐子大，每服 70 粒，早中晚 3 次溫酒或鹽湯送下。

按語 本方始見於《壽親養老新書》，具有延年益壽，養顏烏髮，添精實髓之功效。據說《選奇方》作者從小身虛弱，30 歲就白髮滿頭，後遇金華山一位姓張的先生傳此秘方，按方製藥，服食 100 餘天，髮黑齒更。

來源 獻方人：新疆伊寧市解放軍第 11 醫院武繼華；推薦人：新疆伊寧市解放軍第 11 醫院趙飛。

方 6 牛膝、肉蓯蓉、川椒、炮附子各 120 克，木鱉子、地龍各 90 克，覆盆子、白附子、菟絲子、赤小豆、天南星、防風、骨碎補、何首烏、草薢、羌活、金狗脊、烏藥各 60 克，人參、黃芪各 30 克，炙川烏、白朮、茯苓、炙甘草各 30 克。

方法 上藥共為細末，酒糊為丸，如梧桐子大。每服 30～40 丸，空腹溫酒送下，每日 1 次。

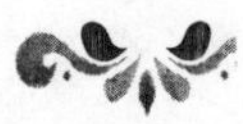

按語　本方主治五勞七傷、腎衰敗，精神耗散，行步艱辛，飲食無味，耳聾眼花，皮膚枯燥；婦人臟冷無子，下部穢惡，腸風痔漏，吐血瀉血，諸風諸氣等症，具有強筋輕身之功效。

來源　獻方人：新疆伊寧市解放軍第11醫院武繼華；推薦人：新疆伊寧市解放軍第11醫院何周智。

方7　熟地黃、生地黃、何首烏各120克，肉蓯蓉、牛膝、菟絲子、天門冬（4味各酒浸3日）、人參、官桂、枸杞子、茯苓、苣勝子、天雄、覆盆子、山藥、楮實、續斷、柏子仁、酸棗仁、補骨脂、巴戟天、五味子、木香、韭子、雞頭實、蓮蕊、蓮肉各30克。

方法　上藥27味，搗末，春夏蜜為丸，秋冬棗肉為丸，胡桃10個同研細，如梧桐子大，每服20丸，加至30丸，空腹溫酒或鹽湯送下。

按語　此方寓地黃丸、生脈散、五子衍宗丸、青娥丸諸方於內，五臟皆補，陰陽兼顧，能扶虛弱，抗衰老，烏鬚髮，駐容顏，潤肌膚，延壽命。《普濟方》云：「安魂定魄，易容顏，通神仙，延壽命。服一月元氣充足，六十日白髮變黑，一百日容顏改，聾復聰……」

來源　獻方人：新疆伊寧市解放軍第11醫院武繼華；推薦人：新疆伊犁地區人民醫院趙淑華。

梅　毒

方1　輕粉、鉛粉各30克，白蠟15克，乳香、沒藥各9克，樟腦6克。

方法　用熟豬油150克，同白蠟共熬化，入瓷碗內，加上

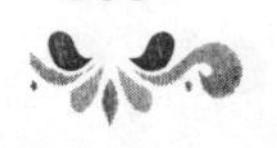

藥，水內燉60分鐘，攤貼成膏。貼敷患處，隔2日換藥1次。

按語 該方治療梅毒（楊梅瘡）有明顯療效。始見於《外科正宗》卷3。方內藥物有毒，禁內服、外敷時亦應從少到多，謹慎小心，防止中毒或過敏。

來源 獻方人：新疆伊寧市解放軍第11醫院王學良；推薦人：新疆伊寧市解放軍第11醫院武繼華。

方2 何首烏、天花粉、荊芥穗、苦參、防風各30克，皂角子（燒存性）、薄荷葉各15克。

方法 上藥為末分10劑，每日1劑，加土茯苓240克，雄豬肉120克，水煮至豬肉爛，食肉，其湯代茶飲。

按語 本方始見於《瘍醫大全》，名神應散，民間常用此方治療楊梅瘡（梅毒）效佳。

來源 獻方人：新疆伊寧市解放軍第11醫院武繼華；推薦人：新疆伊寧市解放軍第11醫院趙飛。

方3 防風、皂角刺、天門冬、黄芩、栝蔞仁、金銀花各1.5克，當歸、熟地、薏苡仁、木瓜、紫花地丁、白蘚皮、木通各30克，土茯苓120克，甘草0.9克。

方法 水煎2次，早晚分服，每日1劑。服4劑後去木瓜、木通、紫花地丁、白蘚皮，減土茯苓75克，加桔梗2.1克。

按語 該方名神秘七星散，民間用於治療楊梅瘡（梅毒）效果良好。

來源 獻方人：新疆伊犁地區人民醫院趙淑華；推薦人：新疆伊寧市解放軍第11醫院武繼華。

方4 杉木梢灰50克、大棗50克、土茯苓5克。

方法 杉木灰研末，大棗為泥丸，每次9克，土茯苓煎

湯送服。

按語 用本方治療梅毒 11 例，有效率為 92 %，用於梅毒早期效果最佳。

來源 獻方人：甘肅省蘭州武警支隊衛生隊陳滿志；推薦人：新疆伊寧市解放軍第 11 醫院王學良。

痲 風 病

方 1 白花蛇 45 克、何首烏、荊芥穗、威靈仙各 12 克，麻黃、胡麻仁各 3 克，蛇床子 6 克，人參、草決明各 30 克，當歸根 20 克，胡天麻、皂角各 15 克，木香、沉香、天麻各 7.5 克，煨肉豆蔻 1 枚，麝香 4.5 克，乳香 3 克，沒藥 3 克，雄黃 1.5 克，朱砂 1.5 克，防風、羌活、甘草、細辛、川芎、獨活、製蒼朮、枇杷葉、白芍藥、白蒺藜、金銀花、五加皮、白芷、苦參各 15 克，胡麻仁、白附子、麻黃、川牛膝、製川烏、製草烏、菖蒲各 6 克，大楓子肉（新鮮者）1500 克。

方法 先將前 7 味用酒反覆浸曬，去蛇床子，為末，為第 1 號藥粉；人參至砂等 14 味為細末，為第 2 號藥粉；防風至菖蒲 21 味為細末，為第 3 號藥粉；再將大楓子肉加酒盛瓷罐內，隔水燉爛，搗為泥，分三等份，每份加第 1 號藥粉 18 克，第 2 號藥粉 24 克，第 3 號藥粉 45 克，再加糯米飯適量和丸，梧桐子大。每次服 20 克，逐漸加至 50～60 丸，雞鳴、午時，臨臥各服 1 次，茶水送下。

按語 痲風病是一種嚴重的比較難治的慢性傳染性疾病。常出現眉落、目損、鼻崩、唇裂、足底穿等重症狀。民間用本方治療效果較佳。主藥大楓子有抑制奧杜盎氏小芽胞癬菌的作用，對其他抗酸桿菌也有抑制或殺滅的作用，故本方治療麻風病及頑癬、惡瘡有良好的效果。

來源 獻方人：新疆伊寧市解放軍第 11 醫院武繼華；推薦人：新疆伊寧市解放軍第 11 醫院何周智。

方 2 蒼朮（米泔浸炒）、麻黃（去節）各 30 克，當歸（酒選）、川烏、防風、草烏、荊芥、金銀花、白芷各 15 克，天麻（麵包煨）、桂枝、赤芍藥、釵石斛、海風藤、全蠍（去尾，酒洗）、薄荷、陳皮、甘草各 9 克，花蛇（酒洗，切片，炒）120 克。

方法 共為細末，瓷罐密收。每日午時稱藥末 1.5 克，無灰酒調服。服 10 日後加至 1.8 克，20 日後加至 3 克，不可間斷。

按語 本方為江南民間使用的秘傳神方，療效顯著，一般一料即癒。

來源 獻方人：新疆伊寧市解放軍第 11 醫院武繼華；推薦人：新疆伊寧市解放軍第 11 醫院王學良。

人面瘡

處方 人參 240 克，白朮 150 克，川貝母、白芥子、茯苓、生甘草、青鹽各 30 克，半夏、白礬各 60 克。

方法 共為細麵，每服 15 克，早、晚熱湯送下。

按語 人面瘡為一奇病，生於兩膝或兩肘之上，形如人面，口眼俱全，但不疼痛。據《壽域神方》記載，江南有一商人，臂上生瘡，如人面。如果滴酒於瘡口中，瘡的臉就會發紅，如人喝醉酒一樣。如果給食物，亦能吃，食後則臂部澎脹。醫生屢用藥物治療，皆無效用，後用此方煎湯，用葦管灌入瘡口，幾天後瘡結痂而癒。此瘡即肘膝部瘡瘍，因瘡口隨肘膝活動較多，很像人的口鼻眼睛一樣，故稱人面瘡。

來源 獻方人：新疆伊寧市解放軍第 11 醫院王學良；推薦人：新疆伊寧市解放軍第 11 醫院何周智。

髮際瘡

方 1 生南星 1 枝、米醋適量。

方法 先將米醋放入瓷碗底（底面粗糙者佳），拇、食指緊擔住南星 1 枚，在碗底中反覆旋轉磨出汁成糊狀，不拘時間用棉籤蘸擦患處。

按語 此方療效甚佳，一般 4～5 天內紅腫痛癢減輕以至痊癒。

來源 獻方人：吉林省長春中醫學院附屬醫院景瑛；推薦人：吉林省長春中醫學院附屬醫院王中男。

方 2 木鱉子 10 克、大楓子 10 克、蛇床子 10 克、硫磺 30 克、水銀 20 克。

方法 將上藥共研細末，用菜油調和成膏狀物，瓷杯儲存備用。先用淡鹽水將頭皮洗淨，用上藥搽患處，1 日 1 次，連續用 5～10 天。

按語 用藥期間，忌食辛辣。該方治療髮際瘡，療效甚佳。

來源 獻方人：湖南省新化縣人民醫院曾曉初；推薦人：湖南省新化縣中醫院曾介綏、蕭家凰。

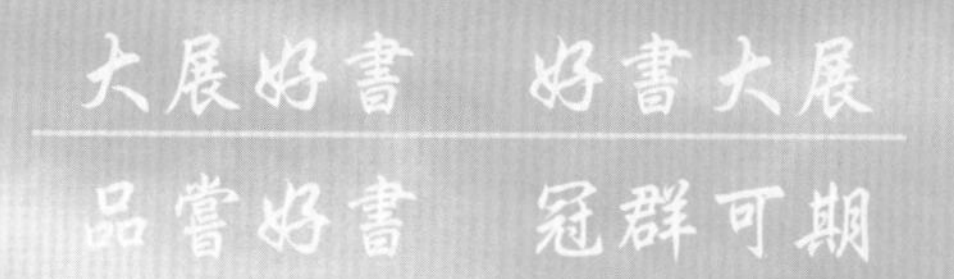
大展好書　好書大展
品嘗好書　冠群可期

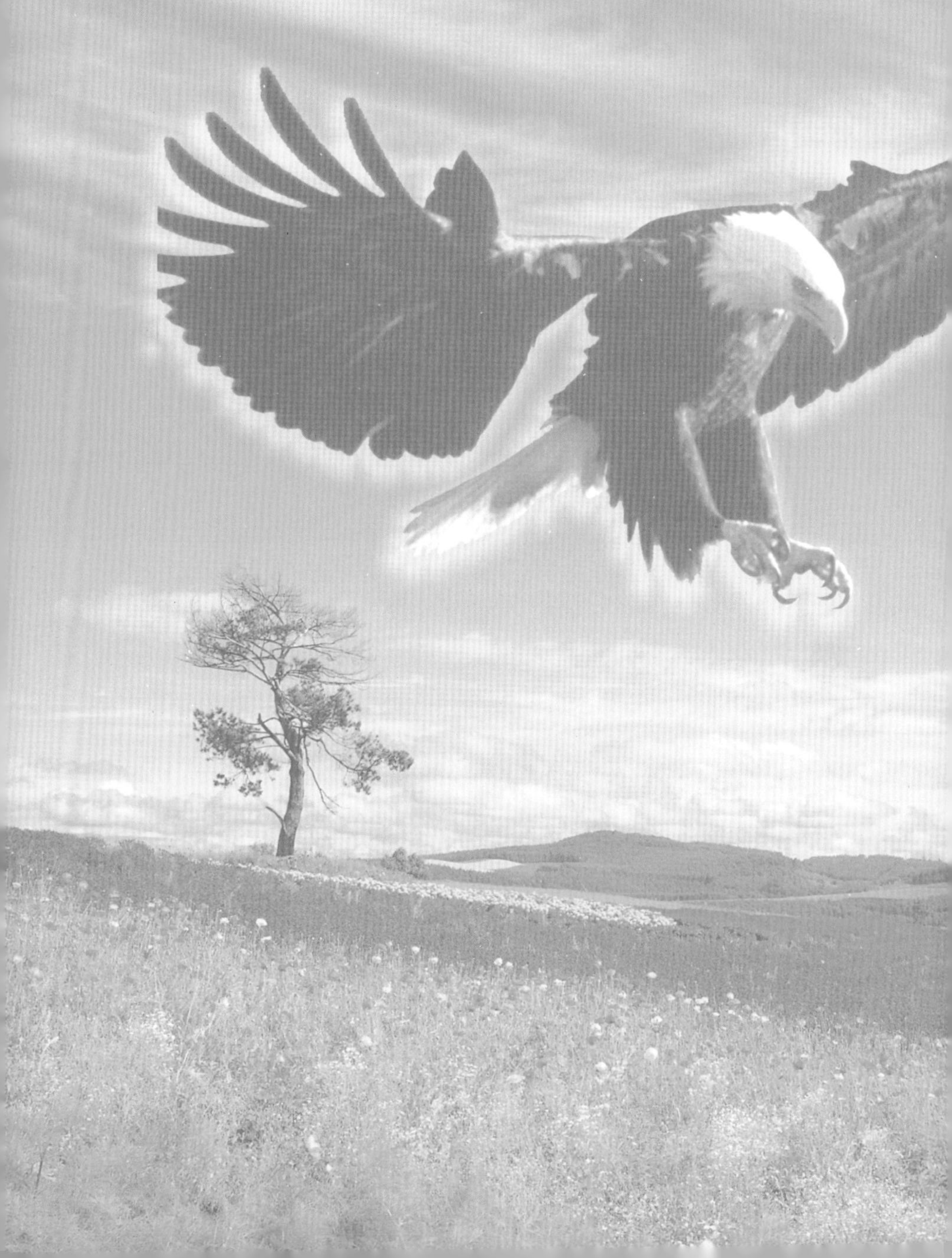

大展好書　好書大展
品嘗好書　冠群可期